"Und dann kam der Tag an dem es mir grössere Schmerzen bereitete, eine verschlossene Knospe zu bleiben, als zu wagen, mich zur Blüte zu öffnen."

Anais Nin

Frauenheilkunde natürlich
Das Fachbuch für die Praxis

HP Elisabeth P. Jagfeld

Bibliografische Information der Deutschen Nationalbibliothek

Die Deutsche Nationalbibliothek verzeichnet diese Publikation in der Deutschen Nationalbibliografie; detaillierte bibliografische Daten sind im Internet über http://dnb.d-nb.de abrufbar.

Hinweis zur Neuauflage:

Formulierungen wie "der/die Heilpraktiker/in" machen einen Text schwer lesbar.
Deshalb wählen wir in dieser Auflage (meist) die weibliche Form. Wir laden aber gerne naturheilkundlich arbeitende Männer dazu ein, dieses Buch trotzdem zu nutzen.

© 2014 Elisabeth Prashanti Jagfeld

2. überarbeitete Auflage 2014
Neu: "Das Erwachen der weiblichen Sexualität - Heilung durch Yonimassage", ein Beitrag von Inari H. Hanel.

Illustration, Satz, Layout:
Barbara C. Heuschkel, Rosenfeld

Alle im Buch verwendeten Bilder, Grafiken und Skizzen sind selbst erstellt durch Barbara C. Heuschkel und Elisabeth Jagfeld, die Fotos sind eigene.

Die Rechte an den verwendeten gemalten Bildern liegen bei Dipl.Ing.(FH) Barbara C. Heuschkel, Rosenfeld.

Herstellung und Verlag:
Books on Demand GmbH, Norderstedt

ISBN 978-3-8423-3955-2

Inhaltsverzeichnis

Vorwort HP Elisabeth P. Jagfeld	8
Geleitwort Dr. med. Jörg Plauschin	10
Vorwort HP Günter Dobler,	
Begründer der Biologischen-medizinischen Kinesiologie	11
Geschichte der Frauenheilkunde	13
Weiblichkeit in unserer Gesellschaft	15
Anamnese in der Praxis	19
Anamnesefragebogen für Frauenheilkunde	21

Kapitel 1 – Frau und Umwelt / Ernährung, Ausleitung, Entgiftung   23

a) Umweltbedingte Ursachen für Frauenkrankheiten	25
b) Gesunde Lebensführung und Ernährung	29
c) Säure-Basen-Haushalt	32

Hinweis:
in den weiteren Kapiteln werden alle Krankheitsbilder jeweils nach folgendem Schema untergliedert:
    Definition
    Ursache
    Symptome
    Therapie Schulmedizin
    Therapie Naturheilkunde mit Homöopathie, Phytotherapie, Hydrotherapie, Psychotherapie, Spagyrik und vielen anderen

Kapitel 2 – Der weibliche Zyklus   39

Physiologie des weiblichen Zyklus	41
Zyklusbeschwerden und Menstruationsstörungen	44
Psychosomatik des weiblichen Zyklus im Allgemeinen	46
Prämenstruelles Syndrom (PMS)	47
Zwischenblutungen	50
Menorrhagie und Hypermenorrhoe	51
Hypomenorrhoe und Oligomenorrhoe	53
Dysmenorrhoe	55
Amenorrhoe	58

Kapitel 3 – Die Gebärmutter   61

Anatomie und Physiologie der Gebärmutter	63
Psychosomatik der Gebärmutter im Allgemeinen	66
Myome - gutartige Auswüchse	67
OP unvermeidbar, was tun? / OP-Methoden	72
Endometriose	79
Endometritis	85
Lageveränderungen und Fehlbildungen des Uterus	87
Uteruspolypen	88
Zellveränderungen am Gebärmutterhals und Muttermund	90
Gebärmutterkrebs	94
Gebärmutterhalskrebs	96
HPV-Impfung, ein Diskussionsbeitrag	100
Chronische Beckenschmerzen ohne Befund	101
Gebärmuttersenkung bei Schwäche der Beckenbodenmuskulatur	102

Kapitel 4 – Die Eierstöcke 105
    Anatomie und Physiologie der Eierstöcke 107
    Psychosomatik der Eierstöcke im Allgemeinen 109
    Adnexitis 110
    Akute Salpingitis 114
    Tumore der Tuben 116
    Funktionale Ovarialzysten 116
    Polyzystische Ovarien 121
    Zysten 122
    Gutartige Ovarialtumoren 123
    Dermoidzysten 123
    Ovarialkarzinom 125

Kapitel 5 – Die weibliche Brust 129
    Anatomie und Physiologie der weiblichen Brust 131
    Psychosomatik der Brust im Allgemeinen 134
    Gutartige Brustsymptome 135
    Mastodynie 136
    Mastopathie 137
    Mastitis 139
    Fibroadenom 141
    Milchgangspapillom 142
    Zysten der Brust 142
    Absonderungen aus der Mamille
    1. Milchgangserweiterung 145
    2. Hyperprolaktämie 146
    Mamma-Ca / Brustkrebs 146

Kapitel 6 – Vulva und Vagina 153
    Anatomie und Physiologie von Vulva und Vagina 155
    Der G-Punkt und die weibliche Ejakulation 158
    Erkrankungen im Vaginalbereich 162
    Psychosomatik der Vulva und Vagina im Allgemeinen 163
    Infektionen 167
    Vulvitis 167
    Bartholinitis 168
    Kolpitis 169
    Übersicht über die häufigsten Vaginalinfektionen 170
    Anaerobe Infektion oder Aminkolpitis 170
    Pilzinfektionen 172
    Trichomonadeninfektion 174
    Chlamydieninfektion 175
    Feigwarzen 176
    Herpes Genitalis 177
    Humanes Papilloma Virus (HPV) 178
    Tumore der Vulva und Vagina 180
    Das Erwachen der weiblichen Sexualität - Heilung durch Yonimassage
    ein Beitrag von Inari H. Hanel, Gesundheitspraktikerin 181

Kapitel 7 – Empfängnis 185
    Unerfüllter Kinderwunsch 187
    Empfängnisverhütung 200

Kapitel 8 – Die Wechseljahre 209
    Physiologische Veränderungen im Klimakterium 212
    Der relative Östrogenüberschuss 213
    Kolpitis senilis 216
    Crauroris vulvae/Lichen sclerosus 217
    Osteoporose 217
    Involutionsdepression 218
    Erwachen der "Weisen Frau", gesellschaftliche Hintergründe 219
    Psychosomatik von Wechseljahresbeschwerden 222
    Naturheilkundliche Behandlungsmethoden bei
    Wechseljahresbeschwerden 226
    Wechseljahres-Ritual... 234

Kapitel 9 – Arbeitstexte 237
    "Ayurvedische" Entschlackungskur 239
    Brustselbstmassage und Narbenöl 245
    Chakra-Reflexzonenbehandlung an den Füssen............................. 246
    Chakrareinigung 247
    Energetische Behandlung von Lymphstauungen und Zysten in der Brust..... 248
    Fussmassage bei Amenorrhoe 249
    Hormon-Yoga – ein Beitrag von Petra Rachel 250
    Innere Arbeit mit Myomen 253
    Die Krebsdiät 255
    Meditatives Chakra-Singen 257
    Menstruation - begleitende Arbeit 258
    Thema Missbrauch 260
    Operation unvermeidbar, was tun? 263
    Anregungen zur Paar-Arbeit 265
    Remothering 268
    Die "Rizol"-Therapie 272
    Ritualarbeit für Übergangszeiten und zur Organverabschiedung ... 274
    Arbeitsblatt Ritualarbeit zur Organverabschiedung 276
    Die Tempelgruppenarbeit 275

Anhang

    Schriftverkehr der Autorin mit dem Robert-Koch-Institut und dem Gesund-
    heitsamt Esslingen bezgl. Behandlungsverbot bei Cervix-Karzinom............ 277

    Die Bilder von Barbara Heuschkel und Erklärungen 282

    Danksagung 287

    Literaturliste, weiterführende Literatur 288

    Bezugsadressen 293

    Stichwortverzeichnis 296

Vorwort zur 2. Auflage

Zwei Jahre sind ins Land gegangen seit der ersten Auflage dieses Buches. Vieles hat sich geändert, z. B. die rechtliche Lage bei Stevia, aber auch Arzneimittelnamen, Firmenadressen, die Adresse der Herausgeberin und Gestalterin Barbara Heuschkel und vieles mehr. Dies haben wir zum Anlass genommen, das Buch völlig neu zu überarbeiten, manche Formulierungen verständlicher zu machen und natürlich die restlichen Schreibfehler zu beseitigen.

Neu ist der Beitrag "Das Erwachen der Weiblichen Sexualität - Heilung durch Yonimassage" im Kapitel 6 (Vulva und Vagina), dafür entfällt die Buchzusammenfassung zur kosmobiologischen Empfängnisplanung.

Wir danken hier ganz besonders unserem Lektor und medizinischem Beistand Dr. Jörg Plauschin für seine arbeitsintensiven und konstruktiven Beiträge. Ewald Ludwig unterstützte uns tatkräftig bei der Korrektur von Rechtschreib- und Zeichensatzfehlern.

Elisabeth P. Jagfeld, Filderstadt, August 2014

Vorwort Elisabeth P. Jagfeld

Liebe Leserin, lieber Leser,

"Wie kam es zu diesem Buch?" werden Sie sich fragen. Vielleicht haben Sie schon lange auf solch ein umfassendes Werk für Ihre Praxistätigkeit gewartet. Vielleicht haben Sie bisher gezögert, die Frauenheilkunde in Ihre Behandlungen mit einzubeziehen.

Offiziell dürfen wir Heilpraktiker auf Grund der gesetzlichen Lage gynäkologische Erkrankungen seit Januar 2001 behandeln. Zu dieser Zeit war ich als Dozentin an einer Stuttgarter Heilpraktikerschule für den "schulmedizinischen" Bereich tätig und ich witterte und ahnte, dass sich da eine große und wichtige Lücke in unserem Praxisfeld auftut.

Aber wo und wie finde ich das geeignete Handwerkszeug und die richtige Herangehensweise? Ich fühlte mich als Pionierin allein auf weiter Flur. Ich durchsuchte das Internet und las die Ausbildungsprogramme anderer Heilpraktikerschulen. Schließlich wurde ich fündig. Es versammelte sich ein Grüppchen von 6 Frauen an einer Münchner HP-Schule. Wir lernten von einer deutschen Kollegin, die in Italien lebt, die "Natürliche Frauenheilkunde". Dies war in den Jahren 2004/2005.

"Warum ist die Frauenheilkunde bei uns HPs solch ein Stiefkind?", fragte ich mich immer wieder. Warum waren wir nur 6 Kolleginnen in der Ausbildung? Warum schlief der später folgende Ausbildungsgang "Frauenheilkunde" (2006/2007) an unserer Schule in Stuttgart nach anderthalb Jahren wieder ein? Einen Grund dafür fand ich in der Historie der Frauenheilkunde (siehe Seite 13): eine Folge der jahrelangen Unterdrückung und Entfremdung, eine Geschichte der totalen Verdrängung dieses Wissens aus dem naturheilkundlichen Bereich. Das wirkt noch heute in unseren Köpfen und in jeder Zelle.

Ich hatte die Leitung der oben erwähnten Fortbildungsreihe für Kolleginnen inne. Meine Skripte dafür enthielten Anatomie, Physiologie, Pathologie und naturheilkundliche Behandlungsmethoden. Als die Ausbildung aus verschiedenen Gründen nicht mehr weiter lief, war das fast wie der Tod eines Kindes für mich. Dann kam die Idee eines Fachbuches zum Thema, das ich aus den o. g. Skripten entwickeln wollte. Ich ahnte aber schon, wie viel Arbeit da wohl drin stecken würde. Bei einem Spaziergang kam mir die Idee, meine Freundin Barbara Heuschkel, von Beruf Innenarchitektin und Künstlerin, zu fragen, ob sie mich bei diesem

Projekt unterstützen wolle. Ihre Antwort war "Ja", prompt und spontan. So setzten wir uns zusammen und begannen die Arbeit im Oktober 07. Im Laufe der Zeit lernten wir das Projekt und die viele Mühe, die darin steckt, mehr und mehr lieben. Unser Motto, das uns begleitet hat, lautete: "Die Arbeit soll uns Spaß machen!".

Spezifische Fachbücher, z. B. rein phytotherapeutische Ansätze zum Thema "Natürliche Frauenheilkunde" gibt es in der Zwischenzeit schon viele auf dem Markt. Aber ein umfassendes Werk, das Körper, Geist, Seele mit einbezieht, die Psychosomatik sowie die gesellschaftlichen Hintergründe nicht außer Acht lässt und über die naturheilkundlichen Behandlungsvorschläge zum wirklichen Handeln und Umsetzen ermutigt, fehlte bisher – meine ich.

Mir ist aufgefallen, dass das "Drama" der gynäkologischen Behandlungen meist mit der Diagnose beginnt. Sie hängt wie ein Damokles-Schwert über der Frau. Die empfohlene Therapie lautet dann meist OP oder Hormontherapie. Es gibt aber immer mehr Frauen, die das in Frage stellen, die Aufklärung brauchen, die Informationen benötigen, die unterstützt werden wollen, auf ihrem Weg der Entscheidungsfindung und der persönlichen Heilung.
Hier soll mein Buch eine Hilfe in der Praxis sein. Es möge den Behandler, die Behandlerin befähigen, klar zu unterscheiden, ob eine Alternativbehandlung sinnvoll, empfehlenswert und als ungefährlich einzustufen ist. Dies kann sich auch immer nur im persönlichen Gespräch und in intensiver Auseinandersetzung mit der Patientin herauskristallisieren.
Liebe Leserin, lieber Leser, es herrscht viel Angst und Unsicherheit auf diesem Gebiet, sowohl auf Seiten der Naturheilkundler, wie auf Seiten der Patientinnen. Diese Angst entsteht oft durch das Nichtwissen oder durch das "Urteil" der Diagnose. Bei der Diagnose fängt es an.

So erlebte ich die Geschichte einer Schülerin mit, die Knoten an ihren beiden Brüsten ertastete. Ihre Gynäkologin war unsicher in ihrer Diagnose und es gab eine Geschichte von Brustkrebs in ihrer Familie. Also ging die Schülerin ins Krankenhaus, um sich weiteren Untersuchungen zu stellen. Es wurden Gewebeproben entnommen, Zysten festgestellt und diese wurden auch gleich operiert. Doch danach entzündeten sich beide Brüste und schmerzten sehr, besonders beim morgendlichen Joggen. Sie hatte 5 Wochen lang immer wieder hohes Fieber, Nachtschweiß und war fast jeden Tag ambulant im behandelnden Krankenhaus. Durch Ansammlung von Wundflüssigkeit nahm die Brust um 2 Körbchengrößen zu.
Erstaunlicherweise wurde in dieser Zeit ihr Blut nicht untersucht. Es wuchs ein neues Gebilde, das als Zyste diagnostiziert wurde, sich später jedoch als Fistel herausstellte, die zum Glück nach außen ihren Ausgang hatte. Das war der Grund dafür, dass sie erneut zur OP ins Krankenhaus musste. Die Entzündungsherde ließen sich nur noch durch das Ausräumen der Brüste entfernen. Ihr blieben unterschiedlich hohe Brustwarzen, Körbchengröße AA, Narbenschmerzen und taube Stellen. Erst 4 Tage nach der OP wurde festgestellt, dass der Auslöser der Entzündungen eine MRSA-Infektion gewesen war (*Methicillin-resistenter Staphylococcus aureus*), die sie sich bei der ersten OP zugezogen hatte. Sie kam Hals über Kopf in Quarantäne und bekam jeden Tag große Mengen Antibiotikum intravenös verabreicht. Von heute auf morgen konnte sie ihrem Mann nur noch durch eine Glaswand und per Telefon begegnen. Der Mann musste Urlaub nehmen, um die drei Kinder zuhause zu versorgen. Als ich sie nach ca. einem halben Jahr Abwesenheit in der Schule wieder traf, meinte sie sarkastisch: "Jetzt seh´ ich aus wie eine Steppdecke."
Zitat: "Entschuldigt hat sich natürlich nie einer und die Klage ist bei der Ärztekammer."

Dies ist natürlich ein Extrembeispiel, wie es nicht alle Tage vorkommt. Aber dieser Vorfall rüttelte mich auf, und zeigte mir, wie viele Fehler bei der vermeintlich sicheren Behandlung im Krankenhaus passieren können: "Dies ist ja nur ein kleiner Eingriff, zwei kleine Schnitte." Es zeigte mir auch, wie schnell die Vorgänge eskalieren können, wie begrenzt wohl doch die vermeintlich sicheren Befunde zu bewerten sind und wie sehr Angst anstehende Entscheidungen beeinflusst.

In Kapitel 5 – Die weibliche Brust – und in Kapitel 9 können Sie einen Ansatz finden, wie Zysten oder Knoten in der Brust behandelt werden können und wie man feststellen kann, ob es sich "nur" um eine vorübergehende Stauung handelt oder ob es eventuell doch ernsthafter zu bewerten ist. Wenn sich bei der energetischen Behandlung nichts tut, dann erst sollte man "tiefer" schauen. Dies nur als Beispiel, wie dieses Buch zu benutzen ist und eine Hilfe sein kann.

Der naturheilkundliche Ansatz ist ein ganzheitlicher. Und ganzheitlich sollten auch die Frauenerkrankungen gesehen und behandelt werden. Ich hoffe, dass ich durch meine Ausführungen eine Idee vermitteln kann, wie dies möglich ist.

Bevor Frauen entscheiden, sich mit künstlichen Hormonen behandeln zu lassen, sich operieren zu lassen oder sogar weibliche Organe zu entfernen, sollten sie alle Alternativen erwogen haben.

Die Patientinnen brauchen Informationen und Aufklärung darüber, was der jeweilige Eingriff für sie und ihre weibliche Identität bedeutet, ob er wirklich (jetzt, sofort) notwendig ist und ob sie bereit sind, diesen Preis zu zahlen. Das kann und soll die Aufgabe des/der HP sein. Dazu möchte das Buch unterstützende Informationen liefern. Darüber hinaus finden KollegInnen wertvolle Ansätze und eine große Auswahl von naturheilkundlichen Behandlungsmöglichkeiten für die jeweiligen frauenspezifischen Erkrankungen.

Ich möchte dazu ermutigen, besonders die Patientinnen genauso wie die Kolleginnen und Kollegen, ganzheitliche Wege der Diagnose und Heilung von Frauenerkrankungen zu beschreiten.

Elisabeth P. Jagfeld
Filderstadt, im Herbst 2010

Geleitwort von Dr. J. Plauschin

Mit dem hier vorliegenden Werk stellt Frau Elisabeth P. Jagfeld das Standardwerk der Frauenheilkunde für die heilpraktische Arbeit vor.

Der Titel wendet sich sowohl an den Lernenden und Lehrenden. Ebenso wird jeder praktisch tätige Kollege dieses Buch mit Bereicherung für sich und seine Patientinnen lesen.
Frau Jagfeld hat dieses Buch den gestaltenden Kräften und Gesetzen gewidmet, die den oberflächlich sichtbaren Krankheitsbildern in der Tiefe zugrunde liegen. Jene Zusammenhänge, deren gründliche Kenntnisse den Naturheilpraktiker erst zu sinnvoll fruchtbarer Arbeit befähigt. Sie schafft es, ein nachschöpfendes Verständnis für diejenigen Bereiche der Natur zu eröffnen, zu dessen Hilfe der Heilpraktiker gerufen wurde. Nur wenn er die unbewusste Planung und Arbeitsweise der lebendigen Natur bewusst zum Plan seiner Arbeit macht, kann er sein Handwerk zur segensreichen Kunst erheben.

Doch auch in der Ausbildung und Lehre wird der praktische Nutzen der langjährigen Erfahrungen augenfällig. Denn Lernen ist ja nicht ein Speichern von Einzelheiten im Gedächtnis, sondern ein organisches Wachstum des Wissens als eines geistigen Abbildes der Wirklichkeit. Wie jedes Wachstum bedarf daher auch das Lernen eines Kerns, der in knappstem Raum und Stoff schon die wesentlichen Formkräfte des künftigen Organismus enthält. Und soll das Wissensbild kraft seiner Wesensähnlichkeit mit der Wirklichkeit an ihr auch Wirksamkeit entfalten können, so muß es die gleichen Grundsätze in sich schließen, welche das Wesen seines natürlichen Urbildes bestimmen.
"Neugier ist ein guter Anfang, aber danach muß man leidenschaftlich werden."

Dieser Ausspruch von Sri Rajneesh findet sich in diesem Buch auf natürliche Weise umgesetzt. In der praktischen Arbeit mit ihren Klientinnen sammelte Frau Jagfeld ein umfangreiches Wissen. Erfolge bestätigen sie in ihrer Faszination. So finden sich hier in der Summe die Inhalte dieser Faszination mit Blickrichtung auf die Umsetzung hin zur praktischen Anwendung. Ihre Tätigkeit als Dozentin zeigt sich nicht nur in der Gliederung zu einer strukturierenden Ordnung. Die Fülle des Materials wird mit frischer Leichtigkeit interpretiert. Immer wieder zeigt Frau Jagfeld auf die ursächliche Wirklichkeit hinter dem Schein.

Hier ist es gelungen, die Beziehung zwischen den grundlegenden Erkenntnissen der Naturheilkunde und der praktischen heilenden und balancierenden Anwendung aufzuzeigen. Diese wechselseitige Vermittlung fand seine Ergänzung in der praktischen Arbeit an diesem Lehrbuch. Frau Jagfeld konnte Weggefährten erst gewinnen und dann begeistern. So wurde der Inhalt immer wieder geschliffen, gesiebt und auf Verständnis abgeklopft.

Für mich als klassischen Schulmediziner war die gewissenhafte Durchsicht dieser Texte mal eine Herausforderung, mal runzelte sich meine Stirn. Und immer wieder legt Frau Jagfeld den Blick frei, verweist auf das Gesamtbild.
Dialogisch zeigt sie die Verbindungen, sich sowohl auf die Naturheilkunde beziehend und fußend auf der Schulmedizin. Diese beiden Bilder werden zu einem Impuls mit klarem Bewusstsein zusammen gesehen.
Mit der Leidenschaft zum heilen und dem Feuer einer freien Dozentin wurde dieser Kompass in die Welt gebracht. Gründend auf Annahme und Verständnis. Ein Wegweiser ausgerichtet auf die heilende Arbeit mit den Frauen. Dieser Kompass macht den Weg nicht einfach, aber er stellt einen Leitfaden dar.

Tübingen, Januar 2011

Vorwort von Günter Dobler

Das vorliegende Buch von Elisabeth P. Jagfeld über die erfolgreiche Form der natürlichen Frauenheilkunde stellt einen gewaltigen Meilenstein in der Geschichte der Naturheilkunde dar. Elisabeth P. Jagfeld ist es gelungen, mit diesem Buch ihre segensreiche liebevolle Arbeit mit dem Leid ihrer Geschlechtsgenossinnen verständlich und transparent darzustellen.

Durch ihre beherzte Integration von kinesiologischen, naturheilkundlichen und spirituellen Techniken in die "Weiblichkeitsarbeit" sind ihr zugleich zwei Dinge gelungen:

- alternative und erfolgreiche Wege in der Behandlung und begleitenden Therapie von Frauen pragmatisch und leicht für jeden umsetzbar darzustellen,
- durch die Fülle und Vielseitigkeit der Herangehensweise an das sensible Thema "Weiblichkeit und Krankheit" den Lesern ein neues ganzheitliches Bild dieses Therapiebereiches aufzuzeigen.

Es ist Elisabeth zu wünschen, dass diese umfassende Sichtweise und das vorliegende Buch Pflichtbestandteil der Ausbildung aller Berufe im Bereich Frauenheilkunde wird.

Günter Dobler
Heilpraktiker, Buchautor
Begründer der Biologisch-medizinischen Kinesiologie

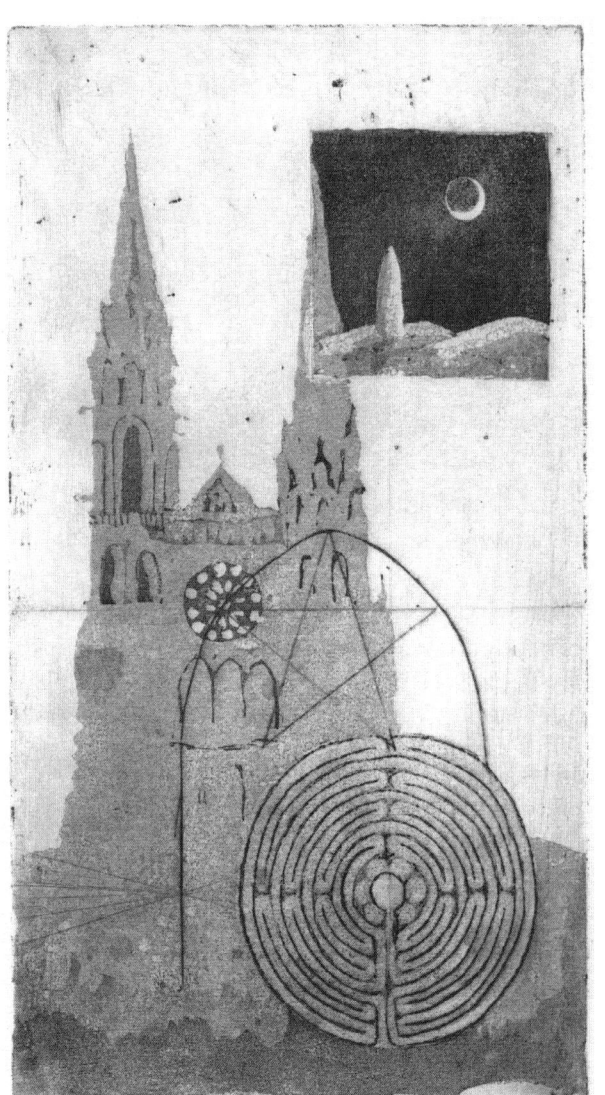

Ein Aufruf zur Unterstützung dieses Buches:

Liebe Leserin, lieber leser,

es ist in unserer informationsgesättigten Gesellschaft sehr schwer geworden, ohne einen großen Verlag im Rücken auf angemessene Weise Aufmerksamkeit zu bekommen. Viele Menschen orientieren sich heutzutage im Internet. Wenn Sie glauben, dass unser Buch es wert ist, würden wir uns sehr freuen, wenn Sie sich die Mühe machen, es bei Online-buchhändlern wie Amazon zu bewerten oder für themennahe Internetportale oder Zeitschriften eine kurze Buchbesprechung zu schreiben.

Herzlichen Dank
Elisabeth P. Jagfeld und
Barbara C. Heuschkel

Geschichte der Frauenheilkunde

Die Geschichte der Frauenheilkunde ist wichtig, um zu verstehen, warum sie in Männerhände gefallen ist und warum sie ein Stiefkind in der Naturheilpraxis war und ist.

Noch vor 15-20 Jahren waren bei den Ärzten viel weniger Frauen Gynäkologinnen als Männer. Warum?
Es wurde z. B. schon damit begründet, Frauen hätten nicht genug Kraft, die Gebärmutter zu entfernen (Mitte des letzten Jahrhunderts, als Operationen so modern waren).
Früher, noch vor dem Mittelalter, hatten Hebammen und "Weise Frauen" das Wissen der Frauenheilkunde inne. Sie waren das Bindeglied zwischen Arzt und Pfarrer.
Hebammen wurden auf dem Land und in den Gemeinden nach speziellen Wahlverfahren von den Frauen selbst gewählt. Frauen und Männer hatten damals mehr getrennte, geschlechtsspezifische Lebensbereiche, wie es in Afrika und Asien noch heute üblich ist. Frauen kümmerten sich selbst um die weiblichen Angelegenheiten. Das Wissen der Frauen wurde mündlich weitergegeben. Männer hatten damals in der Frauenheilkunde nichts zu suchen. Paracelsus (1493-1541), der große Arzt, Heiler, und Philosoph aus dem süddeutschen Raum, erhielt sein ganzes Wissen von den "Weisen Frauen".
Dann kam die Zeit der Hexenverfolgungen. Etwa um 1450 begannen die systematischen Ausschreitungen. Der *Malleus Maleficarum* (der **Hexenhammer**), ein wegweisendes Buch der kirchlichen Scharfmacherfraktion wurde 1486 in Speyer veröffentlicht und erschien bis ins 17. Jahrhundert hinein in 29 Auflagen. Zum Höhepunkt der Verfolgungen kam es 200 Jahre später. In Köln zum Beispiel starben die meisten "Hexen" zwischen 1627-1632 auf dem Scheiterhaufen, also innerhalb von 5 Jahren. Erst 1775 wurde die letzte "Hexe" in Europa verbrannt. Die Verfolgungen dauerten also über 300 Jahre an. Einer der Gründe dafür war Angst vor Konkurrenz. Das Wissen der "Weisen Frauen" war eine Machtfrage.
Heutige Schätzungen über die Gesamtzahl der Hexenverbrennungen in Europa bewegen sich zwischen 30.000 und 70.000, davon 2/3 in Deutschland. Zum Vergleich: Köln, schon damals eine der größten Städte in Europa, hatte im Spätmittelalter etwa 50.000 Einwohner.

Buchtipp zum Thema:
"Die Hexe und die Heilige" von Ulrike Schweikert, ein Roman, der in Ellwangen und Leonberg spielt und auf historischen Wahrheiten basiert.

Für Frauen war es immer schwierig die Heilkunde auf legalem Weg zu lernen und auszuüben. In der Antike und im frühen Mittelalter war es für Frauen zwar nicht üblich zu studieren und zu lehren, aber es war möglich. nachdem in der mittelalterlichen Feudalgesellschaft Schulen und Universitäten zunehmend kirchlichen Vorgaben folgten, bekamen Mädchen jahrhundertelang fast nur Zugang zu Bildung, wenn ihre Familie einem Kloster eine mitgift übereignete. Ungefähr im 18. Jahrhundert, wurden die Gerichtsmediziner zu Frauenärzten. Es ging ihnen jedoch nicht mehr nur um Gesundung und Heilung, sondern schwerpunktmäßig um die Verfolgung von Schwangerschaftsabbrüchen und Untersuchung, d. h. Kontrolle von Prostituierten. Hygiene wurde zum Thema. Erst ab dem späten 19. Jahrhundert konnte ein den Männern gleichberechtigtes Frauenstudium durchgesetzt werden, das gilt auch für den medizinischen Bereich. Zu dieser Zeit war die Hysterektomie (Entfernung der Gebärmutter) eine gängige Therapie in der Gynäkologie – und zum Operieren einer Gebärmutter waren die Frauen dann "zu schwach"!

Um 1850 herum entwickelte sich endlich eine Klasse von Gesundheitsfürsorgerinnen, die nicht mit den professionellen Ärzten in Konkurrenz treten wollten und keine medizinische

Lehrmeinung vertraten. Dies waren die Krankenschwestern. Als Vorreiterin dieses Berufsstandes kann man Florence Nightingale (sie betreute mit ausgebildeten Kolleginnen Lazarette im Krimkrieg) bezeichnen. Sie wurde "Engel der Verwundeten" genannt.

In der NS-Zeit in Deutschland wurden die Frauen nach ihrer Nützlichkeit für die Erhaltung des deutschen Volkes sortiert. Allein in Deutschland wurden 300.000 Frauen zwangssterilisiert, wenn sie irgendwelche Missbildungen hatten, z. B. eine veränderte Hand. 5000 Frauen starben an den Folgen der Sterilisationen.

Ärzte der Firmen Schering und Bayer, beides auch heute noch führende Pharmaunternehmen, testeten im 3. Reich unter anderem Hormonpräparate von Bayer an Jüdinnen im Konzentrationslager. Nur um eine der "Taten" als Beispiel zu nennen.

Die Gynäkologen aus der NS-Zeit wurden zum Großteil nach der Nazizeit nicht entlassen, und wirkten noch lange weiter. Heute sind die meisten verstorben oder außer Dienst, aber unsere Mütter wurden noch von dieser Ära der Frauenärzte behandelt und geprägt. Auch viele medizinische Frauen-Anatomie-Bücher sind noch aus dieser Zeit.

1939 wurde das Heilpraktiker-Gesetz in Deutschland erlassen.

Dieses regelt bis heute den Berufsstand des Heilpraktikers in Deutschland. Es handelt sich also um ein Gesetz aus der NS-Zeit. Die vielen freischaffenden Heiler und "Hexen" etc. die es wieder gab, sollten in Schach gehalten werden, zumal dies meistens Zigeuner und "fahrendes Volk" waren. Es gab auch eine Klausel in dem Gesetz, dass Ausländer nicht Heilpraktiker werden dürfen. Diese Klausel wurde später gestrichen (10.5.88 vom Bundesverfassungsgericht für verfassungswidrig erklärt).

Das Heilpraktiker-Gesetz ist bis heute insoweit unverändert geblieben, dass wir Heilpraktiker durch ein ärztliches Attest nachweisen müssen, dass wir körperlich und geistig unversehrt sind, also keinerlei körperliche, geistige Leiden oder Schwäche haben, und auch keine Sucht vorliegt, um den Beruf ausführen zu dürfen.

1953 wurde neben dem Bundesseuchengesetz das Gesetz zur Bekämpfung der Geschlechtskrankheiten eingeführt.

Aus diesem ging dann eindeutig hervor, dass die Heilpraktiker die Geschlechtsorgane nicht untersuchen und behandeln dürfen, genauso wenig wie übertragbare Geschlechtskrankheiten. Daraus ergab sich auch ein absolutes Behandlungsverbot aller Frauenerkrankungen, außer Erkrankungen des Hormonsystems und der weiblichen Brust. Diese durfte von den HeilpraktikerInnen als sekundäres Geschlechtsmerkmal untersucht und behandelt werden.

Seit 2001, mit Einführung des Infektionsschutzgesetzes, welches das Bundesseuchengesetz ablöste, ist im §24 durch einen einzigen Satz geregelt, dass wir HeilpraktikerInnen weiterhin keine übertragbaren Geschlechtskrankheiten behandeln dürfen, wie z. B. Tripper, Lues, Ulcus molle, Herpes genitalis und andere.

Aber der gleiche Satz regelt auch die Neuerung, dass wir HeilpraktikerInnen die primären Geschlechtsorgane jetzt untersuchen und behandeln dürfen. Das bedeutet, dass wir als HeilpraktikerInnen nun auch Erkrankungen wie zum Beispiel Myome, Endometriose oder Eierstockzysten behandeln dürfen. Da die meisten Heilpraktiker Frauen sind, besteht somit die Chance, dass die Frauenheilkunde wieder in die Hände der Frauen, der "Weisen Frauen", zurückgegeben werden kann.

Dies ist wirklich eine Chance für unseren Berufsstand, nach über 550 Jahren der "Entfremdung".

Auch bei den Ärzten hat sich diesbezüglich etwas verändert, allerdings erst in jüngster Zeit. Laut Statistik der Bundesärztekammer Berlin waren im Jahr 2008 **7468 Männer** Gynäkologen und **8482 Frauen**, d. h. 1000 Frauen mehr als Männer. Zum Vergleich waren noch im Jahr 1991 **8521 Männer** und nur **3397 Frauen** in diesem Beruf tätig. Laut Aussage einer Frauenärztin, die an einer Universitätsklinik tätig ist, sitzen aber heute noch in den "oberen Etagen" der Frauenheilkunde nur Männer.

Weiblichkeit in unserer Gesellschaft

Vor kurzem kam mir eine interessante Geschichte zu Ohren. Eine HP-Kollegin, die ausschließlich Psychotherapie praktiziert, erzählte mir von einem Klienten, der bei ihr anrief und in Behandlung kommen wollte. Dieser Mann war gerade dabei, sich einer Geschlechtsumwandlung zu unterziehen. Er nahm schon seit geraumer Zeit weibliche Hormone ein. Jetzt kam er in eine persönliche Krise und bekam Zweifel an seiner Entscheidung. Ihn beschäftigte das Problem, dass er, wenn er dann wirklich eine Frau ist, sich mit Themen wie Unwertgefühlen, mangelndem Selbstwertgefühl, Missachtung, eingeschränktem Durchsetzungsvermögen, ungleicher Behandlung etc. auseinandersetzen muss. Er war plötzlich nicht mehr sicher, ob ein Leben als Frau in unserer Gesellschaft erstrebenswert wäre.
Dies ist ein interessanter Aspekt, der auch als Erklärungsansatz für Frauenerkrankungen beachtet werden muss.
Ein mangelndes Selbstbewusstsein, sich nicht durchsetzen können, seine Kreativität nicht nach außen leben, kann aus Sicht der Psychosomatik z. B. die Ursache für Eierstockerkrankungen sein. Seine Wut nicht ausdrücken zu können, sie herunter zu schlucken und nach innen zu richten, was viele Frauen tun, kann die Entstehung eines Myoms fördern. Oft hat ein Myom die Größe einer "geballten Faust".
Wie kommt es nun, dass es nach wie vor einen so großen subjektiven Unterschied zwischen Mann- und Frau-Sein in unserer Gesellschaft gibt?
Warum ist "Weiblichkeit" immer noch ungelebte Mangelware und eher eine leere Hülse als ein attraktives Attribut?

Die Ergebnisse der Emanzipationsbewegung sind ausgesprochen widersprüchlich. Unbestritten ist wohl, dass sich in der Politik und den Verbänden viel verändert hat. Heute sind Frauen in allen möglichen, auch gehobenen, Positionen vertreten, die noch vor 20 Jahren kaum vorstellbar waren. Bei genauerer Betrachtung handelt es sich dabei aber darum, dass Frauen mit männlichen Methoden männliche Positionen erobert haben und nicht selten dabei – z. B. in der Wirtschaft und in der Medizin – auch männliche Standpunkte übernommen haben. Betrachten wir das Ganze im Sinne der Archetypen, stellen wir fest, dass das archetypisch Weibliche noch immer ein stiefmütterliches Dasein führt. Weibliche Methoden sind weiterhin Mangelware und weibliche Positionen kommen nach wie vor kaum zu Ehren.
Auch Julia Onken beschreibt in ihrem Buch "Herrin im eigenen Haus", dass die Emanzipation zwar im Außen stattgefunden hat, aber nicht in den Köpfen und in den Gefühlen der Frauen. Nicht ohne Grund heißt der Untertitel des Buches: "Warum Frauen ihr Selbstbewusstsein so schnell verlieren".

Zitate aus diesem Buch:
"Wir verdrängen kollektiv, dass die fünftausend Jahre dauernde patriarchale Gesellschaftsordnung uns an den Abgrund geführt hat."
"Weiblichkeit wird von Männern definiert und somit muss Weiblichkeit immer mit dem Dominanzanspruch des Mannes kompatibel sein. Frauen, die als weiblich gelten wollen, dürfen nicht zuviel Selbstbewusstsein besitzen. In unserer Gesellschaft gelten alle Eigenschaften wie Autonomie, Kompetenz, Selbstverantwortung, geistige und materielle Potenz eher als unweiblich, zumindest als für eine Frau nicht fraglos unproblematisch."
"In diesem frauenentwertenden Klima ein gesundes Selbstbewusstsein zu entwickeln, ist beinahe unmöglich. Weiblichkeit wird von Männern definiert."
"Noch immer leisten Frauen zwei Drittel der gesamten Weltarbeit, werden dafür mit zehn Prozent entlohnt, sie besitzen weniger als ein Hundertstel des Eigentums der Welt."

Dem Thema "Aggression – die unterdrückte Kraft" widmet Julia Onken ein ganzes Kapitel:
"Als aggressiv bezeichnet zu werden, kommt für eine Frau beinahe einem Todesurteil gleich."

Aber Aggression ist Durchsetzungskraft. Die bei Frauen häufig unterdrückte Durchsetzungskraft verwandelt sich dann in Autoaggression. Als Lösungsvorschlag regt Julia Onken die Leserinnen dazu an, wieder eine Vertrauensbasis zu ihren Gefühlen herzustellen und sie nicht ständig anzuzweifeln und in Frage zu stellen. Selbstliebe und Selbstannahme sollen gefördert werden. Sie schlägt vor: "Versuche in Dir die innere Ofenbank zu finden."
Die Tempelgruppe nach Chameli Ardagh, die ich als eine Selbsterfahrungsgruppe für Frauen in meiner Praxis regelmäßig anbiete, ist meiner Meinung nach eine Arbeit im Sinne von Julia Onkens Lösungsvorschlägen (siehe Kapitel 9 – Tempelgruppe).

Ein weiterer Aspekt der mangelnden Selbstannahme und Selbstliebe bei Frauen ist:
Frauen wie Mädchen quälen sich weltweit mit einem körperlichen Figurideal, das fast alle Frauen unglücklich macht und auch kaum einen Mann glücklich. Schnell findet man die Modezeitschriften als Schuldige und Verfechter des kranken Ideals, die aber heute wiederum von Frauen gemanagt und geschrieben werden – wahrscheinlich mit männlicher Denkweise.
Rüdiger Dahlke bezeichnet in einem Artikel aus der Zeitschrift *Lebens(t)räume* 06/08 das weibliche Badezimmer als "persönliche Folterkammer" der Frau. "Sie bewegt sich in der Regel so lange vor ihrem ersten und wichtigsten Folterinstrument, dem Spiegel, bis sie eine möglichst ungünstige Position gefunden hat, die ihr erlaubt, ausgesprochen frustriert, um nicht zu sagen angewidert, hinein zu schauen. Aus dem Spiegel schaut ihr eigenes Gesicht entsprechend zurück und der Tag ist gelaufen." – "Aber damit nicht genug, nach der Spiegelfolter tritt sie auf ihr zweites Folterinstrument, die Waage, und frustriert sich ein zweites Mal." – "Ausgeprägte Masochistinnen treten dann noch auf die Fettwaage und erleben der Folter dritte Variante..."
In Deutschland waren bereits vor Jahren 62% der Mädchen zwischen 12 und 18 Jahren essgestört. Es ist also deutlich sichtbar, dass die Frauen heutzutage noch sehr weit davon entfernt sind, ihre eigene Wirklichkeit und ihren Körper anzunehmen, um damit in ihre Kraft zu kommen.
Auch Eva-Maria Zurhorst erkennt in ihrem Buch "Liebe Dich selbst und es ist egal, wen Du heiratest."
Zitate aus Kapitel 6 (Von Furien und Jammerlappen): "Die Frauen haben ihre natürliche Weiblichkeit verloren und Männer ihre natürliche Männlichkeit." – "Die Emanzipation hat die Frauen nicht wirklich zu sich selbst gebracht."
Häufig haben sich die Frauen im Kampf gegen die Vorherrschaft der Männer nicht in ihrer eigentlichen Kraft gestärkt, sondern sie wurden härter, verbitterter und unbeugsamer als die Männer, aus deren Schatten sie sich mit <u>aller Gewalt</u> herausmanövrieren wollten.
Sie bietet einen klaren Lösungsansatz für Frauen an und formuliert neue und positive Wege: "Worum es eigentlich für die Frauen ginge, wäre, an die unendliche transformierende Kraft ihrer Liebe und die seismographische Genauigkeit ihrer natürlichen Intuition zu glauben. Die Frau muss sich nicht mehr weiter von etwas emanzipieren, sondern sich vollends auf ihre eigene unerschöpfliche Quelle, ihr Herz, einlassen."
An anderer Stelle vertieft sie noch: "Ich glaube, weiblich sein heißt nicht, aufopferungsvolle Hausfrau und Mutter zu sein. Weiblich sein heißt im Herzen frei, instinktiv und empfänglich zu sein. Weiblich sein heißt, dem Mann und den Kindern vorzuleben, wie kraftvoll, wohlhabend und heil ein Leben wird, wenn man sich von seinem Herzen leiten lässt."
Zum Schluss des Kapitels geht sie dann noch auf die gesellschaftliche Auswirkung einer solchen neuen Haltung ein: "Frauen bleibt nichts anderes übrig, als zuallererst sich selbst wieder zu vertrauen. Wenn sie ihrem Herz, ihrem Instinkt und ihrem Körper endlich glauben, können sie sich den Männern wieder anvertrauen und diese lehren, wie wichtig und kostbar die weibliche Kraft ist. Ohne ihre wärmende, tragende, uns nährende Energie stirbt jedes Leben. Unseren Beziehungen, unserer Wirtschaft, unseren Kirchen und Religionen, unserer Erde und unseren Männern – allem fehlt in dieser Zeit diese macht- und zugleich hingebungsvolle weibliche Kraft."

Auf den gesellschaftlichen Aspekt geht Angelika Koppe in ihrem Buch "Mut zur Selbstheilung" vertiefend ein: "Die Achtung der weiblichen Körperlichkeit" ist verloren gegangen.

"Die ausdrücklichen Zeichen des Frau-Seins waren in frühen Zeiten etwas Verehrungswürdiges und eine Frau galt als den Geheimnissen des Lebens besonders nahe stehend. Sie hatte einen besonderen Zugang zu diesen Mächten, diesen Kräften der Natur. Menses und Macht waren miteinander verknüpft." – "Diese tiefe Verbindung von FrauSein mit den Naturrhythmen war die Grundlage für die hohe Achtung von Frauen, die sich in einer starken öffentlichen und religiösen Position der Frauen in vorpatriarchalen Zeiten ausdrückte. (Shuttle / Redgrove: "Die weiße Wunde Menstruation"). Heute herrscht das Unsichtbarmachen der Mense vor und die medizinische Wissenschaft prägt die gesellschaftliche Definition dessen, was Eisprung und Menstruation als Zyklus sind: ein hormongesteuertes anfälliges Regelsystem." – "Die gesellschaftliche Verbreitung dieses Körpermodells wirkt wie eine Art Gehirnwäsche in den Köpfen der Frauen: Frau, du bist keine Wunder-Volle mehr, die neues Leben schaffen kann und die in geheimnisvoller Weise eng mit den Lebensrhythmen verbunden und verwoben ist. Deine Besonderheit basiert auf einem störanfälligen und – abgesehen von Schwangerschaften – unnützen Regelsystem von Eisprung und Menstruation. Wozu sind die Organe nach der Zeit der Gebärfähigkeit da? Wird *Alles-da-unten* nutzlos oder sogar besonders krankheitsanfällig? Dann nehmen wir am besten alles raus."

"Diese Ideologie vom Modell Frauenkörper ist Ursache dafür, dass Frauen oft klag- und kritiklos die als normal vorgegebenen medizinisch-therapeutischen Behandlungen akzeptieren. Wenn Frauen ihre Gebärmutter als Körperorgan wie einen Arm oder ein Bein erleben würden, wären die in den westlichen Ländern massenhaft vorgenommenen Hysterektomien undenkbar. Eine nicht zu unterschätzende, wenn auch weniger nachweisbare Auswirkung vom Modell Frauenkörper sind die Isolations- und Entwurzelungsgefühle, die Heimatlosigkeit von Frauen in ihrem Körper. Die gesellschaftliche Entwertung weiblicher Körperlichkeit beeinflusst die individuelle Nicht-Beachtung und Ablehnung des eigenen Körpers, die Körperverlassenheit als Haltung sich selbst gegenüber."

"Zusammengefasst haben die gesellschaftliche Ideologie des Modell Frauenkörper selbstentfremdende Konsequenzen für Frauen. Nicht nur in der erzeugten Fremdheit dem eigenen weiblichen Körper gegenüber, sondern auch in der Schmälerung und dem Verlust des Glaubens an die Verbundenheit und Verwurzelung in die Lebensprozesse, was sich in dem Verlust von spirituellem Zuhausefühlen fortsetzt, das wesentlich ist für die Kraft des Glaubens in Heilungsprozesse und Selbsthilfe."

Nach den Zitaten von Angelika Koppe noch einmal ein Blick auf die Frauenheilkunde als solche, "wie weiblich ist sie wirklich in unserer Gesellschaft?" (Inspiriert durch einen Artikel von Rüdiger Dahlke aus der Zeitschrift "Lebens(t)räume" Nr. 6/05):

Nirgendwo wird der Mangel an weiblichen Methoden so deutlich wie in der Medizin, und ganz speziell in der Gynäkologie. Hier spielt natürlich die Geschichte der Frauenheilkunde eine große Rolle, die in den letzten 500 Jahren fast ausschließlich in Männerhänden lag und die viel mit Verachtung, mangelnder Wertschätzung, bis hin zur Unterdrückung des "Weiblichen" zu tun hatte. Mit weiblichen Organen der Frau ging und geht man so um, als wären es Motorteile eines Autos. Dieser umstand wird leider von den betroffenen Frauen selbst auch nicht hinterfragt. Nun könnte man denken, dass solche Entgleisungen der Vergangenheit angehören, aber leider weit gefehlt.

Als nächstes Organ im Rahmen dieser Art von "Prophylaxe" zeichnen sich die weiblichen Brüste ab. In den USA wurden schon zigtausende von Frauen – selbstverständlich auf deren eigenen Wunsch – ihrer gesunden Brüste entledigt, um Brustkrebs "vorzubeugen". Und in Deutschland greift diese neue Unsitte ebenfalls erheblich um sich. Es ist zu befürchten, dass wir – wie schon so oft in der Vergangenheit – den US-amerikanischen Trend nacheifern werden.

Wie grundsätzlich das Problem aber ist, zeigt sich daran, dass Frauen auf Packungen der Pharmaindustrie bis heute überhaupt nicht vorkommen. Und das ist mehr als symbolisch. Dort wird empfohlen, der Erwachsene nehme 3x tgl. eine, Kinder die Hälfte. Der Erwachsene ist aber der durchschnittliche Mann von 180 cm Größe mit einem Gewicht von 80 kg. Sehr viele Frauen sind von ihrem Körpergewicht eher zwischen ihm und Kindern angesiedelt, werden aber gnadenlos nach dem männlichen Schema überdosiert. Die Pharmaindustrie hat verständlicherweise kein Interesse, Pharmaka einzusparen nur weil Frauen sich irgendwie doch von Männern unterscheiden.

Es ist höchste Zeit, aus der Gynäkologie eine "Frauen-Heil-Kunde" zu machen, die das Wort ernst nimmt. Hierzu gehören nicht nur, aber auch, ein wirkliches Konzept von Vorbeugung, und auch archetypisch weibliche Therapie, wie sie etwa mit Reisen in die inneren Bilderwelten möglich wären. Der bekannte US-amerikanische Psychoonkologe Carl Simonton arbeitet mit sog. Seelenbilderwelten. Er konnte in einer Doppelblindstudie belegen, dass die Überlebenszeit bei Krebskranken sich mehr als verdoppelt, wenn diese "Therapie" zusätzlich angewandt wird. Auch die Pflanzenheilkunde, das uralte Wissen der "Weisen Frauen", sowie die sanfte Medizin der Homöopathie stufe ich als weibliche Wege ein. Ähnlich können Ausleitung, Entgiften, Entschlacken und Fasten wiederentdeckt werden, und der weibliche Pol des Geschehenlassens könnte mehr verankert werden. Der ganze Komplex der Psychotherapie gehört eigentlich auch in den archetypisch weiblichen Bereich. Jedenfalls, wenn es sich dabei um Therapien handelt, die die Seelenbilderwelt als Grundlage nutzen.

Der Dokumentarfilm "Der Weiße Weg" (www.der-weisse-weg.de) von Elke von Linde, der über Visionen der Urvölker Amerikas berichtet, sagt aus, dass unsere zerrüttete Welt nur durch weibliche Energien wieder in Balance kommen kann:

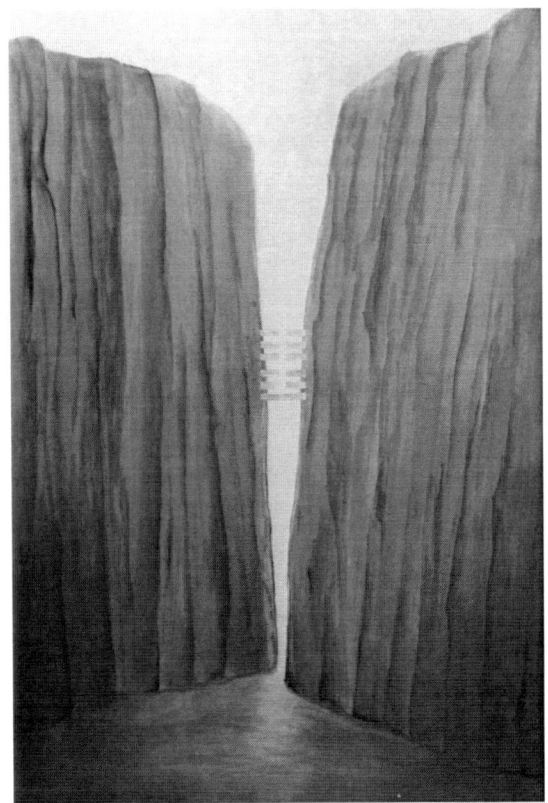

"Frauen sollen Vermittlerinnen zwischen Himmel und Erde sein"

Anamnese in der Praxis

Die Anamnese in der Frauenheilkunde ist ein ganz wichtiger Aspekt im Hinblick auf eine erfolgreiche Behandlung und ihr sollte deshalb viel Zeit gewidmet werden. Durch eine ausführliche Erforschung der Lebensgeschichte der Frau mittels halboffener Fragen kann man oft schon die Ursachen der weiblichen Erkrankung vermuten, was sich in meiner Praxis immer wieder bestätigt. Zum Beispiel bietet sich bei Regelbeschwerden an, nach der Menarche, der ersten Blutung der Patientin, zu fragen. Welche Bilder, Gefühle ruft diese Erinnerung wach? Wie reagierten Mutter und Vater? Oft liegen hier die Ursachen für schmerzhafte Regelblutungen.

Die Anamnese bei Frauen unterscheidet sich nach meiner Erfahrung grundsätzlich von der bei Männern.

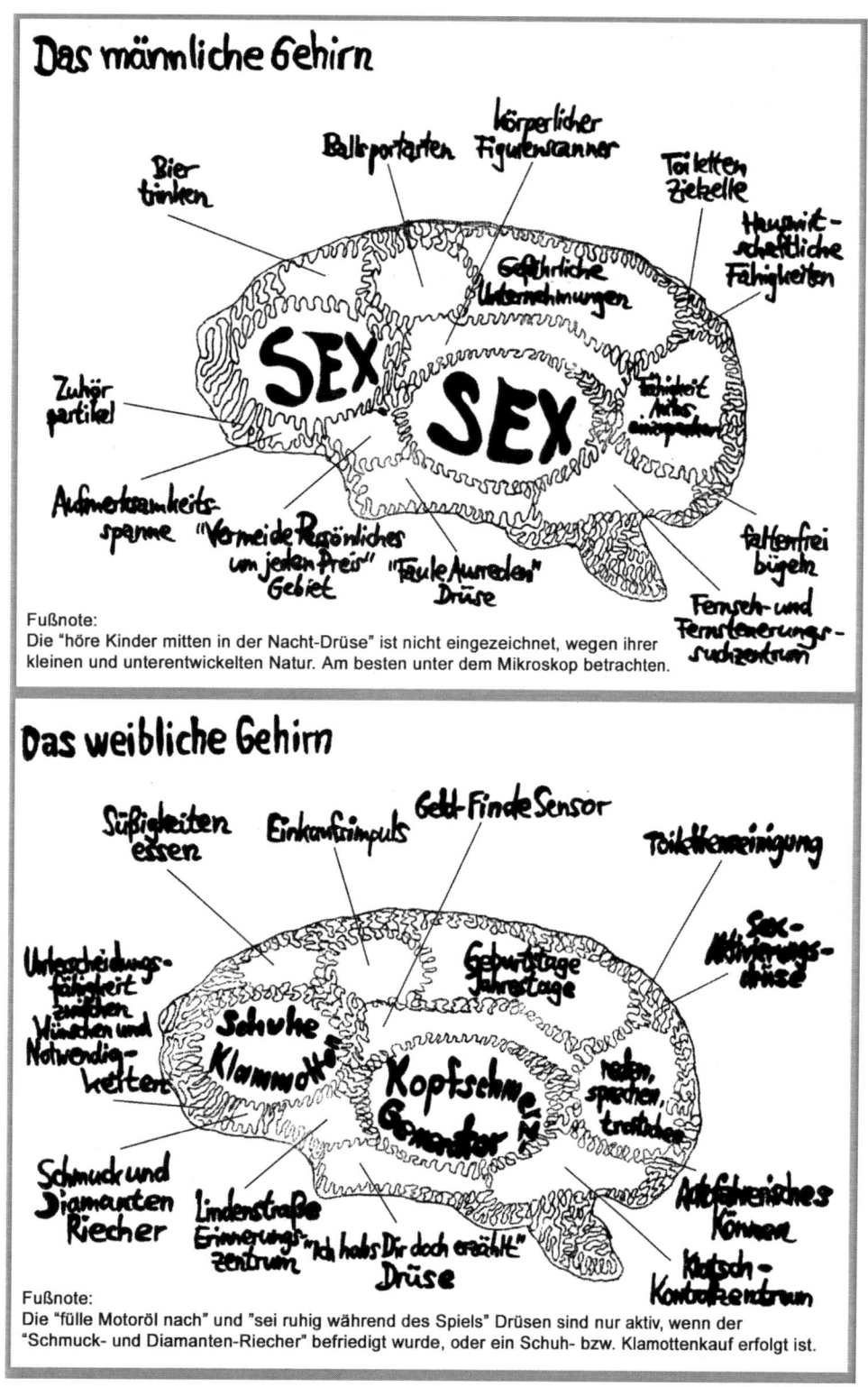

Kann es sein, dass Frauen anders denken als Männer?
Diese überzeichnete Darstellung ist natürlich von der humorvollen Seite zu betrachten, aber in jedem Witz steckt ein Körnchen Wahrheit.

Frauen erzählen und reden viel mehr als Männer und sie wünschen sich, dass sie gehört werden. Oft löst sich schon viel in einer einfühlsamen Gesprächssituation, die nicht unter zeitlichem Druck steht.

Sehr oft sind Störungen in der Sexualität bis hin zu Missbrauchserfahrungen die Mitverursacher von Erkrankungen der Geschlechtsorgane. Erfahrungsgemäß ist es leichter, sich über diese heiklen Themen mit einer gleichgeschlechtlichen Person auszutauschen.

Daraus erklärt sich, warum es mir persönlich so wichtig ist, dass speziell bei Erkrankungen der weiblichen Organe Frauen Behandlerinnen von Frauen sind!

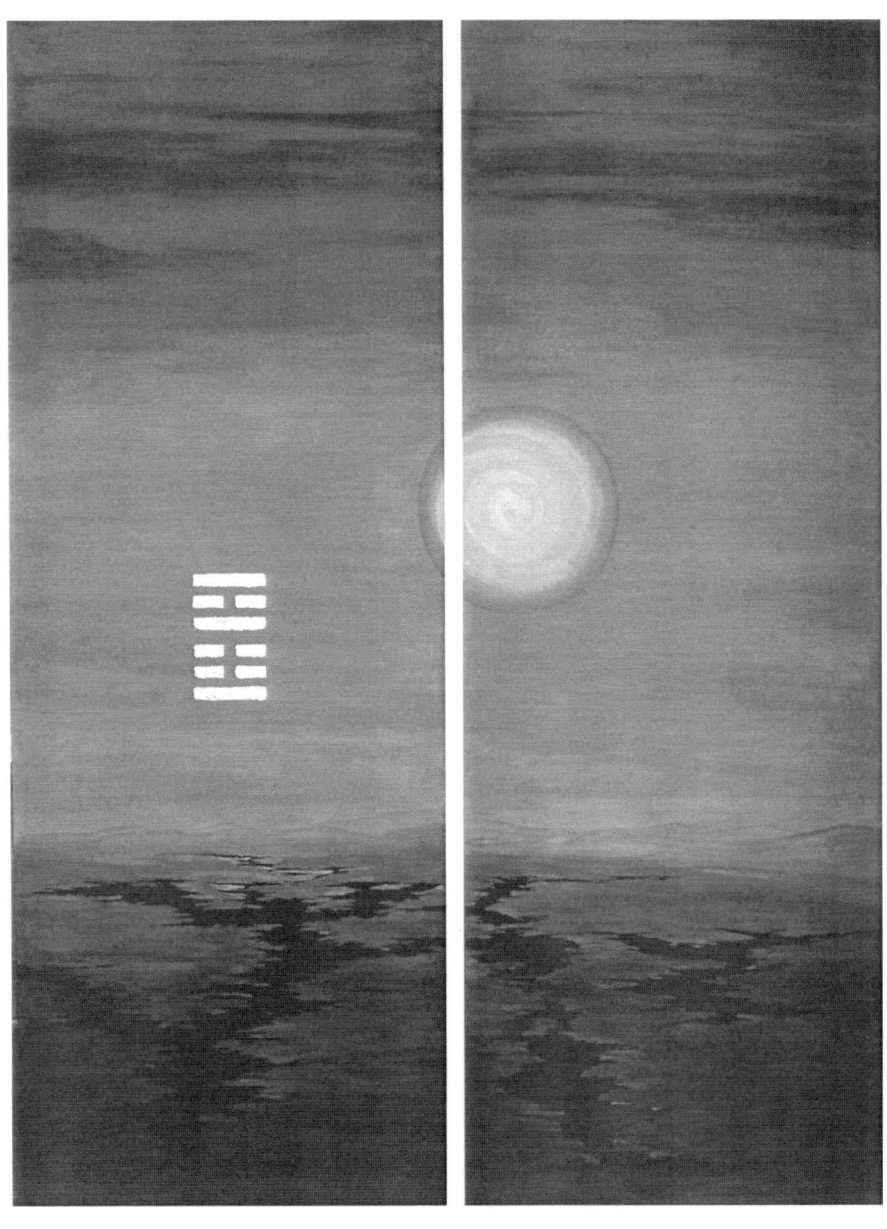

Anamnesefragebogen für Frauenheilkunde

Name
Adresse
Alter
Beruf
Wohnsituation
Familienstand / Lebensform
Name des Partners/in
Beruf des Partners

Grund des Besuchs

Allergien

Allgemeiner Gesundheitszustand

Krankenhausaufenthalte / OPs:
Datum   Krankenhaus   Diagnose   Arzt
                                                                              (falls bekannt)

Schwangerschaften (einschließlich Fehlgeburten und Abtreibungen, jeweils mit Datum)

Derzeitige medizinische Betreuung: Arzt/Ärztin

Krankengeschichte
- Kinderkrankheiten
- andere frühere Erkrankungen

Lebensgewohnheiten
- Ernährung (Beispiel für den Speiseplan eines Tages)
- körperliche Bewegung
- Arbeit
- Freizeit
- Alkohol
- Koffein
- Nikotin
- Drogen
- Medikamente

Familiengeschichte
- Beziehung zu Vater / Mutter früher
- Beziehung zu Geschwistern
- Erkrankungen der Eltern
- ggf. Todesursache und Alter bei Tod

Gynäkologische Geschichte
- Alter bei der 1. Regel und wie wurde diese empfunden?
- Verlauf der Regel seitdem?
- Dauer der Regel?
- Wann war die letzte Regel?
- Wann war die letzte gynäkologische Untersuchung und wie lautete der Befund?
- Gab es gynäkologische Erkrankungen und wann?
- sexuelle Neigungen?
- Geschlechtsverkehr?
- häufig wechselnde Geschlechtspartner?
- Kinderwunsch? Wenn ja, seit wann?
- Verhütungsmethoden, Fragen dazu?
- frühere Verhütungsmethoden

Allgemeiner Gesundheitscheck
- Kopfbeschwerden?
- Brustbereich / Brüste (Knoten, Spannung)
- Rücken
- Bauch: Wie ist die Verdauung?
- Wie ist der Stuhlgang?
- Krämpfe oder Schmerzen?
- Blase

Alltagsleben
Welche Auswirkungen hat der Lebensstil auf das körperliche Wohlbefinden?
- Belastungen durch Wohnumgebung
- familiäre Belastungen
- Arbeitsbelastungen
- persönliche Belastungen (z. B. Einsamkeit, Trauer, Langeweile)

Auswirkungen der Belastungen
- Schlaf?
- oft krank?
- Erschöpfung?
- Unruhe tagsüber?
- sexuelle Probleme?
- Süchte?

Kapitel 1

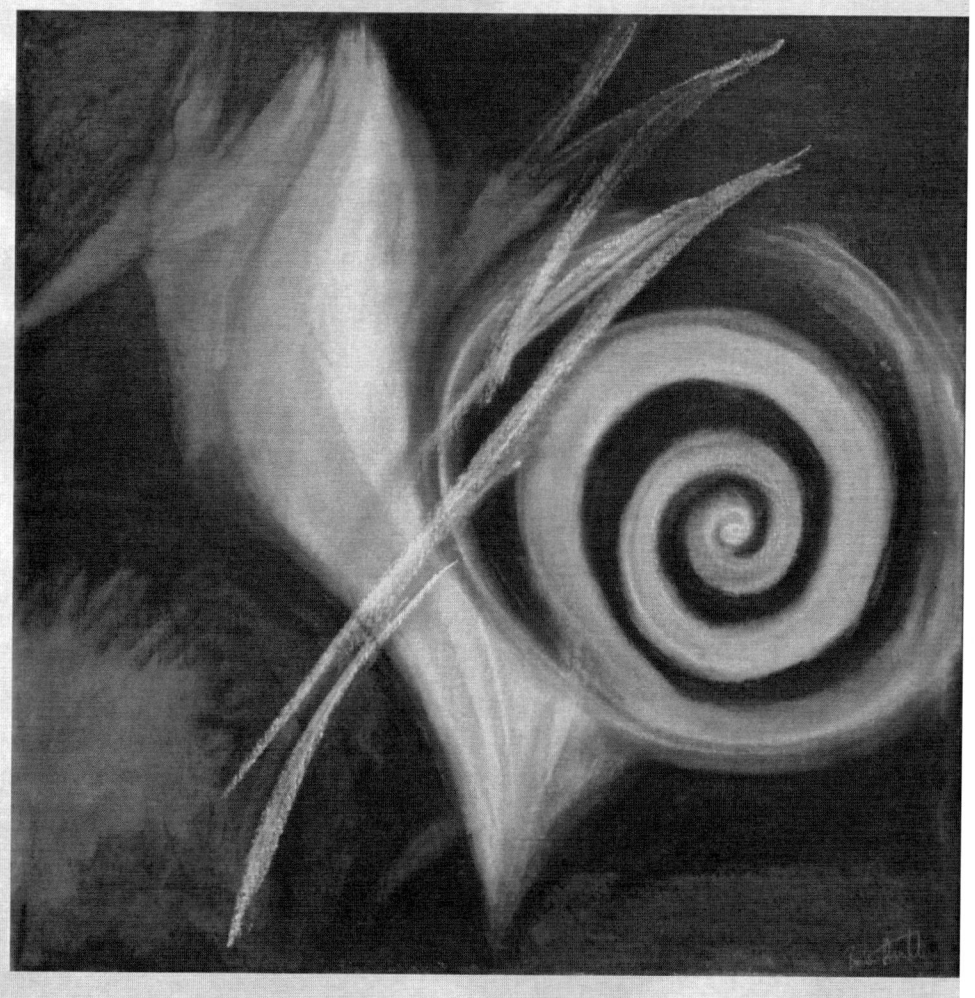

Frau und Umwelt

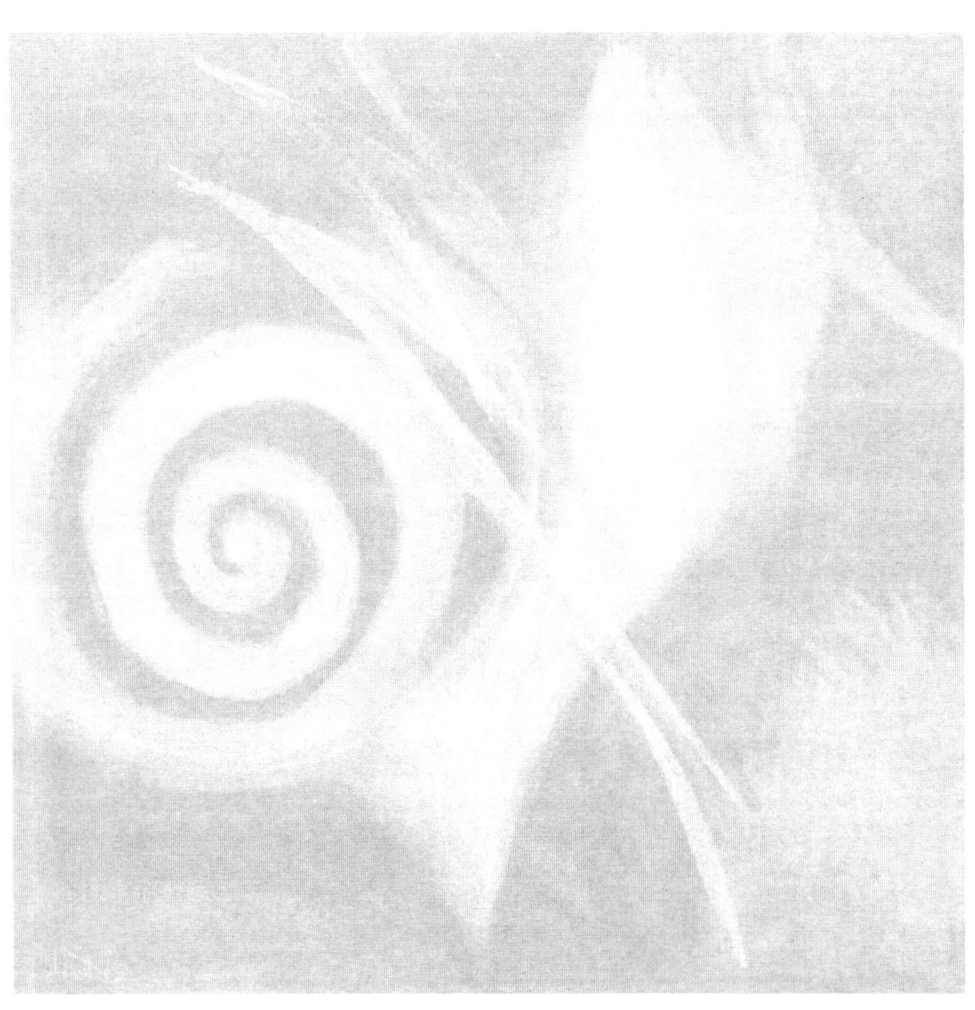

Frau und Umwelt – Ernährung, Ausleitung, Entgiftung

a) "Umwelt"-bedingte Ursachen für Frauenerkrankungen

Viele Frauenerkrankungen werden durch Umwelteinflüsse verursacht oder zumindest mitverursacht. Insbesondere ältere, immungeschwächte Frauen, aber auch zunehmend junge Frauen, Schwangere und Wöchnerinnen sind betroffen.

Besonders schlimm ist die Entwicklung auf dem Gebiet der weiblichen **Krebserkrankungen**. Immer mehr jüngere Frauen erkranken an Brustkrebs. Seit 1970 hat sich die Inzidenz (= Anzahl der registrierten Brustkrebsfälle) bei Frauen im Alter unter fünfzig Jahren mehr als verdoppelt. Dies ist bedenklich, zumal wir heute aus mehreren Studien wissen, dass zwischen Entstehung und Entdeckung etwa ein Zeitraum von 10-20 Jahren liegt. Man weiß aufgrund neuester Untersuchungen, dass sich das Brustkrebsgewebe durch eine deutlich höhere Schadstoffkonzentration von normalem Brustdrüsengewebe unterscheidet. Aber auch die Entstehung von Gebärmutterhalskrebs wird in jüngster Zeit mit Umwelteinflüssen in Verbindung gebracht, die durch Veränderung des Scheiden- und Gebärmutterhals-Milieus das Wachstum bestimmter sog. HPV (= **H**umanes **P**apilloma **V**irus) fördern, die wiederum zu einem Vorstadium des Gebärmutterhalskrebses führen können.

Auch diskutiert man heute zunehmend Umwelteinflüsse als Ursachen von weit verbreiteten Frauenleiden wie chronischer Fluor vaginalis (= Ausfluss), Dysmenorrhoe (= schmerzhafte Periode), chronisch wiederkehrende Candida-Infektionen (= Scheidenpilz) und endokrine Dysregulationen (= hormonelle Störungen). Sogar bei der in den letzten Jahren stark zunehmenden Endometriose und bei den weit verbreiteten Gebärmuttermyomen sind möglicherweise Umweltschadstoffe ursächlich beteiligt, indem sie über Störeinflüsse der hormonellen Regelkreise das Wachstum dieser gutartigen Geschwülste begünstigen. Besonders schwer treffen Umweltschadstoffe viele Ehepaare, denen dadurch ihr Kinderwunsch versagt bleibt. Etwa jedes 5. bis 7. Ehepaar ist heute ungewollt kinderlos. Entweder kommt es durch verschiedene Schädigungsmechanismen zu gar keiner Schwangerschaft, oder zu gestörten Schwangerschaftsverläufen, die dann nicht selten mit Abgängen oder Totgeburten enden.

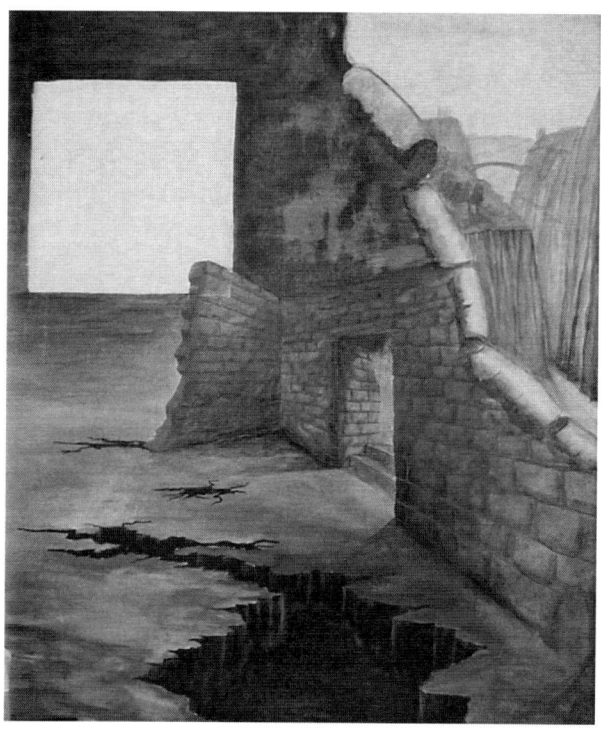

Abbildung: Einwirkungen der Umwelt auf den Körper

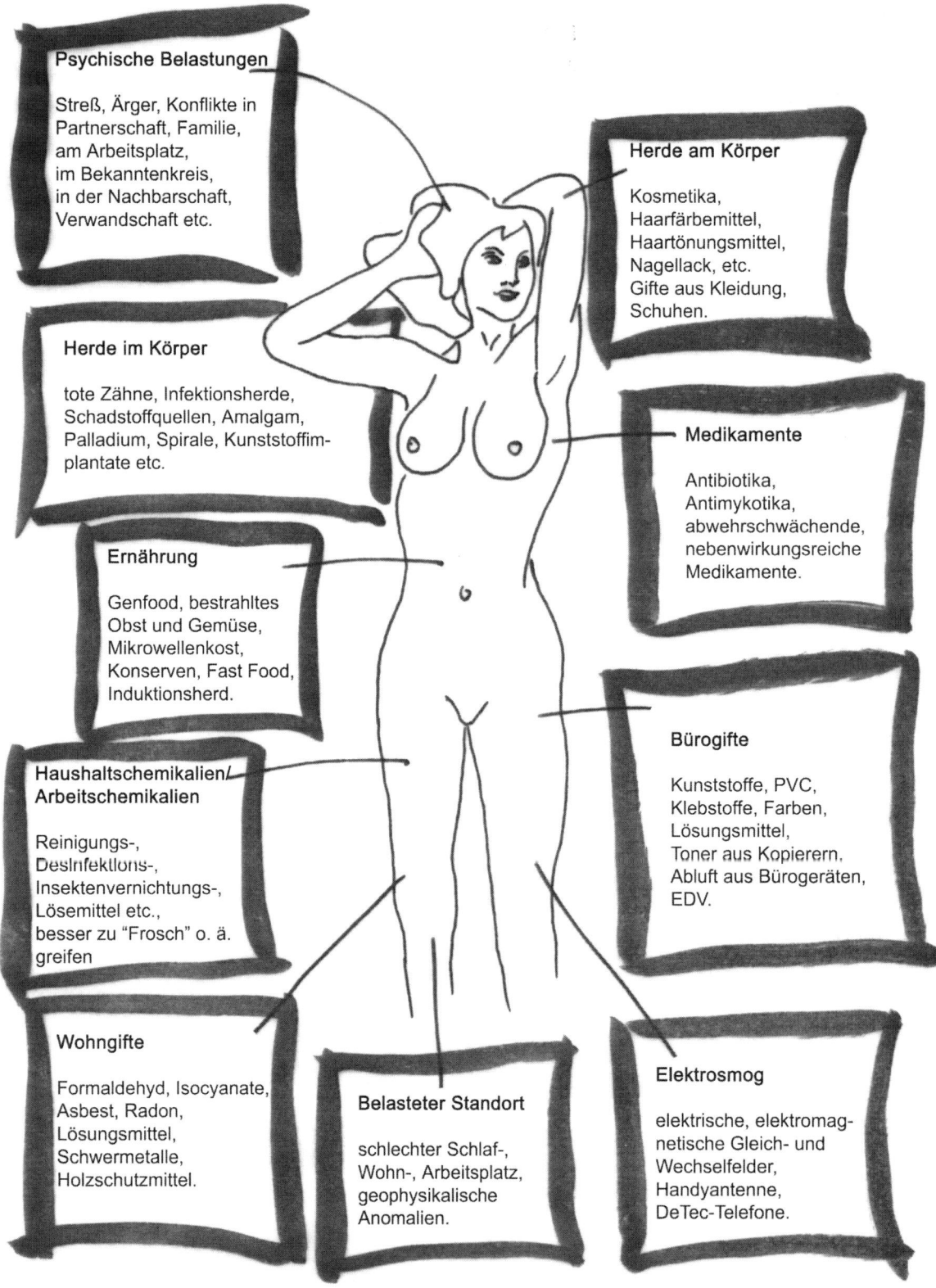

Laut Schulte-Uebbing ("Umweltbedingte Frauenkrankheiten") sind die Ursachen fast aller Frauenerkrankungen und Symptome umweltbedingt, oder zumindest davon mit verursacht:

- Ängste
- Depressionen
- Zyklusstörungen
- hormonelle Fehlsteuerung

- wiederholte Zysten an Eierstöcken und in der Brust
- Endometriose
- Hitzewallungen
- Leistungs- und Abwehrschwäche
- Dysplasien (= Veränderungen am Muttermund)
- Präcanzerose (= Krebsvorstufe)
- Krebs
- chronische Entzündungen
- chronischer Ausfluss
- chronischer Scheidenpilz
- chronische Unterbauchbeschwerden (Schmerzen ohne Befund)
- Verwachsungen
- Gebärmuttermyome
- Mastopathie (= Veränderungen der Brust)
- Sterilität (unerfüllter Kinderwunsch)

Also eigentlich **ALLE** Erkrankungen und Symptome, die in diesem Buch behandelt werden.

Konsequenzen

Aufklärung über umweltbedingte Frauenerkrankungen ist **vorbeugende Medizin**: Durch Schadstoffvermeidung können der Frau viele seelische, psychische und körperliche Leiden erspart werden. Liegt eine umweltbedingte Frauenerkrankung vor, sind herkömmliche Behandlungsmethoden häufig nicht in der Lage, meist langjährig bestehende Beschwerden zu vermindern oder gar zu beseitigen.

Erst die gezielte **Schadstoffausleitung**, kombiniert mit **ganzheitlicher Entgiftung** und **abwehrsteigernden Maßnahmen** kann dann schließlich den erwünschten Erfolg bringen.

Da es sich bei der Entstehung umweltbedingter Frauenkrankheiten um sehr komplizierte Mechanismen handelt, ist es zum heutigen Zeitpunkt nicht möglich, sämtliche Zusammenhänge vollständig zu beweisen. Es wäre jedoch aus ganzheitlicher Sicht, gerade im Hinblick auf die vielen hilfesuchenden, oft schwer umweltkranken Frauen unverantwortbar, nichts zu tun und abzuwarten, bis die letzten wissenschaftlichen Daten vorliegen.

Die vier Säulen umweltmedizinischer Therapie

Die umweltmedizinische Ganzheitstherapie steht auf 4 Säulen, die nicht nur den Körper stärken und entlasten (Entgiftung, Ausleitung, Abwehrsteigerung), sondern insbesondere auch die Seele (das Gefühl) harmonisieren und den Geist (Verstand, Intellekt, Wissen) mit neuen Impulsen versehen.

Basierend auf dem Grundsatz, dass die Seele der Therapie die Therapie der Seele ist, stehen die Säulen "Seele" und "Geist" sogar vor den zwei Säulen "Körper-Entgiftung und -Abwehr". Da jeder Mensch ein einzigartiges Geschöpf mit ganz individuellen Beschwerden und einem charakteristischen Beschwerdebild ist, kann und darf es keine festen Therapieschemen geben. Wichtig ist die Einheit von Körper und Seele. Genauso individuell und charakteristisch sollte, gemeinsam mit der Patientin, die Therapie festgelegt und durchgeführt werden.

Oberstes Ziel der Therapie ist die Hilfe zur Selbsthilfe. Es sollte darauf geachtet werden, dass die meisten Maßnahmen zu Hause allein, ohne Hilfe durchgeführt werden können, nach gründlicher Information und Anweisung durch die Heilpraktikerin.

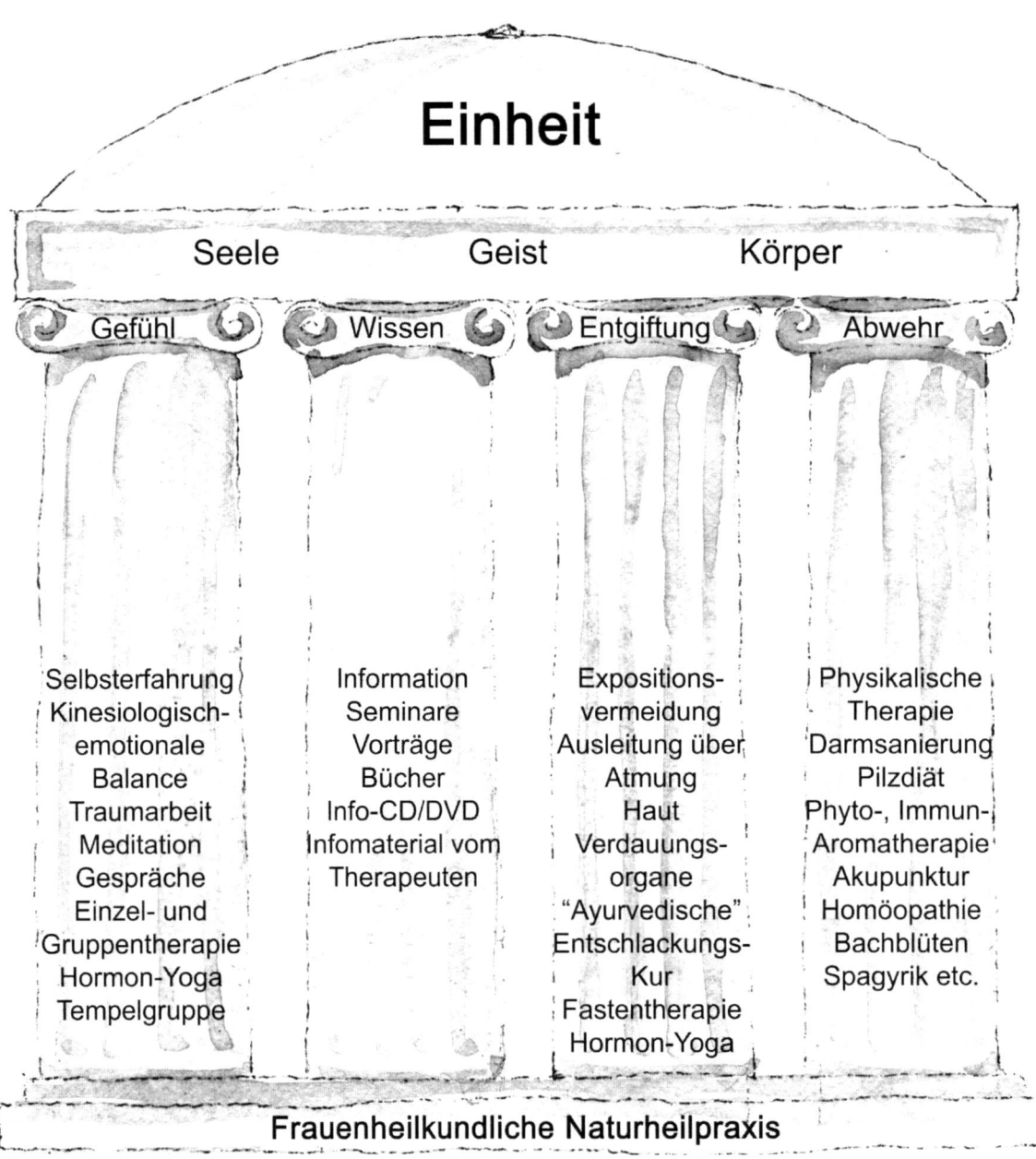

Abbildung: Die vier Säulen umweltmedizinischer Therapie

Zur ersten Säule "Gefühl": Harmonisierung der Seele

Neueste psychoonkologische Untersuchungen von Simonton aus den USA zeigen, dass die Harmonisierung der Seele die wichtigste therapeutische Maßnahme bei der Bekämpfung von Erkrankungen ist. Simonton konnte nachweisen, dass durch eine seelische Stabilisierung eine

Steigerung der Abwehr und Verbesserung von Ausscheidungs- und Entgiftungsfunktionen leichter zu erreichen ist. Diesen Effekt kann man sich auch in der ganzheitlichen Therapie umweltbedingter Erkrankungen zunutze machen.

Einzel- und Gruppengespräche, diverse Übungen zur Selbsterfahrung (z. B. die Tempelgruppe (Kap. 9)), tägliche Meditationsanleitungen, Traumarbeit, Hormon-Yoga (siehe Kap. 9), Psychotherapie, Psychokinesiologie, sowie der Austausch über religiöse, spirituelle, weltanschauliche sowie philosophische Fragen eröffnen der Patientin genauso wie der Therapeutin wertvolle seelische Dimensionen. Auch die Bachblütentherapie und die Homöopathie können hier große Dienste leisten.

Zur zweiten Säule "Wissen": Neue Impulse für den Geist

Ein weiterer wichtiger Schwerpunkt in der umweltmedizinisch und ganzheitlich orientierten Frauenheilpraxis ist die Beratung und Information der Patientin über umweltmedizinische Zusammenhänge. Diese Beratung sollte nach Möglichkeit unter Einbeziehung der Partner erfolgen. Dies ist besonders wichtig bei unerfülltem Kinderwunsch, aber auch bei einer grundlegenden Ernährungsumstellung.
In unserer Praxis werden in regelmäßigen Abständen Vorträge und Seminare durchgeführt, in denen umweltmedizinisches Basiswissen vermittelt wird.
Schwerpunkte sind unter anderem die allgemeine und spezielle Ernährungs- und Lebensberatung, Schadstoffvermeidung, Wissenswertes zum Thema Wasser, Allergologie, Kosmetik etc. Auch legen wir Infoblätter und wichtige Bücher aus, oder empfehlen spezielle Literatur zu den Themen.

Der Großteil dieses vorangegangenen Abschnittes ("Umwelt"-bedingte Ursachen für Frauenerkrankungen) ist dem leider vergriffenen, sehr wertvollen Buch "Umweltbedingte Frauenkrankheiten" von Claus Schulte-Uebbing entnommen (siehe auch Literaturliste im Anhang).

b) Gesunde Lebensführung und Ernährung

In der Heilkunde der Naturvölker, in Hochkulturen beispielsweise der Ägypter, und in der Traditionellen Chinesischen Medizin (TCM) ist die gesamte Lebenssituation des Menschen für das "gesund bleiben" und "gesund werden" von Bedeutung.
Das Stimulieren eines Akupunkturpunktes mit der Nadel, mit Akupressur, Farblichtimpulsen oder die Gabe von Bachblüten sowie homöopathischen und pflanzlichen Mitteln ist stets ein **"Yang"**-Reiz, ein männlicher Impuls, also ein Impuls von außen. Dieser Reiz muss vom System Mensch angenommen und verarbeitet werden können. Dazu muss er genügend empfänglich sein, genug weibliche **"Yin"**-Lebensenergie haben, um dem richtigen Impuls auch die ausführenden Reaktionen folgen lassen zu können. Dieser Yin-Resonanzboden muss vorhanden sein, aufgebaut und gestärkt werden.
Insbesondere das weibliche System Mensch sollte von Schlacken, Giften, Schwermetallen, Medikamentenrückstände etc. gereinigt werden, um wieder offen für heilende Impulse zu sein.

Grundregeln für eine Lebensweise, die den *Yin*-Resonanzboden aufbaut und stärkt

Ernährung:

Die Ernährung stellt die Basis unserer Gesundheit dar, denn mit den Stoffen der Nahrung muss unser Körper alle Funktionen gewährleisten.
Allgemein werden von den meisten Menschen große "Fehler" in der täglichen Ernährung gemacht. Wichtig ist hierbei zu unterscheiden, ob die Ernährung die Gesundheit erhalten soll, man also gesund ist, oder ob die Gesundheit zurück gewonnen werden soll, man also krank ist. Für kranke Frauen muss die Ernährung sicher wesentlich besser sein als für gesunde.

Grundlegende Empfehlungen:

- naturbelassene Nahrungsmittel mit Vitaminen, Mineralien, Spurenelementen, Enzymen und Ballaststoffen,
- bioverfügbare, natürliche Nahrungsergänzungsmittel, z. B. PIANTO, Biotische Ernährung, Sango-Kalzium (aus Korallen gewonnen) usw.
  Diese sind notwendig durch Verarmung der Böden, Umweltgifte, Denaturierung auch der Bionahrungsmittel.
- Verzicht auf raffinierten Zucker
- Verzicht auf Weißmehl
- Verzicht auf Milch und Milchprodukte

  Milch enthält Wachstumshormone, ist für die meisten Menschen unverträglich (Lactoseintoleranz oder Allergie) und verschleimt das System.

- Verzicht auf Schweinefleisch

  Schweinefleisch ist für den Menschen in der Heilung nicht geeignet, da es den Lymphfluss stark behindert. Der Grund dafür sind die großen Fettmoleküle von braunem Fleisch. Denn genau über die Lymphe werden viele Gifte aus dem Körper heraus geschleust.

  Außerdem ist Schweinefleisch selbst toxisch und hormonbelastet.

  Schweinefleisch speziell hat noch einen weiteren schwerwiegenden Nachteil: Der molekulare Aufbau des Schweine-Eiweißes ist dem des menschlichen zu ähnlich und wird deshalb vom menschlichen Körper ungefiltert aufgenommen – mit allem Ballast, den es mitbringt.

  Der Genuss von Schweinefleisch, sowie aller anderen tierischen Eiweiße kann zu sogenannten Eiweißspeicherkrankheiten führen (Prof. Dr. Lothar Wendt – siehe Literaturliste).

Entsprechend der Erkrankung können natürlich noch weitere Ernährungsrichtlinien erforderlich werden. Zum Beispiel eine Anti-Pilz-Diät, vegane Ernährung, die "Ayurvedische" Entschlackungskur, eine spezielle Krebsdiät, die Fruchtbarkeitsdiät und andere (z. T. in Kapitel 9 "Arbeitstexte" zu finden).

Trinken:

Wasser ist der Ursprung allen Lebens und unser wichtigstes Lebensmittel.
Vorraussetzung für eine optimale Entgiftung ist die Zufuhr von täglich mindestens 1,5-2,5 Liter vitalem Wasser (1 Liter pro 25 kg Körpergewicht) bei herz- und nierengesunden Menschen.
Das Wasser sollte möglichst mineralarm sein, da es nach dem Osmose-Prinzip die Gifte so besser binden kann.
Auch ist der Genuss von stillem Wasser zu empfehlen, denn Kohlensäure übersäuert das System. Selbstverständlich schadstofffrei!
Durch Edelsteine oder Verwirbelung kann das Wasser noch vitalisiert und energetisiert werden = lebendiges Wasser.
Zur Beachtung: jede Tasse Kaffee entzieht dem Körper die gleiche Menge Wasser, die dann wieder zusätzlich zugeführt werden muß. Grüntee und Kräutertees können ebenfalls stark entwässernd wirken.
Das "viel Trinken" gilt nur für H_2O!

Pflegen:

Parafinfreie Hautpflegeprodukte verwenden (Kosmetik am besten selber herstellen oder im Bioladen kaufen). Die Inhaltsstoffe sehr genau studieren!
Giftfreie Haarwaschmittel und Bade / Duschzusätze verwenden sowie bei den Waschmitteln für die Kleidung auf Giftfreiheit achten. Das gleiche gilt auch für Putzmittel jeglicher Art.
Schutz vor schädigenden Einflüssen: zuviel Sonne, trockene Heizungsluft, Elektrosmog.
Zur Seelenpflege auf schönes Erleben und Genießen achten!
Sich selbst etwas Gutes tun!
Die Grundvoraussetzung dafür ist, sich selbst zu lieben und wertzuschätzen. Genau dies fällt den meisten Frauen schwer. Ich empfehle zu diesem Thema gerne das Buch "Herrin im eigenen Haus" von Julia Onken (siehe Literaturliste).

Schlafen:

Der Schlaf ist die wichtigste Zeit zur Regeneration, kostenlos und jederzeit verfügbar.
Für ausreichenden Schlaf sorgen.
Elektrosmog im Schlafzimmer vermeiden.
Geopathische Belastungen im Schlafzimmer erkennen und minimieren, soweit möglich.
Manche Frauen bräuchten vielleicht ein eigenes Schlafzimmer, das sie bewußt für sich gestalten.

Bewegung:

Mäßiges Sporttreiben ist zu empfehlen, ohne Übertreibung, im aeroben Bereich, sonst übersäuert der Körper: zum Beispiel Nordic Walking, Yoga, für die Frauenheilkunde speziell Hormon-Yoga (siehe Kapitel 9 "Arbeitstexte").
Bewegung erhöht den Stoffwechsel, baut Streßhormone ab, versorgt das Blut mit Sauerstoff, die Muskelbewegungen fördern den Lymphfluss und das Herz-Kreislauf-System wird gestärkt.
Alles ist empfohlen, was Spaß macht: Tanzen, Skaten, Schlittschuhlaufen, Schwimmen, Sex.

Psychosoziales Umfeld:

Die Pflege sozialer Beziehungen hilft uns bei der Verarbeitung der äußeren Einflüsse, denen wir ausgesetzt sind. Familienleben, Freunde und eine positive Freizeitgestaltung sind wichtig für ein harmonisches Seelenleben.
Wenn der Beruf Berufung ist, das kann auch eine erfüllende Mutterrolle sein, sorgt das für psychische und geistige Stabilität.
Speziell bei weiblichen Erkrankungen sind natürlich die Themen Partnerschaft und Sexualität zu berücksichtigen!

Zum Heilsein und -werden brauchen Frauen die Möglichkeit und Anleitung zum "Weib sein", sprich ihre Weiblichkeit mit Stolz und Selbstachtung zu leben.
Beispiele: Tempelgruppe, Bauchtanz, Hormon-Yoga (siehe Kapitel 9).
Frauen brauchen immer wieder den heilsamen Frauenkreis. Nicht zu verachten ist der "Kaffeeklatsch", sprich, das einfühlsame Gespräch von Frauen untereinander.

Hormonhaushalt:

Ein Grund mehr für eine gründliche Entgiftung und Ausleitung bei Frauenerkrankungen ist folgender Zusammenhang:
Naturheilkundliche Forschungsergebnisse, speziell beim Thema Brustkrebs, haben gezeigt, dass Umweltgifte auf die Östrogenrezeptoren wie Östrogen wirken. Das hat den sog. relativen Östrogenüberschuss zur Folge, der zum Beispiel das Tumorwachstum, das Wachstum von Myomen und hormonelle Störungen fördert. Man nennt die Umweltgifte in diesem Zusammenhang auch **Xeno-Östrogene**.
Ähnliche Auswirkungen haben natürlich auch alle künstlichen Hormone, die dem Körper zugeführt werden, wie die Pille, Hormonersatztherapie, etc.

c) Säure-Basen-Haushalt

Der "saure" Mensch

Schon Paracelsus erkannte: Das Grundübel aller Krankheiten ist die Übersäuerung.
Bei allen Krankheiten liegt gleichzeitig eine Übersäuerung vor.
Je schneller man das Grundübel beseitigt, desto effektiver verläuft der Gesundungsprozess.

Folgen der Übersäuerung für den Organismus sind:

- Entmineralisierung (Osteoporose, Herzleistungsminderung, Hypertonie u.a.)
- Ablagerung von Schlacken (Zell- und Organschädigungen, Zellulitis u.a.)
- Störung des Immunsystems (erhöhte Anfälligkeit bei Bakterien, Viren und Pilzen, Infektionen sowie erhöhtes Krebsrisiko)
- Schleppende Regeneration

Übersäuerung (Azidose)

Unter einer Übersäuerung versteht man den Zustand, bei dem sich in Teilen des Körpergewebes zu viele Säuren angesammelt haben. Der Fachausdruck hierfür lautet Azidose. Bei der Übersäuerung kann es sich entweder um einen kleinen Bereich des Körpers, also um eine lokale Azidose handeln, oder es ist der ganze Körper betroffen. Dann handelt es sich um eine globale / umfassende Azidose. Gerade diese globale Azidose ist sehr häufig und, falls sie besteht, fast immer an der bestehenden Erkrankung beteiligt.

Säuren und Basen

Die Säuren bzw. Basen werden über den so genannten pH-Wert im Körper gemessen. Genauer gesagt wird die Konzentration der Basen (OH(-)- Ionen) gemessen. Ein pH-Wert von 7 ist neutral, das bedeutet, es befinden sich genau gleich viele Säuren wie Basen im Gewebe, nämlich 10 hoch -7mol/l OH(-)-Ionen von Basen und 10 hoch -7 mol/l H(+)-Ionen von Säuren. Ein pH-Wert von 0 - 7 ist sauer, der Bereich von 7 - 14 ist basisch. Ein pH-Wert von 8 bedeutet eine 10-fach geringere Konzentration von Säure-Ionen (10 hoch -8 mol/l), ein pH-Wert von 6 eine 10-fach höhere Konzentration von H(+)-Ionen (10 hoch -6 mol/l), als der n eutrale Wert von pH 7. Bei einem pH-Wert von 5 ist die Säurekonzentration 100-fach höher (10 hoch -5 mol/l) als 7.

Für die, die es vielleicht vergessen haben: H(+) steht für Wasserstoff-Ionen, OH(-) steht für Hydroxid-Ionen.

Der Säure-Basen-Haushalt des Menschen

Bei einem gesunden Menschen liegt der pH-Wert des Blutes in sehr engen Grenzen von 7,38 bis 7,42 (leicht basisch). In den Geweben ist er etwas unterschiedlich, am niedrigsten im Herzmuskel bei ca. pH = 6,5, in den restlichen Geweben (Bindegewebe, Muskeln, Haut, Organe) bei ca. pH = 6,8.

Der Säure-Basen-Haushalt des Menschen ist sehr kompliziert. Für viele Körperfunktionen werden Säuren und Basen benötigt bzw. bleiben bei Stoffwechselvorgängen Säuren oder Basen übrig. Insgesamt sollte dieses Säure-Basen-Verhältnis ungefähr ausgeglichen sein. Für die Schwankungen während des Tages steht ein ausgeklügeltes Puffersystem zur Verfügung. Der Überschuss an Säuren und Basen, die nicht gepuffert werden können, wird normalerweise durch die Niere über den Urin ausgeschieden und über die Atmung reguliert. Hieraus ergibt sich für den pH-Wert des Urins ein charakteristischer Tagesverlauf.

Wie kommt es überhaupt zu einer Übersäuerung?

Unser moderner Lebensstil führt zwangsläufig zur Übersäuerung.

Falsche Ernährung:
Klassische Säurebildner sind tierisches Eiweiß, Weißmehlprodukte, Süßigkeiten, zuckerhaltige Getränke, Fertig- und Halbfertigprodukte, fette Speisen, kohlensäurehaltige Getränke, "Fast Food" etc.
Das Verhältnis von Säure- und Basenbildnern bei der Ernährung sollte mindestens 30% : 70% betragen. Meistens ist es genau umgekehrt.
Gute Basenbildner sind alle Gemüsearten, Obst, Salat, Kräutertee, Grüntee, Kartoffeln, Feigen und Datteln, obwohl sie sehr süß sind, Oliven, Sesam, Gemüsebrühe (selbst gemacht, kein Fertigprodukt!).

Und ganz besonders: Ingwerwasser, täglich frisch hergestellt. Dazu benötigt man frische Ingwerwurzel, schneidet sie in Scheiben, lässt sie in gutem Wasser (heiß oder kalt) ziehen und trinkt das über den Tag verteilt.

Falsche Atmung:
Der moderne Zivilisationsmensch atmet zu flach. Grund dafür sind u. a. Stress und Ängste. Eine flache Atmung führt zu einer zu geringen Ausscheidung von CO_2. Dieses verbleibende Kohlendioxid wird im Körper zu Kohlensäure umgewandelt. Wenn zuviel Kohlensäure anfällt, reicht das normale körpereigene Puffersystem nicht mehr aus, um diese zu neutralisieren. Alle Atemübungen haben den Fokus auf eine (verstärkte) Ausatmung und können somit einer Übersäuerung entgegen wirken.

Übermäßiger Sport:
Sport im anaeroben Bereich (einfach erklärt: immer wenn man außer Atem kommt) führt zu einer vermehrten Säureproduktion im Körper, die normalerweise durch verwertbare Mineralien wieder ausgeglichen werden muss.

Stress:
Wir können uns noch so gesund ernähren, entsäuern und entgiften. Wenn aber unser Lebensstil dem eines Managers entspricht, mit vollem Terminkalender und Handy am Ohr, immer auf dem Sprung, dann werden wir trotzdem mit dem Harnstick einen zu sauren Urin-pH-Wert messen!

Medikamente:
Die meisten allopathischen Medikamente wie Aspirin, Antibiotika, Schlafmittel u.a. wirken extrem übersäuernd. Das muß so sein, denn nur säurebildende Medikamente können sich im sauren Gewebe anreichern. Basenbildende allopathische Medikamente könnten dort nicht wirken.

Genussmittelkonsum:
Kaffee, schwarzer Tee, Rauchen, Alkohol und ganz besonders weißer Zucker, Kuchen, Torten, Gebäck, die Liste ließe sich beliebig fortsetzen, sollten mit Umsicht genossen werden. Die Genussmittel sind extreme Mineralienräuber, die dem Körper dann zur Säurepufferung fehlen.

Woran erkennt man, ob ein Körper übersäuert ist?

Am leichtesten lässt sich eine globale Übersäuerung am Urin feststellen. Man vergleicht hierbei den pH-Wert des eigenen Urins mit den charakteristischen pH-Werten des gesunden Menschen. Dazu benötigt man pH-Wert-Teststreifen für den Urin, am besten aus der Apotheke. Damit misst man einfach den pH-Wert des Urins, indem man den Teststreifen in den Urinstrahl (Mittelstrahl) hält. Dadurch wird sich der Teststreifen verfärben. Vergleicht man nun die Farbe des Teststreifens mit der Skala auf der Packung, kann man den pH-Wert ablesen. Um ein genaueres Ergebnis zu erhalten, empfiehlt es sich, ein Tagesprofil (Messwerte alle 2-3 Stunden) zu erstellen und alle Werte nacheinander in eine Grafik zu übertragen.

Urin-PH-Werte Messung

Hier ein Beispiel für eine Urin-pH-Wert-Messung:

	1. Messung 6°°	2. Messung 9°°	3. Messung 12°°	4. Messung 15°°	5. Messung 18°°
	direkt nach dem Aufstehen	2-3 Std nach dem Frühstück	kurz vor dem Mittagessen	nachmittags vor Kaffee-/Teezeit	kurz vor dem Abendessen
Normalkurve	6,5	7,2	6,8	7,4	6,8
typische Übersäuerung	5,5	5,6	5,6	5,7	6,9
Säure-Flatliner	4,9	5,2	5,0	5,3	5,1
Eigene Messung 1. Tag					
Eigene Messung 2. Tag					
Eigene Messung 3. Tag					
Eigene Messung 4. Tag					
Eigene Messung 5. Tag					
Eigene Messung Durchschnitt					

Es empfiehlt sich, 5 Messungen täglich, 3-5 Tage hintereinander, lt. oben stehender Tabelle auszuführen und den Wert einzutragen. Daraus lässt sich der Mittelwert berechnen.

Wie kann man entsäuern?

Die Maßnahmen, die zur Entsäuerung notwendig sind, hängen einerseits von der Stärke der Übersäuerung und andererseits von der gewünschten Entsäuerungsdauer ab. Prinzipiell gibt es zwei Möglichkeiten zu entsäuern:

1. Über das Zuführen von Basenstoffen, entweder oral über das Essen oder durch Infusionen.
   Orale Zufuhr: z. B. Fitneßdrink ("Ayurvedische" Entschlackungskur, siehe Kapitel 9), Basenpulver als "Erste Hilfe", nicht als Dauerbehandlung (siehe unten), Wurzelkraft von Peter Jentschura, Sango Calzium, Synoveda Supplement Base, basenbildende Tees.

2. Über das Entziehen der Säuren über die Haut (Osmose-Prinzip). Dabei empfehlen sich Vollbäder oder Fußbäder, aber auch basische Wickel und basische Waschungen sind Möglichkeiten. Häufigkeit und Dauer der Anwendungen sind individuell abzustimmen (z. B. Produkte von Peter Jentschura und Ovimed von der Overmann Kosmetik GmbH).

Warum sind Basenpulver als Dauerbehandlung keine echte Hilfe?

Die handelsüblichen Basenpulver sind anorganisch und können deshalb vom Körper nicht gut verwertet werden. Kalzium, Kalium- und Magnesiumionen sind positiv geladen und werden daher von der übersäuerten Zelle, die ebenfalls positiv geladen ist abgestoßen, wodurch ihr Stoffwechsel lahmgelegt wird. Zudem sind Ca / Mg Mischungen unwirksam, da Ca ein Mg-Antagonist ist. Bei zu hoher, für den Körper nicht verwertbarer Mineralstoff-Zufuhr steigt das Risiko von Nierensteinen (Kalzium- / Magnesiumoxalsteine). Im Extremfall kann Säure aus den Zellen "herausgedrückt" werden, wodurch ein signifikanter Säureanstieg in den Zellzwischenräumen und Ausscheidungsorganen entsteht. Der Urin wird unter Verwendung von Basenpulver zwar basisch, das heißt aber noch lange nicht, dass das Gewebe entsäuert wird.

Wenn die Einnahme von Basenpulver trotzdem unumgänglich scheint, empfehle ich darauf zu achten, dass statt NaCl Natriumcitrate verwendet werden. Denn NaCl neutralisiert die Salzsäure im Magen. Natriumcitrate sind z. B. im Basensalz der Fa. Dr. Jacobs enthalten. Gutverträgliche organische Mineralpräparate sind z. B. Sango Calcium oder Synoveda Supplement Base und Heilerde.

Zeitrahmen und Behandlungsvorschlag

Für eine Entsäuerung ist immer ein längerer Zeitraum anzusetzen (3 -12 Monate). Dabei sind die oben genannten Maßnahmen sinnvoll zu kombinieren, z. B. täglich Fitneßdrink ("Ayurvedische" Entschlackungskur) + 1 basisches Fußbad von 30 Min. Dauer + 1 x pro Woche ein basisches Vollbad von 90 Min. Dauer und auf basische Ernährung achten. Auch die Schüsslersalze Nr. 9 und 10 wirken unterstützend.

Der Fortschritt bei der Entsäuerung des Körpers kann von jedem selbst durch die Messung des Urins beobachtet werden. Natürlich ist vor allem der Grund für die Übersäuerung herauszufinden und zu beseitigen!

Spezieller Bezug zur Frauenheilkunde

Bei Myomen, Zysten, Endometriose und allen anderen Frauenleiden, die mit einem pathologischen Wachstumsprozess einhergehen, ist besonders auf Entschlackung und Entsäuerung zu achten!!

Buchtipp zum Thema: Norbert Treutwein "Übersäuerung – Krank ohne Grund?", Südwest-Verlag, ISBN 3-517-01857-0.

Schwermetallausleitung

Die gefährlichsten Vertreter der toxischen Schwermetalle, die uns belasten, sind: Blei, Quecksilber und Kadmium; aber auch Chrom, Arsen und Nickel sind infolge ihrer karzinogenen Potenz von Bedeutung.

Problematik Amalgam

Viele Menschen haben oder hatten viele Jahre lang Amalgamfüllungen in den Zähnen. Über die Jahre hinweg lösen sich die Metalle (Quecksilber, Silber, usw.) und gelangen so in unseren Körper. Die meisten Menschen können die so langsam frei werdenden Metalle auch wieder ausscheiden. Bei einigen Menschen tritt aber, da diese Ausscheidung gestört ist, eine Anstauung auf, weshalb die Metalle im Körper eingelagert werden. Von allen Bestandteilen der Amalgamfüllung ist vor allem das stark giftige Quecksilber gefährlich. Je nachdem, wo es sich im Körper einlagert, führt es dann dort zu Beschwerden. Deshalb hat auch nicht jeder Mensch die gleichen Beschwerden durch eine Quecksilbervergiftung.

Wir nehmen aber auch Schwermetalle beispielsweise durch die Atemluft (hauptsächlich Blei), Impfungen, Kosmetika, toxische Lebensmittel und Kochtöpfe auf!
Frauen-Erkrankungen, die häufig mit Quecksilbervergiftung bzw. Schwermetallbelastung einhergehen:

- Endometriose
- Unfruchtbarkeit
- Regelstörungen
- Wechseljahresbeschwerden
- Störungen des Hormonsystems (durch Xeno-Östrogene, siehe Kapitel 5, Brustkrebs, S. 133)
- Migräne und chronische Müdigkeit

Wie entfernt man das Amalgam richtig aus den Zähnen?

Die Füllungen sollten nicht ausgebohrt, sondern nur ausgehebelt werden, denn beim Bohren wird der hoch giftige Quecksilberstaub frei. Falls ein Bohren unumgänglich ist, sollte wenigstens mit sehr niedriger Umdrehung gebohrt werden. Als Sicherheitsmaßnahme ist in jedem Fall ein Gummischutz (Kofferdamm) einzusetzen. Bei manchen Spezialisten wird gleichzeitig durch die Nase Sauerstoff eingeblasen, um ein Einatmen der Gifte durch den Mund zu verhindern. Der häufigste Fehler aber ist, dass man sich nur auf das Entfernen der Füllung konzentriert. Ist die Füllung entfernt worden, werden auch alle Schutzmaßnahmen entfernt und der offene Zahn wird weiter abgeschliffen, um ihn für die neue Füllung/Inlay/Krone vorzubereiten. Da sich aber über die Jahre das Quecksilber aus der Füllung in den Zahn selbst eingelagert hat, müssen auch beim Schleifen des Zahnes noch alle Vorsichtsmaßnahmen beibehalten werden!

Wird beim Entfernen des Amalgams nicht auf obig beschriebene Maßnahmen geachtet, kommt es dabei immer zu einem massiven Vergiftungsschub! Deshalb beginnen manche Erkrankungen gerade erst nach einer unvorsichtigen Amalgamentfernung. Bei einer Entfernung sollten aus Sicherheitsgründen auch immer Stoffe zur Bindung des Quecksilbers eingenommen werden, wie z. B. Chlorella-Algen und DMPS Chelate. Man sollte schon ein paar Tage vor der Entfernung mit der Einnahme beginnen. Unterstützend wirken auch Antioxidantien wie die Vitamine A, C und E.

Wie entgifte ich das im Körper befindliche Quecksilber?

Bevor eine Quecksilberausleitung durchgeführt wird, sollte man testen, ob diese überhaupt erforderlich ist, denn viele Menschen sind in der Lage das Gift selbstständig zu eliminieren. Sie unterziehen sich wegen ihrer Symptome einer teuren und unnötigen Zahnsanierung mit Quecksilberausleitung. Ist das Quecksilber tatsächlich im Körper eingelagert, so kann man es lösen und entgiften, auch wenn noch Amalgamfüllungen vorhanden sind. Die Vergiftungssymptome werden dann natürlich trotz der noch vorhandenen Füllungen verschwinden.
Feinfühlige Menschen empfinden Amalgamfüllungen im Mund als energetische Blockade die sich auf die spirituelle Entwicklung auswirkt (7. Chakra), was wiederum für eine Entfernung sprechen würde.
Bevor die Quecksilberausleitung begonnen wird, muss unbedingt die Ausgangslage des Menschen hinsichtlich seiner Entgiftungsmöglichkeiten getestet werden. Denn wie schon oben erwähnt, ist es ja gerade die gestörte Entgiftung des Körpers, die überhaupt erst zur Einlagerung geführt hat.
Ist die Entgiftungsmöglichkeit des Körpers sehr schlecht, bringt es nichts, das Quecksilber zu

mobilisieren, da es dann zu großen Teilen ohnehin wieder eingelagert wird. In diesem Fall muss erst die Ausgangssituation verändert werden. Hier ist gewöhnlich erst eine Darmsanierung durchzuführen.

Bei Darmpilzen z. B., muss zuerst die Pilzbelastung behandelt und eliminiert werden. Denn Darmpilze binden Schwermetalle.

Ist die Entgiftungsmöglichkeit des Körpers sehr gut, lässt sich das Quecksilber in den meisten Fällen in 1-2 Monaten aus dem Körper eliminieren. Dies gilt auch, wenn das Quecksilber tief im Nervengewebe sitzt.

Zur speziellen Schwermetallausleitung sei besonders die Therapie nach Dr. Klinghardt zu erwähnen:

Hier sind die Hauptausleitungsmittel Chlorella-Algen, Bärlauch-Trunk und Koriander-Trunk. Es muss genau und individuell gearbeitet werden, weil jeder Mensch in einem anderen Belastungszustand ist und unterschiedliche Dosierungen und Anwendungszeiten benötigt. Aus diesem Grund gebe ich hier keine Pauschaldosierungen an. Die Firma Wierich Vertriegsgesellschaft mbH (www.reu-rella.de) mit ihren Produkten zur Ausleitung von Umweltschadstoffen (z.B. Beta-Reurella - das sind biologisch gezüchtete Chlorella-Algen) bietet einen Dosierungsplan in Anlehnung an Dr. Klinghardt an (siehe Bezugssdressenverzeichnis).

Die Fa. Nestmann Pharma arbeitet nach der gleichen Methode. Zum Austesten steht ein Testsatz (Schwermetallausleitung) zur Verfügung (siehe Bezugsadressenverzeichnis). Ergänzend kann man mit den aus Japan kommenden Baumessigpflastern arbeiten, die man über Nacht unter die Fußsohlen klebt.

Alternativ möchte ich noch die PHÖNIX-Entgiftungstherapie erwähnen, die aus 4 Komplexmitteln besteht (siehe Bezugsadressenverzeichnis).

Ausblick

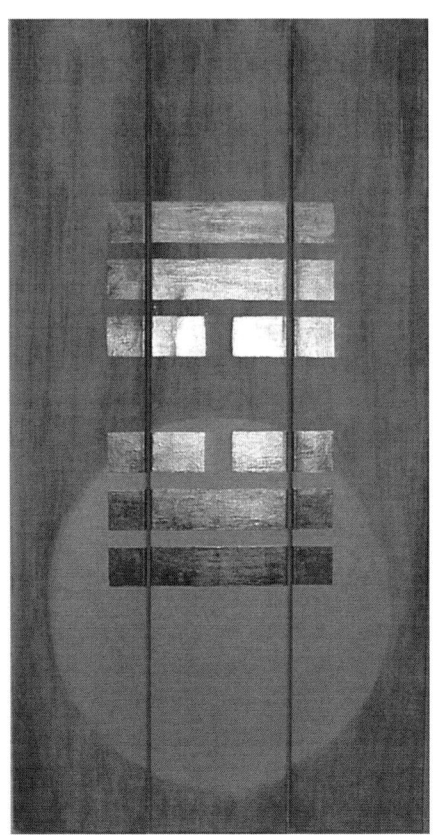

Hier endet das Kapitel "Frau und Umwelt", obwohl es noch lange nicht abgeschlossen ist. Zum Beispiel fehlt das Thema Darmsanierung mit Pilzbehandlung, das zur Standardbehandlung in der Naturheilpraxis gehört aber in diesem Buch den Rahmen sprengen würde.

Weitere umweltbedingte Ursachen für Frauenerkrankungen sind geopathische Störfelder und Elektrosmog. Dies ist zu beachten und sollte bei der Behandlung in Erwägung gezogen werden. Die "Ayurvedische" Entschlackungskur sowie die "Rizol"-Kur (natürliche Antimykotika und -biotika) finden Sie in Kapitel 9.

Auf die psychischen und sozialen "Umwelt"-Belastungen und deren Heilungsansätze wird im Einzelnen bei den jeweiligen Erkrankungen eingegangen.

Die chinesische Medizin sagt:
Für ein ungesund gelebtes Jahr benötigt man einen Monat der Behandlung.

Kapitel 2

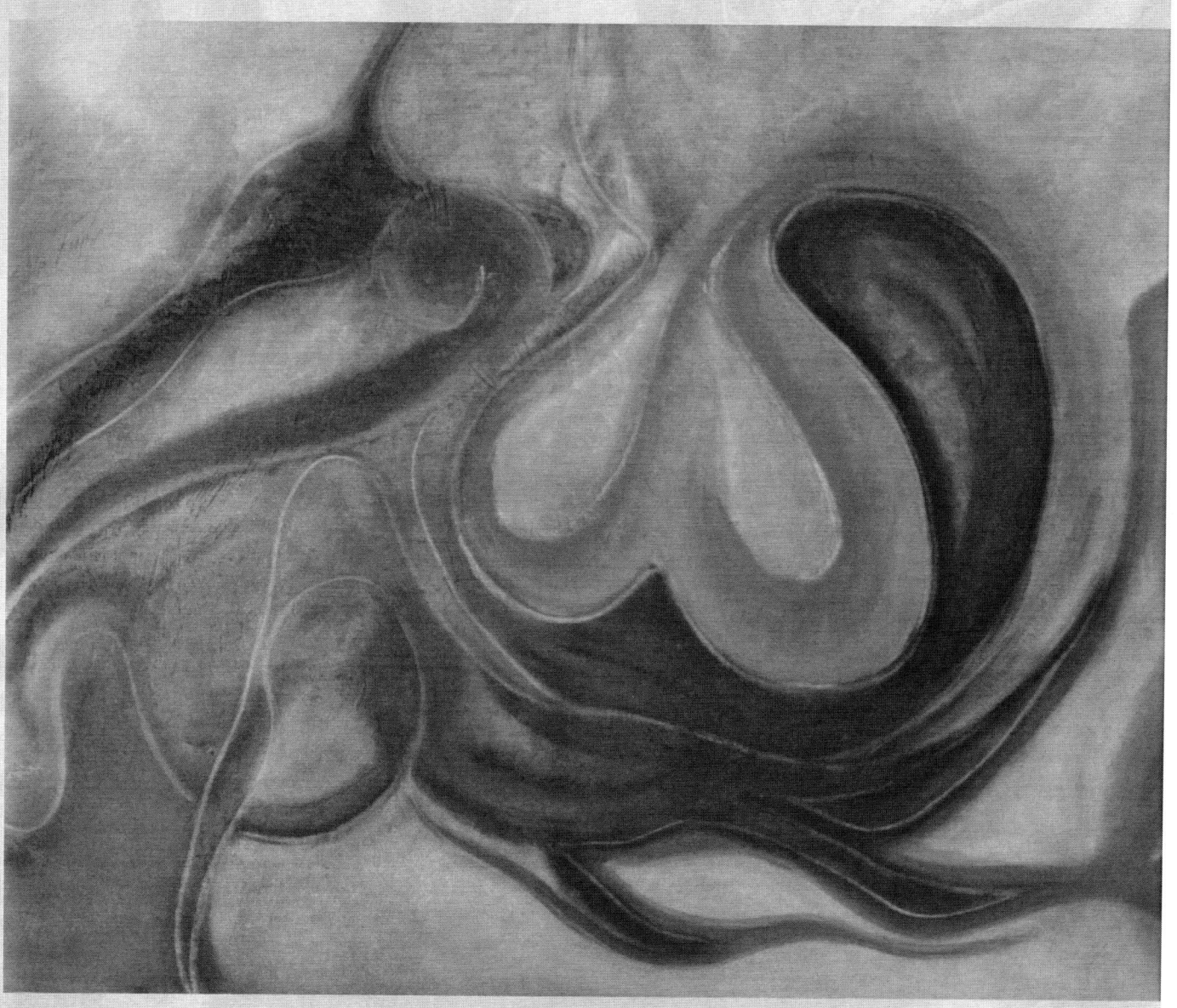

Der weibliche Zyklus

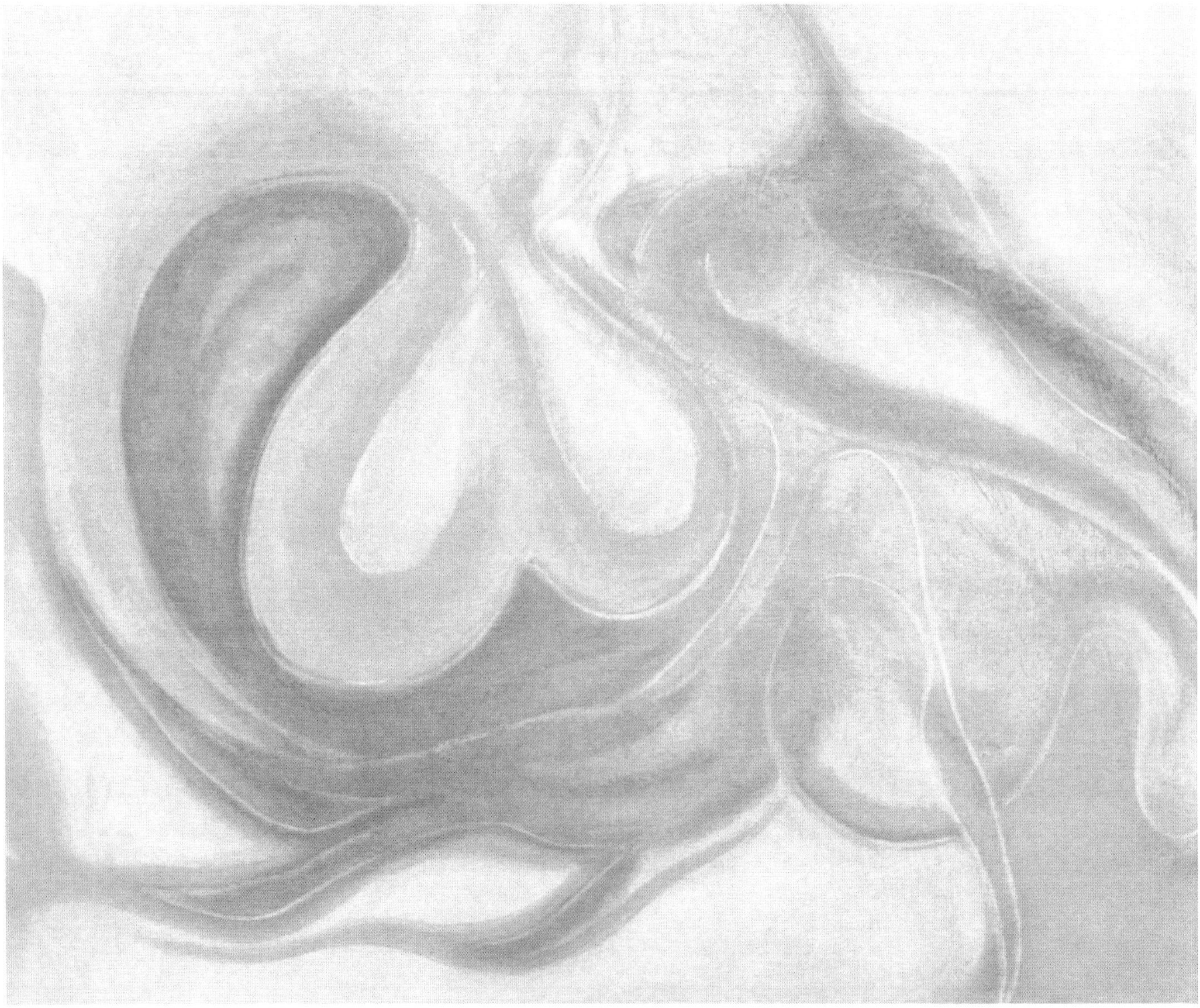

Physiologie des weiblichen Zyklus, Hormonlehre

Zum Zeitpunkt der Geburt enthält jedes Ovar etwa 200.000 Primärfollikel. Davon reifen im Leben einer Frau nur ungefähr 400-500, die Natur hat gut vorgesorgt. Ab der Pubertät beim Mädchen beginnt durch die Vermittlung des Releasing-Hormons **Gn-RH** (Gonadotropin-Releasing-Hormon) aus dem Hypothalamus die Ausschüttung von **FSH** und **LH**.

FSH (Follikelstimulierendes Hormon), das v. a. in der ersten Zyklushälfte vom Hypophysenvorderlappen ausgeschüttet wird, bewirkt die Reifung einer Eizelle zum Graaf-Follikel und die Ausschüttung von Östrogen aus den Ovarien.

LH (Luteinisierendes Hormon) wird v. a. in der Zyklusmitte ausgeschüttet, es bewirkt zusammen mit **FSH** den Eisprung und die Umwandlung des Graaf-Follikels in den Gelbkörper. Dieser Gelbkörper produziert seinerseits das Gelbkörperhormon Progesteron, sowie in geringen Mengen auch Östrogen.

Die Wirkungen der eigentlichen weiblichen Sexualhormone, der Östrogene und des Progesterons sind vielfältig.
Die folgende Auflistung steht z. T. im Widerspruch zu den schulmedizinischen Lehrbüchern, sie wurde durch neuere naturheilkundliche Erkenntnisse ergänzt!

Quellen:
Sanum-Post Nr. 71, Zeitschrift für Isopathie und Regulationsmedizin
Artikel: Wechseljahre / Wandeljahre S. 11-19, HP Karin Ritter

Naturheilpraxis, Fachzeitschrift für Naturheilkunde, Erfahrungsheilkunde und biologische Heilverfahren, Heft Nr. 07/2006
Artikel: Naturheilkunde statt Hormonpflaster, Therese Hubrach

Östrogen, das schwerpunktmäßig in der ersten Zyklushälfte ausgeschieden wird,

- bewirkt den Wiederaufbau des Endometriums (Gebärmutterschleimhaut) nach der Menstruation,
- hat eiweißaufbauende Effekte – aber schwächer als das männliche Sexualhormon Testosteron,
- fördert in der Pubertät die Ausprägung der primären und sekundären Geschlechtsmerkmale (z. B. Brustentwicklung),
- steigert den Sexualtrieb (Libido),
- erweitert die Cervix (Gebärmutterhals),
- fördert die Eileiterbeweglichkeit,
- führt zu verstärkter Blutgerinnung(!),
- fördert die Flüssigkeitseinlagerung im Gewebe,
- führt zur Vermehrung des Fettgewebes,
- hemmt die Osteoklastentätigkeit (Knochensubstanz abbauende Zellen),
- senkt den Gefäßtonus,
- mindert die Wirkung des Schilddrüsenhormons.

Progesteron wird größtenteils vom Gelbkörper in der zweiten Zyklushälfte abgegeben und

- bereitet das Endometrium für die Aufnahme der Frucht vor,
- fördert die Drüsenentwicklung,

- bereitet die Milchbildung in den Brustdrüsen vor,
- unterstützt und sichert in der Frühschwangerschaft die Einnistung und das Wachstum des Embryos,
- wirkt harntreibend und entwässernd,
- unterstützt den Fettabbau,
- regt Osteoblasten an, fördert also den Knochenaufbau,
- stärkt den Gefässtonus,
- unterstützt die Schilddrüse,
- normalisiert den Blutzuckerspiegel.

Neben Östrogen und Progesteron spielen bei den weiblichen Sexualhormonen zwei Hormone der Hypophyse eine wichtige Rolle: **Prolaktin** und **Oxytocin**.

Prolaktin wird vom Hypophysenvorderlappen ausgeschüttet, es stimuliert das Brustdrüsenwachstum. Nach der Geburt setzt das Hormon die Milchproduktion der Brustdrüsen in Gang. Seine Ausschüttung wird durch das Saugen an der Brustwarze angeregt und über das Releasing-Hormon **PRL-IH** (Prolaktin-Inhibiting-Hormon) gehemmt.

Oxytocin wird vom Hypophysenhinterlappen ausgeschüttet, jedoch vom Hypothalamus synthetisiert. Es stimuliert zudem im Rahmen des Geburtsvorgangs die Uterusmuskulatur zu rhythmischen Kontraktionen, den Wehen. Außerdem führt Oxytocin zur Kontraktion der Milchausführungsgänge in der Brustdrüse und damit zur Milchentleerung beim Stillen.

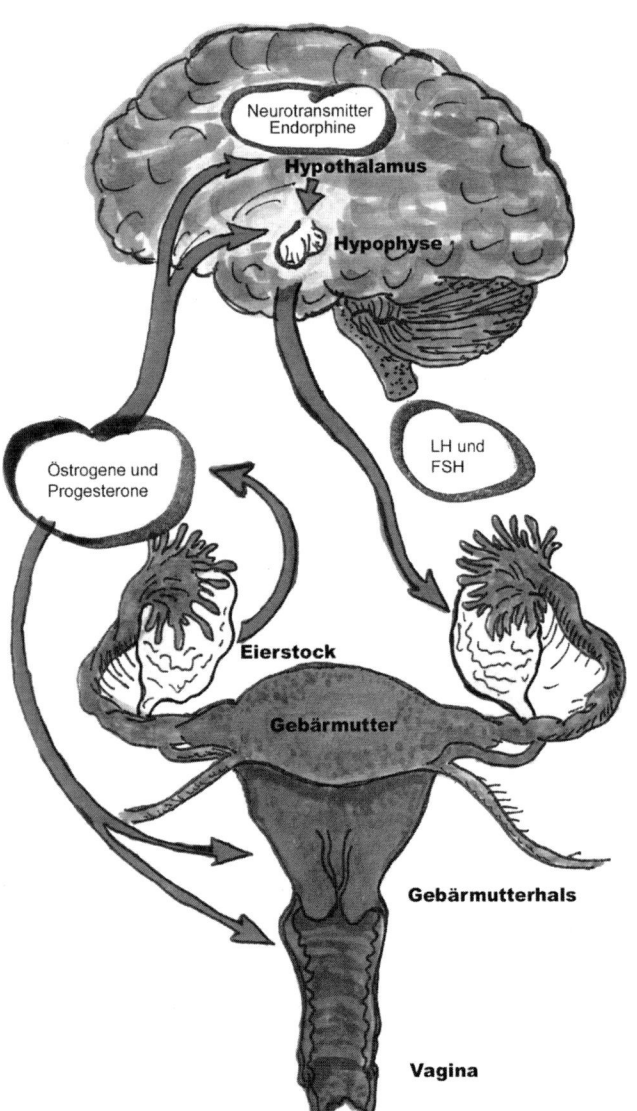

Abbildung: Interaktion zwischen weiblichem Gehirn und den Beckenorganen

Menstruationszyklus

In den rund 30 Jahren zwischen Beginn der monatlichen Blutungen (Menarche) und ihrem Aufhören (Menopause) treten außerhalb der Phasen von Schwangerschaft und einem Teil der Stillzeit im Bereich des Endometriums (Gebärmutterschleimhaut) periodische Veränderungen auf. Diese werden von den Hormonen der Ovarien verursacht und haben das Ziel, in regelmäßigen Abständen optimale Bedingungen für das Einnisten einer befruchteten Eizelle zu schaffen. Parallel dazu wird in der Mitte dieser 25-35 Tage dauernden Periode – **Menstruationzyklus** genannt – ein befruchtungsfähiges Ei bereitgestellt.

Es bestehen starke Wechselbeziehungen zwischen dem Menstruationszyklus und dem Gesamtorganismus: z. B. beeinflussen psychische Faktoren das limbische System im Gehirn, welches wiederum über Neurotransmitter auf den Hypothalamus einwirkt und die Gn-RH-Ausschüttung auslöst (siehe oben). Ähnlich wirken Endorphine ("Glückshormone") auf den Hypothalamus. Hierdurch wird verständlich, warum bei übergroßem Stress oder in Notzeiten bei vielen Frauen die Menstruation aussetzt.

Umgekehrt wirken die vom Ovar ausgeschütteten Hormone nicht nur auf die Geschlechtsorgane, sondern auch auf die übrigen Zellen des Körpers. Durch ihre Wirkung auf das zentrale Nervensystem bestimmen sie das gesamte menschliche Verhalten wesentlich mit – besonders das Sexualverhalten, aber auch Aggressionsbereitschaft, Vitalität oder Depressivität. So empfinden z. B. viele Frauen einen mehr oder weniger starken Stimmungsumschwung in den Tagen um die Periode herum (Prämenstruelles Syndrom / PMS, siehe S. 47).

Der **Menstruationszyklus** wird in drei Phasen unterteilt:

1. die **Menstruation** oder **Regelblutung**, auch Desquamations- oder Abschuppungsphase genannt, während der die obersten Zelllagen des Endometriums abgestoßen werden (1. bis 4. Tag des Zyklus),

2. die **Proliferations-** oder **Aufbauphase** vom 5. bis zum 14. Tag, in der sich eine neue Endometriumschicht aufbaut,

3. die **Sekretionsphase** vom 15. bis zum ersten Tag der nächsten Menstruation. In dieser Phase wird die Ausstattung des Endometriums mit Drüsen und Nährstoffen vervollständigt. Das Endometrium wird dadurch auf die Aufnahme einer befruchteten Eizelle vorbereitet.

Kommt es nach dem Eisprung nicht zu einer Befruchtung der Eizelle, so bildet sich der Gelbkörper zurück und stellt seine Progesteronproduktion ein. Dadurch sinkt die Durchblutung der Funktionsschicht *(Funktionalis)* des Endometriums stark ab. Der entstehende Sauerstoffmangel führt zum Absterben der Funktionalis. Dies wird durch von Prostaglandinen ausgelösten Uteruskontraktionen unterstützt, die von manchen Frauen schmerzhaft erlebt werden. Die Funktionalis löst sich nun in Fetzen ab und wird mit Blut vermischt ausgestoßen:
Die **Menstruationsblutung** und der 1. Tag des neuen Zyklus beginnt.

> Prostaglandine: Werden u. a. von den Keimdrüsen hergestellt. Sie sind natürliche Derivate der Prostansäure. Sie wirken u. a. auf die glatte Muskulatur.

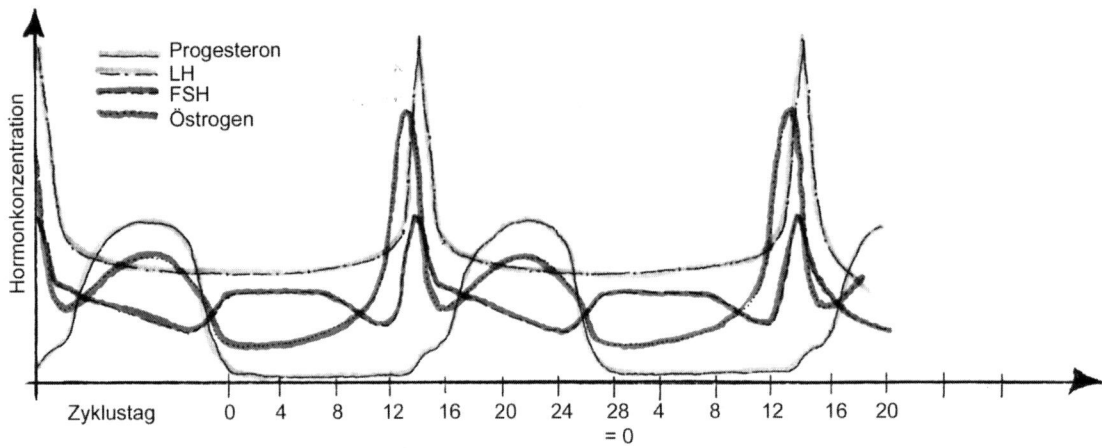

Abbildung: Verlauf der Hormonkurve im Laufe des Zyklus

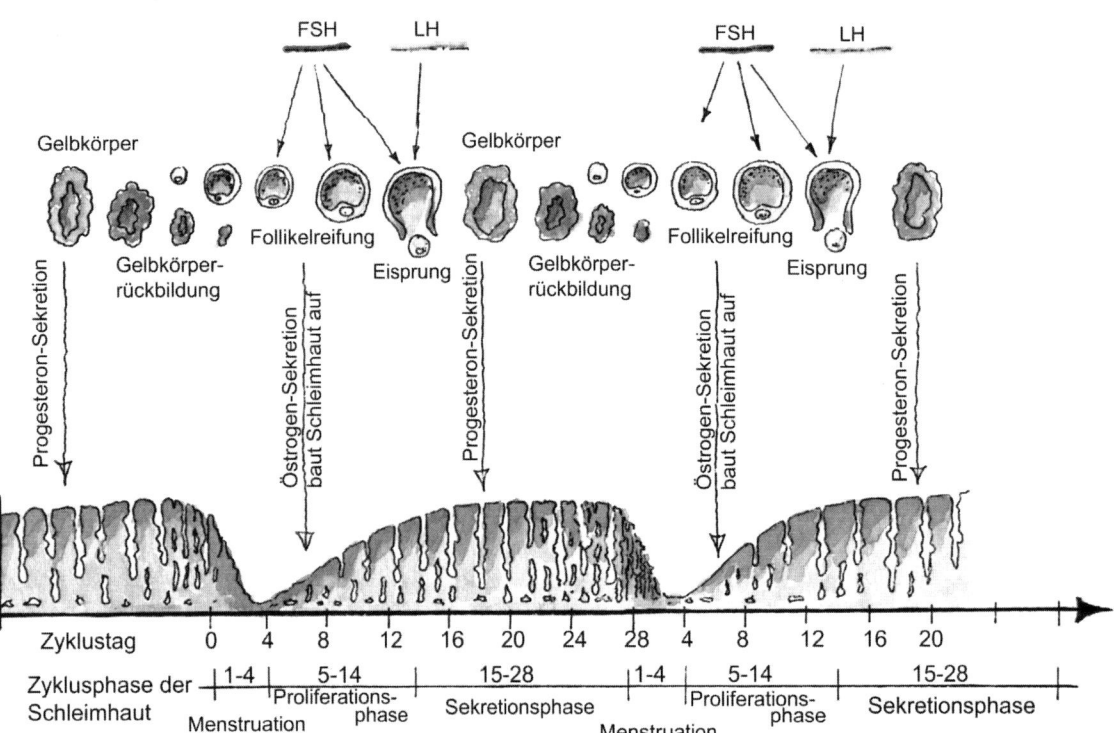

Abbildung: Veränderungen der Schleimhaut und Prozesse im Eierstock im Laufe des Zyklus

Zyklusbeschwerden und Menstruationsstörungen

Die Rhythmik des weiblichen Zyklus

Die Schleimhaut der Gebärmutter unterliegt zyklischen Auf- und Abbauvorgängen. Wir wissen, dass ein normaler weiblicher Zyklus von den Phasen des Mondes abhängt. Dementsprechend könnte der Zyklus der Frau von einer Blutung zur nächsten den Zeitraum von 28 Tagen umfassen, **wobei im Optimalfall die Blutung in die Zeit des Neumondes fällt und die Ovulation bei Vollmond stattfindet.** Natürlich gibt es Abweichungen, die durchaus physiologisch sein können. **"Nichts ist so unregelmäßig wie die Regel"**. Dieses zyklische Geschehen ist sehr stark abhängig vom harmonischen Zusammenwirken von Geist, Seele und Körper der Frau. Ein spannendes Phänomen ist, dass immer wieder eine Synchronisation der Sexualzyklen unter sozial eng zusammen lebender Frauen beobachtet werden kann, z. B. Mütter und ihre Töchter, Frauen in Lagern, Frauen in Ferienfreizeiten. Vor der Einführung der Pille war das noch offensichtlicher.

Geschichte des weiblichen Zyklus

Nach Angaben der Literatur über das matriarchat wurde früher der Eintritt eines Mädchens in die sexuelle Reife mit der ersten Periodenblutung als ein **heiliger Akt** begangen. Damit wurde der Beginn der Fruchtbarkeit im Leben der Frau gefeiert. Den körperlichen Veränderungen der Frau wurde viel Aufmerksamkeit gewidmet, und die Zeit der Blutung verbrachten die Mädchen und Frauen z.T. in eigens eingerichteten Frauenhütten, um sich auszuruhen, sich in der Gemeinschaft mit den anderen Frauen zu pflegen und sich auf einen neuen Fruchtbarkeitszyklus vorzubereiten. **Die Gesundheit und der Fortbestand der Sippe hing stark vom Gesundheitszustand und der Fruchtbarkeit der Frauen ab**. Dementsprechend wurde im ehemals matriarchalischen System diesen zyklischen Veränderungen große Bedeutung zugeschrieben.

Vor etwa 5000 bis 6000 Jahren – mit dem Beginn des Patriarchats – veränderten sich die Sichtweisen. Mit dem Verlassen der Mondphasen und den **13 Monaten** wurde das Jahr angepasst an das Sonnensystem, in 12 Monate, die eigentlich Sonnate heißen müssten, eingeteilt, und die zyklischen Veränderungen im Leben einer Frau gerieten mehr und mehr in den Hintergrund. Es wurden die Tage der Regelblutung sogar als etwas **Schmutziges, Unreines** angesehen. Plinius der Ältere hat mit seinen Ausführungen im Jahre 65 n. Chr. ein deutliches Zeichen für die negative Einstellung zur Körperlichkeit der Frau gesetzt:
"Aber es lässt sich nicht leicht etwas finden, was bemerkenswerter ist, als der Blutfluss der Frauen. Jede Berührung damit verdirbt die Ernten, verheert die Gärten, tötet Keime ab, lässt die Früchte vom Baum fallen, tötet Bienen; berührt sie den Wein, so wird er zu Essig, die Milch wird sauer. Der Glanz von Spiegeln und Elfenbein trübt sich, stählerne Schneiden werden stumpf und sogar Bronze und Eisen werden augenblicklich rostig und erfüllen die Luft mit entsetzlichem Gestank. Hunde, die daran lecken, werden toll, und ihr Biss ist unheilbar giftig"
(aus Frauenkörper-Frauenweisheit, Dr. med. Christiane Northrup, 5. Auflage 2001, Verlag Zabert Sandmann, München, S. 129)

Auch der "Blutfluss" der Frauen nach der Geburt ist bis in die 1960er Jahre ein Grund gewesen, ihnen den **Zugang zur katholischen Kirche** zu verwehren, weil sie in dieser Zeit **"unrein"** waren. (Ute Ranke-Heinemann, "Eunuchen für das Himmelreich", 1988)

Unter solchen Bedingungen ist es nicht verwunderlich, wenn die Mädchen und Frauen in heutiger Zeit den Eintritt der Menarche nicht unbedingt freudig begrüßen, weil es immer noch sehr viele Tabus in dieser Hinsicht gibt. Es werden viele Ängste geweckt und der Eindruck entsteht, dass eine monatliche Blutung unbedingt mit Schmerzen, Verkrampfungen, körperlichem und seelischem Unbehagen verbunden sein muss.
Dadurch wird eine **Pathologisierung der Regelblutung** bewirkt.
Die negativen und degradierenden Einstellungen zum Menstruationszyklus waren das wirksamste Mittel, mit dem **unsere Kultur Frauen "in Schach gehalten"** hat und noch hält.

Verzweifelt versuchen Frauen, sich diesem Druck zu entziehen, indem sie ihre körperlichen Zyklen und Beschwerden ignorieren, indem sie sich an die Gesetze der Männerwelt anpassen und versuchen, ihnen zu genügen (z. B. Werbeslogans).

> **Witz vom Fritzle aus den 70ern:**
>
> Fritzle wird gefragt, was er sich denn zu Weihnachten wünscht. Er sagt: "Einen Tampon." Auf die Frage, ob er denn überhaupt wüsste, was das denn ist, sagt er: "Nein, aber man kann damit schwimmen, reiten und turnen!"

Ein Extrembeispiel stellt der "Beipackzettel" der Tampon-Packungen von 1963 dar:

Ratschlag für Ehefrauen:
"Es gibt eine alte Regel für ein gutes Eheleben, und die lautet: Nutzen Sie Ihren Ehemann nicht aus! Diese alte Regel ist heute so richtig wie früher. Natürlich bemühen auch Sie sich darum, sie einzuhalten, aber nicht alle Formen der Ausnutzung sind leicht zu erkennen. Oder würden Sie dabei einen Zusammenhang mit der Menstruation erkennen? Aber wenn Sie die Menstruation nicht zu einer ganz normalen Zeit im Monat machen und sich stattdessen jeden Monat ein paar Tage zurückziehen, als ob Sie krank sind, dann nutzen Sie die Gutmütigkeit Ihres Mannes tatsächlich aus. Er hat schließlich eine Vollzeitgattin geheiratet, keine Teilzeitfrau. Sie sollten deshalb jeden Tag aktiv, schwungvoll und fröhlich sein."
(aus Frauenkörper-Frauenweisheit, Dr. med. Christiane Northrup, 5. Auflage 2001, Verlag Zabert Sandmann, München, S. 132)

Jeden Tag fröhlich sein müssen – wie in den alten Doris-Day-Filmen! Kein Wunder, dass so viele Frauen unter PMS leiden. Bei einer dermaßen haarsträubenden Indoktrination, wie sie dieser Beipackzettel vorführt, kann man nur darüber staunen, dass Frauen es heute wirklich so weit gebracht haben.

Gleichzeitig obliegt es in unserer Gesellschaft fast ausnahmslos den Frauen, für eine sichere Verhütung in der Beziehung zu sorgen. Die Pille vermag aus einem schwankenden Zyklus einen kalkulierbaren Vorgang zu machen, der nun der Frau seinen Rhythmus aufzwingt. Die entsprechenden Signale, die vom Körper natürlicherweise ausgehen, werden dadurch überhörbar, die Frau schwingt in einem Fremdrhythmus.

Psychosomatik des Menstruationszyklus im Allgemeinen

Bedeutung des Menstruationszyklus

> Zyklus der Kreativität und der Einstimmung auf unbewusste, lunare Information

Störungen des Energieflusses in Form von

> Keine Periode
> Schwere Periode
> Unregelmäßige Periode

PMS
und andere

Ursachen

Weigerung, sich auf die Zyklen von Hell und Dunkel einzustellen
Weigerung, den Schatten zu erkennen und durchzuarbeiten

Aus: "Frauenkörper-Frauenweisheit", Dr. med. Christiane Northrup, 5. Auflage 2001, Verlag Zabert Sandmann, München.

Prämenstruelles Syndrom (PMS)

Medizinische Definition

Körperliche und emotionale Symptome im direkten Zusammenhang mit dem Menstrualzyklus, die ab 14 Tage vor Einsetzen der Monatsblutung, also nach dem Eisprung beginnen können. Sie enden spätestens mit dem Ende der Menstruation.

Ursachen

unklar
familiäre Häufung
(relativer) Östrogenüberschuss wird diskutiert

Psychosoziale Ursachen

geringe weibliche Selbstakzeptanz
traumatische sexuelle Erfahrungen
Stress und seine Folgen:
    Kortisonausschüttung führt zu Heißhunger, Magnesiummangel führt zur Spannung der Muskulatur z. B. Kreuzschmerzen,
    Veränderung der FSH- und LH-Ausschüttung durch das limbische System

Symptome

subjektive und objektive Zunahme des Bauchumfangs
Bauchschmerzen
Rückenschmerzen
Ödemneigung, Fußschwellungen, generelle Gewichtszunahme
Depressionen, Angstzustände, Stimmungsschwankungen, launisch, aggressiv, hochempfindlich, weinerlich
Lust auf Süßes
Schwellung und Schmerzen beider Brüste (Mastodynie)
Verstopfung

Es gibt **mehr als 150** unterschiedliche Symptome, die von betroffenen Frauen beschrieben werden.

Psychosomatik

emotionale Belastung
falscher Umgang mit negativen Emotionen
Thema der Weiblichkeit: "Wer bin ich als Frau?"
Thema Gefühlsstau: Sind Sachen ungesagt geblieben?
PMS = "Stauseezeit", Zeit ehrlich zu sein

Nach Jutta Voss (Buch: "Das Schwarzmond-Tabu"):
Mensblut ist mit einem weltweiten Tabu belegt, PMS wird produziert, da eine Abwehr gegen das zyklische Geschehen gegeben ist.

PMS erinnert monatlich an die negativen sozialen und seelischen Konsequenzen des Frauseins.

Naturheilkunde

Ernährung:

Vollwertkost mit viel Gemüse und Obst,
Milch, Koffein, Zucker, Weißmehl und tierische Fette reduzieren,
am besten "Ayurvedische" Entschlackungskur (siehe Kapitel 9),
essentielle Fettsäuren zuführen (Borretschöl, Nachtkerzenöl, Nüsse),
mehrmals am Tag kleine Mahlzeiten zu sich nehmen und viel trinken.

Nahrungsergänzung:

OPC (Präparat, das aus Weintrauben gewonnen wird),
Kalium (z. B. Schüsslersalze) – fördert die Darmtätigkeit,
Vitamin B6 gegen Stimmungsschwankungen und Brustschmerzen
(auch in grünem Gemüse, Soja, Eigelb enthalten).

Phytotherapie:

Mönchspfeffer (Agnus Castus) = Keuschlamm z. B. von den Herstellerfirmen Hevert, Madaus, Stada, gegen Reizbarkeit, Spannungsgefühl, Verstopfung, Unregelmäßigkeit der Regel. Der Trockenextrakt von Sabona: Agno-Sabona®, hilft bei PMS im Allgemeinen, speziell bei Spannungsgefühl in den Brüsten (Mastodynie).
Schöllkraut, **Mariendistel** (z. B. Kapseln von Weleda), **Löwenzahn**, **Wermut** zur Unterstützung der Leber.
Himbeerblättertee, Hagebutte, Hopfen, Nachtkerzenöl
wirken hormonregulierend.
Melisse, Haferstroh, Baldrian helfen gegen Ängste.
Brennnessel, Birkenblätter, Goldrute wirken entwässernd.
Yamswurzel-Creme in der 2. Zyklushälfte.

Alle Heil-Tees nicht länger als 4 Wochen anwenden!!

Spezielle Kur für 3 Monate:
In der 1. Zyklushälfte Ovaria comp. Globuli velati von Wala einnehmen und dazu Beifuss-Tee trinken (stärkt die Östrogene).
In der 2. Zyklushälfte Corpus luteum Gl (D5 oder D6) von Wala einnehmen (Ampulle in Wasser über den Tag verteilt einnehmen) und Frauenmanteltee trinken (stärkt das Progesteron). Speziell wenn Brustspannungen auftreten: Magnesit / Mamma comp. Globuli velati von Wala in der 2. Zyklushälfte einnehmen.

Es empfiehlt sich, das individuell nachzutesten!

Hydrotherapie:

Fußbäder, Sitzbäder mit Kamille, Melisse, Lavendel

Bewegung:

bei Tageslicht und frischer Luft (Schwimmen, Radfahren),
Tanzen, Hormon-Yoga (siehe Kapitel 9).

Komplex Biochemie:

JSO Bicomplex 7

Homöopathische Komplexmittel:

Aurum / Apis regina comp. Globuli velati von Wala hilft bei Stimmungslabilität, vegetative Dystonie, Konzentrations- und Gedächtnisschwäche.

Bei zyklusbedingter Migräne:
Secale / Quarz Globuli velati von Wala.
in Verbindung mit depressiver Verstimmung: Ferrum / Sulfur comp. Globuli velati von Wala.

Psyche

Entscheidend ist das Gespräch.
Klärung der Lebenssituation,
Biographiearbeit, Selbstbild als Frau,
Glaubenssatzarbeit.
Als psychische Eigentherapie können während der PMS-Phase die „Morgenseiten" geschrieben werden. Beim Wachwerden schreibt die Frau unzensiert ungefähr 2 DIN A4 Seiten voll mit ihren aktuellen Gefühlen und Gedanken. Dies wirkt wie eine seelische Reinigung und macht den Kopf leer.
Chakra-Reinigung (siehe Kapitel 9),
Bilder malen lassen,
Traumreisen (Beispiel "Meine erste Periode" – siehe Kapitel 9, Menstruation - begleitende Arbeit, Punkt 3).

Zwischenblutungen

Medizinische Definition

unabhängig vom Menstruationszyklus auftretende Blutung

a) Spotting: Eisprungsblutung in der Zyklusmitte durch Östrogenabfall, nicht unbedingt als pathologisch zu bewerten,
b) Metrorrhagie: azyklische Blutung aus der Gebärmutter außerhalb des normalen Menstruationszyklus. Typischerweise treten diese Blutungstörungen in Übergangsphasen der Adoleszenz und dem Klimakterium auf.
c) verstärkte und verlängerte Blutung bis über 14 Tage hinaus, zyklusunabhängig, ein Zyklus ist häufig nicht mehr erkennbar.

Ursachen

Gebärmutter:	Schwangerschaft
	Endometriose
	Polypen
	Myom
	Karzinom
	Spirale
Gebärmutterhals:	Polypen
	Entzündungen
	Karzinom
Vagina:	Trauma
	Infektion
Sonstige:	Postkoitale Blutungen
	Hämorrhoiden
	Bauchhöhlenschwangerschaft
	Nebenwirkungen der Pille
	Nebenwirkungen der 3-Monatsspritze
	Blutungen aus der Harnblase
	Perimenopause und Pubertät

CAVE!! Blutungen nach der Menopause können der einzige Hinweis auf ein Krebsgeschehen sein

Psychosomatik

Verschwendung von Lebensenergie an falscher Stelle mit der Gefahr der Blutarmut

<u>Bearbeitung:</u>
sich um sich selbst sorgen,
sich sein eigenes gemütliches Nest einrichten,
sich des Musters vorzeitiger Abwehr (Ungeduld) bewusst werden.
<u>Einlösung:</u>
sich weniger für äußere Dinge und Außenstehende verausgaben und mehr Lebensenergie in die Mitte des eigenen Lebenskreises fließen lassen.
Ein bewegtes Alltagsleben von Ruhephasen unterbrechen lassen.
(nach Margit und Rüdiger Dahlke, "Frauen-Heil-Kunde")

Naturheilkunde

Ernährung:

siehe PMS

Phytotherapie:

Schachtelhalm (= **Zinnkraut**) als Pulver, Globuli D6, oder Urtinktur (20-30 Tr, 2x tgl. vor den Mahlzeiten), blutstillend
Zitrone, blutstillend, säurehemmend, antiseptisch
Zimtrinde, blutstillend

Rezept: Zitronensaft von 1-4 Zitronen, Zimtrinde 8-15 g/l., daraus einen Aufguss bereiten und mit Honig süßen und trinken. Diese Mixtur wirkt blutstillend – und schmeckt auch noch gut.

Rezept: 2 Esslöffel Blüten, Blätter und Früchte von Himbeere, Brombeere, Heckenrose auf 1 Liter Wasser als Tee zubereiten, 3-4 Tassen täglich, blutstillend und hormonregulierend bei Progesteronmangel als Ursache.

Yamswurzelgel äußerlich ab der 2. oder 3. Zykluswoche, bei Progesteronmangel als Ursache.

Komplex Biochemie:

JSO Bicomplex 7

Sonstige:

Marmor D6 / Stibium D6 (Pulver = Trituration) von Fa. Weleda
zum Stillen der Blutung

Berberis Planta tota / Urtica urens (Tabletten) von Fa. Weleda,
um den Auf- und Abbau der Gebärmutterschleimhaut zu normalisieren.

Menorrhagie und Hypermenorrhoe

Medizinische Definition

Menorrhagie = verlängerte Periodenblutung, Dauer zwischen 7 und 14 Tagen
Hypermenorrhoe = verstärkte Periodenblutung mit einer Blutmenge von >150 ml
Diese beiden Symptome gehen oft Hand in Hand.

Ursachen

Die häufigste Ursache nach Frank Netter, "Gynäkologie", ist die Follikel-Persistenz (es kommt nicht zum Eisprung), die zu einer ausbleibenden oder unzureichenden Umwandlung der Gebärmutterschleimhaut führt, bzw. zu einer Endometrium-Hyperplasie. Dies kommt häufig in den Wechseljahren vor.

Myom
Abort
Bauchhöhlenschwangerschaft
Endometriose
Spirale
Entzündungen der Gebärmutterschleimhaut
anhaltender Stress
Trauma
Gerinnungsstörungen
Tumore des Uterus, der Vagina und des Ovars
oft ohne medizinischen Befund
Perimenopause

Symptome

großer Blutverlust
schwarze Klumpen
Blutverlust >150 ml, normal sind 30-80 ml
täglich
CAVE!! Eisenmangel

> Faustregel:
> ein erhöhter Blutverlust zeigt sich beim Verbrauch von mehr als 5 Binden oder Tampons täglich.

Psychosomatik

Verlust von sehr viel Lebenskraft (Blut), Verausgabung, bei gleichzeitigem Sparen an weiblicher Energie und dem Liebeshormon Östrogen (Schleimhautaufbau ist minderwertig)
Ausbluten, nicht im weiblichen Rhythmus sein,
hart mit sich selbst umgehen,
die hilfsbedürftige Helferin sein.
(nach Margit und Rüdiger Dahlke, "Frauen-Heil-Kunde")

Beziehungsstress, Partnerschaftsprobleme (Vermeidung von Sexualität)
Themen mit Bezug zum zweiten Chakra, z. B. Kreativitätsmangel

<u>Bearbeitung und Einlösung:</u>
sich für die ureigenen weiblichen Interessen einsetzen
Kraft und Energie ausgiebig fließen lassen
Aufräumen und Ordnung machen, um Überlebtes und Altes abzustoßen
(nach Margit und Rüdiger Dahlke, "Frauen-Heil-Kunde")

Naturheilkunde

<u>Ernährung:</u>

siehe PMS

Eisenmangel ausgleichen, als Beispiel hier eine recht **ungewöhnliche Idee**:

Rezept: Einen Nagel aus reinem Eisen (im Handel schwer zu bekommen) täglich in einen Apfel stecken und über Nacht wirken lassen. Die Pektine des Apfels lösen Eisenmoleküle heraus, so dass sie organisch verwertbar sind. Täglich einen so präparierten Apfel essen.

Schüsslersalz Nr. 3
JSO Bicomplex 2
"Kräuterblut" von Floradix als pflanzliche Alternative

Phytotherapie:

Schachtelhalm (=Zinnkraut) als Pulver, Globuli D6, oder Urtinktur 20-25 Tr. tgl., blutstillend
Zitrone, blutstillend, säurehemmend, antiseptisch
Zimtrinde, blutstillend
Keuschlammfrüchte (Mönchspfeffer), z. B. Trockenextrakt von Sabona: Agno-Sabona®, hilft bei Rhythmusstörungen der Regelblutung
Frauenmantel (Alchemilla) reguliert die Blutungsstärke
z. B. Alchemilla-Vulgaris-Fluid-Extrakt, 3x 40 Tr. tgl.
Hirtentäschelkraut wirkt auch blutstillend, ist in Solunat Nr. 21 von Firma Soluna enthalten

Rezept: Zitronensaft von 1-4 Zitronen, Zimtrinde 8-15 g/lt, daraus einen Aufguss bereiten und mit Honig süßen und trinken. Diese Mixtur wirkt blutstillend – und schmeckt auch noch gut.

Rezept: 2 Esslöffel Blüten, Blätter und Früchte von Himbeere, Brombeere, Heckenrose auf 1 Liter Wasser als Tee zubereiten, 3-4 Tassen täglich, blutstillend und hormonregulierend bei Progesteronmangel als Ursache.

Komplex Biochemie:

JSO Bicomplex 7

Klassische Homöopathie:

Phosphor
Sabina (palliativ)

| Tipp aus dem Schamanismus: Das Haar eines Mannes anbraten und essen. |

Homöopathische Komplexmittel:

Tormentilla comp. Globuli velati (Blutwurz) von Wala
und/oder Calcium Quercus Globuli velati, ebenfalls von Wala
Alternativ kann Marmor D6 / Stibium D6 trit. von Weleda helfen

Die Anwendung ist nur mit entsprechenden homöopathischen Kenntnissen zu empfehlen!

Hypomenorrhoe und Oligomenorrhoe

Medizinische Definition

Hypomenorrhoe: schwache Blutung, Schmierblutung
Oligomenorrhoe: verspätete Menstruation, Zyklus >35 Tage

Ursachen

organische: die gleichen Ursachen wie bei Hypermenorrhoe oder Menorrhagie
außerdem: hormonelle Störungen, als Folge der Pille
zu viel Progesteron
Zystenbildung am Eierstock

Psychosomatik

stabiler Lebensrhythmus als Frau fehlt,
unregelmäßiger Zyklus aufgrund von Angst vor Fruchtbarkeit und Sexualität,
der weibliche Fruchtbarkeitspol fordert wenig Energie,
Zeichen von Unfruchtbarkeit.
(nach Margit und Rüdiger Dahlke, "Frauen-Heil-Kunde")

<u>Bearbeitung und Einlösung:</u>
Bewusste Auseinandersetzung mit dem eigenen Rhythmus und dem großen Rhythmus des "Stirb und Werde",
den Kinderwunsch hinterfragen,
eine Partner- und Berufssituation schaffen, in der die Hormone ins Fließen kommen.
(nach Margit und Rüdiger Dahlke, "Frauen-Heil-Kunde")

Naturheilkunde

<u>Ernährung:</u>
siehe PMS

<u>Phytotherapie:</u>
Keuschlammfrüchte (Mönchspfeffer) z. B. Trockenextrakt von Sabona: Agno-Sabona®, hilft bei Rhythmusstörungen der Regelblutung
Frauenmantel
Schafgarbe
Rosmarin und andere Emmenagoga = anregende Kräuter

Rezept: zu gleichen Teilen Beifuss, Frauenmantel, Weiße Taubnessel. Von diesem Tee während der schwachen Blutung täglich 3 Tassen trinken.

<u>Hydrotherapie:</u>
Fußbad, dessen Temperatur innerhalb von 20 Min. von 33° auf 42° C ansteigt, zur Durchblutung des Unterleibs, danach 15 Min. ruhen!
Vorschlag: 1x tgl. in der Woche vor der zu erwartenden Regel.

Senfmehlfußbäder

<u>Komplex-Biochemie:</u>

ISO-Bicomplex 7

<u>Komplexmittel:</u>
Sepia 55 Komplex von Fa. Nestmann
Gw1 Caulophyllum cp JSO
Ad1 Avena cp JSO

Dysmenorrhoe

Medizinische Definition

Schmerzhafte Blutung = häufigste Menstruationsbeschwerde

Ursachen

Primäre Form:
Idiopatisch (= die Ursache ist unbekannt), Missverhältnis zwischen Östrogen und Progesteron wird diskutiert

Sekundäre Form:
Organische Ursachen (20%):
Entzündungen der Gebärmutter und der Eileiter
Endometriose
LWS-Syndrom
Myom
Histamin-Intoleranz (HIT)
Psychosomatische Ursachen **80%**!
"stellvertretender Schmerz"

Beispiele aus meiner Praxis:
1. Patientin, ca. 45 Jahre alt, mit Gelenkschmerzen. Wenn die Gelenkschmerzen sich besserten, klagte sie stattdessen über Dysmenorrhoe. Über emotionale kinesiologische Testung fanden wir ihr "Schmerzmuster" heraus, welches heißt, dass sie IMMER irgendeinen Schmerz hat. Ursächlich fanden wir dann heraus, dass in ihrer Jugendzeit ein Orthopäde wegen einer Bandscheibengeschichte zu ihr sagte: "Mit den Schmerzen müssen Sie leben lernen."

2. Patientin, 24 Jahre, mit heftiger Dysmenorrhoe seit der ersten Regel. Ihr "Schmerzmuster" war: Außer dem körperlichen Schmerz will sie keinen anderen (emotionalen) Schmerz spüren. Es gab aber auch noch eine weitere Ursache, die in der Ursprungsfamilie lag. Die Urgroßmutter und ihre Tante litten beide ebenfalls unter Dysmenorrhoe. Über systemische Familienarbeit gaben wir den Schmerz an die Urgroßmutter zurück, die zu ihren Lebzeiten ein schweres Trauma erfahren hat. Nach dieser Behandlung verbesserte sich die Dysmenorrhoe deutlich.

Symptome

krampfartige Unterbauchschmerzen
Übelkeit, Erbrechen
Durchfall
Synkopen (Bewusstseinsverlust)
Kopfschmerzen

Bei organischer Ursache:
zusätzlich Rückenschmerzen in Bereich der LWS, sowie Symptome der jeweils zugrundeliegenden Erkrankung

Psychosomatik

schmerzhaftes Erleben des Frauseins,
mit der eigenen Weiblichkeit nicht ausgesöhnt sein,
stellvertretender Schmerz bei unerfülltem Kinderwunsch,
Fluchtmöglichkeit,
Machtinstrument.
(nach Margit und Rüdiger Dahlke, "Frauen-Heil-Kunde")

Krampf als Symbol des Festhaltens

<u>Bearbeitung und Einlösung:</u>
die eigene Weiblichkeit akzeptieren,
seinem Körper Zuwendung schenken,
für die eigene weibliche Aufgabe ein bewusstes (Blut-)Opfer bringen,
Aussöhnung mit der eigenen Geschlechtsrolle und den dazugehörigen Lebensrhythmen.
Beispiele:
"Ich verzichte auf den Job in leitender Position, um meine Kinder aufziehen zu können."
Oder: "... um mich mehr um meine weiblichen Belange kümmern zu können."

Naturheilkunde

<u>Ernährung:</u>

siehe PMS

Kaffee verschlimmert die Krampfneigung
Viel Wasser trinken (so viel, bis der Urin ganz hell ist)

<u>Phytotherapie:</u>
Urtinktur-Mischung bei Regelschmerzen:
Frauenmantelkraut
Gänsefingerkraut (=Antikrampfmittel)
Schafgarbenkraut
zu gleichen Teilen mischen (lassen), 50 oder 100 ml.
Dosierungsempfehlung: 3 x tgl. 20 Tr., 5 Tage vor der Menstruation beginnend und evtl. noch während der Menstruation einnehmen (sublingual).

Rezept:
Ingwerwurzel mit Zimtrinde kochen für 10-15 Minuten, Honig zufügen und langsam warm trinken.

<u>Homöopathie:</u>

Cuprum Metallicum D6 / D12 von Weleda (=Metall der Venus)

Schüsslersalz Nr. 7 = Magnesium Phosphoricum D6
die "Heiße 7"-Rezept: 10-15 Stk. Pastillen Schüsslersalz Nr. 7 in ca. 100 ml heißem Wasser auflösen und schluckweise trinken. Bei Bedarf wiederholen.
Alternative, falls die Patientin sich übergeben muß:
1-2 Pastillen Nr. 7 unter der Zunge zergehen lassen, nicht schlucken!

Chamomilla / Nicotiana Globuli velati von Wala,

Nicotiana comp. Globuli velati von Wala, besonders zu empfehlen, wenn die Krämpfe mit einem Blähungsgefühl verbunden sind,
ansonsten kann Berberis / Nicotiana comp. Globuli velati von Wala helfen.

Belladonna comp. als Zäpfchen von Wala, soweit nicht anders verordnet 1-3x tgl. ein Zäpfchen in den Mastdarm einführen.

Hydrotherapie:

Entspannungsbäder z. B. Lavendelbademilch von Weleda

Wickel:

Kamillebauchwickel
Rezept:
Geschirrtuch in heißem Kamillentee auswringen, auf den Unterleib legen, Wollschal darüber und eine Wärmflasche oben drauf.

Trockener Wickel
Rezept:
Beutel mit Meersalz im Backofen erhitzen und auf das Kreuzbein legen.

Steinheilkunde:

Granat, Carneol, Hämatit,
am Körper tragen, oder als Elixier verwenden
Rezept:
Heilsteine 1-2 Std. in gutes Trinkwasser legen (siehe Kapitel 1) und trinken.

Bachblüten:

In der individuellen Mischung ist meist "Star of Bethlehem" (der "Seelentröster", der alte Schocks und Traumata löst) dabei.
Rescue-Tropfen helfen immer im akuten Fall.

Komplex-Biochemie:

JSO Bicomplex 7

Sonstiges:

Immer auf Tampons verzichten, sie hemmen den Blutfluss!

Kupfersalbe "Rot" von Wala zum Einreiben auf den Bauch
(die "Wärmflasche für die Handtasche")

Sambucus cp-Fluid von ISO, im Unterbauch-, Lendenwirbelbereich einreiben
und/oder innerlich einnehmen

Magnettherapie nach Dr. Verena Breitenbach:
Es gibt ein "MagnetHeart" und einen "MagnetStrip", die man am 2. Chakra an der Unterwäsche tragen kann und die Schmerzen neutralisieren. Diese beiden Produkte werden von der Fa. Energetix hergestellt. Außerdem gibt es noch die "Magnet-Panties" (2 Slips, weiß und schwarz) mit einem eingearbeiteten Täschchen für den "MagnetStrip".

Unterleibspunkte am Fuß halten:
Rechts und links unterhalb des Knöchels, zwischen Knöchel und Fußsohle
Außen: Eierstöcke
Innen: Gebärmutter

Die Anleitungen "Traumreise zur ersten Menses", "Menstruations - Ritual bei Neumond" und "Phantasiereise Wohlfühlort" sind in Kap. 9, Menstruation - begleitemde Arbeit, zu finden.
Emotionale Heilung (z. B. mit kinesiologischen Balancen, Rückführungen, Psychotherapie, systemischer Familientherapie)

Amenorrhoe

Medizinische Definition

Ausbleiben der Regelblutung
Primäre Amenorrhoe = Ausbleiben der Menarche bei einem Alter über 18 Jahre
Sekundäre Amenorrhoe = Ausbleiben der Monatsblutung >3 Monate

Ursachen

primär:
angeborene Fehlbildungen der Geschlechtsorgane
Störungen des hormonellen Regelkreises
Chromosomenveränderung

sekundär:
nach OP der Gebärmutterschleimhaut (Ausschabung, Konisation)
Störung des hormonellen Regelkreises
Schwangerschaft
vorzeitiges Eintreten der Menopause (vor dem 40. Lebensjahr)
Anorexie (Magersucht)
Übergewicht!
exzessives Sporttraining
Polyzystisches Ovarialsyndrom (PCO)
Verkleinerung der Eierstöcke bei langjähriger Pilleneinnahme
Psychosomatische Ursachen: **70-80%!**

Beispiel aus meiner Praxis:
Patientin ca. 40 Jahre, Amenorrhoe seit der von ihr ausgegangenen Trennung von ihrem Partner und Vater des gemeinsamen Kindes. Bis zum heutigen Tag ist sie voller Groll und Hass diesem Mann gegenüber und hat enorme Probleme bzgl. der Kindesbetreuung und Unterhaltszahlungen. Sie hat sich mit ihrer Symptomatik aus der Polarität zwischen Mann und Frau heraus gemogelt. Wir arbeiten daran.

Symptome

Primäre Amenorrhoe:
Unfruchtbarkeit
Körperwachstum: zu klein oder zu groß
Bluthochdruck
Vermännlichung
Hirsutismus (männliche Behaarung bei Frauen)

Sekundäre Amenorrhoe:
Symptome der ursächlichen Erkrankung, z. B. Vermännlichung bei polyzystischen Ovarien

bei dauerhaftem Östrogenmangel:
Unterentwicklung der Gebärmutterschleimhaut
Osteoporose

Leber- und Nierenbelastung durch mangelnde Entgiftung (die Regelblutung ist ein natürlicher Ausleitungsweg der Frau)

Psychosomatik

Verweigerung des Frauseins,
Regression in vorgeschlechtliche Zeit, in der alles weniger polar und damit weniger (ge)schlecht(lich) war,
auf sich selbst bezogen sein, die Offenheit für fremde (befruchtende) Impulse aufgeben,
die monatliche Reinigung und Regeneration versäumen.
(nach Margit und Rüdiger Dahlke, "Frauen-Heil-Kunde")

Anhalten der Weiblichkeit
Angst vor Fruchtbarkeit
Nicht im Fluss sein

<u>Bearbeitung und Einlösung:</u>
bewusste Regression in Phasen der Kindheit und Jugend:
pubertäre Spiele spielen / das Kindsein erlösen,
Arbeit mit dem inneren Kind.
Ekstase-Übungen (Sexualität, Musik, Sport, Tanzen) um wieder in Fluss zu kommen.
Als Prophylaxe: Vorbereitung auf die erste Blutung und das Frausein, siehe Kap. 9, Menstruation - begleitende Arbeit.

Naturheilkunde

<u>Ernährung:</u>
siehe PMS

Hinweis: es kann bis zu 2 Jahren dauern, bis Ernährungsstörungen in Form von Mangel an Mineralien und wichtigen Spurenelementen wieder ausgeglichen werden können. Mineralreiche Ernährung bevorzugen, speziell eisenhaltige Nahrung wie Aprikosen, frisches Obst und grünes Gemüse.

Phytotherapie:

Entschlackung, Ausleitung (anstelle der Blutung):
Schachtelhalm, **Ringelblume**, **Brennnessel**, **Birke**, **Löwenzahn**

Rezept: Tee zu gleichen Teilen bereiten und trinken
Anregende Gewürze:
Ingwer, Muskat, Zimt, Pfeffer, Vanille

Spagyrik:

Behandlungsvorschlag von Fa. Soluna:
Solunat Nr. 16 für die Nieren: 2 x 7 Tr. morgens und mittags
Solunat Nr. 10 (ehemals Matrigen 1 akt.): 2 x 7 Tr. morgens und abends, die Einnahme über einen Zeitraum von 5 Monaten auf 2 x 15 Tr. steigern
Solunat Nr. 4 zur Beruhigung des Nervensystem: 1 x 15 Tr. abends

Komplexhomöopathie:

Rosmarinus N Oligoplex von der Firma Madaus
JSO Bicomplex 7
Sepiakomplex Nr. 55 von Fa. Nestmann
Gw1 Caulophyllum cp JSO zur Stärkung der weiblichen Kraft und um die Menstruation hervorzulocken
Ad1 Avena cp JSO bei verzögerter Menarche

Bachblüten:

in der individuellen Mischung ist meistens "Walnut" dabei (die Blüte, die den Durchbruch schafft).

Sonstiges:

Eigenurinbehandlung: 1 Teelöffel mit Wasser, morgens nüchtern trinken. Dadurch wird die Ausscheidung angeregt.

Rote Unterwäsche anziehen!
Fußmassage: vom Eierstockpunkt zum Gebärmutterpunkt (praktische Übung siehe Kapitel 9)
Luna-Yoga
Hormonyoga (siehe Kapitel 9)
Beckenbodengymnastik

Psyche

Für sekundäre Amenorrhoe!
Spezielle Fragen stellen nach Stress, Konflikten mit dem Frausein, Drogenkonsum, Magersucht, "Was ist nicht im Fluss?"
Sexueller Missbrauch?

Hinweis: "Nichts ist schwerer zu behandeln als Magersucht!", denn es besteht keine Krankheitseinsicht!

Kapitel 3

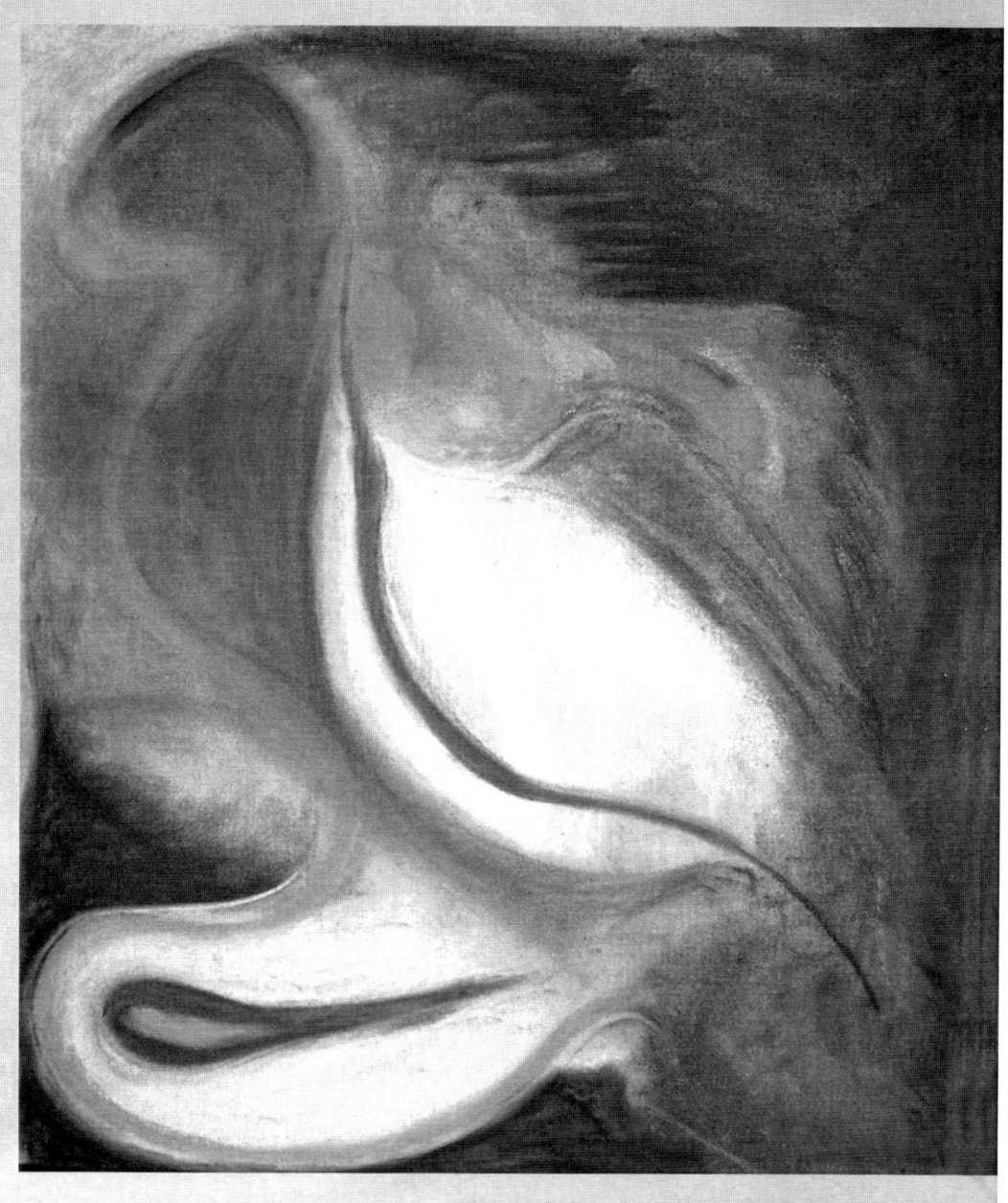

Die Gebärmutter

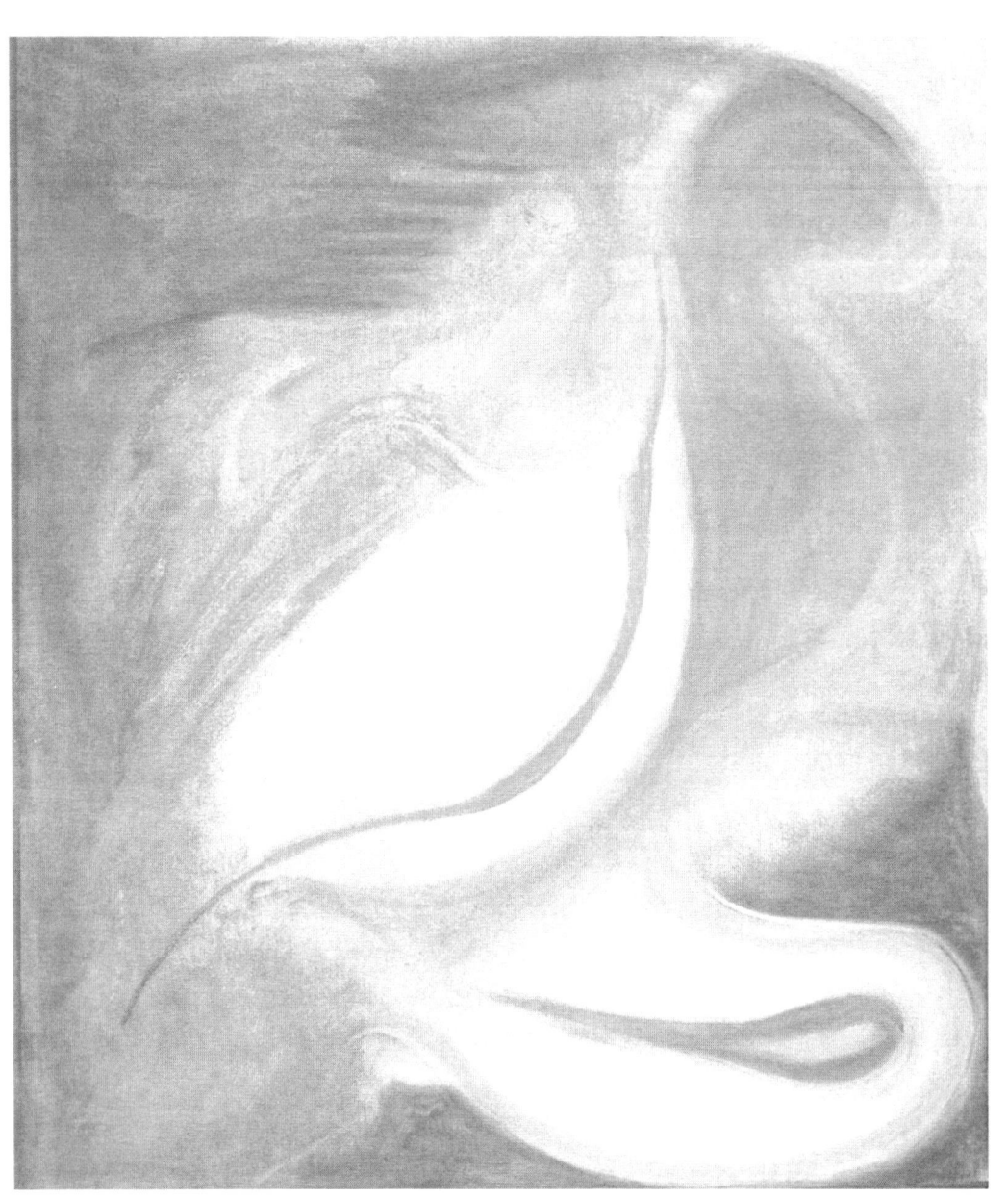

Anatomie und Physiologie der Gebärmutter

Die Gebärmutter / der Uterus:

Der Uterus (Gebärmutter) ist ein birnenförmiges, ca. 7-9 cm langes Organ, das etwa 70 gr. wiegt. Er ist im kleinen Becken direkt hinter und oberhalb (=dorsokranial) der Harnblase und vor dem Rektum (Mastdarm) mit einem Halteapparat aus kräftigen Bändern (Ligamente) aufgehängt.

Die seitliche Aufhängung an der Beckenwand heißt Parametrium. In ihm verlaufen auch die Gefäße zur Versorgung des Uterus (Ateria und Vena uterina) und die Harnleiter.

Die Wand des Uterus kann bis zu 2 cm dick sein und besteht aus drei Schichten:

- **Perimetrium**: Peritonealüberzug (Bauchfell) des Uterus, äußerste Schicht
- **Myometrium**: Mittlere, dickste Schicht aus glatter Muskulatur
- **Endometrium**: (Gebärmutterschleimhaut) innere Schicht, unterteilt in **Basalis** (Basalschicht), die dem Myometrium direkt aufsitzt, und myometriumferne **Funktionalis** (Funktionsschicht), die den hormonellen Veränderungen unterworfen ist. Sie wird regelmäßig aufgebaut und bei der Menstruation wieder abgeblutet.

Der Uterus besteht aus zwei Abschnitten. Der obere Anteil, der **Corpus uteri** (Gebärmutterkörper), besteht im Wesentlichen aus kräftiger Muskulatur und dient während der Schwangerschaft als "Fruchthalter", und beteiligt sich am Aufbau des Mutterkuchens (Plazenta), der das Ungeborene ernährt. Der untere Teil der Gebärmutter, die **Cervix uteri** (Gebärmutterhals, kurz **Cervix**), besteht aus straffem Bindegewebe und glatter Muskulatur, die den Cervixkanal umgeben. Er beginnt mit dem Isthmus uteri, einer weniger als 1 cm langen Einschnürung des Uterus, die manchmal auch als **innerer Muttermund** (innerer MM) bezeichnet wird.

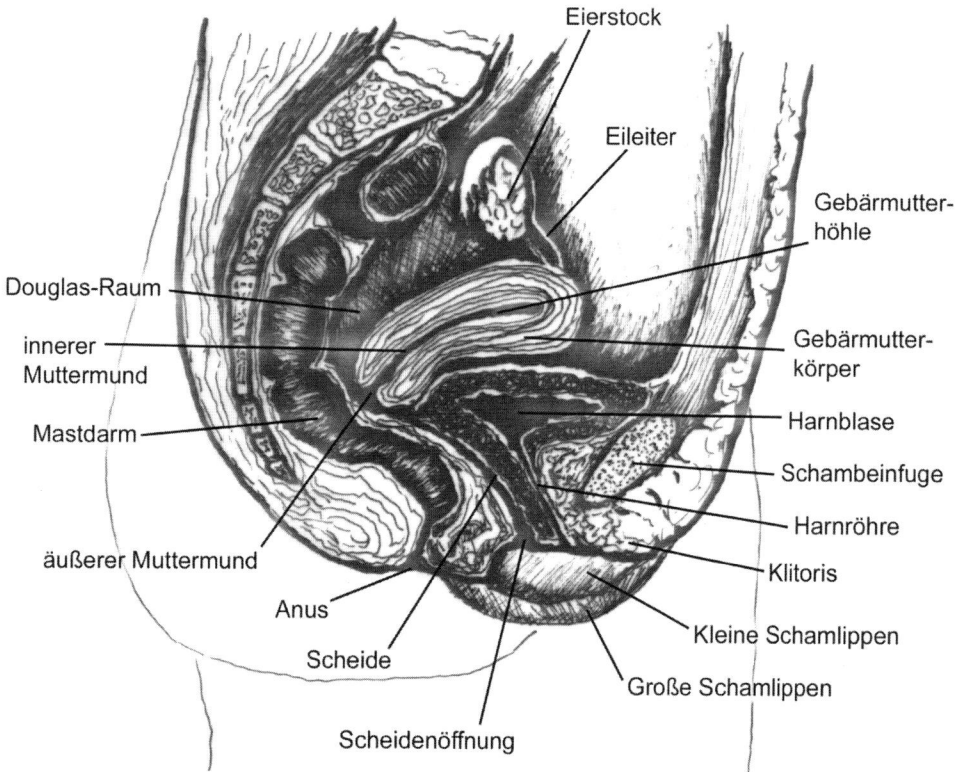

Abbildung: Lage der Gebärmutter, von der Seite gesehen

Die Cervix schließt während der Schwangerschaft die Fruchthöhle nach unten ab. Die Drüsen der Cervixschleimhaut bilden einen zähen Schleim, der das **Cavum uteri** (Gebärmutterhöhle) wie einen Pfropf zur Vagina hin verschließt und vor Keimen von dort schützt. Nur während der fruchtbaren Tage und bei der Menstruation verdünnt sich der Schleim und der Kanal öffnet sich um wenige Millimeter.

Der in die Vagina reichende Abschnitt der Cervix wird als Portio vaginalis uteri (kurz **Portio**) bezeichnet. Die Öffnung des Cervixkanals zur Portio heißt **äußerer Muttermund** (äußerer MM, Ostium uteri externum). Während er bei einer Frau, die nicht geboren hat, rund aussieht, wandelt er sich bei Frauen nach der ersten Geburt in einen quer gestellten Spalt um, an dem man eine *vordere* und *hintere Muttermundslippe* unterscheiden kann.

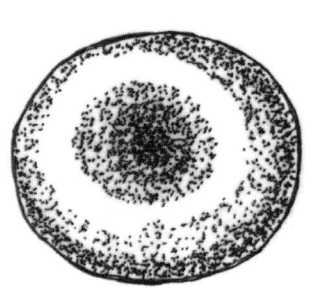 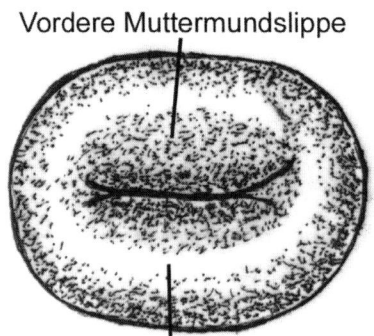

Abbildung:
links der äussere Muttermund bei einer Frau, die noch nicht geboren hat *(Nullipara)* und rechts der einer Frau nach mehreren Geburten *(Multipara)*.

Weiteres Interessantes rund um die Gebärmutter

Die Gebärmutter (Uterus):

Definition im Pschyrembel: *Fruchthalter der Frau*

Das älteste Orakel in Griechenland, das der großen Mutter Erde, dem Meer und dem Himmel geweiht war, wurde Delphi genannt, von Delphos abgeleitet = Gebärmutter (lt. Barbara Walker).

Zusätzlich möchte ich auch Peggy Dylan zitieren, eine Amerikanerin, die schon lange als Therapeutin und Lehrerin weltweit arbeitet. Ich war in einem ihrer Workshops zum Thema "Weiblichkeit und Gesundheit" auf dem Rainbow-Spirit-Festival in Baden-Baden.

Von ihr habe ich gehört, dass die Indianer davon ausgehen, dass die Frauen keinen "Visionquest" brauchen, so wie die Männer, die dafür große Rituale und Retreats machen (z.B. 1 x im Jahr den Sonnentanz), Entbehrungen auf sich nehmen, sich schmerzhafte Wunden zufügen, keine Nahrung zu sich nehmen und Ähnliches.

Die Frauen haben ja ihre Gebärmutter, und die Verbindung zu ihr, das würde die "Visionquests" für Frauen nach Ansicht der Indianer überflüssig machen.

Allgemeine Überlegungen

- Die Gebärmutter wird häufig in ihrer Wichtigkeit unterschätzt.
- Die Gebärmutter auf ihre Funktion in der Schwangerschaft zu reduzieren, ist zu eng betrachtet.
- Sie ist das zentrale Organ der weiblichen Identität.
- Die Gebärmuttermuskulatur ist mit beim Orgasmus beteiligt. Deswegen ist sie auch ein Organ des sexuellen Lustempfindens.
- Sie ist Produktionsstätte des Cervixschleims, der neben anderen Sekreten den Gebärmutterhals und die Scheide feucht und gesund hält.
- Sie ist Produktionsort von Hormonen und Botenstoffen, die längst noch nicht alle ausreichend erforscht sind.

Gebärerin und Mutter ist zudem immer die ganze Frau, nie ihr Organ allein!!

Die Gebärmutter in der Geschichte

Die Gebärmutter hatte es zu keiner Zeit leicht. Sie steht als Symbol dafür, wie Frauen in der westlichen, patriarchal geprägten Gesellschaft gesehen werden. Aristoteles betrachtete sie als ein Gefäß, das den Samen – ein vollständiges, winzig kleines Kind, welches nur noch wachsen musste – vom Mann aufnahm. Hippokrates führte den psychischen Zustand der Hysterie auf die Gebärmutter zurück und gab ihr den Namen Hysteria. Wie viele andere nach ihm beschrieb Plato die Gebärmutter als ein fast eigenständiges Lebewesen, das im Körper herumwanderte und dabei die unterschiedlichsten Beschwerden verursachen konnte. Die Frau wurde als körperlich und seelisch schwach angesehen. Darin drückte sich eine grundlegende Wertigkeit aus, die das *"Leben-hervorbringen-können"* dem Kampf und *"Leben-töten"* der "starken" Männer unterordnete. Mit der christlichen Kirche kam die moralische Unterlegenheit der Frau mit ins Spiel. Die Kirche verfügte, dass Heilkunde nur praktizieren dürfte, wer studiert hatte – was Frauen selbstverständlich verwehrt war. Die Gynäkologie geriet in Männerhände und tausende von heilkundigen Frauen wurden als Hexen getötet.
Seit dem 19. Jahrhundert wurden operative Entfernungen der Gebärmutter versucht. Ende des 19. Jahrhunderts lebte erneut die Vorstellung auf, die Hysterie stünde mit Lageveränderungen der Gebärmutter in Verbindung.
Bis Mitte des letzten Jahrhunderts war es üblich, die Gebärmutter so zu entfernen, dass der Gebärmutterhals an seinem Platz blieb. Dann ermöglichte der medizinische Fortschritt, (Antibiotika, Narkoseverfahren, Blutkonserven) ein sicheres Entfernen der gesamten ("totalen") Gebärmutter. Man hoffte, so einer möglichen Erkrankung an Gebärmutterhalskrebs vorzubeugen. Die Entfernung der gesamten Gebärmutter wurde zur gängigen Methode und mit dem schrecklichen Begriff "Totaloperation" versehen. In einer wahren Operationswut wurden in Deutschland circa 50 Jahre lang extrem viele Gebärmütter entfernt. Noch im Jahr 2001 sagt Barbara Ehret-Wagner (Frauenärztin und Leiterin einer gynäkologischen Rehaklinik), dass 80 - 90% der Gebärmutterentfernungen nicht wirklich notwendig seien (vgl. FFGZ 2001(2)). Der Bremer Frauengesundheitsbericht liefert die neuesten Zahlen: Jede 4. Frau zwischen 40 und 70 Jahren in Bremen hat keine Gebärmutter mehr, bei den 65-69-Jährigen sind es 40% (vgl. Der Senator für Arbeit, Frauen, Gesundheit, Jugend und Soziales, Hg. Frauengesundheitsbericht Bremen 2001).
Das ist vor dem Hintergrund der alten und der aktuellen Geschichte zu verstehen: Zwischen Mitte der 60er- und Mitte der 70er-Jahre verdreifachte sich die Zahl der Frauenärztinnen

(vgl. Lau 1981, in Stratenwerth 1994) und von 1976 bis 1997 verdoppelte sich die Anzahl der niedergelassenen Gynäkologinnen (vgl. Schindele, 2000). Sie alle haben Medizin studiert in einem Geist, in dem die Gebärmutter als "Fruchthalter" abgewertet wurde.

Studienergebnisse

Frauenärztinnen verordnen seltener als ihre männlichen Kollegen eine Gebärmutterentfernung.
Je höher die Gynäkologen-Dichte ist und die verfügbare Bettenzahl, umso mehr wird operiert.
Ehefrauen von Ärzten haben halb so oft eine Gebärmutterentfernung wie andere Frauen.
Je höher das Niveau des Schulabschlusses ist, desto niedriger wird die Wahrscheinlichkeit für diese Operation – alles statistisch gesehen.

Inzwischen ist die Rate von Gebärmutterentfernungen rückläufig, nicht aber die Häufigkeit von Operationen. Es gibt immer noch viele unnötige Gebärmutterentfernungen und inzwischen auch viele unnötige Myomentfernungen (vgl. Der Senator für Arbeit, Frauen, Gesundheit, Jugend und Soziales, Hg. Frauengesundheitsbericht Bremen 2001).
European Women´s Health Network (EWHNET), Länderbericht BRD, Hannover 2000.

Quelle: Broschüre "Myome", Karin Schönig, FGZ München, siehe dort S. 9

Psychosomatik der Gebärmutter im Allgemeinen

Bedeutung der Gebärmutter

>Zentrum der mit dem eigenen Selbst verbundenen Kreativität

Störungen des Energieflusses in Form von

>Myomen
>Endometriose
>Endometritis
>Uterus-Polypen
>Gebärmutterkrebs
>Cervix-Karzinom

Ursachen

>**Übermäßige Bindung an die Gefühle anderer,
>fehlende Ausschöpfung des kreativen Potentials.**

>Aus: "Frauenkörper-Frauenweisheit", Dr. med. Christiane Northrup, 5. Auflage 2001, Verlag Zabert Sandmann, München.

Die Erkrankungen der Gebärmutter

Myome - gutartige Auswüchse

Medizinische Definition

Es gibt 3 Lokalisationen:

- Subseröse, nach außen gehende "Polypen", die außen auf der Gebärmutter sitzen.
- Intramurale, die im Muskel sitzen
- Submucose, die unter der Schleimhaut beheimatet sind, sich in die Gebärmutterhöhle vorstülpen und manchmal richtiggehend geboren werden können

Alle 3 Typen bestehen aus Muskelgewebe und haben damit symbolisch mit der weiblichen Kraft zu tun. (DD: Polypen bestehen aus Schleimhaut.)

> DD heißt Differential-Diagnose

Ursachen

Die eigentliche Ursache der Entstehung von Myomen ist unklar. Gesichert ist jedoch, dass ein Östrogenüberschuß im Körper einen unsprzifischen Wachstumseinfluss für Myome darstellt. So können beispielweise Schwangerschaften, die Einnahme oraler Kontrazeptiva (Pille) oder eine Hormontharpie das Wachstum von Myomen enorm fördern. Das gleiche gilt für den "relativen Östrogenüberschuss" (siehe S. 213). Heute wird auch ein enger Zusammenhang mit einer Änderung des Hormonspiegels von Östrogen, Progesteron und anderen sog. Wachstumsfaktoren diskutiert.
Selten sind Frauen vor dem zwanzigsten Lebensjahr betroffen, am häufigsten findet man Myome bei Frauen in der reproduktiven Phase, während sie nach den Wechseljahren eher die Tendenz zeigen, zu schrumpfen.

Symptome

- häufig symptomlos (85%)
- Blutung verstärkt und verlängert
- Druckbeschwerden im Rücken und Unterbauch
- Blase: Harndrang, Harnwegsinfekte, Inkontinenz
- Anämie durch massive Blutungen
- Probleme bei Schwangerschaft
- Kinderwunsch: Einnistung ist eventuell behindert, Abortgefahr

Psychosomatik von Myomen

Nach Dr. Christiane Northrup ist die Gebärmutter das *Zentrum der mit dem Selbst verbundenen Kreativität*. Bei Störungen des Energieflusses fand sie als Ursache: *Übermäßige Bindung an die Gefühle anderer* und *fehlende Ausschöpfung des kreativen Potentials*. Als körperliche Manifestation ist es das **Myom**, wenn z. B. die Kreativität nicht in die Welt gebracht worden ist.

Nach Margit Dahlke und Volker Zahn:
Myom: zumeist unerfüllter Kinderwunsch ("kinderkopfgroßes" Myom)

Betroffen sind:

- eher rundliche Frauen (mehr Östrogen), Östrogen ist das Hormon der Fruchtbarkeit
- Frauen, die keine Kinder bekommen, weil sie nicht empfangen können
- Frauen, die Partnerprobleme haben / Partner passt nicht zu ihnen
- Frauen, die für den Kinderwunsch keinen geeigneten Partner finden (Single-Gesellschaft)
- Frauen, die jahrelang die Pille eingenommen haben und sich von ihrem Zyklus / Rhythmus entfernt haben
- Frauen, die zu wenig Kinder geboren haben (für ihr Unterbewusstsein)
- Myome können auch eine körperliche Absage an weitere leibliche Kinder sein. Sie machen sie den Weg frei für "geistige Kinder", da sie eine weitere Schwangerschaft erschweren.

Umgang mit Myomen: Sich die eigenen Fruchtbarkeits- und Wachstumswünsche bewusst machen, und sie auf geistig-seelisches Niveau heben. "Geistige Kinder" gebären!

Wenn Myome bluten: Die Frau verliert bei ihrem Thema Lebensenergie und gerät in Gefahr

Blasendruck durch Myome: Es geht um Loslassen alter, überlebter, seelischer Inhalte

Stuhldrang durch Myome: legt nahe, im materiellen Bereich mehr loszulassen und das Geben über das Nehmen zu stellen

Weitere Themen, die mit dem Myom verbunden sein können:

- Thema mit dem Frau-Sein, Seelenkonflikt
- Verknotung der Seele und der Gebärmutter (häufig bei Trennungen)
- unerfüllte Wünsche und nicht gelebte Kreativität
- alles was nicht mehr stimmig ist, loslassen
- die geballte Faust, Umgang mit negativen Emotionen
- unterdrückte Gefühle aus der Kindheit (unverarbeitetes Mutterthema)
- Verletzungen / Missbrauchsthema (siehe Kap. 9)

Das Myom erzählt eine "unerzählte Geschichte", etwas das im Verborgenen liegt.

Beispiel aus meiner Praxis:
Meine Patientin bekam durch Zufall, wegen einer Nierenerkrankung in einer Privatklinik an einem Wochenende die Diagnose: "Sie haben eine Gebärmutter wie ein Kartoffelsack", eine Aussage, die häufiger zu hören ist, anscheinend ein Standardjargon der Schulmedizin?
Der zuständige Arzt wollte sie gleich dabehalten und sie operieren. Sie lehnte Gott sei Dank ab. Das ist auch bis heute in Ordnung so, weil sie außer einem leichten Druckgefühl keine besonderen Beschwerden hat.

Sie ist in Homöopathischer Behandlung bei einem bekannten Homöopath und Buchautor und bekommt als Konstitutionsmittel "Carzinosin", das Mittel bei Harmoniesucht.
Entsprechend gibt es auch die Theorie, dass ein Myom dann entsteht, wenn man viel Zorn in sich hineinfrisst. Das Myom kann die geballte Faust symbolisieren.
Das passt zu meiner Patientin.
Mittels Bildkartenarbeit kamen wir aber noch auf ein anderes, ungelebtes Thema von ihr, welches sich über das Myom ausdrückt. Sie träumt von "Himmlischer Sexualität", das wäre die Erfüllung für sie. Dabei strahlt sie regelrecht, die Augen blitzen. Leider konnte sie diesen Wunsch bisher in ihrem Leben noch nicht umsetzen. Sexualität ist ja auch eine Form von Kreativität.

Naturheilkundliche Behandlung von Myomen

Ernährung:

Man sollte tierisches Eiweiss für mindestens 6 Wochen bis zu 3 Monaten weglassen. Auch Zucker, Weißmehl, Kaffee und Alkohol sollen gemieden werden.
Am Besten führt man die "Ayurvedische" Entschlakkungs-Kur (siehe Kapiel 9) durch. Die Ernährungsform während der Kur ist vegan und basenbildend.

Erklärung: Eine normale fettreiche und ballaststoffarme Kost erhöht den Östrogenspiegel und fördert damit u. a. das Wachstum von Myomen.

> Im naturheilkundlichen Denken geht man davon aus, dass alle abkapselnden Vorgänge im Organismus (z. B. Zysten, Myome, Polypen) ein Versuch des Körpers sind, Giftstoffe und Schlacken zu isolieren.

Eine Ernährungsumstellung ist nach Dr. med. Christiane Northrup der wichtigste Faktor, wenn man alternativ behandeln möchte. Das Myom-Wachstum kommt zum Stillstand, bis zum völligen Verschwinden des Myoms.

Die betroffene Frau kann ein Myom aushungern, ohne selbst zu hungern.

Psyche

- Ziel: sich selber wichtig nehmen, an sich selbst glauben, eigene Verletzungen anerkennen, sich dem Schmerz stellen
- Rückführungen z. B. in die Kindheit, Erinnerungsarbeit
- Kreativität: Bilder malen zum Thema Weiblichkeit, Myom usw.
- "Innere Reisen" machen, Dialog mit dem Myom (siehe Kapitel 9)
- Lebenswünsche erfahrbar machen, "Fee-Übung", "Was willst du?"-Übung, Wunschbaum basteln (siehe Kapitel 9)

- Gefühle: (z. B. Ho´oponopono-Ritual)
    1. anerkennen
    2. zu lassen
    3. sich selbst und anderen vergeben
- Gestalttherapie, mit dem Myom sprechen
- Reinigen und Abschied nehmen, Entrümpeln, auch Zuhause, im Keller, etc.
- Tagebuchschreiben: alles aufschreiben, was man im Leben erschaffen möchte

Bewegung:

- Beckenbodentraining
- Luna-Yoga
- Hormon-Yoga
- Bauchtanz
- afrikanischer Tanz

um den Energiefluss im Becken wieder anzuregen

Phytotherapie:

Hormonelles Gleichgewicht wieder herstellen:
Frauenmantel
Mönchspfeffer
Himbeerblätter
Rezept: als Tee zu gleichen Teilen über einen längeren Zeitraum trinken, Menge ggf. mittels eines sensitiven Verfahrens austesten, jedoch nicht länger als 4 Wochen in Folge.

Tee bei starker Blutung:
Hirtentäschel
Schafgarbe
Frauenmantel
Rezept: als Tee zu gleichen Teilen, 2 Teelöffel Mischung mit ¼ Liter kochendem Wasser übergießen und Zimt hinzugeben, zugedeckt 10 Min. ziehen lassen, 3 mal täglich trinken; vor der Menstruation oder nach dem Eisprung beginnen. Einnahmedauer individuell austesten!

Durchblutung im Becken fördern:
Rosmarin
Knoblauch
Schafgarbe
*Rezept: kaltes Sitzbad am Morgen mit Schafgarbe
(Dauer: einige Minuten; die Schafgarbe über Nacht in Wasser einweichen)*

Äußerliche Anwendung:
Massage des Bauches mit Rosenöl bedeutet liebevolle Zuwendung.

Einreiben des Bauches mit Schöllkraut-Urtinktur von Fa. Nuhrovia (die Besonderheit von Nuhrovia / Karl Lutschitsch ist, dass er die Heilkraft der Sonne mit einbezieht). Dieses spezielle Präparat soll Tumore und Geschwüre heilen, durch Unterstützung von Leber und Galle.

Zur Ausleitung:
Löwenzahn
Brennnessel
Schachtelhalm
Schafgarbe
Rezept: als Tee zu gleichen Teilen, zwei Teelöffel mit ¼ Liter kochendem Wasser übergießen, 10 Min. ziehen lassen und vor jeder Mahlzeit eine Tasse in Ruhe trinken.
Zusätzlich 6 Wochen lang Trockenbürsten der Haut und Wechselduschen

Leberwickel zur Unterstützung
Rezept: Rizinusölpackungen auf den Unterbauch, mindestens 3-mal wöchentlich. Während der Behandlung die in sich aufsteigenden Gedanken, Bilder und Gefühle beachten!

Bei Schmerzen und Krämpfen:
Gänsefingerkraut
Schafgarbe
Frauenmantel
Kamille
Rezept: als Tee zu gleichen Teilen, Menge und Anwendungsdauer mittels eines sensitiven Verfahrens austesten.

Jeden Tee nur ungefähr 4 Wochen einnehmen!

Spagyrik:

Behandlungsvorschlag von Fa. Soluna:
Solunat Nr. 11 (ehemals Matrigen II ret.), morgens nüchtern 4 Tropfen
Solunat Nr. 4 (ehemals Cerebretik), abends vor dem Schlafengehen, 1 x 15 Tr.

Homöopathie:

bewährte Konstitutionsmittel, (nicht ohne homöopathische Ausbildung anwenden!):
Aurum, Phosphorus, Calcium carbonicum, Silicea, Calcium fluoricum, Sabina

Komplexmittel Homöopathie:

von Wala: Berberis / Uterus comp., Globuli velati
von Pascoe: Pascoe Femin, bei Myomen mit Hypermenorrhoe

Natürliches Progesteron (Diosgenin):

Progesteron-Creme, -Gel, -Spray oder -Öl aus Yamswurzel an verschiedenen Stellen des Körpers im Wechsel einreiben, am besten im Bereich fettreicher Gewebe (Oberarme, Oberschenkel, Brüste, Nacken, Bauch).
Austesten, ob die Anwendung ab der 2. Zykluswoche oder ab der 3. beginnen soll. In der 1. Zykluswoche ist Pause.
Bei Behandlung nach der Menopause erfolgt die Anwendung nach dem virtuellen Zyklus.

Sonstiges:

Sexual-Coaching
Yoni-Heilmassage (siehe Kapitel 6, Vulva und Vagina, S. 181)
Sari Buah Merah (Rotfrucht Essenz, aus der Frucht der Pandanus conoideus), kommt aus Neuguinea, gilt dort als heilige Pflanze, seit Generationen als Nahrungsmittel und Medizin verwendet. Die Papuas verwenden diese Essenz u. a. für die innere Reinigung und zu rituellen Anlässen (Geburt). Das Fruchtfleisch erinnert in seiner dunkelroten Struktur an Muskelfasern (Myome bestehen aus Muskelgewebe).
Sari Buah Merah gilt als Nahrungsergänzung und kann übers Internet erworben werden.
Aus meiner Praxis:
Eine Patientin, die teilweise auf Bali lebt, brachte mir diese Essenz mit. Sie wurde ihr von einer balinesischen Heilerin empfohlen zur Behandlung ihres Myoms.
Ansonsten können Massage, Tai Chi, Meditation und Akupunktur unterstützend sein, um den Energiefluss im Becken zu fördern.

OP ist unvermeidbar, was tun?

Manche Frauen entscheiden sich für eine operative Entfernung des Myoms, sei es weil der Blutverlust zu groß ist, die Beschwerden zu heftig sind, oder andere Gründe dafür sprechen. Die einfache und schnelle "Lösung" scheint leichter zu fallen.
Aber: Operierte Myome neigen zu Rezidiven, wenn die Ursache nicht behoben ist.

Ich begleite die Frauen auch auf diesem Weg, indem ich sie unterstütze, die geeignetste OP Methode herauszufinden sowie in der Vor- und Nachsorge der Operation auf allen Ebenen, z. B. Angstbewältigung.

Bei Myomen ohne Symtome (und das sind ungefähr 85%) gibt es aus meiner Sicht keinen Grund für eine Operation!

Was beeinflusst die Auswahl des Operationsverfahrens?

Es gibt mehrere Möglichkeiten, Myome operativ zu entfernen. Wir können sie anhand folgender Kriterien unterscheiden:
Über welchen Weg kommen die Operationsinstrumente in den Körper zum Myom?
Was wird entfernt und was bleibt erhalten?
Für die Auswahl der geeigneten Methode sind unterschiedliche Faktoren wichtig:

Lage und Größe des Myoms:

> Wo wächst es? Wie groß ist es?
> Aus der Antwort auf diese beiden Fragen kann man die Operationsmethoden herausfinden, die in der jeweiligen Situation theoretisch anwendbar sind.

Die Einstellungen und Fähigkeiten der Ärzte:

> Die zweite Einflussgröße liegt in den beteiligten Personen. Welche Einstellung hat die behandelnde Gynäkologin und die operierende Person zu den verschiedenen OP-Verfahren? Welche Erfahrung haben sie damit und wo liegen ihre Fähigkeiten?

Welche Einstellung haben sie zur Gebärmutter? Wie sehen sie ihre Rolle als Behandlerin: Geben sie einen Informationsüberblick über alle Operationsverfahren, die in Frage kommen, damit die Patientin sich überlegen kann, was sie tun möchte? Oder geben sie gleich eine Empfehlung, was angeblich das Beste sei? Es gibt für Myome keine verbindlichen Standards, wann welches Vorgehen angezeigt ist. Die Empfehlungen der Ärzte und Ärztinnen sind von persönlichen Einschätzungen geleitet, wie bei anderen Menschen auch.

Die Patientin sollte selbst die Entscheidung treffen, welche Behandlung sie haben möchte.

Zweite Meinung einholen:

Es empfiehlt sich, vor einer endgültigen Entscheidung eine zweite Meinung bei einer unabhängigen Beratungsstelle oder bei einer anderen Ärztin, von der man weiß, dass sie Erfahrung mit dem Thema "Gebärmutter erhaltende Eingriffe bei Myomen" hat, denn es muss nicht immer die (ganze) Gebärmutter entfernt werden, wenn man Myome entfernen will.

Was muss entfernt werden:

Meiner Meinung nach sollte nie einer **"vorsorglichen"** Entfernung von Organen zugestimmt werden (z. B. Gebärmutter, Gebärmutterhals, Eierstöcke).
Solche Empfehlungen werden ausschließlich bei **weiblichen Geschlechtsorganen** gemacht und gehören in das Kapitel "Übertherapie". Oder wann wurde einem Mann schon vorgeschlagen, dass "vorsorglich" die Prostata entfernt werden soll?

In Ruhe entscheiden:

Die betroffene Frau sollte sich genügend Zeit nehmen und sich nicht unter Druck setzen lassen. Eine schnelle Entscheidung für eine Operation ist so gut wie nie notwendig. Die Frau sollte sich überlegen wie viel Zeit sie haben möchte und gegebenenfalls, was sie tun kann, um sich diese Zeit zu verschaffen.

In der Folge werden die unterschiedlichen OP-Methoden der Myomentfernung vorgestellt, um die Vor- und Nachteile abwägen zu können.

1. Myomentfernung mit Bauchspiegelung

Seit den 80er Jahren wird vermehrt in der Chirurgie diese Methode praktiziert um große Schnitte und dementsprechende Narben zu vermeiden. Stattdessen gibt es mehrere kleine Schnitte im Bereich unterhalb des Nabels und oberhalb der Venushaare für diverse Instrumente (Beobachtungskamera und Licht (Laparoskop) und das sonstige Werkzeug wie Zange, Myombohrer, Schneidegerät). Das Geschehen wird auf einem Bildschirm verfolgt. Um in der Bauchhöhle trotz der kleinen Instrumente arbeiten zu können muß Platz geschaffen werden. Dazu muß die Bauchhöhle gedehnt werden. Zwei Möglichkeiten stehen zur Verfügung:

a.) Bauchspiegelung mit Gas: durch eine Nadel, die sog. Verres-Nadel werden 2-3 Ltr. Kohlendioxid in die Bauchhöhle gedrückt, der Bauch wird sozusagen "aufgeblasen".
Das Myom wird in kleine Stücke zerlegt, die über eine Röhre nach draußen gebracht werden. Der Krankenhausaufenthalt dauert einige Tage, die Arbeitsunfähigkeit bis zu 3 Wochen.

Beispiel aus meiner Praxis:
Eine Patientin, die wegen einem Myom in Behandlung kam, sagte mir,, dass sie sich beinahe zu einer operativen Myomentfernung überreden hätte lassen wegen der Aussicht auf drei Wochen Auszeit aus dem stressigen Berufsleben. Wir arbeiteten daran, dass sie sich diese Auszeit auf andere Art gewähren kann.

b.) Bauchspiegelung ohne Gas (neuere Variante): hierbei wird die Bauchdecke mit einem speziellen Hebelsystem, eine Art "Lift" mechanisch angehoben. Ansonsten wie unter Punkt a.) beschrieben.
Vor- und Nachteile:
Die Vorteile der Bauchspiegelung sind die kleinen Schnitte, die weniger belastend sind und leichter und schneller heilen. Sie sehen natürlich auch besser aus, manchmal sind sie so gut wie unsichtbar. Diese Methode kann auch ambulant durchgeführt werden, eine Heilungsbetreuung für die ersten Tage in einer Klinik ist überlegenswert.
Die Nachteile sind mögliche, jedoch seltene Komplikationen (neben dem Narkoserisiko), nämlich Verletzungen umliegender Organe, die zu Verwachsungen führen können.
Bei der Bauchspiegelung mittels Gas haben die Patientinnen häufig Schmerzen im Schulterbereich. Man vermutet den Grund dafür in der Dehnung des Zwerchfells, welches reflektorisch zu den Schulterschmerzen führt. Zwerchfell und Schulterbereich werden nämlich von denselben Spinalnerven enerviert (C3-C5).

Achtung:
Es ist viel Erfahrung notwendig für diese Art der Operation und diese Technik braucht ganz andere Fertigkeiten als der offene Bauchschnitt!

2. Myomentfernung mit Bauchschnitt

Der Bauchschnitt wird meistens 6-10 cm lang waagerecht über dem Venushaar gesetzt, die Myomkapsel wird geöffnet und das Myom herausgeschält.
Die Operationsdauer und die Narkosezeit sind kürzer als bei der Bauchspiegelung. Der Krankenhausaufenthalt und die Dauer der Arbeitsunfähigkeit sind ähnlich lange wie bei der Bauchspiegelung. Eine ambulante OP ist nicht möglich.
Der Bauchschnitt ist für sehr große, schwer zugängliche oder sehr viele Myome die Methode der Wahl, trotz längerer Heilungsdauer und stärkeren Schmerzen nach der OP. Diese Technik ist in erster Linie bei subserösen Myomen (die außen auf der Gebärmutter sitzen) sinnvoll.
Die operierende Person kann besser sehen und hantieren als bei einer Bauchspiegelung.
Ein anderer Vorteil des Bauchschnitts gegenüber dem minimal-invasiven Vorgehen besteht darin, dass das Vernähen der einzelnen Gebärmutterschichten besser gelingt. Dies ist für Frauen interessant, deren Myom in der Muskelschicht wächst und die später schwanger werden wollen. Die minimale Gefahr, dass die Gebärmutter im letzten Schwangerschaftsdrittel an der Naht reißt, wird bei dieser Art zu Nähen verringert.

3. Myomentfernung durch die Vagina

Bei der unter Vollnarkose stattfindenden Operation wird über die Vagina Flüssigkeit in die Gebärmutter gepumpt um sie zu dehnen und dadurch die gesamte Schleimhaut sehen zu können. Die Operationsinstrumente werden durch die Vagina eingeführt und von außen bedient.
Über diese Methode kann auch eine Ausschabung (obere Schicht der Schleimhaut wird abgekratzt) gemacht werden.

Das Myom wird schichtweise abgetragen und die entfernten Gewebestücke herausgeholt.
Vor- und Nachteile:
Die Methode ist tendenziell gut verträglich. Allerdings wird durch den hohen Druck der Flüssigkeit eine große Belastung des Organismus hervorgerufen: Flüssigkeit wird in die offen liegenden Gefässe hineingepresst, das belastet den Kreislauf, der Blutdruck sinkt.
Bei Myomen, die weit in die Gebärmutterwand hinein gewachsen sind, besteht das Risiko, bei der OP die Gebärmutterwand zu durchlöchern.
Bei Myomen, die größer als 5 cm sind oder bei mehr als 3 submucösen Myomen, bei Myomen, die stark in den Muskel hineingewachsen sind und bei einer stark vergrößerten Gebärmutter ist diese Methode ungeeignet.
Der Krankenhausaufenthalt ist relativ kurz, 3-5 Tage, die Arbeitsunfähigkeit beträgt mindestens eine Woche.

4. Gebärmutterschleimhautentfernung

Wenn starke und lange Blutungen trotz aller alternativen Verfahren nicht weniger werden, ist die Endometriumablation eine Möglichkeit. Diese Methode setzt pragmatisch direkt am Symptom an. Ohne Schleimhaut gibt es keine Blutungen. Das Verfahren wird allerdings selten bei Myomen angewendet.
Zur Vorbereitung muß die Frau ein oder zwei Monate lang Hormone (GnRH-Analoga) einnehmen. Sie wirken die antiöstrogen, verkleinern die Gebärmutter und reduzieren vor allem die Schleimhautdicke. Dadurch verkürzt sich die OP-Zeit auf 30-60 Minuten.
Vor- und Nachteile:
Die Nebenwirkungen der GnRH-Analoga können sehr belastend sein (z. B. Wassereinlagerungen, depressive Verstimmungen, Blutdrucksteigerung)
Die OP kann ambulant und kurzfristig durchgeführt werden.
Die Arbeitsunfähigkeitszeit beträgt 3-7 Tage.

Verbliebene Schleimhautreste können wieder nachwachsen und den gewünschten Effekt, die Blutungen merklich zu reduzieren, zunichte machen.

5. Entfernung der gesamten Gebärmutter (Hysterektomie) oder des Gebärmutterkörpers

Hierbei ist es ganz besonders wichtig, die Empfehlungen unter der Überschrift *Was beeinflusst die Auswahl des Operationsverfahrens?* (siehe S. 72) zu beachten!

Frauen, die eine bewusste Entscheidung für eine OP treffen, können mit einem "Abschiedsritual" große Unterstützung erfahren. Alleine oder mit professioneller Begleitung kann die Frau zum Beispiel in Dialog mit ihrer Gebärmutter gehen, sie kann sich bei ihr bedanken, vielleicht ihr erklären, warum sie sich von ihr trennen möchte und die aufkommenden Gefühle dabei zulassen.
Ein durchlebter Abschied ist die beste Vorbereitung für die Zeit nach der Operation.

Abschied nehmen kann man auch noch nachträglich in Form eines Rituals.
Das Wechseljahres-Ritual (siehe Kapitel 9) lässt sich bei Organverlust gut anwenden.

Beispiel aus meiner Praxis:
Eine Patientin erzählte mir, dass der Verlust ihrer Gebärmutter für sie schwerer zu verkraften war als der Tod ihres Vaters. Der Grund dafür lag darin, dass sie den Tod des

Vaters bewusst und gemeinsam mit Verwandten und Freunden betrauern konnte, den Verlust der Gebärmutter musste sie alleine tragen.

Frauen, die über mögliche Beschwerden in der Zeit nach der OP informiert sind, geht es besser. Mögliche Beschwerden nach der OP wären:
Die Wundheilung nach einer Gebärmutterentfernung ist erst nach 9 Monaten beendet. Es gilt als normal, während dieses Zeitraums Schmerzen oder andere Symptome zu haben.
Harninkontinenz oder keine Lust auf Sex oder Schmerzen dabei sind häufigere Begleiterscheinungen. Nach einer Gebärmutterentfernung kommen Frauen durchschnittlich 2 bis 4 Jahre früher in die Wechseljahre.

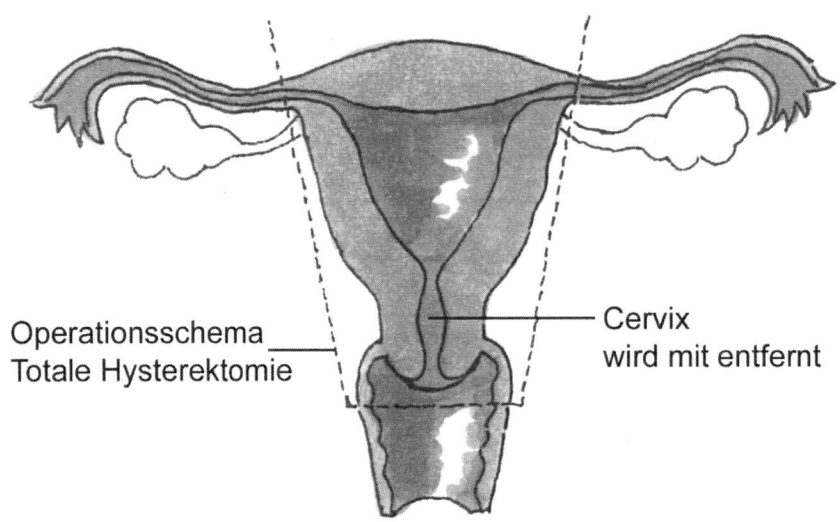

Abbildung oben: Entfernung der gesamten Gebärmutter

Abbildung unten: Entfernung nur des Gebärmutterkörpers, Cervix bleibt erhalten
LASH = lapraskopische subracervikale Hysterektomie

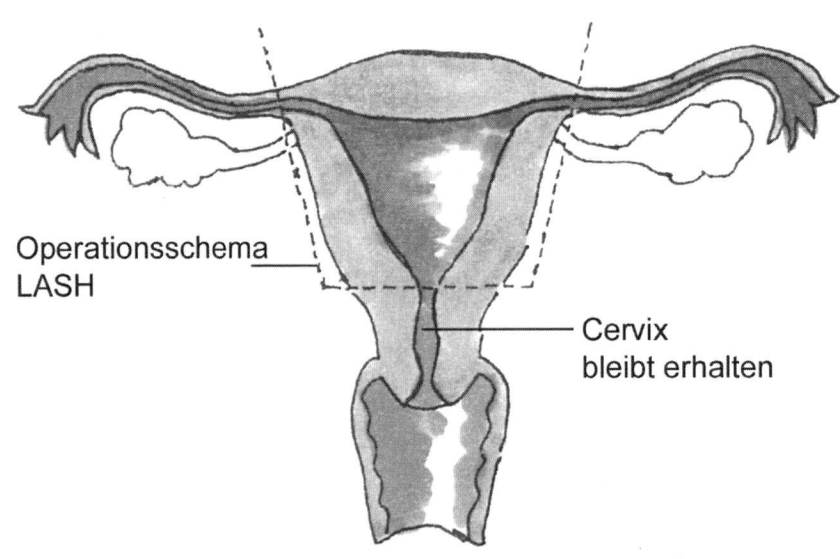

5. a) Die vaginale Gebärmutterentfernung

Diese Methode kommt nur in Frage bei durch natürliche Geburt geweiteter Vagina und bei wenigen, eher kleinen, außen sitzenden Myomen. Die Gebärmutter sollte nicht zu groß sein. Die Gebärmutter wird zuerst am Ende der Vagina abgetrennt und dann werden alle anderen Verbindungen wie Blutgefässe und Haltebänder abgeschnitten. Die Gebärmuter kann somit durch die Vagina nach außen gezogen werden. Das obere Ende der Vagina wird zusammen genäht, es bleibt eine kleine Öffnung für den Abfluss des Wundsekrets bestehen. Diese Öffnung wächst nach 2-3 Wochen zu.
Krankenhausaufenthalt 4-5 Tage, die Arbeitsunfähigkeit beträgt 2-3 Wochen, kann jedoch auch bedeutend länger sein.

Nachteile:
Manchmal stellt man erst während der OP fest, dass doch ein Bauchschnitt notwendig ist (siehe unten).
Eine Alternative und die populärste Methode der Gebärmutterentfernung ohne Bauchschnitt ist die laparoskopisch assistierte vaginale Hysterektomie (LAVH). Sie ist dann sinnvoll, wenn eine alleinige vaginale Entfernung der Gebärmutter nicht möglich ist und durch die zusätzliche Laparoskopie ein Bauchschnitt vermieden wird (siehe Myomentfernung mit Bauchspiegelung, S. 73).

5. b) Die Gebärmutterentfernung mit Bauchschnitt

Der Bauchschnitt wird meist 6-10 cm lang waagerecht direkt oberhalb des Venushaares gesetzt. Die operierende Person durchtrennt alle Schichten. Der letzte Schnitt ist die Trennung des Gebärmutterhalses von der Vagina, jetzt kann die Gebärmutter herausgenommen werden und die Scheide am oberen Ende verschlossen werden.
Die Blase legt sich dorthin, wo bisher die Gebärmutter war.
Der Krankenhausaufenthalt beträgt 5-7 Tage, die Arbeitsunfähigkeit 2-6 Wochen.
Der Bauchschnitt hinterlässt zwar eine große sichtbare Narbe, ist aber die übersichtlichste und sicherste Methode.

5. c) Die Entfernung nur des Gebärmutterkörpers

Diese Methode ist die alte bewährte Art der teilweisen Gebärmutterentfernung, die mit den heutigen technischen Möglichkeiten verbunden wird (Laparoskopie). Dieses Verfahren wird nicht von vielen Kliniken angeboten (Erkundigungen einholen!).
Der Gebärmutterkörper wird vom Gebärmutterhals abgetrennt, sprich, der Gebärmutterhals bleibt erhalten. Durch Koagulation des inneren Teils des verbleibenden Gebärmutterhalses wird die Schleimhaut weitgehend zerstört, um künftige Menstruationsblutungen zu vermeiden. Es ist aber *möglich* und ich empfehle das auch, einen Schleimhautrest zu belassen, wenn die Frau das gerne möchte.
Der Gebärmutterkörper wird zerkleinert und in Stücken durch das Laparoskop aus dem Bauch geholt. Der Krankenhausaufenthalt beträgt 3-4 Tage, die Arbeitsunfähigkeit 3-4 Wochen.

Vorteile:
Ich halte diese Methode für die empfehlenswerteste aus folgenden Gründen:
Der Gebärmutterhals, die Vagina und der Beckenboden mitsamt den Bändern bleiben wie sie sind. Das Körpergefühl und auch die Sexualität verändern sich weniger stark und die Frauen haben seltener Beschwerden durch Harninkontinenz.
Der Gebärmutterkörper kann alternativ auch per Bauchschnitt entfernt werden. Das ist dann sinnvoll, wenn die Myome oder die Gebärmutter groß sind.

6. Verfahren zur Verkleinerung von Myomen

6. a) Myomembolisation

Die Myomembolisation ist ein sehr junges Verfahren, noch wenig verbreitet und Ergebnisse aus Langzeitstudien fehlen bisher (Stand 2005).
Embolisation heißt Gefäßverschluss. Bei dieser Methode wird die Arteria Uterina (Gebärmutterschlagader) mit Kunststoffkügelchen unter örtlicher Betäubung und Röntgenkontrolle (30 Minuten!!!) verschlossen. Diese Kügelchen verbleiben im Körper, sie gelten als verträglich (?). Die Gebärmutterschlagader versorgt das Myom ausschließlich, die Gebärmutter teilweise.
Ziel: Innerhalb von 3-9 Monaten verringert sich durch die Embolisation die Größe der Gebärmutter mit dem Myom im Durchschnitt um die Hälfte und Beschwerden, wie starke Blutungen, verringern sich.
Mit der Embolisation setzen sehr starke Schmerzen ein, die im Schnitt 2-7 Tage anhalten können. Es müssen stärkste Schmerzmittel (Opiate) mittels Infusionspumpe, die die Patientin selbst steuern kann, und weitere Präparate (Zäpfchen) eingesetzt werden.

Die Embolisation wird nicht empfohlen für Frauen, die noch einen Kinderwunsch haben,
bei gestielten Myomen, die außen auf der Gebärmutter sitzen oder Myomen, die zwischen den Gebärmutterhaltebändern sitzen und bei Myomen, die größer als 10 cm sind.
Ebenfalls abzuraten ist diese Methode bei Kontrastmittelallergien und wenn die Gebärmutter höher als bis zum Bauchnabel vergrößert ist.

Vorteile:
Die Gebärmutter bleibt erhalten, keine Vollnarkose notwendig, keine Gefahr von großem Blutverlust.
Bei 85% der Frauen schrumpft das Myom und die Beschwerden bessern sich.

Nachteile:
Die Frauen haben über mehrere Tage sehr starke Schmerzen und nicht bei jeder Patientin wirken die Schmerzmittel so gut. Bei manchen Frauen dauern die Schmerzen sogar über Wochen und Monate an.
Bei 50% der Fälle tritt das Postembolisationssyndrom auf. Das bedeutet Schmerzen, Müdigkeit, Übelkeit und Fieber.
Die Beschwerden der Myome werden nicht in allen Fällen besser, was vorher nicht einschätzbar ist.
Bei 5% der Frauen über 45 setzt die Menses aus.
Es kann vorkommen, dass die Kunststoffpartikel Blutgefässe von Eierstock und Eileiter verschliessen.

Die Medien schreiben manchmal sehr positiv über die Embolisation und man bekommt den Eindruck, sie sei die einzige Alternative zur Gebärmutterentfernung bei Myomen. Das Bild geht an der Realität vorbei (siehe oben).

6. b) Fokussierter Ultraschall (FUS)

Hochenergetische gebündelte Schallwellen werden von außerhalb des Körpers auf einen millimetergroßen Punkt in der Mitte des Myoms fokussiert. Es entstehen beim Aufprall der Schallwellen Temperaturen von 60°-80° C. In 15 Sekunden wird das Gewebe zerstört.
Die Ultraschallquelle ist in ein Magnetresonanztomografiegerät (MRT) integriert, mit wel-

chem gleichzeitig das Treffen des Ziels kontrolliert wird. Die Frau erhält Schmerz- und Beruhigungsmittel, wird in Bauchlage in die MRT-Röhre geschoben und beschallt.

Das ganze Verfahren dauert 3-4 Stunden inklusive kurzer Abkühlungspausen bis ungefähr ein Drittel des Myoms zerstört ist. Das Myom soll in den kommenden Monaten schrumpfen.

Da verlässliche Aussagen und Langzeituntersuchungen fehlen und es weltweit nur 400 Anwendungen gab (Stand November 2004), ist eine Einschätzung zur Zeit schwer möglich.

Mögliche Vorteile:
Der Eingriff wird ambulant durchgeführt, es erfolgt kein mechanischer Eingriff in den Körper, Blutverlust und starke Schmerzen werden vermieden.

Mögliche Nachteile:
Kontrastmittelallergien kommen vor, Frauen können in der "Röhre" Platzangst haben. Umliegendes Gewebe (Blase, Darm, Haut) kann durch Verbrennungen geschädigt werden. Am Klinikum Dachau steht als einer der wenigen Kliniken in Deutschland der **fokussierte Ultraschall** zur Verfügung.

Begleitende OP-Vorbereitung und Nachbereitung in der Naturheilpraxis (siehe Kapitel 9)

Endometriose

Endometriose ist eine rätselhafte Krankheit, die immer mehr zunimmt. Sie ist genauso viel beforscht wie der Krebs mit ähnlich negativen Erfolgen. Neben Myomen ist die Endometriose die zweithäufigste Erkrankung der Frauen im Unterleib. Ein Viertel der Frauen sind betroffen mit einer hohen Dunkelziffer. Man rechnet mit 40.000 Neuerkrankungen im Jahr, wovon 50% fortschreitend sind. Je jünger die betroffenen Frauen sind, umso heftiger sind die Beschwerden unter denen sie zu leiden haben. Im Vordergrund stehen besonders Schmerzen und bei einem Drittel der Erkrankten findet man als Symptom Kinderlosigkeit. Bei 50% der Bauchspiegelungen zur Abklärung von Sterilität findet man Endometrioseherde, oftmals sogar ohne Beschwerden.

Gewebe, das dem Endometrium sehr ähnlich ist, wächst bei dieser Erkrankung aus noch unbekannten Gründen innerhalb und außerhalb der Gebärmutter und sogar außerhalb des Beckenraums. Dieses Gewebe folgt der zyklischen Veränderung des Endometriums in der Gebärmutter. Es gibt Nachweise darüber, dass solch versprengtes Gewebe sogar in Lunge und Hirn anzutreffen ist. Meistens sind allerdings die Organe des Bauchraums, das Bauchfell und der Darm, von der Endometriose befallen, mit besonderer Ausbreitung im Douglasraum (siehe Abbildung S. 63). Die Prozesse der Endometriose können sehr stürmisch und zerstörerisch sein und stark an Krebs erinnern, z. B. bei Wachstum an der Darmwand, wenngleich das Potenzial nicht lebensbedrohend ist wie bei Neoplasien. Durch die Lokalisation im Beckenraum kann es zu Schmerzen beim Geschlechtsverkehr, bei rektalem Druck und beim Stuhlabgang kommen.

Die Beschwerden werden vielfach bagatellisiert und auch von Ärzten anfänglich nicht ernst genommen. Viele betroffene Frauen fühlen sich unverstanden, hilflos und ziehen sich in ihren Schmerz zurück.

Definition

Vorkommen von Gebärmutterschleimhaut außerhalb der Gebärmutterhöhle

- im Gebärmuttermuskel oder den Eileitern (40%)
- in den Genitalorganen: Ovarien, Vagina, Vulva, etc. (5%)

- außerhalb der Genitalien: Darm, Blase, Lunge, Leber, Gehirn etc. (55%)

Die Endometrioseherde unterliegen dem zyklischen Einfluss von Östrogen und Progesteron.

Ursachen

Es gibt unterschiedliche Erklärungsansätze

- retrograde Menstruation d. h. abgeblutetes Endometrium gelangt über die Eileiter in die Bauchhöhle (Diese Theorie kann aber eine Endometriose im Gehirn oder der Lunge nicht erklären!).
- angeboren, familiäre Häufung
- verschiedene immunologische Faktoren werden diskutiert:
  - das Immunsystem reagiert heftig auf die Schleimhaut an der falschen Stelle. Es kann völlig durcheinander geraten und sogar Abwehrstoffe gegen andere Zellen produzieren (Autoimmunkrankheit)
  - durch eine Störung des zellulären Immunsystems werden die eingeschwemmten Zellen nicht abgebaut, sondern in ihrem wuchernden Wachstum unterstützt
- Veränderung der Protein- und Genomprozesse
- lokale Verschleppung von Schleimhaut nach OP (Teufelskreis!)
- Ausbreitung der Endometriumzellen über Blut- und Lymphbahnen
- "übermäßig" langer Zeitraum zwischen Menarche und erster Schwangerschaft; es fehlt die hormonelle Ruhepause durch Schwangerschaft
- Umwelteinflüssse, Umweltgifte
- Die Schulmedizin vermutet einen Östrogenüberschuss.

Anmerkung: Ein relativer Östrogenüberschuss (durch Umweltgifte = Xeno-Östrogene) würde vieles erklären. (Siehe auch Kapitel 5, "Brustkrebs", S. 147)

Begünstigende Faktoren der Krankheit

- fettreiche Ernährung
- Verstärkung der Schmerzen durch Milchprodukte
- Spirale
- Umweltgifte, vor allem Schwermetalle
- Verstärkung der Symptome durch zusätzliche Östrogene

Symptome

- Dsymenorrhoe / Unterbauchschmerzen während der Menstruation
- Schmerzen vor der Menstruation
- verstärkte und verlängerte Menstruation
- Neigung zur Eileiterschwangerschaft
- "Schokoladenzysten" an den Ovarien (durch altes Blut dunkel verfärbte Zysten)
- Schmerzen beim Geschlechtsverkehr und bei rektalem Druck / Stuhlgang
- diffuse Schmerzen im Bauchraum
- Schmerzen zur Zeit des Eisprungs
- Schmerzen bei gynäkologischen Untersuchungen

> Im naturkundlichen Denken geht man davon aus, dass alle abkapselnden Vorgänge im Organismus (z. B. Zysten, Myome, Polypen) ein Versuch des Körpers sind, Giftstoffe und Schlacken zu isolieren.

Die Beschwerden stehen nicht immer in direktem Verhältnis zum Grad der Ausbreitung der Endometriose. Kleinere Herde können heftige Beschwerden verursachen, während Frauen mit ausgedehnten Zellinseln unter Umständen nichts von der Krankheit bemerken.

Psychosomatik

Nach Margit und Rüdiger Dahlke:

- Weiblichkeit am falschen Platz
- zyklisches Geschehen, wo es nicht hingehört
- "verrückte" Weiblichkeit, typisch weibliche Aktivitäten an unpassender Stelle
- Schmerzen beim Geschlechtsverkehr zeigt Konflikte in diesem Bereich
- Unfruchtbarkeit: Weiblichkeit auf unangemessener Ebene führt zur Blockierung

Weitere psychosomatische Erklärungen:

- Frau will "Grenzen sprengen" in Bezug auf Weiblichkeit
- Frau will "Raum einnehmen" in Bezug auf Weiblichkeit
- Verstand will schwanger werden, Herz ist nicht sicher
- unterdrückter Kinderwunsch, sieht aus wie schwanger
- Wunsch nach Wachstum (geistig, seelisch)

Bearbeitung / Einlösung:
Nach Margit und Rüdiger Dahlke:

- Weiblichkeit auf andere, ungewohnte Ebenen bringen
- den eigenen Rhythmus auf weitere Lebensbereiche ausdehnen
- neue Entfaltungsmöglichkeiten für die eigene Weiblichkeit finden

Weitere Bearbeitungsmöglichkeiten:

Sich nicht versprengen! Das Wachstum in andere Bahnen lenken
Herausfinden, was Frau wirklich will!

Naturheilkunde

Ernährung:

- Kuhmilchprodukte, Hühnereier und Schweinefleisch weglassen
- Tierisches Fett meiden
- Säuernde Lebensmittel meiden (Kaffee, Alkohol, etc.)
- Kühlende Nahrung meiden (Zitrusfrüchte)
- Warme, gegarte Nahrung bevorzugen, um die Milz zu stärken d. h. viel Gemüse und/oder z. B. wärmender Getreidebrei aus Hirse oder Reis mit Trockenobst (Milz-Chi wird gefördert),
am Besten: "Ayurvedische" Entschlackungskur (siehe Kapitel 9)

- Omega-3-Fettsäuren zuführen!!
- Entsäuern / Entgiften, z. B. mit den Schüsslersalzen Nr. 9 und Nr. 10
- basische Bäder (z. B. von Peter Jentschura)
- Entschlackungstees, basische Tees (z. B. 7x7-Kräutertee von P. Jentschura)
- Hormonsystem balancieren, z. B. mit Phyto-L von Steierl (reguliert die Hypophyse)
- <u>Darmflora</u> und <u>Immunsystem</u> aufbauen
  z. B. VM (Vitale Mikroorganismen, aktiviert) trinken, Symbioflor, Mutaflor, Kanne Brottrunk u.a.
- Homöopathie: konstitutionelle Behandlung
- Energiefluss im Körper steigern:
  Meridiane stärken, vor allem Milzpankreas-Meridian
  Pinikehl D5 von SANUM
  Meridiankomplex 3 von Meripharm
- Spagyrik: Solunat Nr. 11 (ehemals Matrigen II ret.), Fa. Soluna

<u>Schmerzlindernde Heilmittel:</u>

- Bauchwickel mit Heilerde oder Retterspitz (äußerlich)
- Auflagen aus Fenchel-, Lavendel- oder Schafgarbentee
- Körperöl für den Bauch (Aromatherapie)

Rezept:
Johanniskrautöl 50 ml, Lavendelöl fein 10 Tropfen, Rosmarinöl 10 Tropfen

<u>Hilfen bei starken Blutungen:</u>

siehe Hypermenorrhoe und Menorrhagie (Kapitel 2)

<u>Hilfe bei Ovarialzysten:</u>
(siehe auch Kapitel 4 – Die Eierstöcke)

Ovaria comp. von Wala, Globuli velati
Angelikawurzel als Urtinktur
Apis Similiaplex von Pascoe
Apis mellifica als Konstitutionsmittel

<u>Phytotherapie:</u>

Ammi visnaga, das **Bischoffskraut,** wirkt krampflösend auf die glatte Muskulatur. Es gibt Ammi visnaga entweder als Tropfen von Weleda oder als Zäpfchen von Wala.
Teemischung für die Gebärmutter: beruhigend, entkrampfend, entgiftend und ausleitend

Rezept 1:
Alchemilla herba, **Frauenmantel**
Achillea millefolia flor, **Schafgarbe**
Artemisiae vulgaris herba, **Beifuß**
Potentillae anserinae herba, **Gänsefingerkraut**
aa´ ad 100,00 (zu gleichen Teilen)
2 Teel. der Mischung auf 1 Liter heißes Wasser
10 Min. ziehen lassen und über den Tag verteilt trinken

Bei Ausfluß, wirkt vor allem entgiftend:
Rezept 2:
Lamia alba flos, **Taubnessel**
Alchemilla vulgaris herba, **Frauenmantel**
Urticae folium herba, **Brennessel**
aa´ad 100,00 (zu gleichen Teilen)
2 Teel. der Mischung auf 1 Liter heißes Wasser
10 Min. ziehen lassen und über den Tag verteilt trinken

"Endo-Tee" (Tipp einer meiner Patientinnen):
Rezept 3:
Herba Equiseti 30 gr, **Schachtelhalm***kraut*
FLOR Calend S Calyc 15 gr, **Ringelblumen***blüten ohne Kelche (Fertigprodukt)*
Herba Alchemillae vulg 25 gr, **Frauenmantel***kraut*
Herba Millefolii 20 gr, **Schafgarben***kraut*
RAD Taraxaci C Herba 30 gr, Kraut und Wurzel vom **Löwenzahn** *(Fertigprodukt)*

Stärkung der Leberfunktion:
Das bestehende Östrogenübergewicht und die Umweltgifte belasten die Leber. Die Leber ist für den Abbau der Östrogene zuständig. Vor allem pflanzliche Bitterstoffe regen die Tätigkeit dieses wichtigen Stoffwechselorgans an und wirken so unterstützend.

Rezept Lebertee:
20 gr Angelica archangelica, **Engelwurz**
20 gr Cnicus benedictus, **Benediktenkraut**
20 gr Gentianae radix, **Enzianwurz**
20 gr Taraxaci radix cum herba, **Löwenzahn** *(Kraut und Wurzel)*
20 gr Carduus marianus, **Mariendistel**
1 Essl. der Mischung mit 250 ml kaltem Wasser ansetzen, aufkochen, 3 Minuten kochen lassen und durch ein Teesieb abseihen.
Dosierung: 3 Monate lang regelmäßig 3 x tgl. 1 Tasse möglichst warm trinken.

Hormonregulation:
Yamswurzelcreme, -Spray, oder Diosgeninöl (**Yamswurzel** = discorea mexicana, wirksamer Bestandteil der Yamswurzel ist das Diosgenin). Diese Substanz unterstützt die Hormontätigkeit und ähnelt stark dem natürlichen, körpereigenen Progesteron der Frau. Dosierung lt. Hersteller oder mit sensitiven Testverfahren festlegen.

Pflanzenhormone werden vom Organismus nur dann genutzt, wenn sie auch tatsächlich gebraucht werden. Ansonsten werden sie, anders als bei synthetischen Hormonen, ausgeschieden.

Therapie mit Komplexmittel:

Die Firma ISO empfiehlt eine Mittelauswahl zur Prophylaxe und Therapie. Diese sei besonders hilfreich bei Frühformen der Endometriose. Die Mitte, nach der JSO-Komplex-Heilweise, sollten am Besten mit sensitiven Verfahren ausgetestet werden, ebenso die Dosierung:

Gw1 Caulophyllum cp JSO
hormonell-funktionelle Störungen, Menstruationsanomalien
3 x tägl. 20 Globuli

Lf2 Abrotanum cp JSO
bei schwerer Störung des Blut- und Lymphsystems
3 x tägl. 20 Globuli

Gw5 Conium cp JSO
gegen Chronifizierung und Verhärtung des Gewebes bis zur Entartung
3 x tägl. 20 Globuli

Sambucus cp-Fluid von ISO
zur symptomatischen Behandlung bei Regelbeschwerden mit krampfartigen Schmerzen
5 x tägl. 20 Tropfen

Ergänzend:
Tee aus Herbae anserinae (Gänsefingerkraut), 1-3 Tassen pro Tag, evtl. Sambucus cp-Fluid dazu geben, wenn der Tee nicht mehr kochend heiß ist.

Komplexmittel der Fa. Weleda, um das Östrogenübergewicht auszugleichen:
Melissa / Phosphorus comp. Tropfen.
Dosierungsvorschlag: 3 x tgl. 10 Tropfen und ab dem 12. Zyklus-Tag 3 x 30 Tropfen tgl. vor den Mahlzeiten.

Ggf. Schwermetallausleitung:

Zum Beispiel nach Dr. Klinghardt mit Chlorellaalgen, Bärlauch und Koriander, oder Biologo-Detox von Sinclair-Distribution, Salzburg und andere

Psyche

- Welche emotionalen Bedürfnisse hat die Frau?
- Welche beruflichen und privaten Veränderungen wären wichtig?
- Gibt es Konflikte, aus denen die Frau sich nicht befreien kann?
- Macht / Ohnmacht, Dinge zu verändern
- Sexualität wird oft unterdrückt
  - Tantragruppen für Frauen wäre gut
  - Massagegruppen für Frauen (siehe S. 181, Heilung durch Yonimassage)
- nach ungelebter Kreativität fragen
- Reise in die Gebärmutter, kleine Fee im Dialog mit den Endometrioseherden (in Anlehnung an Gestalttherapie) – siehe Kasten nächste Seite.
- Neue Entfaltungsmöglichkeiten für die eigene Weiblichkeit suchen wie
  - Bauchtanz,
  - Yoga,
  - Luna-Yoga,
  - ggf. Hormon-Yoga und andere
  - Tempelgruppe nach Chameli Ardagh

> Traumreise in die Gebärmutter in Form von Märchen, Dauer ungefähr 20 Minuten:
> Eine kleine Fee oder Zauberin sitzt auf dem Bauch der Frau. Sie geht in die Vagina hinein, schlüpft in die Gebärmutter. Wie sieht es da aus? Die kleine Fee betrachtet mit einem Fernglas oder einer Lupe die Gebärmutterwand. Diese wird in der Vorstellung durchsichtig. Nun kann die Fee zu den Herden schauen. Wie sieht das veränderte Gewebe aus? Die Fee mit dem Endometrioseherd in Dialog gehen lassen.
> Beispiel:
> Fee: "Kann ich Dir helfen?" – Gewebe: "Ich bin alleine."
> Fee: "Gehörst Du hier hin? – Was möchtest Du?"
> Gewebe: "..." – diverse unterschiedliche Antworten auf die individuell eingegangen werden soll.
>
> Bei Blockaden: Was kann die Fee tun, damit sie weitergehen darf? Gibt es einen "Türsteher", Wächter? (zum Beispiel am Muttermund). Die Fee verhandeln lassen.
>
> In jeder Sitzung sollte die Reise wiederholt werden, um die Veränderungen zu beobachten. Während der Reise kann die Therapeutin Energiearbeit machen (Reiki, Deeksha, Beten).
>
> Ziel: Kreativität wecken und die eigenen inneren Heilkräfte fördern.

Erfahrung aus meiner Praxis:
Endometriosepatientinnen, die in die Naturheilpraxis finden, haben oft schon einen langen Leidensweg hinter sich. Lange wurde die Krankheit als solche nicht entdeckt oder fehlinterpretiert und nach der Diagnose beginnt meistens ein Kreislauf aus Operationen mit kurzfristigen Verbesserungen der Symtome. Es entstehen, auch bedingt durch die OP-Narben, neue Verwachsungen, erneute Schmerzen und wiederholte Operationen in der Folge, da die Ursache nicht behoben wurde. Außerdem wird noch mit Gestagenen gearbeitet, zum Beispiel mit Orgametril®, die die Funktion der Eierstöcke lahmlegen. Die Regelblutung bleibt dadurch aus, es fehlt dann ein wichtiger Entgiftungsweg der Frau und diese Hormone haben viele Nebenwirkungen:
Die Frau wird unter Umständen künstlich in einen Zustand wie in den Wechseljahren versetzt und typische Wechseljahresbeschwerden können auftreten. Außerdem besteht die Gefahr der Osteoporose, Stoffwechselveränderungen oder Gefäßerkrankungen.
Um eine Endometriose ganzheitlich naturheilkundlich heilen zu können, braucht es von Seiten der Patientin eine große Bereitschaft mitzuarbeiten, ihren Lebensstil und ihre Denkweise zu verändern, um neue grenzüberschreitende Wege gehen zu können.

Psychische Begleitung und Unterstützung ist unabdingbar!

Endometritis

Definition

Entzündung der Gebärmutterschleimhaut,
greift meist schnell auf die Muskulatur über und heißt dann *Endomyometritis*. Ist die Entzündung auf den Cervixkanal beschränkt, spricht man von *Endometritis cervicis uteri*.

Ursachen

- ist meist Folge einer aufsteigenden Infektion, nach Entzündung der Vagina oder des Gebärmutterhalses. Die Infektion kann in eine Adnexitis (Eierstock- und Eileiterentzündung) übergehen.
- durch Spirale
- durch Östrogenmangel: Die Entzündung würde normalerweise bei der Mens abgestoßen! Bei Östrogenmangel kann sich die Funktionalis nicht richtig auf- und abbauen. Das kommt häufiger vor nach Abort, Schwangerschaftsabbruch und im Wochenbett.
- nach OP in der Gebärmutterhöhle
- nach der Geburt (Östrogenpause)
- Folge eines zerfallenden Endometriumkarzinoms (Korpus-Ca)

Symptome

- Blutungsstörungen
- BSG h (Erhöhung des Entzündungparameters)
- 38°-39° C Fieber
- Druckempfindlichkeit des Uterus durch Bauchdecke
- vermehrtes Vaginalsekret, auch eitrig
- bei Beteiligung des Myometriums:
  Schmerzen oberhalb des Venushügels
  Vagina und Gebärmutter schmerzempfindlich

Therapie

Die Schulmedizin gibt Antibiotika

Begleitende Naturheilkunde

Achtung:

Bei Entzündungen durch Infektionen, die sexuell übertragbar sind und/oder durch Erreger entstanden sind, die in §7 IfSG genannt sind, hat die Heilpraktikerin Behandlungsverbot nach dem §24 IfSG. Das gleiche gilt für Personen, die an einer Krankheit erkrankt bzw. mit Krankheitserregern infiziert sind, die nach §15 Abs. 1 IfSG in die Meldepflicht einbezogen sind und für Personen, die an einer der in §34 Abs. 1 IfSG genannten Krankheiten erkrankt oder der Erkrankung verdächtig sind (z. B. Streptococcus pyogenes-Infektionen).
Die vorgeschlagenen naturheilkundlichen Verfahren dürfen nur von einem Arzt oder einer Ärztin durchgeführt werden. Eine Zusammenarbeit zwischen naturheilkundlich behandelnder Ärztin und Heilpraktikerin wäre sinnvoll.

- Kolloidales Silber (oral einnehmen und lokale Anwendungen auf dem Bauch)
- "Rizol"-Öle nach Dr. Steidl (pflanzliche Antibiotika, innerlich und evtl. vaginal, verdünnt anwendbar, siehe Bezugsadressenverzeichnis), individuelle Dosierung muss ausgetestet werden
- Majorana / Melissa Vaginaltabletten von Weleda

Psychosomatik
(nach Margit Dahlke und Volker Zahn)

Entzündung ist immer ein ungelöster Konflikt

- tiefer Konflikt um Themen der Weiblichkeit
- Konflikt bezüglich der Grundlage für ein mögliches Nest eigener Kinder
- Konflikt bezüglich der Grundlage eigener Kreativität

Einlösung:

- Offensives Streiten um die Grundlage eigener Kreativität
  z. B. die Frau braucht Zeit für sich, für Malen, Tanzen, etc.
- Auseinandersetzung um die Basis für ein Nest für eigene Kinder

Lageveränderungen und Fehlbildungen des Uterus

Bei diesen Veränderungen ist eine naturheilkundliche Behandlung nur bedingt möglich, zum Beispiel konstitutionelle homöopathische Behandlung, oder viszerale Ostheopathie.

Lageveränderungen
Normalerweise ist der Uterus nach vorne geneigt und nach vorne gekippt. Die häufigste Abweichung davon ist die Abknickung des Corpus uteri gegen die Cervix nach hinten (Retroflexio Uteri). Die häufigste Lageänderung des Uterus ist die Senkung (Deszensus), die meist zu typischen Beschwerden wie Druckgefühl nach unten und Harninkontinenz führt.

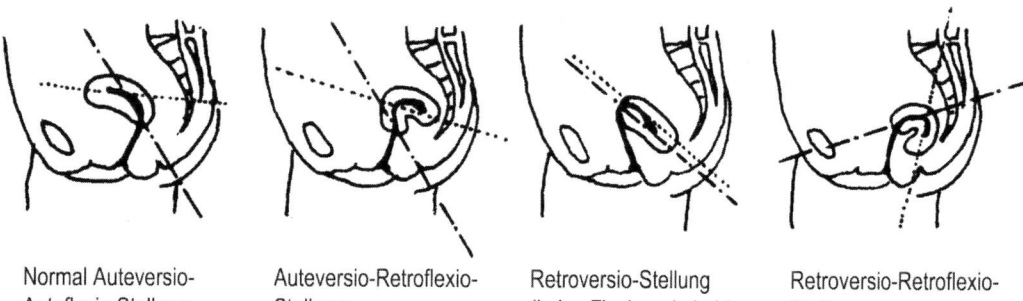

Abbildung: Lageveränderung des Uterus

Symptome (der Retroflexio Uteri)

- Unterbauch- und Rückenschmerzen im Bereich der Lendenwirbelsäule, vorwiegend während der Menstruation
- Neigung zu Frühaborten

Therapie (Schulmedizin)

- Meist ist keine Therapie notwendig. Operation: Kürzung der Haltebänder ist möglich. Der Erfolg der OP ist aber nur von kurze Dauer (die alte Lage wird wieder eingenommen).

Fehlbildungen des Uterus

<u>Uterus arcuatus:</u>   Fundus ist etwas eingezogen, braucht nicht therapiert zu werden

<u>Uterus subseptus:</u>   unvollständige Unterteilung, Probleme bei Schwangerschaft möglich
Schulmedizin: wird (operativ) abgetragen

<u>Uterus bicornus:</u>   2 Hörner entstehen
Schulmedizin: OP, Vereinigung der beiden Uterusteile, bei Kinderwunsch

<u>Uterus septus:</u>   mediane Unterteilung vom Fundus bis zur Vagina
Schulmedizin: Bei Kinderwunsch wird das intrauterine Septum abgetragen.

<u>Uterus duplex:</u>   mit doppelter Vagina
Schulmedizin: Bei Kinderwunsch Vereinigung der beiden Uterusanteile (OP nach Straßmann).

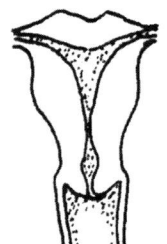 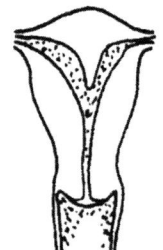 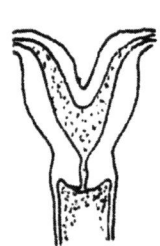 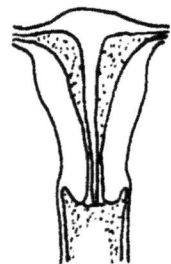 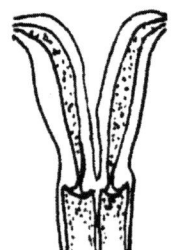

Uterus arcuatus Uterus subseptus Uterus bicornus unicollis Uterus sebtus Uterus duplex mit doppelter Vagina

Abbildung: Fehlbildungen des Uterus

Uteruspolypen

Definition

Gutartige Schleimhautwucherung im Gebärmutterhalskanal (Cervixpolyp) oder in der Gebärmutterhöhle (Korpuspolyp). Der Cervixpolyp kommt häufiger vor als der Korpuspolyp.

Symptome

Cervixpolypen:

Sie kommen selten im Kindsalter und bei Frauen unter 35 Jahren vor. Typischerweise treten sie während der Perimenopause (in der Zeit um die Menopause herum) auf.

- verstärkter Ausfluss
- Blutungen (insbesondere Kontaktblutungen bei Geschlechtsverkehr)
- Wenn sie aus dem Gebärmuttermund herausragen, kommt es häufig zu Ulzerationen.
- oft <u>ohne</u> Symptome

Korpuspolypen:

Sie können in jedem Lebensalter auftreten, mit einem Häufigkeitsgipfel im Alter zwischen dem 30.-60 Lebensjahr. Sie sind in vielen Fällen asymptomatisch.
- Schmierblutungen
- Zwischenblutungen
- postmenopausale Blutungen

Therapie Schulmedizin

Die Polypen werden meist mit einer Kornzange gefasst und abgedreht

Naturheilkunde

- "Ayurvedische" Entschlackungskur (siehe Kapitel 9), Entgiftung, Ausleitung
- Solunat Nr. 11, ehemals Matrigen II ret., von Fa. Soluna
- bei Zwischenblutungen siehe Kapitel 2
- siehe auch Myombehandlung, ähnliche Thematik

Psychosomatik
(nach Margit Dahlke und Volker Zahn)

Uteruspolypen bestehen ausschließlich aus Schleimhaut, im Gegensatz zu Myomen. Trotzdem besteht in der Ursache, wie in der Behandlung, eine ähnliche Thematik wie bei Myomen! Polypen stehen für Ungewöhnliches, Ausgefallenes und mindestens ein wenig "Verrücktes". Die Forderung nach ebensolchen Kreationen im innersten Nest der Familie liegt hier nahe. Thema ist zudem der Wunsch nach kreativ ausgelebter Intimität. Mehrere kleine Polypen kann man auch als materialisierte Tränen der Gebärmutter deuten. Ein großer Polyp könnte eine große Träne, einen großen Schmerz in diesem Bereich symbolisieren.

Besondere Psychosomatik bei Polypen im Gebärmutterhals, die in die Vagina ragen:

- Geschlechtsverkehr führt zum Blutbad
- das Eindringen des Mannes verletzt
- die Frau will sich den Geschlechtsverkehr nicht wirklich antun lassen
- die Frau kann unbewußt die arme Märtyrerin spielen

Zellveränderungen am Gebärmutterhals

Definition

Gutartige Zellatypien am Gebärmutterhals. Sie werden durch den sog. PAP-Test dargestellt (benannt nach Papanicolaou, griechischer Arzt und Pathologe) und geben einen Hinweis auf den Grad der Entartung. Über den PAP-Test kann man Krebszellen frühzeitig erkennen. Der Test wird an einem zytologischen Abstrich gemacht. Die Zellprobe wird angefärbt und untersucht. Diese Art der Krebsvorsorge gibt es seit 1971. Einmal im Jahr zahlt die Krankenkasse die Untersuchung des Gebärmutterhalses für Frauen, die älter als 20 Jahre sind.

Bei positivem PAP-Befund werden Frauen schnell panisch – und Ärzte geraten in Zugzwang!

Klassifikation und Auswertung des Zellabstrichs nach Papanicolaou:

PAP I	normales Zellbild
PAP II	unauffälliger Befund (zum Beispiel nach GV)
PAP III	verdächtiges Zellbild, Ursache: Entzündungen eventuell durch Viren (HPV = humanes Papillomavirus und Herpes) ausgelöst, Verdacht auf Krebsvorstufe
PAP III d	leichte bis mäßige Dysplasie (fehlgebildete Zellen), die oft auf Virusinfektionen und/oder auf Pilzbefall zurückgehen.
PAP IV a	mittelschwere bis schwere Dysplasie
PAP IV b	Carcinoma in Situ (eine kleine abgegrenzte Krebsstelle), oder schwere Dysplasie mit Veränderungen aller gewonnenen Zellen. Es besteht kein Kontakt zu Lymph- oder Blutgefäßen, auch Präcancerose genannt. Die Basalmembran ist nicht durchbrochen.
PAP V	Verdacht auf invasives Carcinom = Krebs. Eine sofortige Gewebeprobe wird eingeleitet und die Konisation.

Weitere Untersuchungsmöglichkeiten und OP-Verfahren ab PAP III:

- Kolposkopie: Betrachtung der Portio unter 6-40 facher Vergrößerung mittels des sog. Kolposkops, einem, speziell in der Gynäkologie verwendeten, Mikroskops.
- Portioabschabung: ist Diagnose und Therapie zugleich.
  Wichtig ist der Virusnachweis (HPV = humanes Papillomavirus oder Herpes)
- Ausschabung des Gebärmutterhalses = Abrasio, oder Cervix-Kürettage.
  Das ausgeschabte Material wird untersucht.
- Laservaporisation: Gewebe wird verdampft durch Erhitzen. Eher ungünstig, da das Gewebe dann nicht mehr untersucht werden kann.
- Konisation = aus der Portio wird ein kegelförmiges Gewebsstück herausgeschnitten mittels:
  - Skalpell
  - Schlingenresektion (Metall), besser verträglich als andere Verfahren
  - Laserkonisation

  Nebenwirkung der Konisation:
  kann sich auf Schwangerschaft und Geburt nachteilig auswirken!

Es existiert ein Untersuchungsergebnis von Dr. Christiane Northrup:
Frauen, bei denen sich der PAP-Wert nicht verschlechtert sind die aktiveren, die kreative Lösungen suchen, die sich mit sich und dem Thema auseinandersetzen und optimistischer sind.

Allgemein ist bekannt, dass erhöhte PAP-Werte eine hohe Spontanheilungsquote haben. Darauf sollte sich die betroffenen Frau aber nicht alleine verlassen.

Psychosomatik

Die psychische Situation bei Frauen, deren PAP-Werte erhöht sind, ist oft belastet: lang anhaltende Beziehungskrisen, Themen wie Nähe und Distanz, Sexualität, nicht "Nein" sagen können, Ärger und Wut werden nicht ausgesprochen.
Denn der Gebärmutterhals ist eine Grenze: Frauen sollten ihre Grenzen spüren und sie anderen gegenüber ausdrücken.

Fragen an die Frau, die hier passen:

- Wieviel Raum gebe ich meinen eigenen Bedürfnissen?
- Wo ist ein Grenzbereich verletzt worden?
- Wo lasse ich Grenzüberschreitungen zu?
- Welche Wünsche hat die Frau in der Sexualität?
- Gibt es Wünsche die sie sich nicht eingesteht?

Bei Christiane Northrup steht der Gebärmutterhals für die "Freiheit zur Intimität". Störungen des Energieflusses entstehen bei unbefriedigenden sexuellen Beziehungen und Schuldgefühlen bei sexueller Lust.

Einlösung:

In der Sexualität müssen Frauen selber lernen Grenzen zu setzen, z. B. wenn es zu schnell geht. Streß reduzieren ist wichtig, auch wenn nicht einfach bei der Mehrfachrolle der Frau. Streß erhöht die Infektanfälligkeit!
Das eigene "Tempo" anschauen, akzeptieren und nach außen vertreten.
Frauen sollten nach unterstützenden Ressourcen suchen. Oft fehlen Freundinnen.

Bei erhöhten PAP-Werten:

- Innehalten
- die eigene Lebensweise prüfen
- Was tut mir gut?
- Was gibt mir Orientierung?

Immer einen 2. Befund einholen (anderes Labor!)

Beispiel aus meiner Praxis:
Eine Patientin mit erhöhtem PAP-Wert bestätigte bei der Frage nach ihrer Sexualität, dass sie lange Zeit in starker Scham lebte, wegen einer Beziehung mit einem verheirateten Mann. Der Besuch bei einer Heilpraktikerkollegin verstärkte dies noch, da diese auf die Patientin moralischen Druck ausübte.
In der Behandlungsphase verordnete sich die Patientin selbst ein "Sabbatjahr" in Bezug auf Männer und Geschlechtsverkehr, da sie selbst meinte, sich viel zu schnell auf Sexualität einzulassen.

Therapie Schulmedizin

OP, Chemotherapie

Die Heilpraktiker sollten die Patientin bei ihrer Entscheidung begleiten und beraten. Die Frage ist, inwieweit sie den schulmedizinischen und/oder den naturheilkundlichen Weg gehen will, ab PAP III d! (Sorgfaltspflicht der Heilpraktiker!)

Naturheilkundliche Therapie

Gesundheitliche Belastungen reduzieren:
Falls die Patientin raucht, sollte sie umgehend damit aufhören!
Eine ggf. vorhandene Spirale sollte entfernt werden.
Die Pille sollte abgesetzt werden, denn Vitamine, Folsäure und Mineralien werden durch die Pille verbraucht.. Dies schwächt das Immunsystem und die Zellerneuerung.

Ernährung:

Die Betroffene sollte sich ballaststoff- und vitaminreich ernähren.
Alkohol, Koffein, Zucker, chemische Zusatzmittel sollten vermieden werden über einen begrenzten Zeitraum von 6-8 Wochen, am besten die "Ayurvedische" Entschlackungskur machen! (siehe Kapitel 9).
Viel Wasser und Kräutertee oder Frauenmanteltee trinken (Heiltees nie länger als 6 Wochen ohne Unterbrechung trinken).
Erhöhter PAP-Wert ist oft ein Zeichen von Übersäuerung!
Deshalb wieder: Entsäuern, basische Nahrungsmittel bevorzugen

Bei Herpes und Papillomavirusbelastung

- Enzyme! Lösen Krebszellen auf, regen den Stoffwechsel an:
  Wobe-MucosNEM von Firma Mucos, 8-10 Kapseln täglich
  Wobenzym N von Mucos 8-10 Tabletten täglich
  Enzym Wied N von Firma Wiedemann Pharma
  RechtsRegulat Bio von Firma Dr. Niedermaier
  Bodyzym, zu beziehen über "Oase der Gesundheit", Dauchingen
- Enzympräparate aus Schlangengiften, zu beziehen über HorviEnzymed Holland B.V.
  Genaue Kenntnisse sind erforderlich (Seminarbesuch)!

Achtung:

Bei Entzündungen durch Infektionen, die sexuell übertragbar sind und/oder durch Erreger entstanden sind, die in §7 IfSG genannt sind, hat die Heilpraktikerin Behandlungsverbot nach dem §24 IfSG. Das gleiche gilt für Personen, die an einer Krankheit erkrankt bzw. mit Krankheitserregern infiziert sind, die nach §15 Abs. 1 IfSG in die Meldepflicht einbezogen sind und für Personen, die an einer der in §34 Abs. 1 IfSG genannten Krankheiten erkrankt oder der Erkrankung verdächtig sind (z. B. Streptococcus pyogenes-Infektionen).
Die vorgeschlagenen naturheilkundlichen Verfahren dürfen nur von einem Arzt oder einer Ärztin durchgeführt werden. Eine Zusammenarbeit zwischen naturheilkundlich behandelnder Ärztin und Heilpraktikerin wäre sinnvoll.

- Schleimhautsanierung: Mucosa compositum, von Heel (normalerweise Injektion) 1 Ampulle, mit Wasser vermischen und in die Vagina einführen mit Spritze und/oder Vitamin-A+E Hevert Kapseln oral einnehmen.
- Muttermundbehandlung:
  Vitamin-A-Salbe auf den Muttermund streichen mit dem Finger: Massage des Muttermundes! Selbstkontakt. Salbe am besten selber anrühren mit Vitamin-A Präparat (z. B. Carotinora Kapseln von Firma Twardy)
  Alternativ Vita-Pos Augensalbe von Bios Naturprodukte, da für Schleimhaut geeignet. Verträglichkeit am Besten mittels eines sensitiven Verfahrens austesten.
- Spülungen mit Kolloidalem Silber mit Spritze oder mit Irrigator und speziellem Aufsatz
- "Rizol"-Kur (siehe Kapitel 9), innerlich und äußerlich verdünnt über Tampons anwenden
- Zäpfchen für die Vagina:
  Die folgende Mischung von Staufen Pharma, Göppingen, in der Apotheke bestellen (Mindestbestellmenge 50 ml)

Rezept:
*Alchemilla, Ø spag. (**Frauenmantel**)*
*Argentum nitricum, Dil. D4 (**Silbernitrat**)*
*Calendula, Ø spag. (**Ringelblume**)*
*Echinacea, Ø spag. (**Sonnenhut**)*
*Kreosotum, Dil. D6 (**Buchholzteer**)*
*Lamium album, Dil. D1 (**Taubnessel**)*
*Melissa officinalis, Ø hom. (**Melisse**)*
*Mercurialis perennis, Dil. D2 (**Wald-Bingelkraut**)*
zu gleichen Teilen von Staufen Pharma mischen lassen (Kosten 35 Euro, Stand Mai 2013)
Aus 6 ml dieser Mischung, 6 Tropfen ätherischem Geranium-Öl, 6 Tropfen 10%igem Rosenöl und 60 gr. Zäpfchenmasse Zäpfchen in der Apotheke herstellen lassen (reicht für 30 Stück Vaginalzäpfchen).
Behandlungsvorschlag: 1 Woche lang jeden Abend 1 Zäpfchen in die Vagina einführen, anschließend 3 x wöchentl. 1 Zäpfchen, bis sie aufgebraucht sind.

Alternatives Fertigprodukt: Die Eversbusch-Apotheke in München hat speziell regenerierende Vaginalzäpfchen nach Margret Madejsky für verdächtige Abstriche (PAP III) entwickelt. Im Mittelpunkt der Rezeptur steht die Alchemilla, die durch antivirale und entzündungshemmende Heilmittel (z. B. Kolloiodales Silber, ätherische Öle und Vitamin-A) ergänzt wird.
Anwendungsempfehlung: 2 Wochen lang täglich über Nacht ein Zäpfchen einführen, danach mit 2-3 Zäpfchen pro Woche fortfahren. Kurdauer: 4-8 Wochen.

- Sitzbad mit Schafgarbe und Zinnkraut, 15 Min., nicht zu heiß, wirkt durchblutungsfördernd und stoffwechselanregend

- Regenerierender Tee bei erhöhten PAP-Werten nach Margret Madejsky, in der Apotheke mischen lassen:
  Rezept
  20 gr. **Benedikten-Kraut**
  50 gr. **Frauenmantel**

20 gr. ***Gänseblümchen***
60 gr. ***Gundelrebe***
20 gr. ***Löffelkraut***
20 gr. ***Ringelblumenblüten***
20 gr. ***Sanikel***
40 gr. ***Schafgarbenblüten***
50 gr. ***Stiefmütterchenkraut***
20 gr. ***Taubnessel***
Anwendung und Dosierung individuell austesten

Therapievorschlag einer Heilpraktiker-Kollegin mit der Sanum-Therapie:
Quentakehl D5 Dil., 1x tgl. 8 Tr. vor einer Mahlzeit
Fortakehl D5, 1x tgl. 8 Tr. vor einer Mahlzeit
Beide Mittel werden von der Fa. Sanum-Kehlbeck hergestellt.
Zusätzlich kann ein Lebermittel nötig sein, um die Ausleitung zu unterstützen:
Hepar-Hevert-Lebertabletten, 3x 1 tgl. oder Kräuter-Elexier Nr. 3 L / Ni, von Calendula-Kräutergarten, 3x 6 Tr. tgl. oder andere Lebermittel.

Gebärmutterkrebs

Allgemein gilt für die Krebstherapie in der Naturheilpraxis (auch von der rechtlichen Lage her), dass die Rolle der Heilpraktiker hierbei eine begleitende und unterstützende sein sollte. Soweit möglich und sinnvoll ist eine Zusammenarbeit mit der schulmedizinischen Therapie wünschenswert. Aus meiner Erfahrung heraus ist das allerdings eine große Herausforderung für den HP. Oft bleibt leider nur die Vor- und Nachbereitung der OP, beispielsweise die Ausleitung der Narkosemedikamente, Angstbewältigung, Verabschiedung von Organen.
Falls die Patientin eine ausschließlich naturheilkundliche Therapie wünscht, ist aus meiner Sichtweise eine Zusammenarbeit verschiedener Heilpraktiker sinnvoll, jeder mit seinem Spezialgebiet. Krebs muß auf vielen verschiedenen Ebenen angegangen werden. Als Beispiel seien die 3 "E"s genannt: **Energie, Ernährung, Entgiftung** (aus "Chemotherapie heilt Krebs und die Erde ist eine Scheibe", Lothar Hirneise, siehe Literaturliste).

Es wird unterschieden zwischen **Korpus-Ca** und **Cervix-Ca**.

Korpus-Ca

Andere Bezeichnungen hierfür sind: Endometrium-Ca oder Gebärmutterkörperkrebs.
Es handelt sich um einen langsam wachsenden Krebs mit sehr guten Heilungschancen.
Häufigkeit: 30% aller Genitalkarzinome sind Korpus-Cas.
Der Altersgipfel der erkrankten Frauen liegt zwischen dem 55. und 60. Lebensjahr.
Er kommt selten vor der Menopause vor.
Man findet eine Häufung bei Frauen, die nicht geboren haben.
Gefährdet sind eher Frauen mit Diabetes, hohem Blutdruck und Fettleibigkeit.

Symptome

Blutungen nach Beginn der Menopause, eitrig blutiger Fluor, fleischwasserfarbener Ausfluß, eventuell Schmerzen im Unterbauch, ansonsten symptomarm.
CAVE!! Jede Blutung nach Beginn der Menopause ist krebsverdächtig!

Ursachen

Die Ursache ist unklar.

Korpus-Ca entsteht häufig als Zweitkarzinom bei Brustkrebs und Darmkrebs.

Zuviel Östrogene, verursacht durch Hormonsubstitution, vor allem nach der Menopause, werden diskutiert.

Umwelttoxine wirken krebsauslösend.

Vom naturheilkundlichen Standpunkt aus handelt es sich um ein multifaktorelles Geschehen: genetisch, immunologisch durch Milieustörung, energetisch, emotional, systemisch. Auslöser sind oft Verletzungen und Traumatisierungen.

Therapie Schulmedizin

OP von Uterus, Adnexe, Beckenlymphknoten,
Chemotherapie, Hormontherapie

Naturheilkundliche Therapie

Mistelinfusionen
(Die Misteltherapie gehört zur antroposophischen Medizin. Sie wird aber von manchen Naturheilkundlern kritisch betrachtet, weil durch die Misteltherapie das Immunsystem zu sehr hochgepeitscht wird, wobei es sowieso schon geschwächt ist. Es kann dann schnell überfordert sein und völlig kollabieren.)
Homöopathie, Hyperthermie (loko-regional, direkt am Organ und Ganzkörperhyperthermie)
Phytotherapie
Arbeit mit Besetzungen und Fremdenergie
Frage an die Patientin: Gibt es etwas, was es wert ist, dass Du lebst?

Krebsdiät: siehe Kapitel 9

Alternativ: "Ayurvedische" Entschlackungskur (siehe Kapitel 9)
Entsäuern/Entgiften (siehe Kapitel 1)

Schüsslersalze: Nr. 7 Magnesium Phos., Nr. 20 Kalium Aluminium Sulfuricum, Nr. 4 Kalium Carb., jeweils 3x 3 Tbl. täglich – besser die Dosierung austesten mittels einem sensitiven Verfahren.

Tee-Empfehlung für die Psyche: **Melisse, Rosenblüten, Orangenblüten, Johanniskraut**, einzeln oder als Mischung wirken sie stimmungsaufhellend.

Trinken: Wasser, Gemüsesäfte, Rooiboshtee, Matetee, Grüner Tee.

Vitamine: OPC (aus Traubenkernextrakt), die Dosis langsam steigern. In Kombination mit Vitamin C wirkt OPC um ein Vielfaches besser. Bei OPC handelt es sich um ein starkes Antioxidans, das auch als Vitamin P bezeichnet wird.

Begleitende OP-Vorbereitung und Nachbereitung in der Naturheilpraxis (siehe Kapitel 9, Seite 263)

Psychosomatik

siehe psychische Aspekte bei Cervix-Karzinom (siehe S. 98)

Psychosomatik nach Dr. Ryke Hamer (Neue Medizin)

Gebärmutter-Ca hat als Auslöser einen hässlichen Konflikt mit dem Mann oder einen Verlustkonflikt. Zum Beispiel könnte das ein Streit um die Kinder sein, es könnten sexuelle Probleme sein oder der Verlust eines Kindes.

Cervix-Karzinom (Gebärmutterhalskrebs) ab PAP V

Definition

Das Cervix-Ca entwickelt sich über die Stadien Dysplasie und Carcinoma in Situ. Es ist bei Frauen die zweithäufigste Krebsart nach Brustkrebs bei Frauen. Der Altersgipfel liegt bei 45-55 Jahren. Sexuell nicht aktive Frauen haben diese Krankheit nicht.

Ursachen

- Bei 90% der betroffenen Frauen wird eine Papillomaviren-Infektion nachgewiesen. Meist sind es HPV 16 und HPV 18 aus der "high risk"-Gruppe.
- Mangelnde Körperhygiene des Partners, da die Zersetzungsprodukte des Talgdrüsensekrets (Smegma), das sich unter der Vorhaut des Penis sammelt, eventuell krebserregend ist (in Ländern, in denen Männer beschnitten sind, ist Cervix-Ca weitaus seltener).
- Frauen, die vor dem 17. Lebensjahr Geschlechtsverkehr hatten, sowie HWG haben, sind häufiger betroffen!
- Mehrere Geburten vor dem 30. Lebensjahr erhöhen das Risiko.
- Ein Herpesvirus, das beim Geschlechtsverkehr übertragen werden kann.
- Länger bestehende Scheidenentzündungen (Chlamydien, Gardnerella u. a.).
- gestörtes Vaginalmilieu wirkt sich auf den Gebärmutterhals aus
- Abwehrschwäche (z. B. Heroinkranke)
- Rauchen, Stress, gesundheitliche Belastungen am Arbeitsplatz (Schwermetalle, Chemikalien)
- Umweltgifte allgemein

HWG heißt: häufig wechselnde Geschlechtspartner

> **Achtung:**
>
> **Bei Entzündungen durch Infektionen, die sexuell übertragbar sind und/oder durch Erreger entstanden sind, die in §7 IfSG genannt sind, hat die Heilpraktikerin Behandlungsverbot nach dem §24 IfSG.** Das gleiche gilt für Personen, die an einer Krankheit erkrankt bzw. mit Krankheitserregern infiziert sind, die nach §15 Abs. 1 IfSG in die Meldepflicht einbezogen sind und für Personen, die an einer der in §34 Abs. 1 IfSG genannten Krankheiten erkrankt oder der Erkrankung verdächtig sind (z. B. Streptococcus pyogenes-Infektionen).
> **Die vorgeschlagenen naturheilkundlichen Verfahren dürfen nur von einem Arzt oder einer Ärztin durchgeführt werden.** Eine Zusammenarbeit zwischen naturheilkundlich behandelnder Ärztin und Heilpraktikerin wäre sinnvoll.
>
> **Hinweis:**
> Das Behandlungsverbot des Cervix-Karzinoms unter dem Gesichtspunkt der sexuellen Übertragbarkeit der verursachenden Erreger (§24 IfSG) ist eine schwierige Rechtsfrage. Es ist für mich als Autorin nach gewissenhaftem Nachfragen beim Robert-Koch-Institut und dem Gesundheitsamt Esslingen immer noch nicht eindeutig geklärt! Ich verweise auf den Schriftverkehr im **Anhang** Teil C "Antworten vom RKI und Gesundheitsamt Esslingen zum Thema Behandlungsverbot beim Cervix-Karzinom für HPs" von 2009.

Therapie Schulmedizin

    Konisation, Chemotherapie, Uterus OP

Naturheilkundliche Therapie

Siehe naturheilkundliche Behandlung beim Korpus-Ca

Außerdem ein Behandlungsvorschlag der Firma Sanum bei Muttermundstörungen in Richtung Karzinom (PAP III-V) und bei OP zur Vor- und Nachbehandlung:

1. CITROKEHL 2x 5 Tr. tgl.
2. NOTAKEHL D5 2x tgl. 5 Tr. oder 1 Tbl. über 14 Tage, dann wechseln auf
3. SANKOMBI D5 2x tgl. 5-10 Tr.
   (alternativ MUCOKEHL D5 morgens / NIGERSAN D5 abends, jeweils 5-10 Tr.)
   über Wochen, immer 5-2-5-2, d. h. 5 Tage SANKOMBI D5, Dosierung wie oben
   (Mo-Fr), 2 Tage NOTAKEHLl D5, Dosierung wie oben (Sa, So) usw.
4. RECARCIN D6 Kps., 1x 1 alle 2 Wochen, BOVISAN D6 Tr., 1 x 10 tgl. oral
5. eventuell 1x wöchentlich eine Mischinjektion aus:
   Hepar comp. (Heel) 1 Amp.
   Ubichinon comp. (Heel) 1 Amp.
   Coenzym comp. (Heel) 1 Amp.
   i. v., i. m. oder s. c., alle 3 Varianten sind möglich

Das angegebene Rezept (1. bis 5.) bringt einen deutlichen Rückgang der pathologischen Veränderungen und sollte über 2 bis längstens 3 Monate angewendet werden.

Begleitende OP-Vorbereitung und Nachbereitung in der Naturheilpraxis (siehe Kapitel 9, S. 263)
Symbolarbeit zur Verabschiedung von Organen (siehe Kapitel 9, S. 274 f.)

Psychosomatik

siehe auch "Zellveränderungen am Gebärmutterhals" (S. 91):

- Die Gebärmutter steht für absolut Verdrängtes! Was wird verdrängt?
- Die Patientin sollte sich die Frage stellen: "Will ich leben oder will ich nicht leben?"
- Die Erde ist auch krebskrank. Diese Erkrankung spiegelt den Zustand der Erde.
- Der Tumor ist nur ein Symptom, was ist die Grunderkrankung? Krebs ist ein multifaktorelles Geschehen: genetisch, immunologisch (Milieustörung), energetisch, emotional, systemisch. Auslöser sind oft Verletzungen und Traumatisierungen.
- Krebs ist ein ungehemmtes Wachstumsprogramm. Das bedeutet auch, dass unheimlich viel Energie vorhanden ist! Diese Energie kann umgeleitet werden für den Heilungsprozess.
- Es kann eine Bereitschaft zur Selbstzerstörung bei der Patientin vorliegen.
- Bei der Patientin kann die spirituelle Rückbindung fehlen.

Weitere Therapieansätze zum Thema **Korpus-Ca** und **Cervix-Ca**

Es gibt keine Formeln für die Krebsheilung: Der/Die behandelnde HP kann Hingabe lernen. Es ist nicht alles machbar. Manchmal geht es auch um eine gute Sterbebegleitung, um Akzeptanz und Auseinandersetzung mit dem Tod.

Krebs bedeutet das "Geschäft mit der Angst". Die Patientin wird verunsichert durch die Diagnose und entscheidet sich oft aus Angst zu einer schnellen Lösung.
- Der HP kann die Patientin begleiten im Umgang mit dem Thema Angst.
- Immunsystem aufbauen durch Darmsanierung
- giftfreie Ernährung (Krebsdiät, siehe Korpus-Ca) und Entgiftung (siehe Kapitel 1)
- Aufklärung über medizinische Eingriffe und Folgen, Entscheidungsfindung begleiten z. B. einen "Tumorvertrag" abschließen nach Lothar Hirneise, ("Chemotherapie heilt Krebs und die Erde ist eine Scheibe")

- ein "Bösebuch" schreiben!!
  Krebspatientinnen leiden oft unter Harmoniesucht, ein Leitsymptom der Carcinosin-Nosode (homöopathisches Heilmittel, hergestellt aus krebskrankem Gewebe).
  Unterdrückte Aggressionen aber führen zur Selbstzerstörung. Deswegen ist es heilsam, wenn die Patientin alle unerlaubten Gefühle und Gedanken in ihr "Bösebuch" schreibt.
- Man kann die Patientin die Geschichte ihrer Gebärmutter schreiben lassen oder die Geschichte des Tumors erzählen lassen, am besten in einer Trance.
  Eine Verabschiedung des entfernten Organes könnte notwendig sein. Dies kann in Form eines Rituals geschehen (siehe Kapitel 9).
- Als neue Lebensperspektive ist es notwendig, dass die betroffene Frau ihre Lebensbereiche sortiert und eine Bestandsaufnahme macht. Dann kann sie entscheiden, was sie verändern will in Richtung eines positiven und glücklichen Lebens.

Eine Übung für die Praxis:
Die Frau legt mit einem Wollfaden/Schnur den Kreis, der ihr Leben ausmacht, symbolisch im Raum aus. Sie beantwortet die Fragen "Wieviel Raum nehme ich ein?" – "Wieviel Raum davon gehört meiner Weiblichkeit und inneren Frau?" – "Wieviel Raum nimmt meine Sexualität ein?" – "Wieviel Raum nimmt meine Selbstverwirklichung ein?" usw.

Beispiel aus der Praxis:
Ich persönlich mache mit Tumorpatientinnen gerne die Arbeit mit dem "Tumorzimmer" nach Dr. med. Walter Weber, in Anlehnung an Dr. Ryke Geerd Hamer:
Dies ist eine innere Reise und Visualisierungsarbeit, bei der sich die Patientin am Tumorort ein Zimmer vorstellt. Dort kann sie z. B. konfliktauslösende Personen treffen und sich mit diesen aussprechen. Dann lässt man die Patientin das Zimmer verändern, bis es für sie absolut angenehm ist (neue Möbel, Fenster, mehr Licht, andere Farbe usw.). Anschließend findet sie ein entsprechendes zweites Zimmer im Kopfbereich (Hamerscher Herd) und arbeitet dort genauso wie im Tumorzimmer. Zum Schluß sind noch reinigende "Kanalarbeiten" mit heilendem Licht nötig.
Der Verbindungskanal zwischen dem Kopfzimmer und dem Tumorzimmer wird gereinigt. Durch diese Visualisierungsarbeit können ursächliche Traumatas und Krebsauslöser aufgelöst werden und der Krebskonflikt wird beseitigt.

Erfahrungen mit Krebspatientinnen:

- Sie fordern selten.
- Sie stellen ihre Bedürfnisse zurück.
- Unerträgliche Situationen werden lange geduldet.
- Die Frauen nehmen eine Opferrolle ein.
- Sie tragen keine Verantwortung für sich, sondern für andere (ein Leitsymptom der Carcinosin-Nosode ist die übermäßige Sorge für andere).
- Sie wissen oft nicht, wer sie sind und was sie wollen.

HPV-Impfung, die Impfung gegen Gebärmutterhalskrebs, ein kritischer Beitrag

Die offizielle schulmedizinische Meinung:

> Eine Infektion mit den sexuell übertragbaren humanen Papillomaviren (HPV) ist der Hauptrisikofaktor für die Entstehung von Gebärmutterhalskrebs, dem Zervixkarzinom. In Deutschland stehen nun zwei Impfstoffe zum Schutz vor einer HPV-Infektion zur Verfügung: Gardasil® und Cervarix®. Während Gardasil® seit Herbst 2006 in Deutschland verfügbar ist, erfolgte die Zulassung von Cervarix® im September 2007. Die Impfstoffe verhindern die Ansteckung mit den beiden HPV-Typen 16 und 18, die für die Mehrzahl von Zervixkarzinomen und einige seltenere Tumorerkrankungen verantwortlich sind. Gardasil® schützt darüber hinaus vor einer Infektion mit den Virustypen HPV 6 und 11 und beugt so zusätzlich gutartigen Genitalwarzen vor. Offiziell empfohlen ist die HPV-Impfung in Deutschland seit März 2007 für Mädchen zwischen 12 und 17 Jahren.
>
> Was kostet die Impfung?
>
> In Deutschland kostet eine Impfdosis Gardasil® oder Cervarix® rund 160 Euro; die komplette HPV-Impfung bestehend aus drei Einzeldosen kostet demnach 480 Euro. Zuzüglich des Arzthonorars fallen insgesamt also rund 500 Euro an. Der Impfstoff ist in allen Apotheken erhältlich.
>
> Kostenübernahme durch die Krankenkassen:
> Seit November 2007 ist die HPV-Impfung eine generelle Pflichtleistung der gesetzlichen Krankenversicherung im Rahmen der Stiko-Empfehlung. Da die Stiko die Impfung derzeit für Mädchen zwischen 12 und 17 Jahren empfiehlt, müssten Interessierte anderer Alters- und Personengruppen individuell bei ihrer Kasse erfragen, ob auch außerhalb der offiziellen Empfehlung die Kosten für die HPV-Impfung getragen werden. Bei privat Versicherten gilt der jeweilige abgeschlossene Vertrag.

Aus dem Internet: www.krebsinformationsdienst.de, Deutsches Krebsforschungszentrum (dkfz), Krebsinformationsdienst.

20 Jahre Forschung waren notwendig um den überteuerten Impfstoff herzustellen, der nach nur 4-jähriger Testphase voreilig auf den Markt gekommen ist. Er ist seit Okt. 2006 in Deutschland erhältlich.

Argumente, die gegen die Impfung sprechen:

Die Impfung müsste vor dem ersten GV verabreicht werden, weil sonst schon Papillomaviren übertragen werden können. Bei den Jugendlichen heutzutage rückt dieses Alter immer weiter nach vorne.
Außerdem findet man bei 90% der 13-jährigen Mädchen Kondylome mit HP-Viren vor. Also ist die Impfung sinnlos. Quelle: Dr. med. S. Harrendorf und Dr. E. Walraph, Frauenärzte aus Hamburg und Neubrandenburg.
Es ist nicht bewiesen, dass HPV tatsächlich immer die Ursache für Gebärmutterhalskrebs ist. Ein gutes Immunsystem wäre eine viel bessere Prophylaxe.
Selbst wenn es sinnvoll wäre diese Impfung durchzuführen, konnte man bisher nur Impfstoffe gegen 4 der 18 derzeit als krebsauslösend bekannten HPVs herstellen, was das Ganze ad absurdum führt! Es gibt über 100 verschiedene HPV-Typen, davon können etwa 30 die Schleimhäute befallen.
Höchst bedenklich ist die aggressive Werbung an Schulen, die und die vor allem die Mütter anspricht und ihnen Angst macht.
Zwischenzeitlich sind Todesfälle bekannt geworden und schwere Impfkomplikationen.

Zur weiteren Information:
www.initiative.cc – unter "Kinder-Impfen-Schwangerschaft", Artikel über HPV-Impfung.
Verein www.hormonselbsthilfe.de, unter "Aktuelles", Beitrag von Harrendorf und Walraph (siehe oben)
Allgemeine impfkritische Informationen:
www.impf-report.de bieten unter anderem Elternseminare an.
www.klein-klein-verlag.de, gute Broschüren und Bücher.

Chronische Beckenschmerzen (ohne medizinischen Befund)

Schmerz kann physisch und chemisch im Endokrinum, Nerven- und Immunsystem gespeichert werden.
Diese Schmerzen sind Erinnerungen im Körper, die nicht bewusst wahrgenommen werden.
Der Schmerz hat auch etwas mit Trauer zu tun (der stellvertretende Schmerz).
Bei chronischen Beckenschmerzen haben Frauen häufig eine sehr komplexe psychische und emotionale Geschichte wie
- Sexueller oder emotionaler Missbrauch
- Emotionale Belastung im Berufs- oder Privatleben

Hier ist Heilung auf einer tieferen Ebene ist nötig!

Sonderfall: Phantomschmerzen können auftauchen, nachdem Organe entfernt wurden.

Therapieempfehlung

> Zwiegespräch mit dem Schmerz halten.
> Innerer Dialog oder Gestalttherapie.
>
> Bei Missbrauch sind Traumreisen gefährlich. Die Patientin kann in die alte Situation abdriften (siehe Kapitel 9, "Thema Missbrauch").

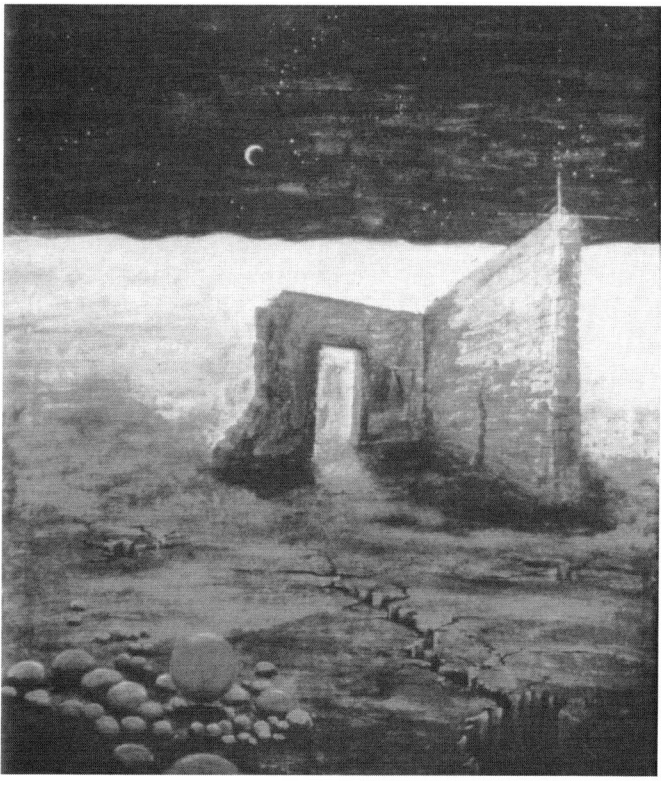

Sonstiges zur Gebärmutter:

Gebärmuttersenkung bei Schwäche der Beckenbodenmuskulatur

Definition

Die Senkung (**Descensus**) der inneren Genitalorgane an einen tieferen Punkt als es normalerweise der Fall ist. Benachbarte Organe (Blase, Rektum) können ebenfalls betroffen sein.
Man spricht dann von **Zystozele** und **Rektozele**:
Die **Zystozele** ist eine Ausstülpung der Blase in die vordere Scheidenwand. Der Blasenboden, verwachsen mit dem Scheidendach, wird nach unten gezogen. Es kommt zur Restharnbildung.
Die **Rektozele** ist eine Vorwölbung des Mastdarms in die hintere Scheidenwand. Die Rektumwand wird nach vorne unten gezogen. Dadurch kann die Darmentleerung gestört sein.
Die Kombination aus beiden wird **Zysto-Rektozele** genannt.
Der schwerste Fall eines **Descensus uteri** wäre der Uterusprolaps (Gebärmuttervorfall) mit "Umstülpung" der Vagina. Der Muttermund tritt zwischen den Schamlippen hervor und kann Druckulzera ausbilden.

Ursache

Chronische Überlastung stört das Gleichgewicht zwischen Beweglichkeit und Fixierung des Uterus. Die von unten tragenden Muskeln des Beckenbodens und die von oben und den Seiten haltenden Bandstrukturen werden insuffizient.
Risikofaktoren sind körperliche Anstrengung, Übergewicht, chronischer Husten, Obstipation und Geburten im Zusammenspiel mit anlagebedingter Bindegewebsschwäche.

Symptome

Viele Patientinnen haben überhaupt keine Beschwerden!

- Druckgefühl nach unten ("Ich meine immer, mir würde alles da unten rausfallen.")
- uncharakteristische Schmerzen im Unterbauch und Kreuz besonders nach langem Stehen.
- Ausfluss, da Scheidenwände und Cervix häufig gereizt und entzündet sind.
- Harnwegsinfekte und Obstipation durch Veränderung an Blase und Darm (z. B. Abknicken der Harnröhre).
- Harninkontinenz: Anfangs nur bei körperlicher Anstrengung, kann sich später so verschlimmern, dass sich die Betroffene nicht mehr gesellschaftsfähig fühlt.
- Behinderung beim Gehen und Sitzen.
- Schleimhautgeschwüre an den prolabierten Stellen und z. T. blutiger Ausfluss.

Therapie Schulmedizin

Operation (entweder gebärmuttererhaltend mit "Aufhängung" oder Hysterektomie), Pessar oder Östrogengaben (lokal mittels eingelegtem Silikonring oder systemisch oral).

Therapie Naturheilkunde

Phytotherapie

Die folgenden Rezepturen sind auch für die Folgen von Leistenbrüchen geeignet.

Frauenmanteltee
Rezept:
1 gehäufter Teel. Kräuter auf ¼ Ltr. Wasser verwenden, nur brühen, kurz ziehen lassen, davon 4 Tassen täglich schluckweise trinken. Im Frühjahr / Sommer dafür möglichst frisch gepflückte Kräuter verwenden.

Hirtentäscheltinktur (zur äußerlichen Anwendung als Massage, beginnend über der Vulva aufwärts Richtung Unterleib im Bereich des Schambeins)
Rezept für die Herstellung der Tinktur aus frischen Kräutern:
Frisches Täschelkraut (komplette Pflanze ohne Wurzel) wird kleingeschnitten, locker bis zum Hals in eine Flasche gefüllt, darüber wird 38-40%iger Korn oder Obstbrandwein gegossen (die Kräuter müssen bedeckt sein). 14 Tage in der Sonne oder Wärme stehen lassen.

Schafgarbensitzbäder
100 gr. Kräuter werden für ein Bad benötigt, welches noch 2 x aufgewärmt wieder verwendet werden kann.
Rezept:
100 gr. Schafgarbe (das ganze Kraut) in kaltem Wasser über Nacht ansetzen, am nächsten Tag bis zum Kochen erhitzen und dem Badewasser zufügen (ungefähr 5-8 Ltr.).

Kräutertee
Rezept:
Je 50 gr. Gänsefingerkraut (Anserinae herba), Goldrutenkraut (Solidaginis herba), Himbeerblätter (Rubi idaei folia), Johanniskraut (Hyperici herba) und Silbermantelkraut (Alchemilla alpinae herba) mischen. 1 Essl. dieser Mischung mit 200 ml kochendem Wasser überbrühen, ca. 10 Min. ziehen lassen, abseihen. Mit ein wenig Honig süßen. 2 - 3 Tassen täglich trinken. Über einen längeren Zeitraum anwenden, wobei alle 4-6 Wochen eine einwöchige Kurpause angebracht ist. In der Pause kann auf Zinnkrauttee ausgewichen werden.

Klassische Homöopathie
Sepia, wenn es als Konstitutionsmittel paßt

Homöopathische Komplexmittel

- Senecio comp. von Wala, Globuli velati, oder Zäpfchen zur rektalen Anwendung
- JSO-Bicomplex 29, das Muskelmittel (Schüsslersalze-Kombi-Präparat)
- Lilium tigrinum D3, Dil. von Weleda Schweiz, 3x tgl. 10 Tr., Therapiedauer 3-6 Monate

- Sepia e secreto D4, Dil. DHU oder Staufen Pharma, oral 2-3x hintereinander 10 Tr. stündlich, anschliessend 4 x täglich 10 Tr., über einen längeren Zeitraum einnehmen. Den Anwendungsmodus ggf. mit einem sensitiven Verfahren austesten.
- Metasilicea N von Meta Fackler KG

Körpertherapien:

- Hormonyoga
- Beckenbodengymnastik und Rückbildungsgymnastik nach Entbindung
- Feldenkraistraining, speziell für das Becken
- Heileurythmie
- Biofeedback
- Kegelmethode nach Arnold Kegel, ein aktives Muskeltraining

Kinesiologische Balance der einzelnen Beckenbodenmuskeln teilweise über Surrogatmuskeln (das sind Stellvertretermuskeln, die von außen erreichbar sind)

Psyche: den seelischen "Druck" nehmen

Ein Fall aus meiner Praxis:
Eine Patientin mit Senkungsbeschwerden berichtete immer wieder von deutlichen Symptomverbesserungen nach der Teilnahme an einem Schwitzhüttenritual (schamanische "Reinigungs"-Zeremonie).

Kapitel 4

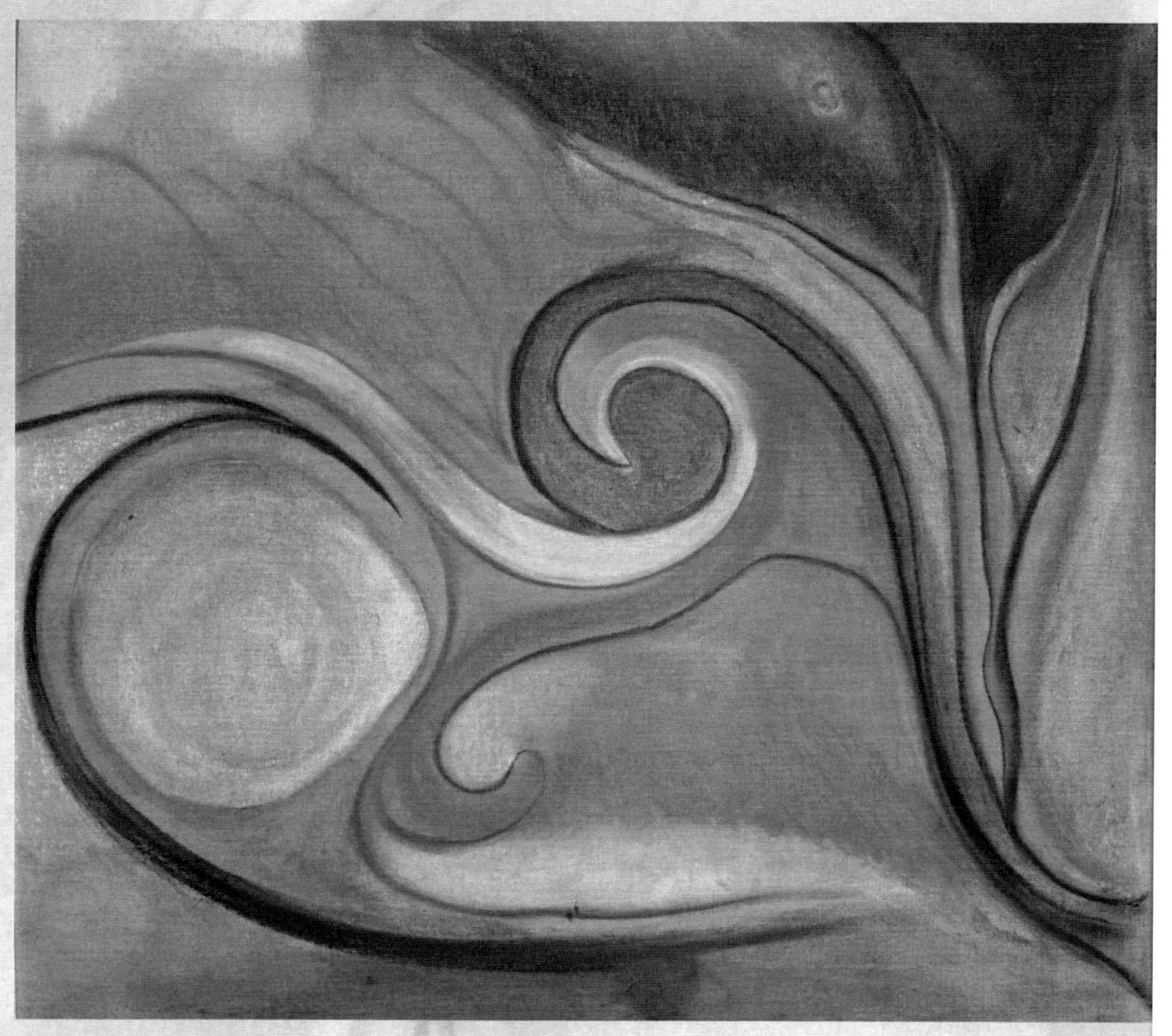

Die Eierstöcke

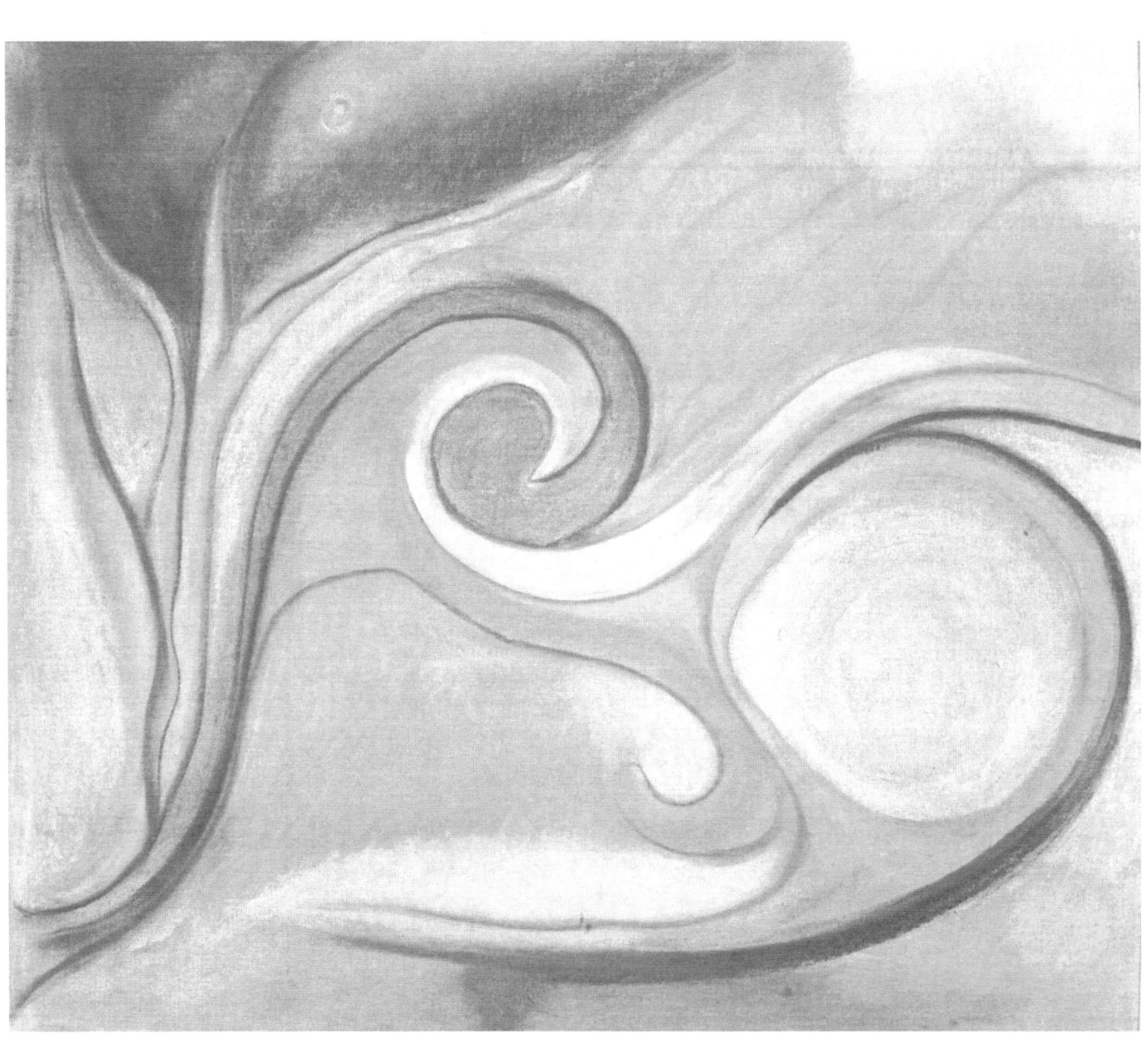

Anatomie und Physiologie der Eierstöcke und Eileiter

Definition

Adnexe (lat. *Anhangsgebilde*): Ovarien (Eierstöcke) und Tuben (Eileiter) einschließlich ihrer Bänder und Peritoneumanteile (Bauchfell).

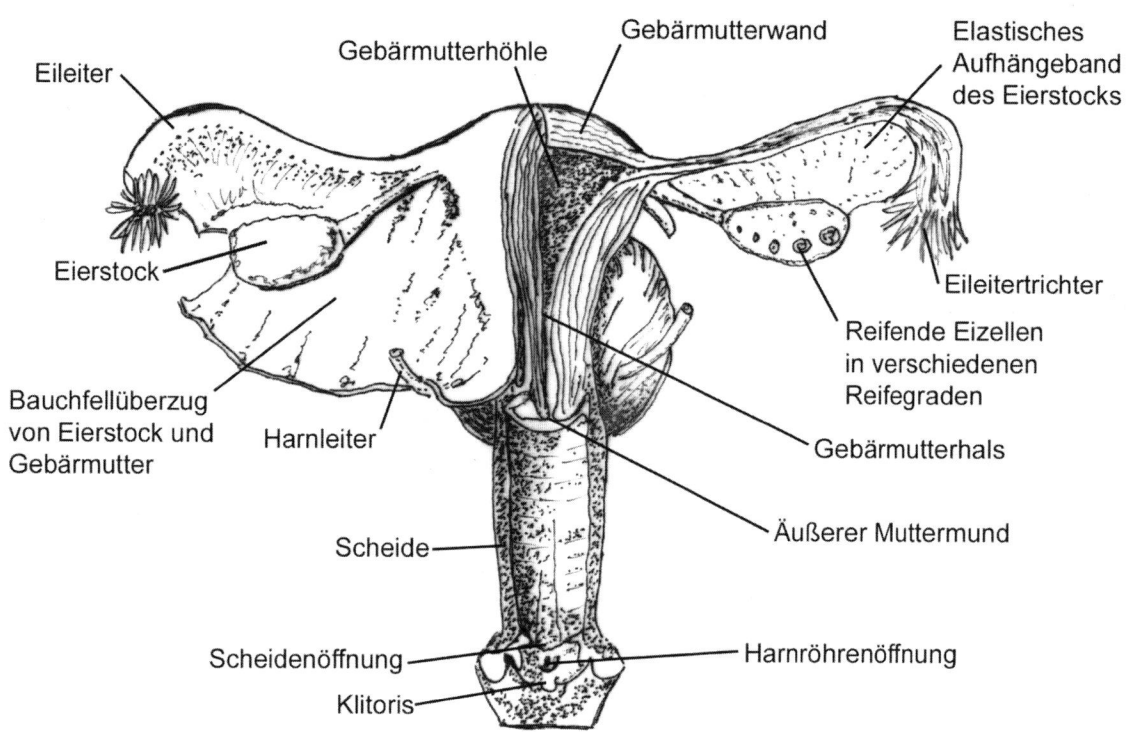

Abbildung: Frontalschnitt durch die weiblichen Organe (von der Rückseite aus gesehen)

Die Ovarien

Die Ovarien (*Eierstöcke*) sind paarig angelegt, etwa 3 x 1 cm groß und intraperitoneal an der seitlichen Wand des kleinen Beckens aufgehängt. Es sind kleine, längliche perlmuttfarbene Organe, die ca. 10g schwer sind. Die Gefäßversorgung erfolgt über die *Arteria ovarica*, einem Ast der Aorta abdominalis, die unterhalb der Nierenarterie abzweigt und über die Tube auch Gefäßverbindungen (Anastomosen) zur *Arteria uterina* unterhält, die den Uterus versorgt.
Die männlichen Hoden (Testes) werden genauso versorgt wie die Eierstöcke, die Arterie heißt dann *Arteria testes* statt *Arteria ovarica*.

In den Ovarien reift etwa alle 4 Wochen eine befruchtungsfähige Eizelle heran. Die unausgereiften Eizellen sind bereits bei der Geburt eines Mädchens angelegt und zwar ca. 200.000 Primärfollikel pro Eierstock. Die Natur hat hierbei gut vorgesorgt! In den Eierstöcken bilden sich die weiblichen Sexualhormone Östrogen und Progesteron und diese spielen eine zentrale Rolle in der komplizierten Steuerung des Menstruationszyklus. Östrogene und Progesteron wirken allerdings nicht nur auf den Uterus, sondern über den Blutkreislauf auf nahezu alle Organe der Frau ein (siehe Kapitel 2, "Der weibliche Zyklus").
Die Ovarien sind zyklisch-dynamische Organe. Das männliche Gegenstück sind die Hoden, die umgangssprachlich auch als Eier bezeichnet werden.

Die Tuben

Bei den Tuben (*Tubae uterinae, Eileiter*) handelt es sich um zwei dünne Röhren mit trichterförmigen Erweiterungen am Ende (Fransentrichter), die sich von außen nach innen aus drei Schichten aufbauen: Peritoneum, eine schwache Muskelschicht und Schleimhaut. Die Schleimhaut besteht aus flimmerhärchentragenden Zellen und Drüsenzellen (siehe Bild).

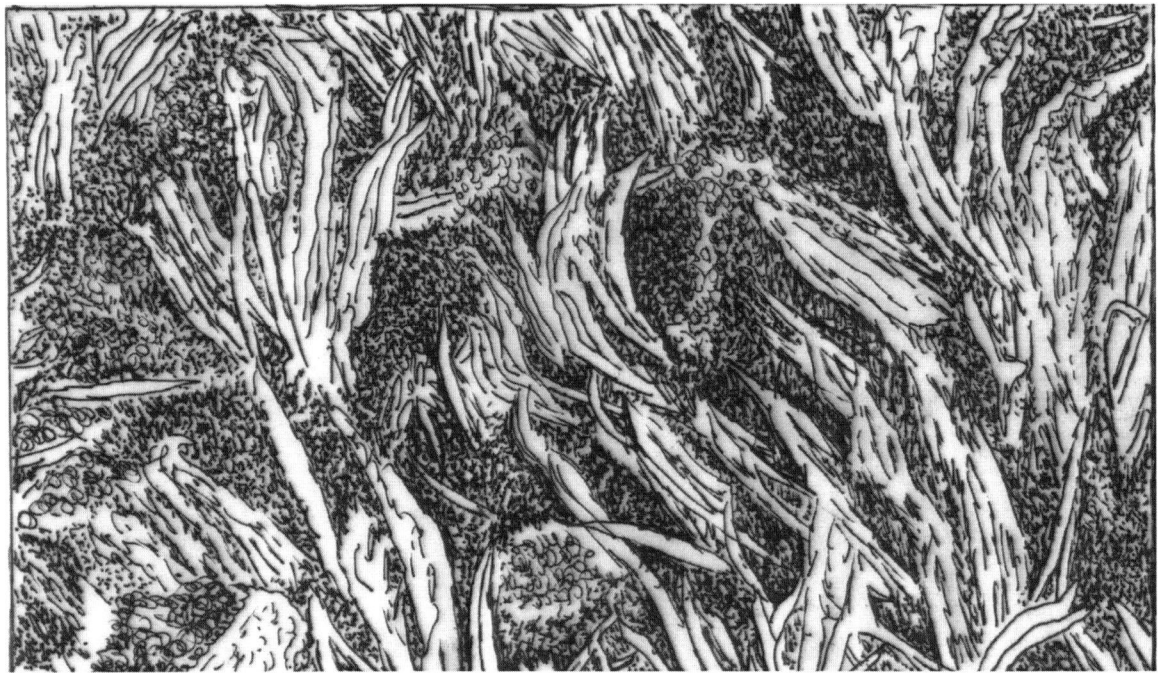

Abbildung: Schleimhaut des Eileiters in der Zyklusmitte. Sie enthält Drüsenzellen und Flimmerhärchen (*Kinozilien*). Die Drüsenzellen sind an den kürzeren Haaren erkennbar.

Zitat aus "Frau" von Natalie Angier, Bertelsmann, 2000, S. 238:

"Obwohl jeder Eileiter in der Regel den ihm zunächst befindlichen Eierstock betreut, kann er bei Bedarf auch über diesen Eierstock hinweg greifen und den gegenüberliegenden Eierstock befingern. Dies geschieht beispielsweise dann, wenn die Frau an Endometriosis tubae leidet, ...
In dem Fall übernimmt der entgegengesetzte Eileiter die Aufgabe, die Oberfläche beider Eierstöcke zu überwachen und abzuschnüffeln. Und wenn das ausgewählte Ei, sei es links oder rechts, schlüpfreif ist, steht der einzelne bewegliche Schlauch empfangsbereit da."

Die Tuben nehmen das Ei nach dem Eisprung auf, indem sich der Fransentrichter über den Eierstock senkt und das reife Ei auffängt. Der Eileiter transportiert es durch peristaltische Bewegungen zum Uterus. Die Befruchtung des Eis findet auf dem Weg durch den Eileiter statt.

Die Eileiter sind sensible Gebilde mit eigenem Muskel- und Nervensystem sowie Hormonrezeptoren, die bei feinen Stressreizen schon mitreagieren, sich verkrampfen, entzünden oder verkleben können. Das Milieu im Eileiter bestimmt darüber, ob reife Eizellen zur Befruchtung freigegeben werden und Spermien werden hier erst befruchtungsfähig gemacht.

Als Organe der Geschlechtsidentität, der Sexualität und der Fruchtbarkeit sind die Eierstöcke und Eileiter Symbol des Lebens und sind wie das Leben durch zyklisch-dynamische Veränderungen gekennzeichnet.

Neuste Erkenntnisse:
Die Eierstöcke verlieren ihre Funktion nach den Wechseljahren nicht! Deshalb sollte man sie auch nicht prophylaktisch entfernen. Sie schütten weiterhin Hormone aus, allerdings in kleineren Mengen (Zitat: Leonie Gaul, Heilpraktikerin).

Bedeutung der Adnexe im Allgemeinen

>dynamische Energie
>Produktivität
>weibliche Energie, die lebensfördernd und bejahend wirkt
>Mars-Energie: nach Außen gerichtete Kreativität (nach Dr. med Christiane Northrup)
>sie sind ständig in Bewegung
>sie sind paarig angelegt, also Paarorgane und damit besteht auch ein Zusammenhang zum Partnerschaftsthema
>Erkrankung der Adnexe oft bei Hyperaktivität
>Erkrankungen oft bei Frauen im Berufsleben (Stressfaktor)
>sie sind streßsensible Organe

>Es geht in der Pathologie auch um zyklische Prozesse.

Psychosomatik der Eierstöcke im Allgemeinen

Bedeutung der Eierstöcke

>Zentrum der nach außen gerichteten Kreativität

Störungen des Energieflusses in Form von

>Adnexitis (Entzündung von Eileiter und Ovar)
>Salpingitis (Entzündung der Eileiter)
>Ovarialzysten
>PCO (Polyzystische Ovarien)
>Ovarialtumoren u. a.

Ursachen

>**Abhängigkeit von Autoritätsfiguren oder der Zustimmung anderer; Stagnation aus Angst vor finanziellem, physischem oder emotionalem Verlassenwerden**
>Aus: "Frauenkörper-Frauenweisheit", Dr. med. Christiane Northrup, 5. Auflage 2001, Verlag Zabert Sandmann, München
>
>Buchtipp zum Thema: "Vom weiblichen Ungehorsam", Ega Friedmann, Verlag Königsfurt

Einlösung

Die Eierstöcke sind ein Paarorgan und weisen in der Psychosomatik oft auf Partnerschaftsprobleme hin. Tipps und Anregungen zur **Paar-Arbeit** findet man in Kapitel 9 (siehe S. 265)

Erkrankungen der Eileiter und Eierstöcke

Adnexitis

Adnexitis (*pelvic inflammatory disease, kurz PID*): Entzündung der Adnexe, also der Eileiter, auch Tuben genannt (*Salpingitis, Eileiterentzündung*) und der Eierstöcke/Ovarien (*Oophoritis, Eierstockentzündung*).

Schätzungsweise 10-15% der Frauen im gebärfähigen Alter erkranken meistens einmal in ihrem Leben an einer **Adnexitis**. Der Altersgipfel der Erkrankung liegt bei den jüngeren Frauen um die 20-25 Jahre.

Krankheitsentstehung

Während bzw. kurz nach der Menstruation oder im Wochenbett ist der Zervikalkanal geöffnet und der Schleimpfropf durchlässig. So können pathogene Keime leichter aufsteigen und eine *polybakterielle* (durch mehrere Bakterien bedingte) Infektion zunächst der Cervix (*Zervizitis*) und dann – meist asymptomatisch – des *Endometrium uteri* hervorrufen. Steigen die Keime weiter auf (*aszendierende Infektion*), kommt es zu einer Entzündung der Tuben. Die Ovarien werden dann sekundär mitbefallen. Neben Bakterien, z. B. auch *Neisseria Gonorrhoeae* (Tripper) sind in bis zu 40% der Fälle auch Chlamydien mitbeteiligt. Eine *hämatogene Entstehung* (Besiedelung und Infektion über den Blutkreislauf) der Adnexitis, z. B. bei Tuberkulose, ist selten.

Symptome und Untersuchungsbefund

Typische Symptome einer *akuten* Adnexitis sind:
- akute, meist seitenbetonte Unterbauchschmerzen (obwohl meist linker *und* rechter Adnex entzündet sind)
- gelblich-grünlicher, übel riechender Fluor
- Fieber
- Übelkeit und Erbrechen bei Mitbeteiligung des Peritoneums (Peritonitis)

Eine *subakute* oder *chronische Adnexitis* zeigt sich durch Unterleibsschmerzen wechselnder Stärke und vielfältige andere Beschwerden, z.B. Schmerzen bei körperlicher Betätigung. Der Übergang zwischen beiden Formen ist fließend.
Bei der gynäkologischen Untersuchung ist die Region um den Uterus, Tuben und Ovarien extrem druckschmerzhaft. Die Bewegung des Gebärmutterhalses während der bimanuellen Untersuchung bereitet der Patientin typischerweise Schmerzen (Portioschiebe- oder Portiowackelschmerz).

Diagnostik und Differentialdiagnose in der Schulmedizin

Die Diagnose darf nicht vorschnell gestellt werden, da die Verwechslungsgefahr insbesondere mit einer *Appendizitis* (Blinddarmentzündung) oder *Extrauteringravidität* (Schwangerschaft außerhalb der Gebärmutter) groß ist. Der Diagnosesicherung dienen:

- *Abstrichentnahmen* vom Muttermund
- *Blutuntersuchungen,* z. B. Leukozyten und BSG (Laborparameter für Entzündungen)
- *Urinuntersuchung*: Dem Ausschluss einer Entzündung der unteren Harnwege dienen Urinstatus und Urinkultur aus dem Mittelstrahlurin. Eine Adnexitis und eine Zystitis (Blasenentzündung) treten häufig gleichzeitig auf.
- *Transvaginale und abdominelle Sonographie*
- *Laparoskopie* (Bauchspiegelung) bei weiterhin unklarer Diagnose. Sie ermöglicht eine direkte Abstrichentnahme und eine therapeutische Abszessdrainage bei Einschmelzen der Entzündung.

Die Heilpraktikerin kann eine Adnexitis nur vermuten, aber nicht eindeutig abklären, da der HP aufgrund des IfSG in Zusammenhang mit sexuell übertragbaren Erkrankungen die Patientin gar nicht untersuchen darf. Deshalb sollte die Patientin bei Verdacht zur Frauenärztin geschickt werden!

Behandlungsstrategie in der Schulmedizin

- intravenöse Antibiotikatherapie über 10 Tage durchgeführt
- antientzündliche Medikamente
- ist die Patientin Trägerin eines Intrauterinpessars (Spirale), muss dieses entfernt werden, da es mit hoher Wahrscheinlichkeit kontaminiert ist und die Entzündung aufrecht erhalten kann.

Wichtig ist das Einhalten von Bettruhe, da die Ovarien bei jeder Bewegung der Patientin an der Bauchwand scheuern und vermehrt Fibrin abgesondert wird. Dies führt über Verklebungen und Verwachsungen (*Adhäsionen*) zu den typischen Komplikationen die unten benannt werden.

Krankenbeobachtung:

Es sollte auf vaginalen Pilzbefall infolge der Antibiotikatherapie geachtet werden!

Prognose:

Akut lebensbedrohliche Formen sind selten. Dazu gehört z. B. die durch ein Aufsteigen der Keime hervorgerufene Pelveoperitonitis (*Peritonitis im kleinen Becken*), die u.a. zu einem Ileus (Darmverschluss) führen kann.

Komplikationen der Adnexitis sind häufig:

- Chronifizierung der Erkrankung
- Abszessbildung (z. B. Tuboovarialabszess) mit der Notwendigkeit einer Operation, um den Abszess zu spalten und zu drainieren.

- 30% der an Adnexitis erkrankten Frauen entwickeln Sterilität infolge von Eileiterverklebungen
- erhöhte Rate an Tubargravidität (Eileiterschwangerschaft)

Begleitende Naturheilkunde

> **Achtung:**
>
> **Bei Entzündungen durch Infektionen, die sexuell übertragbar sind und/oder durch Erreger entstanden sind, die in §7 IfSG genannt sind, hat die Heilpraktikerin Behandlungsverbot nach dem §24 IfSG.** Das gleiche gilt für Personen, die an einer Krankheit erkrankt bzw. mit Krankheitserregern infiziert sind, die nach §15 Abs. 1 IfSG in die Meldepflicht einbezogen sind und für Personen, die an einer der in §34 Abs. 1 IfSG genannten Krankheiten erkrankt oder der Erkrankung verdächtig sind (z. B. Streptococcus pyogenes-Infektionen). **Die vorgeschlagenen naturheilkundlichen Verfahren dürfen nur von einem Arzt oder einer Ärztin durchgeführt werden.** Eine Zusammenarbeit zwischen naturheilkundlich behandelnder Ärztin und Heilpraktikerin wäre sinnvoll.

Wichtig:
Die Ursachen medizinisch abklären lassen, falls noch keine Diagnose vorliegt! Chlamydieninfektionen können z. B. die Eileiter verkleben und zur Sterilität führen.

- Achtung, IfSG beachten!
- Die Behandlerin sollte beachten, dass manche Erreger vom beschwerdefreien Geschlechtspartner übertragen werden.
- Auf Tampons und Synthetikunterwäsche verzichten (begünstigt Bakterienwachstum). Das kann auch eine vorbeugende Maßnahme sein.
- zur Schleimhautsanierung:
  Mucosa Compositum von Heel, 1 Ampulle mit Wasser verdünnen und in die Vagina einführen mittels einer Spritze.
- Vaginal-Spülungen mit
  Frauenmantel: Schutz der Schleimhaut
  Schafgarbenblüten: antibakteriell
  Taubnesselkraut: reizlindernd
  Walnussblätter: antibakteriell

Rezept:
o.g. Kräutermischung zu gleichen Teilen anfertigen
Dosierung: 4-5 EL der Mischung mit ½ l kochendem Wasser überbrühen, 20 Min. ziehen lassen; 2 EL Bio-Apfelessig und je 2 Tropfen ätherisches Geranium- und Lavendelöl dazugeben, auf Körpertemperatur abkühlen und mittels Frauendusche (Irrigator mit speziellem Aufsatz) vaginal applizieren!
Bei akuten Entzündungen eine Woche lang jeden Abend anwenden.

- Im Wechsel Spülungen mit Bambu®Meersalz (2 x oder 9 x gebranntes Salz) Verdünnung: Die Lösung sollte körperwarm sein und ungefähr 3-5% betragen (bis zu 5 gr. auf 100 ml Wasser)
- "Rizol"-Kur (siehe Kapitel 9), innerlich und vaginal mit Joghurt verdünnt über Tampons anwenden
- Kolloidales Silber oral und mittels Frauendusche anwenden
- Tampon-Kur:
  Rezept:
  50 ml Johanniskrautöl, 20ml Aloe Vera Saft, 5 Tropfen Teebaumöl, 5 Tropfen Lavendelöl. Tampon mit der Mischung tränken, früh und mittags wechseln! (kann mit Antibiotika-Therapie kombiniert werden).
- Sulfur jodatum D12 Globuli, hilft verklebte Eileiter wieder durchlässig zu machen,
- Homöopathische Begleitbehandlung mit Thuja oder Medorrhinum (nur mit homöopathischen Vorkenntnissen anwenden!),
- Anthroposophisches Arzneimittel (homöopathisches Komplexpräparat): Antimonit/Echinacea comp. Dil. von Fa. Weleda, Dosierungsempfehlung: 1-3x tgl. 20 Tr, Wirkungseintritt ungefähr nach einer Woche, Therapiedauer ca. 6 Wochen,
- JSO Bicomplex 6 (Fiebermittel) und JSO-Bicomplex 7 (Innersekretorisches Mittel) von Fa. ISO.
  Weitere mögliche Einzelmittel der Fa. ISO wären:
  Gw1 Caulophyllum cp JSO: bei Frauenleiden, spezifische Wirkung auf Drüsen und Schleimhäute, Dosierungsvorschlag: 3 x tgl. 10 Globuli,
  Gw4 Symphytum cp JSO: zur Behandlung lästigen Ausflusses, Dosierungsvorschlag: 3 x tgl. 10 Globuli,
  Gw7 Millefolium cp JSO: bei chronischer Entzündung, Erhaltung der Gefäßstruktur, Dosierungsvorschlag: 3 x tgl. 10 Globuli,
  Ad1 Avena cp D10 JSO: bei akut entzündlichen Prozessen, Dosierungsvorschlag: ½-stündlich 5 Globuli bis 3 x tgl. 5 Globuli,
  Sambucus cp-Fluid: bei krampfartigen Schmerzen, Dosierungsvorschlag: 3-5x tgl. 10 Tr.

Die individuelle Anpassung an diese Rezeptur sowie die Behandlungsdauer kann mit einem sensitiven Testverfahren spezifiziert werden.

Siehe auch naturheilkundliche Therapie von akuter Salpingitis (S. 114)

Psychosomatik

Jede Entzündung steht für einen ungelösten Konflikt!

Nach Margit und Rüdiger Dahlke:

Eierstockentzündungen kommen fast nur bei entjungferten Frauen vor.
Die Frau lässt sich auf das polare Spiel des Geschlechtsaktes ein, so werden Konflikte um das Thema Fruchtbarkeit möglich. Werden diese Probleme nicht gelöst, kann es zu Unfruchtbarkeit führen.
Schmerzen sind ein Hilfeschrei des Körpers. Der Bereich Fruchtbarkeit und die archetypische weibliche Kreativität stellen für die betroffenen Frau ein Spannungsfeld dar.

Einlösung und Bearbeitung:
eigene Vorstellungen von Fruchtbarkeit und Kinderbekommen mit dem Partner offensiv durchfechten oder eigene "Geisteskinder" gebären,
allen Mut und Kraft in kreative Prozesse fließen lassen, die konkrete Ebene der Einlösung (Wie mache ich es?) durch innere Bilder finden z. B. im Rahmen einer geführten Meditation, Traumarbeit oder durch meditatives Malen.

Akute Salpingitis (Eileiterentzündung)

Tritt meist zusammen mit Oophoritis (Eierstockentzündung) auf.

Symptome

- starker Schmerz mit Ausstrahlung in die Schenkel
- hohes Fieber
- gelblich-grüner Fluor
- geblähter Bauch
- verdickte Eileiter (beide befallen)

Komplikationen

Abszess am Eileiter
Platzen des Eileiters mit Peritonitis
Gefahr von Sterilität

Differentialdiagnose

Blinddarmentzündung
Eileiterschwangerschaft
Spontane Fehlgeburt

Schulmedizinische Therapie

Antibiotika
Es ist schwierig, ohne Antibiotika auszukommen!

Achtung:

Bei Entzündungen durch Infektionen, die sexuell übertragbar sind und/oder durch Erreger entstanden sind, die in §7 IfSG genannt sind, hat die Heilpraktikerin Behandlungsverbot nach dem §24 IfSG. Das gleiche gilt für Personen, die an einer Krankheit erkrankt bzw. mit Krankheitserregern infiziert sind, die nach §15 Abs. 1 IfSG in die Meldepflicht einbezogen sind und für Personen, die an einer der in §34 Abs. 1 IfSG genannten Krankheiten erkrankt oder der Erkrankung verdächtig sind (z. B. Streptococcus pyogenes-Infektionen).
Die vorgeschlagenen naturheilkundlichen Verfahren dürfen nur von einem Arzt oder einer Ärztin durchgeführt werden. Eine Zusammenarbeit zwischen naturheilkundlich behandelnder Ärztin und Heilpraktikerin wäre sinnvoll.

Naturheilkundliche Therapie

Immer nur begleitend, wir behandeln akute Unterleibserkrankungen nicht!
Sorgfaltspflicht und IfSG (Infektionsschutzgesetz) beachten.

Strenge Bettruhe (mindestens 2-4 Wochen!), viel trinken, leichte Kost, tierisches Eiweiß meiden.

Die Patientin soll Antibiotika nehmen und **anschließend soll eine Ausleitung und eine Aufbau-Kur durch den/die HP gemacht werden.**

Vorsicht, eine chronische Infektion ist möglich!
Die Folge kann Verklebung der Eileiter, kann chronischer Vaginalfluss und eine schmerzhafte Regel sein.

- Darmfloraaufbau, z. B. "VM" (Vitale Mikroorganismen), Symbioflor usw.
- Frequenztherapie nach Hulda Clark zur Vermeidung von Verklebung und zur Unterstützung der Heilung
- Akupunktur
- <u>Hydro-Thermotherapie:</u> Thermalbad, Sauna, Sole-Sitzbäder, Kneippsche Anwendungen
- Bindegewebsmassage
- <u>Phytotherapie</u>
  Frauenmantelsitzbad:
  Rezept: Sud aus 2 Hand voll getr. Frauenmantelkraut auf 1 Ltr. kochendes Wasser bereiten, mind. 20 Min. ziehen lassen, dann in die mit wohltemperiertem Wasser gefüllte Sitzbadewanne geben, 10-15 Min. darin sitzend baden. Nach Belieben können 2-4 Tropfen eines als angenehm empfundenen ätherischen Öles beigemengt werden, z. B. Geranium, Lavendel, Rose oder Rosenholz.

  Kühle bis lauwarme Auflagen: In der akuten Phase wirken Kälteanwendungen schmerzlindernd und abschwellend. Zum Beispiel mit Heilerde oder Retterspitz äußerlich. Auflagen halbstündlich bis stündlich wechseln.

  Moorpackungen beschleunigen die Resorption entzündungsbedingter Flüssigkeitsansammlungen und lösen Verklebungen.

  Moorbreibäder fördern die Durchblutung und der Stoffwechsel wird angeregt. Nicht in der akuten Phase anwenden, sondern zur Ausheilung.
  Rezept:
  150-250 ml eines Fertigbadezusatzes (z. B. Sonnenmoor aus Österreich, oder Micromooran von Dr. Krist), in 36-38° warmes Vollbad geben, 15-20 Min. baden, anschließend mindestens ½ Std. ruhen. Bis zu 3x wöchentl. anwenden.

  Pflanzliche Enzyme aus Papaya- und Ananas-Früchten wirken entzündungshemmend, abschwellend und schmerzlindernd. Fertigarzneimittel aus der Apotheke: zum Beispiel Wobenzym N von Mucos, Enzym Wied N von Firma Wiedemann Pharma.

  Weihrauch (*Boswellia serrata*) wirkt entzündungshemmend, wird aus dem Harz des indischen Weihrauchbaumes gewonnen. Üblicherweise wird Weihrauch in Tablettenform verkauft. Speziell Weihrauch-Zäpfchen sind besonders geeignet bei Entzündungen der Eierstöcke und Eileiter. Leider sind sie als Fertigpräparat in Deutschland nur schwer zu bekommen. Entweder übers Internet besorgen oder in naturheilkundlich orientierten Apotheken fragen, die es ggf. selbst herstellen.

Homöopathie:
Sulfur jodatum D12 Globuli, hilft verklebte Eileiter wieder durchlässig zu machen. Thuja oder Medorrhinum (nur mit homöopathischen Vorkenntnissen anwenden!).

- Tonerdeumschläge (Tonerde aus der Apotheke) als lokales Ausleitungsmittel
  Rezept:
  ½ cm dicker Brei auf Tuch streichen, lauwarm auf Eileiter legen, wenn trocken abziehen! 1x täglich für ca. 2 Wochen.

- Kur nach Abklingen der akuten Infektion (von Staufen Pharma)
  – 10 ml Alchemilla vulgaris spag. Ø (Frauenmantel)
  – 10 ml Cuprum metallicum D6 Dil. (Kupfer)
  – 10 ml Ecchinacea spag. Ø (Sonnenhut)
  – 10 ml Glechoma Hederacea spag. Ø (Gundelrebe)
  – 10 ml Lamium Album D1 Dil. (Taubnessel)
  – 10 ml Okoubaka D2 Dil. (Rinde des Okoubaka-Baumes)
  – 10 ml Sulfur D6 Dil. (Schwefel)
  3x täglich 20 Tropfen 4 Wochen lang in Wasser verdünnt einnehmen.
  Die Mischung kann entweder als 50 ml oder 100 ml-Flasche bestellt werden.

- Autogenes Training, Phantasiereisen

  siehe auch Behandlungsvorschläge bei Adnexitis (S. 110)

Tumoren der Tuben

Tumoren der Tuben sind relativ selten. Gutartige Tumoren – hier im Sinne von umschriebener Anschwellung – sind z. B. Endometrioseherde oder sackförmig erweiterte Tuben, die am Ampullenende verklebt und dadurch verschlossen sind und in denen sich Sekret gesammelt hat (**Saktosalpinx**). Handelt es sich bei dem Sekret um seröses Sekret, spricht man von **Hydrosalpinx**, ist die Tube jedoch mit Blut oder Eiter gefüllt, von **Hämato-** oder **Pyosalpinx**. Machen die Tumoren Beschwerden oder ist eine Ruptur der Tuben zu befürchten, werden sie operativ geöffnet.

Das **Tubenkarzinom** stellt eine absolute Rarität dar. Die Stadieneinteilung und Therapie entspricht der des Ovarialkarzinoms.

Funktionelle Ovarialzysten

Definition

Durch Flüssigkeitsretention bedingte Zysten, die vor allem wegen ihrer Verwechslungsgefahr mit bösartigen Ovarialtumoren von Bedeutung sind. Am häufigsten sind *Follikelzysten* und *Korpus-luteum-Zysten*.

Krankheitsentstehung

Follikelzysten entstehen, wenn im Ovar zwar ein Eifollikel heranreift, die Ovulation jedoch aufgrund eines hormonellen Ungleichgewichts ausbleibt und der Follikel weiter bestehen bleibt. Sie treten am häufigsten zu Zeiten hormoneller Umstellung auf, also während oder kurz nach der Pubertät und im Klimakterium.

Korpus-luteum-Zysten bilden sich aus dem Gelbkörper, oft zu Beginn einer Schwangerschaft.

Symptome

Funktionelle Ovarialzysten zeigen sich durch Zyklusstörungen und leichte Unterbauchschmerzen, vereinzelt jedoch auch starke Schmerzen. Viele Frauen haben aber keine Beschwerden.

Befund und Diagnostik

Bei der gynäkologischen Untersuchung ist das Ovar mäßig vergrößert und oft leicht druckschmerzhaft. Die Ultraschalldiagnostik ergibt eine höchstens tennisballgroße, einkammerige Zyste ohne solide Anteile. Tastbefund von außen ist oft möglich.

Komplikationen

Die Hauptkomplikationen funktioneller Ovarialzysten sind **Zystenruptur** mit Blutungen in den Bauchraum und eine **Stieldrehung**, wobei sich der ganze Adnex verdreht und sich so die Blutzufuhr abschneidet. Beide Komplikationen können mit akuten Unterbauchschmerzen einhergehen und zum *Akuten Abdomen* führen.

Behandlungsstrategie der Schulmedizin

Hat die Frau keine oder nur mäßige Beschwerden und zeigt die Ultraschalluntersuchung keine soliden Anteile, kann zunächst abgewartet werden. Ca. 75% aller funktionellen Zysten bilden sich im Laufe von 2-3 Zyklen von selbst zurück. Ansonsten werden im nächsten Zyklus Gestagene gegeben. Hierunter bilden sich 50% der Zysten zurück. Ist die Zyste nicht zurückgegangen oder zeigen sich bei der Erstuntersuchung mehrere Kammern oder solide Anteile, besteht dringender Tumorverdacht. Es wird eine Operation mit histologischer Abklärung empfohlen. Bei akuten Beschwerden wird sofort laparoskopiert (kleiner Schnitt) oder je nach Größe des Befundes laparotomiert (operative Eröffnung der Bauchhöhle).

Naturheilkunde

- Entgiften / Entsäuern
- Solunat Nr. 10 oder Nr. 11 (siehe nächste Seite), Behandlungsvorschlag der Fa. Soluna
- JSO Bicomplex 7 (innersekretorisches Mittel) von Fa. ISO
- Lymphsystem anregen / Lymphdrainage
- Immunstärkung
- Flor Essence (spezieller Entgiftungstee)

> Im naturheilkundlichen Denken geht man davon aus, dass alle abkapselnden Vorgänge im Organismus (z. B. Zysten, Myome, Polypen) ein Versuch des Körpers sind, Giftstoffe und Schlacken zu isolieren.

- "Ayurvedische" Entschlackungskur
- Hormonyoga (siehe Kapitel 9)

Homöopathie:

- Apis mellifica C30 (Honigbiene)
- Silicea C30 (Silizium)

Komplexhomöopathie:

- Apis similiaplex von Firma Pascoe
- Mixtura Stanni comp. von Fa. Weleda CH, Rezepturpräparat (z. B. Apotheke an der Weleda). Dosierungsvorschlag: 3 x tgl. 10-20 Tr., Wirkungseintritt innerhalb von 3 Monaten, Therapiedauer 3-6 Monate.
- Magnesium sulfur./Ovaria comp. Globuli velati von Wala und/oder Ovaria/Argentum Globuli velati von Wala

Spagyrik:

Behandlungsvorschlag von Firma Soluna:
Bei der Behandlung von Zysten sollten Sie die Patientin darauf hinweisen, dass es notwendig sein kann, Mittel über einen längeren Zeitraum zu nehmen.

Zuerst Solunat Nr. 8, 16 und 9 vorab 4-6 Wochen als Grundentschlackung anwenden:
Solunat Nr. 8 (ehemals Hepatik) 2x 10 Tropfen mittags und abends,
Solunat Nr. 16 (ehemals Renalin) 2x 10 Tropfen morgens und mittags,
Solunat Nr. 9 (ehemals Lymphatik N) 3x 10 Tropfen morgens, mittags und abends.
Dann Solunat Nr. 1 (ehemals Alcangrol) 3x 10 Tropfen morgens, mittags, abends in Kombination mit Solunat Nr. 9 (ehemals Lymphatik N) und/oder Solunat Nr. 18 (ehemals Splenetik).
Bei entsprechendem Beschwerdebild kann Solunat Nr. 10 (ehemals Matrigen I akt.), um Progesteron anzuregen oder Solunat Nr. 11 (ehemals Matrigen II ret.) um abbauede Prozesse zu fördern, mitverordnet werden. Am besten mit einem sensitven Verfahren austesten!

Phytotherapie:

Um ein hormonelles Ungleichgewicht auszugleichen:

Natürliches Progesteron (Diosgenin):
Progesteron-Creme, -Gel, -Spray oder -Öl aus Yamswurzel an verschiedenen Stellen des Körpers im Wechsel einreiben, am besten im Bereich fettreicher Gewebe (Oberarme, Oberschenkel, Brüste, Nacken, Bauch).
Austesten, ob die Anwendung ab der 2. Zykluswoche oder ab der 3. beginnen soll.
In der 1. Zykluswoche ist Pause.
Bei Behandlung nach der Menopause erfolgt die Anwendung nach dem virtuellen Zyklus.

Tees oder Arzneimittel (z. B. Urtinkturen) aus:

Mönchspfeffer
Schafsgarbe
Frauenmantel

Zur Anregung des Flüssigkeitshaushaltes:
Ingwerauflagen zur Anregung der Nierenfunktion

Rezept:
5 Essl. frisch geriebene Ingwerwurzel oder 2 Essl. Ingwerpulver mit 1 Ltr. kochendem Wasser übergiessen, zudecken und 10 Min. ziehen lassen. Anschließend abseihen, einen Wickel daraus machen und im Bereich des unteren Rückens anlegen. Warm zudecken und ruhen. Längstens 20-30 Minuten anwenden. Mindestens eine halbe Stunde nachruhen.

Häufigkeit der Anwendung:
1 x tgl., maximal 5 Tage hintereinander, Pause einlegen und ggf. wiederholen.

> Aus naturheilkundlicher Sicht geht man bei Flüssigkeitsansammlungen, die plötzlich entstehen und sogar in eigens dafür geschaffenen Behältnissen gelagert werden, anstatt sie auszuscheiden davon aus, dass eine Schwäche der Ausscheidungsorgane zugrunde liegt.

Tee zur Unterstützung:
Goldrute, **Löwenzahn**, **Brennessel** und **Birkenblätter** zu gleichen Teilen, überbrühen und trinken.
Ackerschachtelhalm wirkt zusätzlich strukturgebend und hilft so bei der Rückbildung der Zyste.

Psychosomatik

Die Zyste kann als Sprachrohr des "Inneren Kinds" gesehen werden.
Vorschlag: die Frau mit der Zyste sprechen lassen, Gestalttherapie nach Fritz Pearls oder mit einer Inneren Reise.

Eine Zyste am rechten Eierstock bezieht sich eher auf ein männliches Thema (z. B. Durchsetzungsvermögen), eine Zyste am linken Eierstock auf ein weibliches (z. B. zyklische Prozesse, innerer Rhythmus).

Die Eierstöcke und damit auch die Zysten haben einen Bezug zum 2. Chakra:
Kreativität, Beziehungen (Paarorgan), Sexualität

Andere psychosomatische Themen:
Angst vor der Außenwelt, Unsicherheit, Angst vor dem Partner und Menschen allgemein,
Angst, nicht erfolgreich genug zu sein oder Angst vor Erfolg/Anerkennung,
Angst vor sich selbst, Angst davor, etwas in die Welt zu bringen, Angst davor, Projekte zu planen.

Hintergrund der Ängste:
- früh verinnerlichte negative Botschaft über das Frau-Sein
- Missbrauch
- sonstige Gründe

Ziel: Ein neues Selbstbild entwickeln!
Was will die Betroffene wirklich?
Wünsche in Handlungen umsetzen und damit in die Welt hinaus gehen.
Zyklische Prozesse fördern:

> "Was willst Du"-Übung: Siehe Kapitel 9 S. 253, unten.
> Unter "Innere Arbeit" mit Myomen

- Tages- und Jahreszeiten bewusst erleben
- mit den Mondphasen leben, sich am Mondkalender orientieren
- den Schlafrhythmus prüfen
- Jahreskreisfeste alle 6 Wochen:

z. B. *Samhain*, wird in der Nacht zum 1.11. gefeiert und ist der Start der Feste, der Neubeginn des keltischen Jahreskreises.

Möglichkeiten diese Feste zu begehen: Rituale in der Natur abhalten mit Feuerstelle, Singen, Wertschätzen der Naturkräfte, die Elemente Feuer, Wasser, Luft und Erde ehren.

Speziell an *Samhain*: Fotos von Verstorbenen mitbringen, Lieder für die Toten singen, Naturmeditationen.

Auswirkungen: z. B. nachts unterwegs sein bedeutet Angst vor Dunkelheit überwinden!
(Buchtipp zum Thema: Keltische Jahreskreisfeste, Karuna Holzapfel)

Psychosomatik von Eierstockzysten
nach Margit und Rüdiger Dahlke

- Eierstöcke stehen für Fruchtbarkeit!

- Seelenwasser sammelt sich im Eierstock.
  Auf der Basis stressbedingter, hormoneller Störungen kommt es zu fehlgeleitetem Wachstum, das wiederum Blutungen nach sich ziehen kann (beim Platzen der Zyste)
  Das bedeutet den Verlust von Lebensenergie.
  Störung der geregelten Follikelbildung: aus dem (weiblichen) Gleichgewicht sein. Vortäuschen von Follikelsprüngen und großer Aktivität im Fruchtbarkeitsbereich, ohne echtes Einlassen auf das Thema.

- Probleme mit dem Mutterprinzip (mit der eigenen Mütterlichkeit oder der Mutter).

- hinuntergeschluckte Tränen

  Beispiel aus meiner Praxis:
  Eine Patientin entwickelte nach einer Hysterektomie (Gebärmutterentfernung) schmerzhafte Zysten an den Eierstöcken. Sie sprach dann in meiner Praxis über den großen Verlust ihrer Gebärmutter, den sie subjektiv als schlimmer empfand als den Tod ihres Vaters. Sie wurde in ihrem Trauerprozess um die Gebärmutter nicht unterstützt.

Bearbeitung:
mit den Seelenkräften an das Thema Fruchtbarkeit herangehen
sich der wahren Absicht im Bereich der eigenen Fruchtbarkeit bewusst werden:
sich eingestehen, was Frau dort wachsen lassen will und was sie wachsen lässt.

Einlösung:
Aussöhnung mit der Rolle der Fruchtbarkeit im eigenen Leben

PCO = Polyzystische Ovarien oder Stein-Leventhal-Syndrom (= Sonderform)

Definition

Vorhandensein mehrerer Zysten an beiden Ovarien, die Eierstöcke werden um das 2-3-fache größer. Sie sehen im Querschnitt aus wie eine Perlenkette.
Typisch ist eine Erhöhung des LH und eine Erhöhung des Testosteronspiegels mit normalem FSH, Prolaktin, TSH.
Es handelt sich um ein multifaktorelles Krankheitsbild mit Amenorrhoe oder anovultorischen Zyklen und Vergrößerung der Ovarien durch Bildung multipler subkapsulärer Zysten.
Das PCO-Syndrom (weiterhin mit PCOS abgekürzt), ist eine der häufigsten Stoffwechselstörungen geschlechtsreifer Frauen und ist die häufigste Ursache für einen erhöhten Androgenspiegel, Zyklusstörungen und Unfruchtbarkeit bei der Frau.

Ursachen

Die Ursachen sind noch nicht vollständig geklärt. Eventuell liegt eine hypothalamisch-hypophysäre Fehlsteuerung oder eine primäre Störung der Steroidsynthese in den Ovarien mit vermehrter Bildung von Androgenen vor.
Hyperinsulinämie und erhöhtes LH gelten heute als dominierende Faktoren bei der Entstehung und Aufrechterhaltung des PCOS. Es besteht ein Zusammenhang dahingehend, dass Insulin die ovarielle Androgenproduktion stimuliert. Stark übergewichtige (adipöse) Frauen weisen fast immer eine Insulinresistenz auf. Es wird geschätzt, dass mehr als 50% der PCOS- Patientinnen übergewichtig sind. In der Pubertät ist die Adipositas die häufigste Ursache für das PCOS.
Ein beträchtlicher Teil der heutzutage auftretender PCOS-Fälle ist somit lebensstilbedingt (Übergewicht, Aufnahme von zu viel hochglykämischer, kalorienreicher Nahrungsmittel und geringe körperliche Belastung).
Es werden als Ursache auch Enyzmdefekte diskutiert.

Sonderform

Stein-Leventhal-Syndrom: zusätzlich ovarielle Androgenisierung mit Adipositas, Sterilität und meist auch Hirsutismus (männlicher Behaarungstyp am Körper). Auch fettige Haut und Akne ist möglich.

Diagnostik der Schulmedizin

Die Diagnostik stützt sich auf die Sonographie (multiple Zysten in beiden Ovarien, vorwiegend am Rand gelegen), die Bestimmung der Hormonwerte (Androgene, LH) und die Laparoskopie (Zysten, verdickte Kapsel).

Behandlungsstrategie/Schulmedizin

Um die Androgenproduktion zu unterdrücken, erhält die Patientin Glukokortikoide. Besteht ein Kinderwunsch, muss die Ovarialfunktion meist zusätzlich mit Medikamenten angeregt werden, z. B. mit dem Antiöstrogen Clomifen, etwa Dyneric®, oder mit humanem Menopausengonadotropin (kurz HMG), einem Hypophysenvorderlappenhormon, das zu gleichen Teilen aus FSH und LH besteht, etwa in Menogon® oder Pergonal®.

Operativ ist eine Koagulation der Ovarialkapseln mit dem Laser oder Elektrokauter im Rahmen einer Laparoskopie möglich (*Kapselkoagulation nach Gjönnaess*). Dadurch wird androgenproduzierendes Ovarialgewebe vermindert. Die Wirkung hält aber nur etwa 6-9 Monate an, weshalb dieses Verfahren meist nur im Rahmen der Sterilitätsbehandlung eingesetzt wird.

Einer der Hauptansätze zu Vermeidung des PCOS ist die Verhinderung der Adipositas.

Naturheilkunde/Therapie

- Progesteron-Creme (Diosgenin), muss individuell mit einem sensitiven Verfahren ausgetestet werden
- siehe auch Amenorrhoe, Naturheilkunde
- eventuell Phytohormone (Yamswurzel, Cimicifuga)
- Phyto-L von Firma Steierl (wirkt auf die Hypophyse)
- Psyche: Thema der Vermännlichung anschauen, die Weiblichkeit stärken, z. B. Tempelgruppe (siehe Kapitel 9)
- siehe auch Naturheilkunde von "Funktionellen Ovarialzysten"
- siehe auch Naturheilkunde "Unerfüllter Kinderwunsch"
- Enzyme zuführen, z. B. Wurzelkraft von Peter Jentschura, RechtsRegulat Bio von Firma Dr. Niedermaier
- Magnesium sulfur./Ovaria comp. Globuli velati von Wala
- Ovaria/Argentum comp. Globuli valati von Wala
- Heleborus niger (Christrose) e planta tota D6, D12 Globuli velati von Wala
- Ovaria comp. Ampullen von Wala über den Eierstöcken einreiben
- Hormon-Yoga (wirkt speziell auf die Eierstöcke, aber auch auf die Hypophyse), siehe Kapitel 9

Zysten

Psychosomatik im Allgemeinen
(nach Rüdiger Dahlke)

Körperebene:
verschiedene Organe können betroffen sein, z. B. Eierstöcke, Brust, Schilddrüse

Symptomebene:
sich abkapselnde Entwicklung; meist ist es Seelisches (Wasser), das sich abkapselt, Wachstum auf fehlgeleiteten Bahnen im Symbolbereich des betroffenen Organs, unproduktive Geheimnisse mit der Gefahr des Platzens.

Bearbeitung:
sich Raum für eigene und eigenwillige Entwicklung im betroffenen Bereich verschaffen, wichtige Dinge für sich beiseite nehmen, (seelische) Geheimnisse hüten lernen.

Einlösung:
Toleranz hinsichtlich eigenwilliger Entwicklungen, seelisches Wachstum im betroffenen Bereich.

Gutartige Ovarialtumoren

Das Ovar ist histologisch nicht einheitlich aufgebaut, und Tumoren können von allen Gewebetypen ausgehen, d. h. Epithelien, Bindegewebe, Keimstrang und Keimzellen. Daher ist eine exakte Einteilung der Ovarialtumoren hochkompliziert.

Im Allgemeinen wird bei Ovarialtumoren folgendermaßen unterschieden:
"echte" Ovarialtumoren: gut- und bösartige Tumoren des Ovars

"nicht echte" Ovarialtumoren: funktionelle Ovarialzysten

Schätzungsweise 1% aller Frauen entwickeln einen **gutartigen Ovarialtumor**. Gutartige und bösartige Ovarialtumoren können, bezogen auf die Frühphsymptome, nicht unterschieden werden. Da die Ultraschalluntersuchung nicht sicher die Bösartigkeit des Tumors ausschließt und die Entartungsgefahr gutartiger Ovarialtumoren groß ist, wird jeder solide oder solid-zystische Tumor mittels histologischer Untersuchung durch Laparoskopie (Bauchspiegelung) oder Laparotomie (Eröffnung der Bauchhöhle) abgeklärt. Erweist sich der Tumor als gutartig, wird lediglich der Tumor selbst oder das befallene Ovar entfernt. Die Prognose nach vollständig entfernter gutartiger Tumoren ist gut (= Sichtweise der Schulmedizin). Es wird also auf jeden Fall operiert und "nur" der Eierstock entfernt. Die Heilpraktikerin hat wohl wenig Chancen auf einen Behandlungsauftrag, höchstens begleitend.

Dermoidzyste (Teratom)

Definition

Sie wird den gutartigen Ovarial-Tumoren zugeordnet und macht mit etwa 15% einen großen Anteil derselben aus.
Die Dermoidzyste entsteht aus embryonalen Stammzellen und enthält Gewebeanteile aus allen drei Kemblättern wie Haut, Talgdrüsen, Nervengewebe, Muskulatur, Knochen, Knorpel, Haarbälgen, Haaren und sogar ganzen Zähnen.
Interessantes Detail: Die Haare in den Dermoidzysten bei älteren Frauen können grau werden.
Der Altersgipfel liegt etwa bei 30 Jahren, in 10-25% kommen Dermoidzysten beidseitig vor.
Eine maligne Entartung kommt bei ca. 1-2% der Fälle vor.
Auch Männer können eine Dermoidzyste im Hoden bekommen. Das Teratom im Hoden ist aber immer bösartig.

Ursachen

Die Ursache ist nicht sicher. Dermoidzysten entstehen aus Gewebe, das während der Embryonalentwicklung versprengt wurde.
Man vermutet ein nicht entwickeltes, eigenes Zwillingsgeschwister.

Symptome

Es zeigen sich unspezifische Symptome, je nach Größe der Dermoidzyste.
Durchschnittsgröße: 8 cm,
Druck- und Völlegefühl,
Obstipation,
Zunahme des Bauchumfangs.
Gelegentlich kommt es zu vaginalen Blutungen.

Komplikation

Ab einer Größe von ca. 5 cm neigen die Tumoren zu einer Stieldrehung (in 10% der Fälle) mit akut einsetzenden Unterbauchschmerzen und Bauchfellreizung.

Behandlungsstrategie Schulmedizin

In jedem Fall wird eine Operation angeraten.

Naturheilkunde

Wenige Patientinnen finden bei dieser Diagnose den Weg in die Naturheilpraxis.
Es gibt nur wenige bekannte, erfolgreiche naturheilkundliche Behandlungsstrategien.
Der Behandlungsansatz muß auf jeden Fall ganzheitlich und individuell sein.
Die Psychosomatik muß mit einbezogen werden.
Mir wurde von einem Heilmittel aus Brasilien berichtet, das bei mehreren Frauen zu einem totalen Verschwinden des Teratoms geführt haben soll:
Ovaria Stannum von Fa. Sirimim aus Brasilien.

Beispiel aus meiner Praxis:
Eine Patientin mit diagnostizierter Dermoidzyste kam zu mir mit der klaren Entscheidung, nicht zu operieren, obwohl sie massivst dazu gedrängt wurde. Da sie selber auf dem Weg ist, HP zu werden, hat sie sich für die naturheilkundliche Behandlung entschieden und verschiedene Therapierichtungen kombiniert (Homöopathie, Reinkarnationstherapie, energetische Therapie und bei mir u.a. die Psychokinesiologie).
Als Ursachen fanden wir u.a. einen unerfüllten Kinderwunsch und eine alte unverarbeitete Verletzung durch die Trennung von einem Partner. Nach einem Jahr intensivster Arbeit und Auseinandersetzung mit ihrem Thema lebt sie heute in gutem Einvernehmen mit ihrer Dermoidzyste, die bisher nicht größer geworden ist. Sie hat einen neuen passenden Partner gefunden und arbeitet derzeit an ihrem Kinderwunsch. (Stand 2010)

Psychosomatik
(nach Margit und Rüdiger Dahlke)

Eine Dermoidzyste im Kindesalter kommt einem "schwanger werden" in jungfräulichem Zustand gleich.
Es handelt sich um ein eigenes nicht entwickeltes Zwillingsgeschwister, das in extremen Fällen erst nach 20-30 Jahren anfängt zu wachsen.

Ein Stück ungelebtes Leben, ein totes Geschwisterchen wird unbewußt mit sich herumgetragen.
Es ist der ungelebte und damit fehlende Schatten, ein Teil des Menschen, der zuwenig Lebensenergie abbekommen hat, der seelische Gegenpol, zu dem man nicht steht.

Einlösung:
Sich daran erinnern, dass man nicht alleine ist und der dunkle Bruder / die dunkle Schwester immer um einen ist und auf seine/ihre Anerkennung wartet. Dieser Schatten gehört genauso zu einem wie die lichte Seite, mit der man oft fest identifiziert ist.
Psychosomatik der einzelnen Gewebearten:
Durch die Lokalisation der Dermoidzyste im Eierstock oder Hoden handelt es sich um die Themen Fruchtbarkeit und Kreativität, die auch dem 2. Chakra zugeordnet werden.
Haut: Grenz- und Schutzthema, Schutz und Sicherheitsmaterialien befinden sich an äußerst ungünstigen Stellen.

Zähne: sich beissend verteidigen und durchsetzen, jedoch an der falschen Stelle.

Einlösung:
Sich selbst auf angemessenen Wegen seiner Haut wehren und die Zähne zeigen.

Buchtipp zum Thema: "Vom weiblichen Ungehorsam", Ega Friedmann,
Verlag Königsfurt

Bösartige Ovarialtumoren

Ovarialkarzinom

Definition

Ein vom Oberflächenepithel ausgehender, bösartiger Tumor des Ovars.
Häufigkeit ca. 25% der "echten" Ovarialtumoren. Der Altersgipfel liegt im 6. Lebensjahrzehnt.
Selten können auch Kinder daran erkranken.

Ursachen (schulmedizinische Erklärung)

Die genaue Ursache des Ovarialkarzinoms ist unbekannt, doch konnte eine familiäre Disposition nachgewiesen werden. Vermutet wird der Zusammenhang zwischen der Anzahl der Ovulationen im Leben einer Frau und dem Auftreten eines Ovarialkarzinoms. Somit ist das Risiko für ein Ovarialkarzinom immer dann vermindert, wenn weniger Ovulationen stattgefunden haben (beispielsweise bei langjähriger Einnahme eines Ovulationshemmers, nach mehreren Schwangerschaften und langen Stillzeiten, bei später Menarche und früher Menopause).

Ursachen (alternative Erklärungsansätze)

- Ernährung: zu viel fettreiche, tierische Produkte und Milchprodukte
- Röntgenstrahlen
- Mumpsvirus
- orale Kontrazeptiva (im Widerspruch zur o. g. Erklärung)
- Zusammenhang mit Talkumpuder auf Binden wird diskutiert
- sozioökonomischer Status (goldener Käfig – finanzielle Sicherheit auf Kosten der Freiheit, nach Dr. Christiane Northrup)

Symptome und Untersuchungsbefund

Unabhängig von ihrer Gut- oder Bösartigkeit führen die meisten Ovarialtumoren erst sehr spät zu Beschwerden, da sie eine erhebliche Größe erreichen können, bevor sie andere Organe (z. B. die Harnleiter oder den Darm) beeinträchtigen. Daher werden Ovarialtumoren oft nur zufällig, etwa im Rahmen einer Früherkennungsuntersuchung, diagnostiziert. Es liegt dann häufig schon ein fortgeschrittenes Tumorstadium vor.

Stadieneinteilung

1. Tumorwachstum auf Ovarien begrenzt
2. Ausdehnung auf kleines Becken, Gebärmutter, Eileiter, sog. "Tochtergeschwülste"
3. Ausdehnung auf Lymphknoten, Fernmetastasen
4. Intrahepatische Metastasen (in der Leber)

Die Symptome sind meist unspezifisch:
- unklare Unterbauchschmerzen, je nach Lage und Ausdehnung des Tumors
- Fremdkörpergefühl durch den Tumor, eventuell Zunahme des Leibesumfangs durch den Tumor selbst oder infolge tumorbedingten Aszites (Bauchwasser)
- Blasenbeschwerden und unspezifische Darmsymptome wie Blähungen, Völlegefühl oder Schmerzen beim Stuhlgang
- bei Stieldrehung oder Ruptur (Durchbruch) des Tumors entsteht das Bild eines akuten Abdomens
- In fortgeschrittenen Stadien finden wir Allgemeinsymptome wie Leistungsminderung und Gewichtsverlust (typisch ist eine Kachexie bei gleichzeitig aufgetriebenem Leib).

Behandlungsstrategie/Schulmedizin:

Bei allen Ovarialtumoren, bei denen klinisch nicht sicher festgestellt werden kann, ob sie gut- oder bösartig sind, ist die Laparotomie mit intraoperativer Schnellschnittuntersuchung des Tumorgewebes die Methode der Wahl. Dabei wird das Abdomen mit einem Längsschnitt von der Symphyse bis zum Bauchnabel eröffnet. Ergibt die histologische Untersuchung des Gewebes ein Ovarialkarzinom, wird möglichst radikal operiert. Je radikaler die Erstoperation, desto besser die Prognose. Ziel der operativen Therapie ist die komplette Entfernung aller Tumorherde. Als **Mindestoperation** werden Uterus, die Tuben, beide Ovarien, das große Netz und zahlreiche Lymphknoten im kleinen Becken und paraaortal entfernt, manchmal zusätzlich Blasen- und Darmanteile (ggf. mit Anlage eines *Anus paraeter naturalis*), das kleine Netz und die Milz.
Im Anschluss Chemotherapie für 6 Monate. Manchmal dann Second-look-Laparotomie

als Erfolgskontrolle und Entfernung verbliebener Tumorreste.

Mein Kommentar: in Anbetracht dieser Vorgehensweise entsteht bei mir eine große Betroffenheit über diese große Anzahl der Organe, die aus dem Bauchraum entfernt werden. Es stellt sich die Frage: Wie kann die Frau mit diesem Verlust überhaupt klar kommen?
Hier wäre die unterstützende Begleitung durch eine Heilpraktikerin und Psychotherapie dringend zu empfehlen.

Prognose bei Ovarialtumoren

Bei bösartigen Ovarialtumoren, die noch auf das Ovar beschränkt sind, liegt die 5-Jahres-Überlebensrate bei 70%. Die Prognose der meisten bösartigen Ovarialtumoren ist jedoch schlecht (5-Jahres-Überlebensrate 5-20%), da zum Zeitpunkt der Diagnose oft bereits Metastasen außerhalb des kleinen Beckens vorliegen.

Häufigkeit:
in Schweden, Dänemark und in der Schweiz häufiger, in Japan, Hongkong eher selten

Problematik

Unter Gynäkologen wird immer wieder die vorsorgliche Entfernung der Ovarien bei Frauen jenseits des 40. Lebensjahres diskutiert, um dem Eierstockkrebs vorzubeugen. Da allerdings nur 1 von 80 Frauen diesen Krebs bekommt, würden viele Frauen dabei ihre Ovarien "opfern".

Ursachen/Psyche

- aufgestaute Emotionen
- Unwertgefühle
- alte, unverarbeitete Traumata
- extremer Bezug zu männlicher Autorität

Es handelt sich um das "Goldener-Käfig-Syndrom" nach Dr. Christiane Northrup und betrifft eher die höheren Gesellschaftsschichten. Damit die Frau ihren Status nicht verliert, bleibt sie lieber im Käfig. Dabei werden die eigenen Bedürfnisse vernachlässigt. Ein weiterer Auslöser für den Ovarialtumor kann die angedrohte Trennung von Seiten des Ehemanns sein.

Psychosomatik
(nach Margit und Rüdiger Dahlke)

Frauen, die in ihrer Familiengeschichte Brust- und Dickdarmkrebs haben, sind besonders gefährdet. Ein Familienthema!
Die Aufgabe liegt darin, **den eigenen weiblichen Weg** zu finden, was den Ahninnen nicht gelungen ist. Brust- und Eierstockkrebs (sowie Dickdarmkrebs) sprechen mit dem Plutoprinzip einen zentralen, weiblichen Archetyp an. Betroffen sind ältere Frauen, zwischen 65 und 70 Jahren. Es handelt sich um mütterliche Typen, die im Leben oft Schlimmes durchgemacht haben.

Sie haben zuviel gegeben, immer an andere gedacht und sind selbst zu kurz gekommen.
Diese Frauen leiden meist an "Overprotecting Sydrom", "Chicory"-Symptomatik
(Bachblüte: "Emotionaler Erpresser"), oder "Red Chesnut"-Symptomatik (Bachblüte:
"Übermäßige Sorge").
Auslösende Schockerlebnisse sind vor allem oft Probleme mit den Kindern, insbesondere den Töchtern. Es wird als Katastrophe empfunden, wenn sie sich mit Nachdruck abwenden.
Der Wechsel von der biologischen Mutter zur "Großen Mutter" in spiritueller Hinsicht hat nicht stattgefunden.
Die Betroffenen haben niemals den Sinn ihres Lebens gesucht oder gar gefunden.

Psychosomatik
nach Dr. Ryke Hamer (Neue Medizin):

Eierstockkrebs hat als Auslöser einen schweren Verlustkonflikt. Zum Beispiel könnte das der Verlust eines Kindes, des/der besten Freundes/Freundin oder auch der Verlust eines liebgewonnenen Haustieres sein.

Naturheilkundliche Therapie

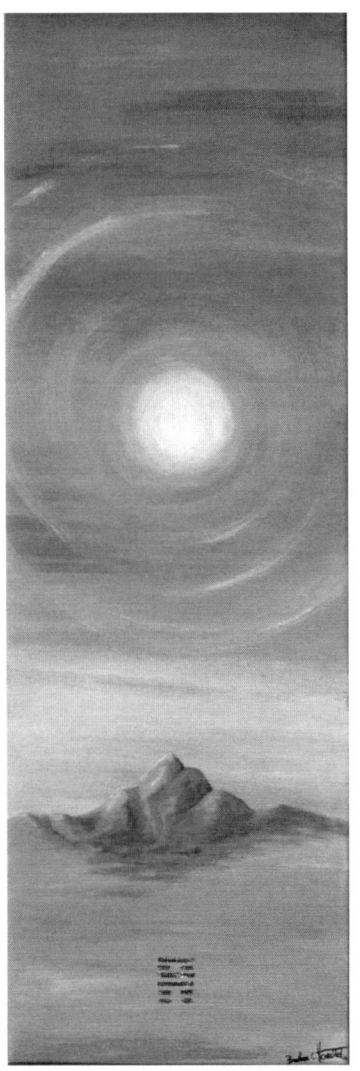

Allgemein gilt für die Krebstherapie in der Naturheilpraxis (auch von der rechtlichen Lage her, z. B. Sorgfaltspflicht), dass die Rolle der Heilpraktikerinnen hierbei eine begleitende und unterstützende sein sollte. Soweit möglich und sinnvoll ist eine Zusammenarbeit mit der schulmedizinischen Therapie wünschenswert.

Wie bei Gebärmutterkrebs Kapitel 3 (siehe S. 94).
Der Schlüssel liegt im Verstehen der Weisheit der Eierstöcke!
Der Zusammenhang zwischen Immunsystem, Gefühlen, Ernährung, systemischen und eventuell genetischen Faktoren muss ganz neu und kreativ untersucht werden.

Nach einer Operation der Eierstöcke und der umliegenden Organe empfiehlt sich die Durchführung eines Rituals zum Verabschieden derselben. Dies hilft der betroffenen Frau enorm bei der Bewältigung dieses extremen Eingriffes.

Begleitende OP-Vorbereitung und -Nachbereitung in der Naturheilpraxis, siehe Kapitel 9, S. 263.
Symbolarbeit zur Verabschiedung von Organen siehe ebenfalls Kapitel 9, S. 274.

Kapitel 5

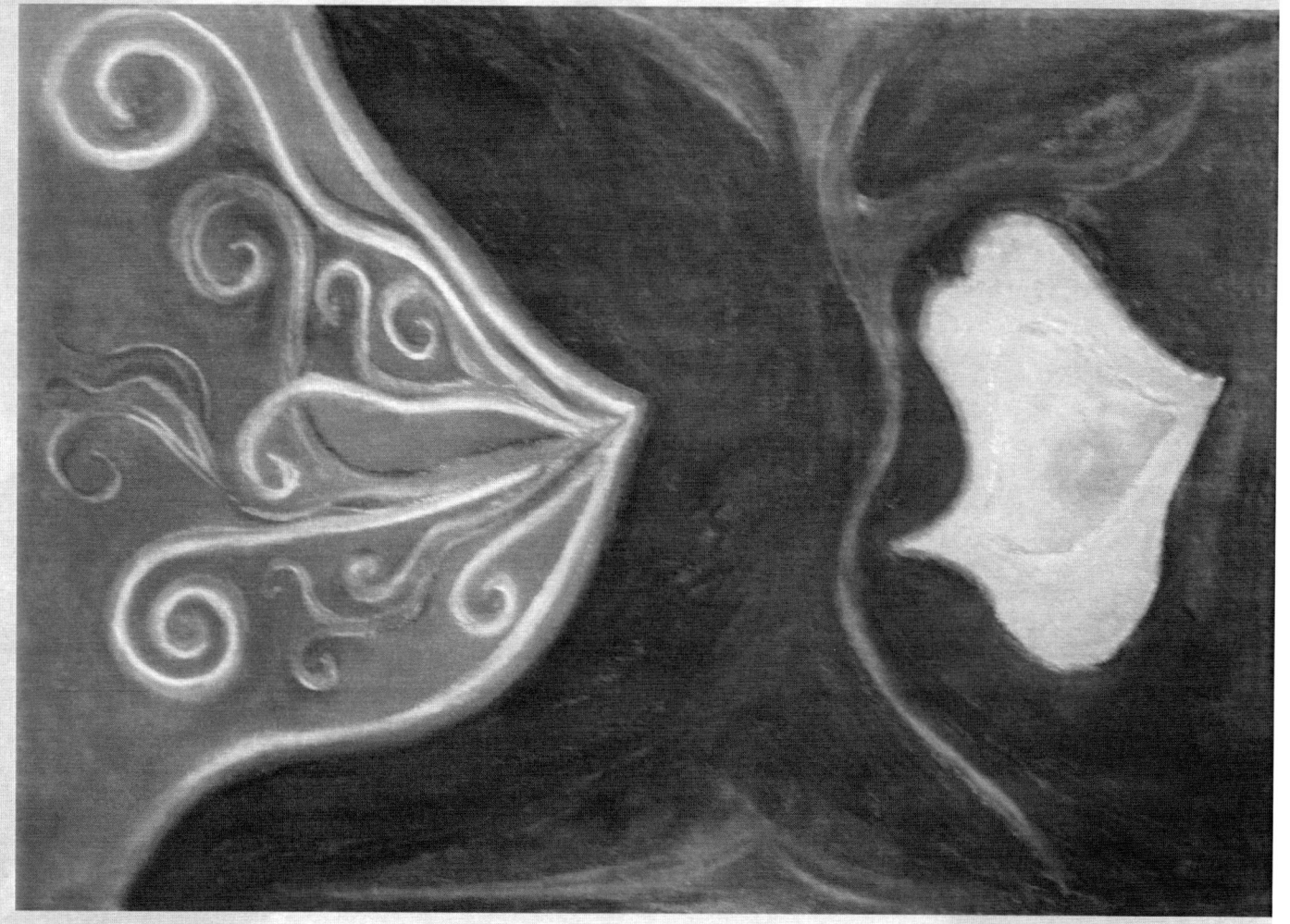

Die weibliche Brust

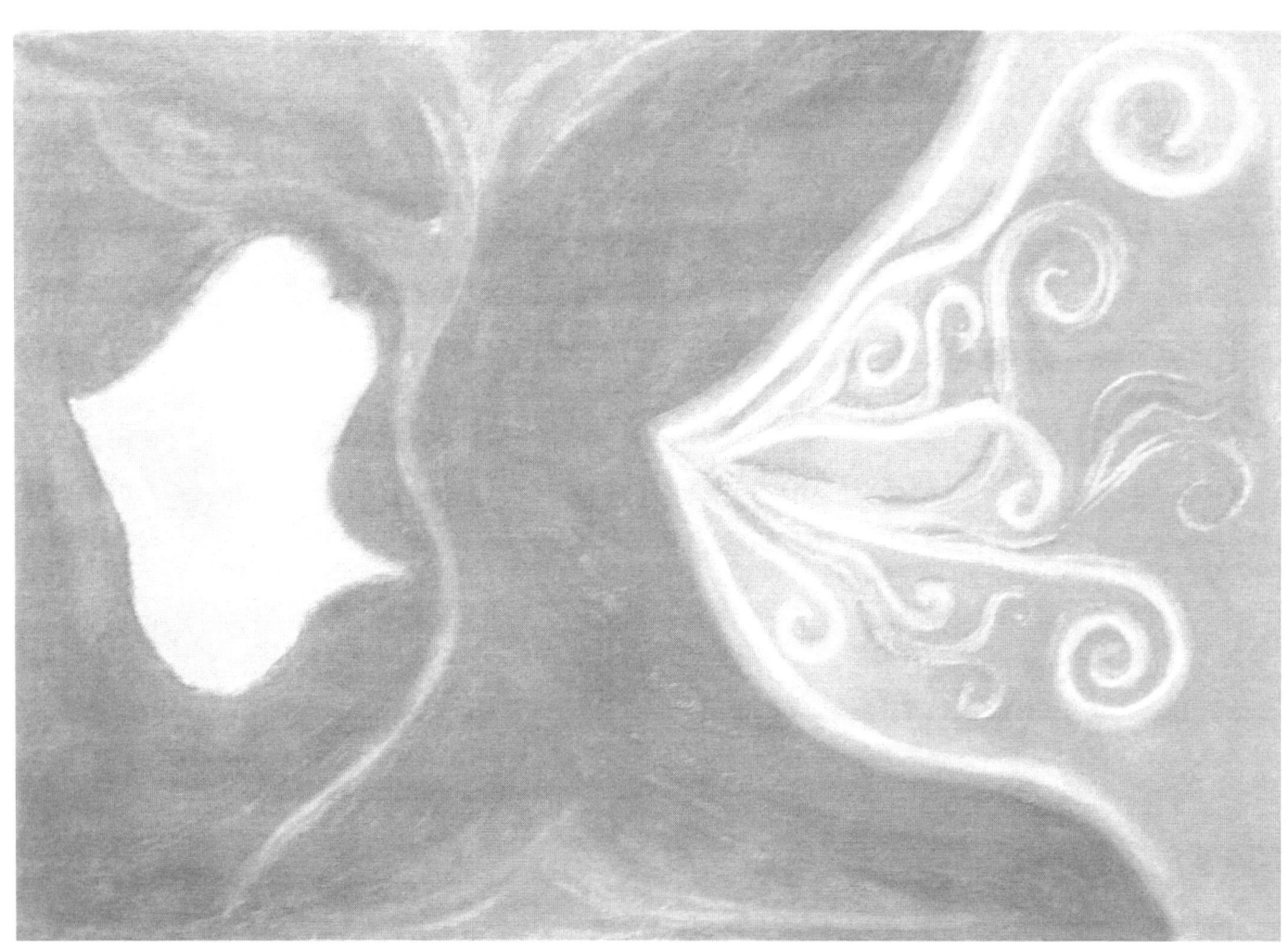

Anatomie und Physiologie der weiblichen Brust

Die weibliche Brust zählt zu den sekundären Geschlechtsmerkmalen und durfte deshalb schon immer vom HP untersucht und behandelt werden, auch schon vor der Einführung des IfSG 2001.

Die Brüste (Mammae) liegen auf Höhe der 3.-7. Rippe und sitzen dem großen Brustmuskel (M. pectoralis major) direkt auf. Sie bilden sich in der Pubertät unter dem Einfluss der Geschlechtshormone aus.

> Der umgangsprachliche Name "Busen" für die weibliche Brust ist nicht richtig. Mit Busen wird die Einbuchtung zwischen den Brüsten bezeichnet. Vergl. "Meerbusen", das ist eine Bucht.

Jeder Brustdrüsenkörper besteht aus 15-20 Drüsen-lappen, die durch lockeres Bindegewebe voneinander getrennt sind. Die Lappen der Brustdrüse setzen sich aus kleineren Läppchen und diese wiederum aus Milchbläschen (**Alveolen**) zusammen. Aus jedem Lappen geht ein **Ductus** (*Milchausführungsgang, Ductus lactiferus*) hervor, der auf der Brustwarze (**Mamille**) mündet. Diese ist vom Warzenhof (Areola) umgeben. In den Warzenhof münden 10-15 kleine Drüsen (Montgomery-Drüsen). Eine Berührung der Mamille löst durch reflektorische Muskelkontraktion eine Erektion derselben aus. Und die Muskeln der Milchführungsgänge drücken die Milch beim Stillen nach außen. Beides erleichtert dem Säugling das Trinken. Die Erektion der Brustwarze beim Stillen hat auch eine reflektorische Wirkung auf die Gebärmutter,

> Die Montgomery-Drüsen werden auch als besonders differenzierte Duftdrüsen der Haut bezeichnet. Es handelt sich dabei um größere Talgdrüsen im Bereich des Warzenvorhofs. Ihre Funktion besteht darin, die Haut der stillenden Frau zu schützen und einen gewissen Luftabschluss zwischen dem Mund des Säuglings und der Brustwarze zu bewirken. Somit begünstigen sie eine ausreichende Brusternährung des Säuglings. Der Name führt auf den Erstbeschreiber, William Fetherstone Montgomery (1797-1859), einen irischen Geburtshelfer, zurück.

die sich dadurch zusammenzieht und langfristig zurückbildet. Diese Beziehung zwischen Brustwarze und Gebärmutter machen sich Hebammen zunutze, indem sie während der Geburt die Brustwarzen der Frauen stimulieren, um die Wehen zu verstärken.

Außerdem hat die Berührung der Brustwarzen auch eine lustvolle, erotisierende Wirkung für die Frau.

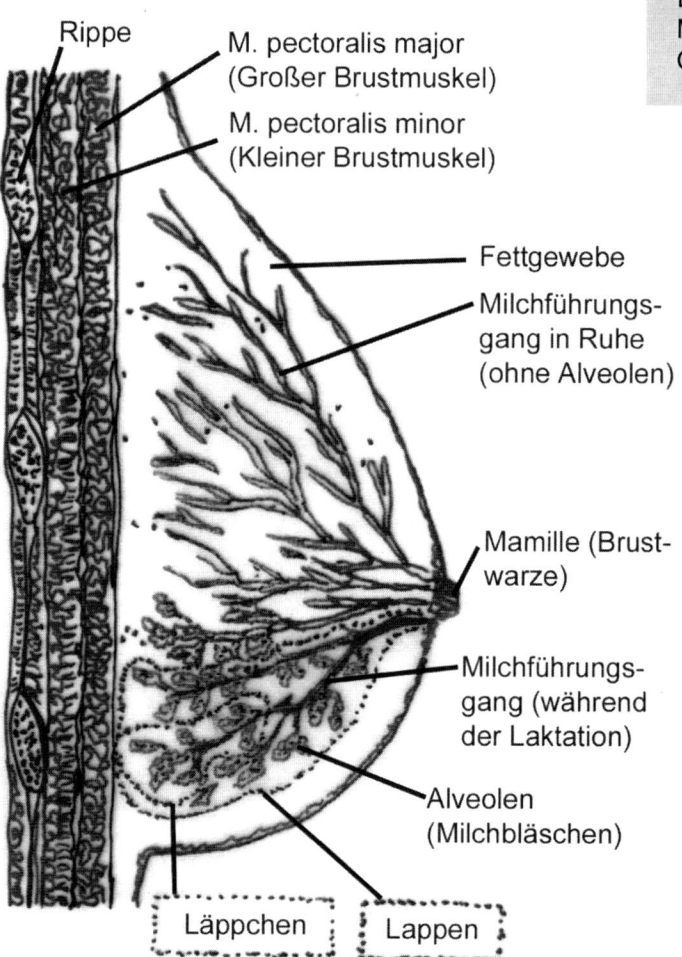

Abbildung: Feinbau der weiblichen Brust (Sagittalschnitt)

oberer Teil:
Brustgewebe in der Ruhepause
unterer Teil:
Volle Entwicklung der Milch-bläschen in der Stillzeit (*Laktationsphase*)

Der Brustdrüsenkörper ist in ein individuell sehr unterschiedlich ausgeprägtes Fettpolster eingebettet, das auch für die Brustgröße verantwortlich ist. Die Brustdrüse selbst hat bei allen Frauen meist dieselbe Größe. Die Brustgröße hat also nichts mit der Menge der Milchproduktion in der Stillzeit zu tun.

Durch die Brust ziehen Blutgefäße und Lymphbahnen. Der Lymphabfluss erfolgt hauptsächlich über die Lymphknoten der Achselhöhle, in geringerem Umfang auch in Richtung Clavicula (Schlüsselbein) und Sternum (Brustbein).

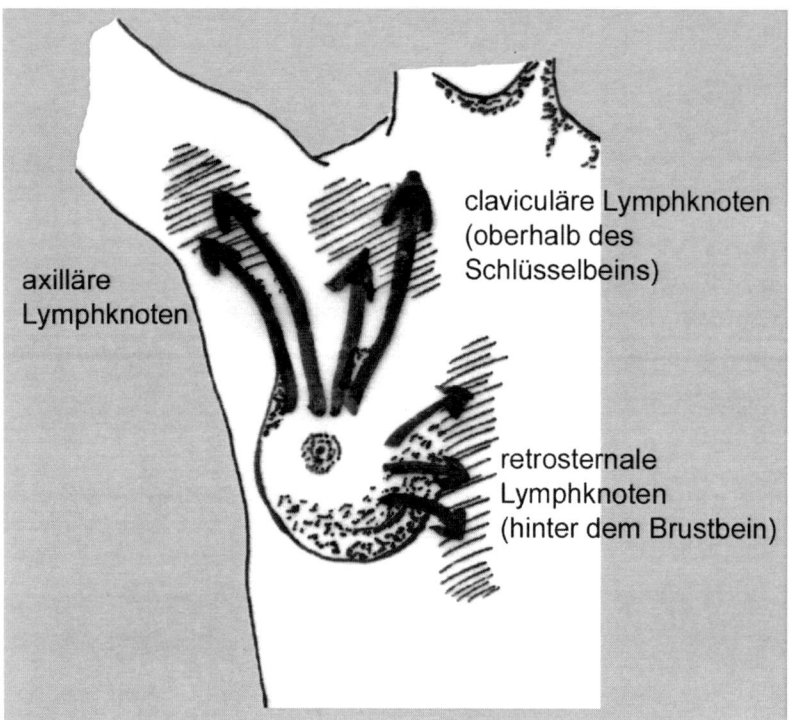

Mit dem Ende der Pubertät ist die Brustentwicklung zunächst abgeschlossen. Tritt eine Schwangerschaft ein, entwickeln sich die Alveolen in der Spätschwangerschaft und am Anfang der Stillzeit weiter. Ab ungefähr dem 40. Lebensjahr wird der Drüsenkörper zunehmend durch Bindegewebe und später auch Fettgewebe ersetzt. Die Brust verliert an Volumen und Elastizität.
Ein so genannter "Hängebusen" ist jedoch nicht zwangsläufiges Schicksal. Durch gute Ernährung, Entsäuerung, Brustmassage und entsprechender innerer Haltung (Zitat Rüdiger Dahlke) kann diese Entwicklung lange hinausgezögert werden.

Die Brust wird eingeteilt in:

1. Mamma non lactans, die nicht milchbildende Brust,
2. Mamma lactans, die milchbildende Brust.
   Während der Schwangerschaft wirken plazentare und ovarielle Hormone auf die Brustdrüse. Nach der Geburt kommen das Hypophysenhormon Prolaktin und das Hypothalamushormon Oxytocin zur Wirkung.

Wirkung der Hormone auf die Brustdrüsen:

- Östrogen aus Eierstöcken und Plazenta fördert das Wachstum der Milchgänge.
- Progesteron aus Plazenta und Eierstöcken, speziell dem Gelbkörper, fördern das Wachstum der Alveolen (=Drüsenendstücke).

- Prolaktin aus der Hypophyse fördert die Milchproduktion.
- Oxytocin wird im Hypothalamus gebildet und im Hypophysenhinterlappen gespeichert. Es fördert den Milchfluss durch Muskelkontraktion. Oxytocin leitet auch die Wehen ein und ist ein Hormon, das den Orgasmus mit auslöst. Es wird auch als (emotionales) Bindungshormon bezeichnet.

Gesellschaftliche und individuelle Bedeutung und Symbolik der weiblichen Brüste

Die weiblichen Brüste sind ein hochemotionales Thema, sowohl für Männer wie auch für Frauen. Sie sind Sinnbild für Weiblichkeit.
Brüste hatten auch kulturgeschichtlich eine große Bedeutung, allerdings veränderte sich diese immer wieder. Sie galten als Fruchtbarkeitssymbol. Es wurden schon Brustsymbole aus der Alststeinzeit gefunden.

Ein geschnitzter Mammutzahn aus Tschechien als Symbol für den Fruchtbarkeitszyklus stammt aus der Zeit von 24 000 Jahren vor unserer Zeitrechnung.

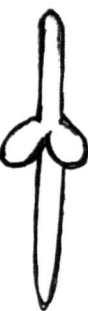

Oder die bekannte Venus von Willendorf (25 000 v. Chr) - eine übergrosse Darstellung, die die Bedeutsamkeit der weiblichen Brust schon in prähistorischer Zeit zeigt.

Brüste gelten auch als Symbol der Fülle, der Macht und der Geborgenheit, da sie den Säugling optimal versorgen. Nach Rüdiger Dahlke wirken sie so auf "das Kind im Mann" und auf innerlich klein gebliebene Männer.

Wir können uns der Wirkung der Brüste nicht entziehen. Es fällt Frauen leichter, ihre Gebärmutter als Symbol der Weiblichkeit zu opfern (durch OP) als ihre Brüste.
Brüste haben viel mit dem Außen zu tun. In der Werbung werden die weiblichen Brüste benutzt, vor allen Dingen für männliche Konsumenten. Frauen sehen sich immer wieder veräußert. Auch das trägt zu der allgemeinen Abwertung bei. Es entsteht der Eindruck, dass die Brüste für den Mann da sind.
Umgekehrt können auch Frauen mit ihren Brüsten Männer sexuall manipulieren, bis dahin, dass sie als politisches "Druckmittel" eingesetzt werden. Als Beispiel seien die Femen genannt, eine 2008 in der Ukraine entstandene feministische Frauenbewegung, die zwischenzeitlich weltweite Beachtung findet. Sie demonstrieren mit nackte Brüsten, um politische Ziele zu erreichen.
Das Verhältnis, das eine Frau zu ihrer Brust hat, wird nicht zuletzt auch von der Werbung und den Medien mitbestimmt, welche die Frauen immer wieder zum Vergleich mit den wohlgeformten Brüten attraktiver Models herausfordern. Entsprechen die eigenen Brüste nicht den "Vorgaben" der Werbung, sinkt das Selbstwertgefühl von vielen Frauen - und bei entsprechender finanzieller Lage hat die plastische Chirurgie Hochkonjunktur.
Auf der Basis dieses sozialen Hintergrundes hat jede Frau ihre persönliche, individuelle Geschichte mit ihren Brüsten. Diese Geschichte wird geprägt durch ihr Verhältnis zur Mutter und wie die Mutter zu ihren Brüsten stand. Bedeutung hat auch, ob sie gestillt wurde oder nicht. Das Verhältnis der Frau zu ihrer Brust steht in direk-

ter Relation zu ihrer Weiblichkeit. "Frausein drückt sich durch die Brüste aus". Sobald es um Brüste gehrt, fangen die meisten Frauen an sich zu vergleichen.

Viele werten ihre eigenen Brüste selber ab und empfinden sie entweder als zu groß, zu klein oder zu schlaff usw. Die Größe der Brüste bestimmt oft den Platz in der Rangordnung während der Schulzeit in der Mädchengruppe. Ensprechend fühlt frau sich mit größeren Brüsten gut oder mit kleinen eher abgewertet.

Frühpubertierende Mädchen müssen in ihre großen Brüste erst noch "hineinwachsen". Oft sind sie äußerlich schon Frau und innerlich noch Kind, was zu Überforderung führt.

Heutzutage kommen Mädchen ungefähr 2 Jahre früher in die Pubertät als noch vor 30 Jahren, was unter anderem mit hohen Dosen von Umweltgiften zu tun hat, die das Mädchen noch vor der Geburt im Mutterleib aufgenommen hat. Umweltchemikalien haben hormonähnliche Wirkungen, die sog. **Xeno-Östrogene** (Broschüre "Brustkrebs" vom FFGZ, dort S. 14, siehe Literaturliste). Zusätzlich haben Hormone im Trinkwasser und in Nahrungsmitteln ihre Auswirkung auf den sich entwickelnden Organismus.

Bei aller äußerlicher Bedeutsamkeit darf in diesem Zusammenhang nicht vergessen werden, dass die Brust als sexuelles Organ für die Frau eine wichtige Quelle der Lust ist.

Weil die Brüste solch einen hohen, persönlichen Stellenwert haben, empfinden viele Frauen bereits schon den geringsten Verdacht auf eine Brsuterkrankung als Bedrohung ihrer Identität.

Die Brust der Frau ist nicht nur Zeichen ihrer Weiblichkeit, sondern auch Symbol weiblicher Schönheit und erotischer Attraktivität (Venusaspekt). Das ist erst in neuerer Zeit so, und in unserer Kultur.

Brüste waren lange Zeit kein Symbol für Sexualität, sondern Symbol für Leben zu ernähren (Mondaspekt). In Afrika wird das heute noch so gesehen. Dort gelten vom Leben ausgezehrte Brüste sogar als Zierde.

Der Begriff "Brust" leitet sich indogermanisch von "Schwellung" ab. Lateinisch finden wir den Bezug zur Mutter: Mamma/Mammae.

In unserer Sprache finden sich zum Thema Brüste auch abwertende Begriffe:

z. B. Brust-Warzen – Warze ist ein negativ behafteter Begriff, der an etwas Hässliches erinnert. In der ungarischen Sprache bedeutet Brustwarze übersetzt "Knospe" – ein viel schöneres Wort.

Psychosomatik der Brüste im Allgemeinen

Bedeutung der Brüste

>Geben, Nehmen und Fürsorge

Störungen des Energieflusses in Form von

>Brustzysten
>Brustkrebs
>Brustschmerzen
>und andere

Ursachen

>Ungleichgewicht von Geben und Nehmen

>Aus: "Frauenkörper-Frauenweisheit", Dr. med. Christiane Northrup, 5. Auflage 2001, Verlag Zabert Sandmann, München

Brüste sind Symbole des Gebens und da fängt die Problematik an: Viele Frauen geben anderen zu viel, nur sich selbst zu wenig!

Die Brust (auch beim Mann) befindet sich auf Höhe des Herzchakras, dem 4. Chakra.
Emotionale Fehlhaltungen, die sich auf das Herzchakra auswirken führen zu Themen wie chronische Wut, Feindseligkeit, Kritik, Groll, sowie schmerzliche unverarbeitete Traumata, unverarbeitete Mutterthemen, gebrochenes Herz und Schuldgefühle wirken sich auf das

Herzchakra aus. Sie können Brusterkrankungen mit verursachen.
Die Heilung des Herzchakras bedeutet Harmonie, Liebe, Einssein und Selbstliebe.
Therapiemöglichkeiten dazu sind: das Chakra-Singen, die Chakra-Fußmassage (beide siehe Kapitel 9) und die "Brustmeditation" von Diana Richardson (als CD erhältlich).

Die weibliche Brust ist hochsensibel. Frauen wünschen sich in der Regel mehr Berührung an den Brüsten. Die Berührung löst eine Hormonausschüttung aus. Nach Diana Richardson ist die weibliche Brust der energetische Pluspol der Frau, beim Mann ist der Pluspol der Penis.
Aus: "Zeit für Liebe" von Diana Richardson.

Übergreifende Heilungsansätze bei Brusterkrankungen

- Die individuelle Geschichte der Brüste erforschen lassen mit einer "Inneren Reise". Dies geht bei den Brüsten viel leichter als bei inneren Organen, da sie "greifbar" sind. Die Brüste dabei anfassen lassen und den Brüsten Namen geben lassen bzw. diese erfragen.
- Die liebevolle Zuwendung fördern, Selbstberührung, Brustselbstmassage (siehe Kapitel 9).
- Fürsorge, Achtung, Respekt zu sich selbst fördern, z. B. mit Kinesiologischen Balancen von "Psychologischen Umkehrungen" aus Psycho Enegetics nach HP Klaus Wienert, Gräfelfing, Licht-Gesundheit-Energiezentrum.
- Frauen sollten lernen, ihre (Berührungs-)Wünsche zu verbalisieren.
- Vermeidung von zu schneller Entscheidung für OP im Brustbereich durch fachliche Beratung. Die Vor- und Nachteile darlegen und die individuelle Verantwortung und Entscheidungsfähigkeit der Frau stärken.

<u>Bachblüten zum Thema</u>

- Star of Bethlehem – bei ungelösten Schocks und Traumatas
- Holly – gegen den Selbsthass, Wut, fördert die allumfassende Liebe, kann die Wut jedoch auch herauslocken
- Red Chestnut – bei übermäßiger Sorge um andere
- Centaury – sich nicht abgrenzen können, zu viel geben
- Oak – immer stark sein müssen, die weibliche Seite nicht leben

<u>Aura-Soma-Öl</u> Nr. 3, Blau über Grün
<u>Heilsteine für das Herz-Chakra</u>

- Rosenquarz
- Malachit
nehmen auch die Angst davor, Brustkrebs zu haben (Auflegen, als Schmuck tragen oder Elixiere zum Trinken bereiten)

Erkrankungen der weiblichen Brust

Gutartige Brustsymptome

Dazu zählen
1. Mastodynie
   Mastopathie
   Mastitis

2. Gutartige Tumoren:
   Fibroadenom
   Milchgangspapillom
   Zysten

3. Absonderungen
   Milchgangsveränderungen
   Hyperprolaktinämie

Jede Brustveränderung muss differentialdiagnostisch abgeklärt werden, da immer die Möglichkeit eines bösartigen Geschehens besteht!

Mastodynie (prämenstruelle Brustschmerzen)

Definition

schmerzhaftes Spannungsgefühl beider Brüste, meist prämenstruell, seltener kontinuierlich

Ursachen

vermehrte Wassereinlagerung zwischen Eisprung und Menstruation durch:

- zu hohen **Östrogenspiegel**, durch Pille, Koffein, Fett, Stress, Leberschwäche und Umwelttoxine, die an den Rezeptoren wie Östrogene wirken = Xeno-Östrogene
- zu hohen **Prolaktinspiegel**, durch zuviel Östrogen ausgelöst, Stress, Medikamente, selten Hypophysentumor

Symptome

schmerzhaftes Anschwellen und Spannungsgefühl der Brüste,
dumpfe, stechende ziehende Schmerzen, meist im oberen äußeren Brustquadranten,
physische Berührung kann sehr unangenehm sein

Psychosomatik

Hilferuf der Brüste wegen Mangel an Geborgenheit und/oder Mangel an Zärtlichkeit, die nicht auf Sex abzielt

Botschaft

Beachte mich, aber berühre mich nicht!

Es geht hier um das Mondprinzip der Brust, das Thema Nähren/Ernährung. Im Gegensatz zum Venusprinzip mit dem Thema Sexualität/Eros.
Die Brust spricht: "Kümmere Dich um mich, sorge für mich!". Die Frau braucht Gefühlsnahrung und fürsorgliche Liebe für sich selbst. Sie sollte das innere, eigene Nest pflegen.

Therapie Schulmedizin

Hormone (meist Progesteron)

Therapie Naturheilkunde

Ernährung:
Eiweißreduktion: tierisches Eiweiß weglassen (mindestens 4-6 Wochen), Kaffee und Alkohol meiden.
am besten die "Ayurvedische" Entschlackungskur machen (siehe Kapitel 9)

Phytotherapie:
Mönchspfeffer
Frauenmantel
Nachtkerzenöl

Rezept für Teemischung:
2 Teile **Brennnesselblätter** *(allgemeine Entgiftung)*
3 Teile **Frauenmantelkraut** *(hormonregulierend)*
2 Teile **Johanniskraut** *(stimmungsaufhellend)*
1 Teil **Melissenblätter** *(beruhigend)*
1 Teil **Rosenblüten** *(Balsam für die Seele)*
3-4 Essl. mit einem halben Ltr. heißem Wasser überbrühen, 5-10 Min. ziehen lassen, und über den Tag verteilt trinken.

Keuschschlammfrüchte z. B. Trockenextrakt von Firma Sabona: Agno-Sabona®, hilft bei Spannungs- und Schwellungsgefühl in den Brüsten

Brustmassage:
mit Ringelblumenöl als Basisöl, mit Zusatz aus Rosenöl, Lavendelöl, Sandelholz, als ätherische Öle
Anwendung: Siehe Brustselbstmassage, Kap. 9

Komplexhomöopathie:
Antimast-Selz N Salbe von Pharma-Selz, auch bei Mastitis, Mastopathie oder Zysten
Mastodynon Tropfen oder Tabletten von Bionorica
Magnesit/Mamma comp. Globuli velati von Wala

Progesteronsalbe oder Diosgeninöl aus der **Yamswurzel**

Berberis, Fructus 10% ungt. (Salbe) von Weleda

Differentialdiagnose

Mastitis, Brustzysten, Brustkrebs

Mastopathie

Ein anderer Name dafür ist: "Fibrös-zystische Mastopathie" (Mastopathia Fibrosa Zystika). Die Zysten der Brust werden extra besprochen im Abschnitt "Gutartige Tumoren der Brust", siehe S. 143.

Definition

Die Mastopathie ist eine hormonbedingte Veränderung des Brustgewebes mit Vermehrung des Bindegewebes (Fibrosierung), Wucherung (Proliferation) des Milchgangepithels, Milchgangerweiterungen und Zystenbildung.

Es ist die häufigste Brusterkrankung und kommt bei 40-50% aller Frauen vor. Der Altersgipfel liegt bei 45-55 Jahren.

Ursachen

Die Ursachen sind noch nicht vollständig erforscht.
Aus naturheilkundlicher Sicht wird als Ursache ein Progesteronmangel und/oder relativer Östrogenüberschuss (Xeno-Östrogene) angenommen.
Oft verschwinden die Symptome nach der Menopause.
Eine Ausscheidungsschwäche von Leber, Niere und Darm oder ein geschwächtes Immunsystem wie auch Dauerstress begünstigen die Symptomatik.
In Zeiten hormoneller Umstellung, wie die Wechseljahre, spielen diese Faktoren eine ganz besondere Rolle.

Symptome

Die Brüste fühlen sich hart an und sind druckempfindlich. Die Frau ertastet harte Knoten, meist in beiden Brüsten.
Dazu kommen eventuell Schmerzen und Absonderungen der Brustdrüsen, die braun, grünlich oder blutig sind.
Die Brüste sind angeschwollen. Vor der Periode verstärken sich die Symptome.

Diagnose

Palpation, Mammographie, Sonographie

Therapie Naturheilkunde

- siehe Mastodynie
- Leber und Nierenreinigung in Verbindung mit manueller Lymphdrainage
- alternativ: Die Entgiftungskur der Fa. Phönix (www.phoenix-ag.de) anwenden. Es handelt sich um 4 homöopathische Komplexpräparate. Für Leber, Niere, Lymphe und ein viertes zur allgemeinen Entgiftung, die im Wechsel eingenommen werden. Der genaue Behandlungsplan kann bei Phönix angefragt werden und individuell angepaßt werden.
- Wechselduschen, Bürstenmassage der Brüste mit weicherer Borste, immer spiralförmig arbeiten.
- Umschläge mit Tonerde, 1-2x wöchentlich, eventuell mit einem Zusatz von Calendula-Tinktur.
- Misteltherapie nach Rudolf Steiner (zum Beispiel Produkte der Fa. Weleda) Rudolf Steiner hat diese Therapie eigentlich zur Prophylaxe von bösartigen Tumoren entwickelt.
- Blutegel anlegen
- Progesteroncreme oder Diosgenin-Öl aus der Yamswurzel lokal anwenden.
- Leinsamen-Gel: Rezeptur und Anwendung siehe Abschnitt "Gutartige Tumoren der Brust, naturheilkundliche Behandlung der Zysten" (S. 144)
- nach Mammografie: X-Ray C 200 zur Ausleitung der Röntgenstrahlen

Psyche

> Knoten stehen für Blockaden und abgespaltene Gefühle.
> Relevant sind ungelebte Themen des Mondbereiches im Zusammenhang mit Geben und Nehmen.
> Zuwendung ist wichtig, sich selbst gegenüber oder von anderen.
> Bezogen auf die Mastopathie zeigt die praktische Arbeit auf der energetischen Ebene gute Erfolge.
> Beispielhaft erwähnt seien: "Innere Reisen", Gestalttherapie, Chakra-Arbeit (meditatives Chakra-Singen, allgemeine Chakra-Reinigung oder Chakra-Reflexzonenbehandlung an den Füssen zur Chakra-Harmonisierung – siehe Kapitel 9) oder Kinesiologische Balancen.

Differentialdiagnose

Die Mastopathie muß von Mamma-Ca abgegrenzt werden.

Die Schulmedizin unterscheidet 3 Schweregrade: I, II und III. Bei der Mastopathie I und II ist das Brustkrebsrisiko nicht erhöht, bei Grad III steigt das Brustkrebsrisiko um das Dreifache.

Die Mastopathie Grad III kommt bei 10% aller Patientinnen mit fibrös-zystischer Mastopathie vor.

Bei verdächtigem Befund, der durch Ultraschall und/oder Mammografie festgestellt wurde, wird in der Schulmedizin eine Feinnadel-Stanz-Biopsie gemacht. Bei positiv histologischem Befund wird zu einer OP, häufig BET (Brusterhaltende Therapie) geraten.

> Anmerkung zur Feinnadel-Stanz-Biopsie:
> Die Feinnadel-Biopsie wird in naturheilkundlichen Kreisen kritisch betrachtet. Es wird gesagt, dass durch diesen Eingriff das Gewebe so geschädigt und gereizt wird, dass dadurch ein entartetes Zellwachstum gefördert wird. Das ist der Grund warum immer mehr mündige Patientinnen diese Art der Untersuchung in Frage stellen und vermeiden wollen.

Mastitis (Entzündung der Brustdrüse)

- Die Mastitis manifestiert sich oft nur an einer Brust, bei 75% der Erkrankungen.
- Meistens entsteht sie im Wochenbett oder während der Stillzeit. Dann heißt sie *Mastitis puerperalis*. Zu 95% ist der auslösende Erreger der *Staphylokokkus aureus* aus der Mundflora des Babys.

Nonpuerperale Mastitiden entstehen durch
- erhöhten Prolaktinspiegel bei Hypophysentumor, der Einnahme von prolaktinstimulierenden Medikamenten wie Psychopharmaka oder östrogenhaltigen Hormonen etc. Dabei erweitern sich die Milchgänge pathologisch. Es kommt zum Sekretstau und Schädigung des Milchgangepithels. Nur zu 40% ist hierbei der *Staphylokokkus aureus* der alleinige Auslöser.
Ansonsten sind es Mischinfektionen z. B. auch mit *Eschericia coli*.
- Verletzung als Eintrittspforte für Erreger, z.B. kleine Hauteinrisse bei Psoriasis.
- Tuberkulose oder Syphilis als Ursprungskrankheit (eher selten).

Symptome

> schmerzhafte Schwellung, Rötung und Überwärmung der betroffenen Brustpartie, hohes Fieber, schmerzhafte Schwellung der Achsellymphknoten, eventuell Austritt von

Sekret aus der Mamille. In 50% der Fälle bei vollem Krankheitsbild kommt es zur Abszessbildung.

Therapie Schulmedizin

Prolaktinhemmer
Antibiotika, intravenös, mindestens 5 Tage
Abszesse werden inzidiert und drainiert (Schnitt und ablaufen lassen mit anschließender Lascheneinlage, die den "Abfluss" offen hält)

Psyche

Eine Entzündung bedeutet auf der psychosomatischen Ebene immer ein akuter Konflikt. Die Frage ist: Was ist der Mastitis vorausgegangen?

Therapie Naturheilkunde

- Bettruhe wird dringend empfohlen
- Das Kind an der entzündungsfreien Brust trinken lassen oder abhängig vom Schweregrad ganz abstillen. Falls die Mutter gleichzeitig Antibiotika bekommt, ist Stillen sowieso kontraindiziert.
- Die entzündete Brust sollte ruhig und kühl gehalten werden, z. B. mit in Stoff eingeschlagenem Eisbeutel.
- Alternativ können kalte Heilerdeumschläge, Umschläge mit Quitten-Gel, Retterspitzumschläge angewendet werden.
- Rezept für Quarkumschläge zur Entzündungshemmung (sollte 1-2x täglich angewendet werden):
  Baumwolltuch zur Hälfte mit Magerquark (kalt) bestreichen (0,5-1 cm dick) andere Tuchhälfte über den Quark legen, auf die Entzündung legen, Mamille aussparen, mit Außentuch (Frottee oder Wolle) abdecken.
  Für 20 Min. liegen lassen, Brust säubern, 30-60 Min. nachruhen.
- Auflagen mit Weißkohlblätter: Die Blätter mit einem Nudelholz walzen, damit die Blattrippen aufbrechen. Auf den Entzündungsherd legen.
  Vorsicht: Diese Maßnahme könnte milchstoppende Wirkung haben.
- Kolloidales Silber innerlich einnehmen und äußerlich auftragen
- "Rizol"-Öle innerlich wie äußerlich (verdünnt) anwenden. Muß vom Heilpraktiker mittels sensitivem Verfahren ausgetestet und verordnet werden (siehe Kapitel 9)
  Da "Rizol"-Öle wie Antibiotika wirken, muß hier besonders sorgfältig geprüft werden, ob ggf. abgestillt werden muß.
- JSO-Komplex-Präparate zur Behandlung einer beginnenden Brustdrüsenentzündung:
  Ad1 Avena cp D10 JSO: bei akut entzündlichen, infektiösen Erkrankungen
  Fb1 Aconitum cp D10 JSO: bei fieberhaften Erkrankungen
  Lf1 Echinacea cp JSO: zur Stabilisierung der Abwehr aus dem Lymphsystem heraus
  Gw1 Caulophyllum cp JSO: zur Stärkung aller Drüsenfunktionen
  Die Dosierung sollte individuell ausgetestet werden.
- Fußreflexzonentherapie: Die "Region der Brüste" massieren, um den Milchstau zu lösen.
  Bei akuten Entzündungen ist Vorsicht geboten.

Die dorsale Seite (Fußrücken) soll behandelt werden zwischen dem 2. und 4. Fußwurzelknochen, am rechten und linken Fuß.

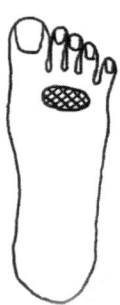

Gutartige Tumoren der weiblichen Brust

Fibroadenom

Definition

Es handelt sich um gutartige, meist multipel auftretende Tumoren, die sich aus Drüsen und Bindegewebe zusammensetzen.

Vorkommen

Es ist der häufigste benigne Brusttumor, der bei knapp 1/3 aller Frauen vorkommt.
Manchmal ist er nur 2 mm groß.
Insbesondere davon betroffen sind jüngere Frauen (Anfang 20).

Meist bemerkt die Frau den Tumor und erschrickt, weil sie befürchtet, er sei bösartig. Fibroadenome erhöhen das Brustkrebsrisiko aber nicht.

Ursachen

Ursachen sind weitgehend unbekannt.
Man vermutet Schwankungen in der Hormonbildung.

Symptome

Fibroadenome imponieren als relativ scharf begrenzte, runde Knoten (0,5 - 3 cm), von derb-elastischer Konsistenz. Sie sind verschieblich zum Untergrund und meist schmerzlos. Bei einem Durchmesser < 1 cm ist eine Entfernung nach Meinung der Schulmedizin nicht notwendig.

Diagnose

Mammographie, Sonographie, Feinnadelpunktion.
ABER: In naturheilkundlichen Kreisen wird häufig die Meinung vertreten, dass eine Feinnadelpunktion das Wachstum kleiner Knoten erst recht stimulieren kann!

Therapie Naturheilkunde

- siehe: "Energetische Behandlung von Knoten und Zysten in der Brust" (siehe Kapitel 9)
- naturheilkundliche Mittel zur Lymphreinigung, z. B. LF1 Echinacea cp JSO zur Entlastung des Lymphsystems und Populus cp-Salbe zur Verbesserung von Venen- und Lymphabfluss
- äußerliche Salbenbehandlung mit:
  Conium maculatum (extern) 5% von Weleda (muß extra hergestellt werden), einmal täglich einreiben.

Dazu ist eine Begleitmedikation möglich mit:
Magnesit/Mamma comp. von Wala (2 x 10 Globuli)
- nach Mammografie: X-Ray C 200 zur Ausleitung der Röntgenstrahlen

Milchgangspapillom

Definition

einzeln oder multipel vorkommende zottenartige benigne Wucherungen in den Milchgängen

Vorkommen

in der Zeit der Menopause, oft in Verbindung mit Mastopathie

Symptome

Blutige oder seröse Sekretion aus einer Mamille. Es handelt sich meist um einen einseitigen Tumor.

Ein Mamakarzinom muss stets ausgeschlossen werden, denn dies befindet sich auch meist in den Milchgängen!

Diagnose

Palpation, Mammographie, Sonographie

Naturheilkundliche Therapie

- siehe Behandlung von Brustzysten und Mastopathie

- beim Milchgangspapillom ist ein Versuch mit der "Energetischen Behandlung von Knoten und Zysten in der Brust" (siehe Kapitel 9) ist zu empfehlen, auch wenn es sich dabei um eine andere Gewebestruktur handelt.

- nach Mammografie: X-Ray C 200 zur Ausleitung der Röntgenstrahlen

Zysten der Brust

Die meisten tastbaren "Knoten" in der Brust sind gutartig.

Im Alter von 15-25 Jahren sind 95% aller Knoten der weiblichen Brust Fibradenome oder Zysten. Im Alter von 25-55 Jahren sind 70% der Knoten der weiblichen Brust Zysten, Fibroadenome oder Mastopathie-Knoten. Ab dem Alter von 60 Jahren ist das Risiko eines Krebsgeschehens größer, die meisten Knoten sind aber gutartig.

Definition

Es handelt sich um einen epithelausgekleideten Hohlraum in der Brust mit flüssigem Inhalt. Durch Einblutung ist die Stelle häufig blau-grünlich verfärbt.

Vorkommen

Eine Brustzyste tritt oft im Zusammenhang mit Mastopathie auf (siehe S. 138). Sie kommt häufiger ab dem 35. Lebensjahr vor und ist manchmal vom Zyklus abhängig.

Entstehung

Im Drüsenkörper (Zellen der Milchgänge und/oder Drüsenläppchen) staut sich Flüssigkeit an und schafft Erweiterungen (= Hohlräume) im Gewebe.

Ursachen

hormonelle Einflüsse, Stress, Überlastung, Leberschwäche

Psychosomatische Ursachen:
schmerzliche Trennungen
sexuelle Unzufriedenheit

Symptome

Man kann einen prallen Knoten oder eine Verdickung tasten, der meist rund und unter der Haut verschieblich ist.
Die Verdickung schmerzt vor der Menstruation.
Mechanischer Druck, z.B. von einem BH, kann unerträglich sein.
Die Zyste verändert sich zyklusabhängig.
Körperlich mädchenhafte Frauen sind oft betroffen.

Diagnose Schulmedizin

Mammographie, Sonographie
Punktion und Absaugen (Untersuchung und Therapie gleichzeitig)

Therapie Schulmedizin

Bei Krebsverdacht Entfernen der Zyste und des umliegenden Gewebes oder Absaugen der Flüssigkeit.

Psyche/Psychosomatik

- Zysten stehen für eingekapselte Tränen.
- Das Mondprinzip wird nicht gelebt, Seelisches wird abgekapselt.
- Verhärtung gegenüber dem weiblichen Prinzip.
- Es handelt sich meist um Frauen, die nicht gestillt haben.
- Oft sind "Businessfrauen" betroffen.
- Die Frauen fühlen sich oft allein und von der Welt abgeschottet.

Frage: Inwieweit kann das mütterliche Prinzip neu und anders gelebt werden?

Therapie Naturheilkunde

- Eine OP ist nicht nötig, meist verschwindet die Zyste von selbst.
- Alcangrol-Salbe Nr. 26 (zu beziehen über die Rosenapotheke, Friedberg), äußerlich anwenden und Solunat Nr. 1 von Fa. Soluna, innerlich anwenden. In beiden Mitteln ist u. a. Schierling enthalten.
- Brustselbstmassage (siehe Kapitel 9)
- "Energetische Behandlung von Lymphstauungen und Zysten in der Brust" nach G. Dobler (siehe Kapitel 9)
- Lauwarme Heilerdeauflagen machen. Eine 3-wöchige Kur ist zu empfehlen. Wirkt schmerzlindernd und entstauend. Man kann noch einen Zusatz mit Calendula-Tinktur machen oder die Heilerde mit Magerquark mischen.

- <u>Ernährung:</u>
  tierisches Eiweiß meiden, Rohkost, Gemüse etc. bevorzugen

- Mammografie: X-Ray C 200 zur Ausleitung der Röntgenstrahlen

- *Teerezept:*
  30 gr **Schafgarbe**
  20 gr **Frauenmantel**
  20 gr **Ringelblume**
  20 gr **Leberblümchen**
  20 gr **Mariendistel**
  10 gr **Kümmel**
  2 Esslöffel von der Teemischung mit ½ l Wasser übergießen, 10 Min. ziehen lassen, 2-3 Monate lang 1 Tasse tgl. trinken.

- *Rezept Leinsamen-Gel zur äußeren Anwendung:*
  1 gehäufter Essl. ungeschroteter Leinsamen in 150 ml Wasser 3 Min. leicht köcheln lassen. Anschließend durch ein Sieb abgießen und den Schleim lauwarm abkühlen lassen. Die Brüste täglich 1 x mit dem Gel bestreichen, 10-15 Min. einwirken lassen und mit warmem Wasser abduschen. Das geht am besten während eines entspannenden Bades.

Ein Fall aus meiner Praxis:
Eine Patientin, eine typische Business-Frau, kinderlos und ledig, kam mit mehreren Brustzysten zu mir. Die Belastung lag darin, dass sie ständig zwischen zwei Großstädten pendelte und aus dem Koffer lebte. Sie führte eine Beziehung mit einem verheirateten Mann und litt sehr darunter, dass er sie nur ab und zu besuchte und ansonsten die meiste Zeit mit seiner Familie verbrachte. Ich behandelte sie mit der Methode "Energetische Behandlung von Lymphstauungen und Zysten in der Brust" nach G. Dobler mit großem Erfolg. Da sich aber an ihren Lebensumständen so schnell nichts veränderte, kamen diese Zysten immer wieder neu.

Psychosomatik im Allgemeinen (bei Zysten)
(nach Rüdiger Dahlke)

Körperebene:
verschiedene Organe können betroffen sein, z. B. Eierstöcke, Brust, Schilddrüse

Symptomebene:
sich abkapselnde Entwicklung, meist Seelisches (Wasser), das sich abkapselt, Wachstum auf

fehlgeleiteten Bahnen im Symbolbereich des betroffenen Organs,
unproduktive Geheimnisse mit der Gefahr des Platzens.

Bearbeitung:
sich Raum für eigene und eigenwillige Entwicklung im betroffenen Bereich verschaffen
wichtige Dinge für sich beiseite nehmen, (seelische) Geheimnisse hüten lernen.

Einlösung:
Toleranz hinsichtlich eigenwilliger Entwicklungen.
Seelisches Wachstum im betroffenen Bereich.

Absonderungen aus der Mamille

Während **beidseitiger** Ausfluss aus den Mamillen auf eine Hormonstörung (meist eine Erhöhung des Prolaktinspiegels) hinweist, liegen der **einseitigen** Sekretion oft gut- oder bösartige Tumoren der Brust zugrunde.

1. Milchgangserweiterung

Definition

>Erweiterung der Milchgänge beider Brüste, mit wiederholten schmerzhaften Entzündungen und Absonderungen aus der Brustwarze

Vorkommen

>ab dem 25. Lebensjahr

Entstehung

>Kleine gutartige Zellwucherungen in den Milchgängen produzieren Flüssigkeit, die sich staut und eindickt. Dadurch erweitern sich die Gänge. Als Folge kommt es zu Entzündungen und Abszessen in den Milchgängen. Die Ursache ist oft ein erhöhter Prolaktinspiegel. Dauerstress kann dafür der Auslöser sein.

Symptome

>Absonderungen aus der Brustwarze sind zäh und dickflüssig, weißlich bis bräunlich, eventuell blutig und mit intervallartigen Schmerzen verbunden. Beide Brüste sind betroffen.

Diagnose

>Mammographie, Sonographie, Punktion

Therapie Schulmedizin

>Prolaktinhemmer, Dopaminhemmer (gibt man bei Hypophysenüberfunktion) oder OP

Naturheilkundliche Therapie

>siehe Mastitis

2. Hyperprolaktinämie

Definition

>eine pathologische Erhöhung der Serumkonzentration von Prolaktin

Ursachen

- Prolaktinom (= prolaktinproduzierender Hypophysentumor)
- Medikamente (Psychopharmaka, Östrogene und Neuroleptika)
- Hypothyreose (= Schilddrüsenunterfunktion): funktionell bedingt bei bestimmten Formen mit vermehrter Sekretion von TRH
- ein begleitendes Symptom bei Akromegalie
- chronische Leber- und Niereninsuffizienz
- Dauerstress

Symptome

>Zyklusstörungen mit Anovulation
>Amenorrhoe
>Brustwachstum
>Galaktorrhoe (Brustmilchausfluss) an beiden Brüsten, meist nur durch Provokation auslösbar
>Unfruchtbarkeit durch hormonell vorgetäuschte Schwangerschaft

Therapie

>Behandlung der Grunderkrankung (nach Erhebung des Hormonstatus)

Mamma-Ca

Es ist die Krebsform, die bei Frauen am meisten vorkommt. Bei 40-50 jährigen Frauen ist Mamma-Ca die häufigste Todesursache. Eine Entartung und Metastasierung kann sehr schnell gehen. Brustkrebs wächst umso schneller, je älter die Frauen sind. Ein Zusammenhang mit Östrogenüberschuss, z. B. ausgelöst durch Östrogentherapie oder die Einnahme der Pille, wird vermutet.

Risikofaktoren:
Alter, Vererbung, Hormone, Strahlung, Umweltfaktoren, Arbeits- und Lebensweise. Die Naturheilkunde spricht von einem multikausalen Geschehen.

Zum Thema Brustkrebsrisiko:
Zitat 1: aus "Goldgrube Gynäkologie" von Sylvia Schneider, 2004, S. 37

Nach der so genannten britischen "Million Women Study*" steigt das Risiko, durch eine Hormontherapie an Brustkrebs zu erkranken, um 66%. Allein in Großbritannien sollen 200 000 Frauen zusätzlich durch die Hormone an Brustkrebs erkrankt sein. An der Studie waren über eine Million Frauen zwischen 50 und 64 Jahren

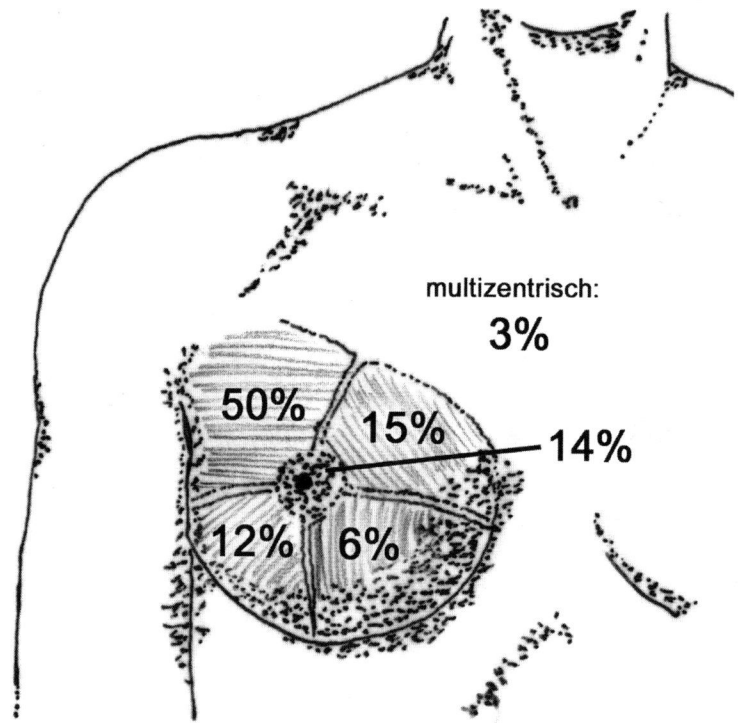

Abbildung: Häufigkeitsverteilung der Mammakarzinome auf die Quadranten und die Areola. Am häufigsten entwickelt sich ein Karzinom im oberen äußeren Quadranten.

(Zur Zeichnung: *multizentrisch* bedeutet, dass mehrere Tumorherde in verschiedenen Quadranten der Brust zu finden sind.)

beteiligt. Gegenstand war die Art, Länge und Dosierung der Hormontherapie sowie die Anzahl der Brustkrebserkrankun-gen und die Sterblichkeit. Jede Art der Therapie führte zu einer Erhöhung der Krebsfälle. Am schlechtesten schnitt die bei uns am häufigsten eingesetzte Östrogen-Gestagen-Kombination ab. Eine reine Östrogentherapie führt zu einem um 30 Prozent erhöhten Risiko für Mamma-Ca. (Zweifelsfrei nachgewiesen ist allerdings auch, dass die alleinige Gabe von Östrogenen das Risiko für Gebärmutterschleimhautkrebses erhöht.) Alle übrigen Therapien führten zu einer Erhöhung des Risikos für Mamma-Ca um 44%. Generell steigt das Risiko mit der Dauer der Verwendung der Hormone. Der Bremer Professor Eberhart Greiser, Leiter des Instituts für Präventivforschung und Sozialmedizin, dem von Seiten der Ärzte und Industrie logischerweise gern Meinungsmache vorgeworfen wird, rechnete das auf deutsche Verhältnisse um: Von den im Jahr 2000 an Brustkrebs erkrankten 46.000 Fraue, haben rund 10 000 dies offenbar der Hormontherapie zu verdanken. Diese Zahlen wurden von Bundesgesundheitsministerin Ulla Schmidt bestätigt.

* Beral V. "Breast cancer and hormone-replacement therapy in the Million Women Study", 2003, Lancet 362: 419-427

Zitat 2: aus der Broschüre "Brustkrebs" des FFGZ Stuttgart e.V.
(Feministisches Frauengesundheitszentrum 2005, siehe dort S. 11)

Östrogenverschreibungen
Über die Frage, welche Östrogenmengen gefährlich und welche unbedenklich sind, gibt es unterschiedliche Auffassungen. Von der Pharmaindustrie und einem großen Teil der Gynäkologen wird die Pille und die Östrogenverschreibungen an Frauen in und nach den Wechseljahren als risikolos in Bezug auf die Entwicklung von Brustkrebs bezeichnet. Jedoch wurde festgestellt, dass bei 80 Prozent der an Brustkrebs erkrankten Frauen der Tumor östrogenabhängig wächst (östrogenpositiv). Das heißt, nach einer Brustkrebsoperation werden die Frauen, die zu den 80 Prozent gehören, bei denen der Tumor östrogenpositiv (eigentlich östrogenrezeptorpositiv, Anm. d. Verf.) *ist, mit einem Hormon (z. B. Tamixofen) behandelt, das die Wirkung des Östrogens auf das Brustgewebe und im Körper blockiert. Es erscheint doch sehr widersprüchlich, dass 80 Prozent der Brusttumore zum einen östrogenabhängig sind und bei einer Brustkrebserkrankung Östrogene blockiert werden müssen, andererseits jedoch die Östrogenverschreibungen (laut Ärzten und Pharmaindustrie) kein Risiko darstellen sollen.*

Symptome

- Ein nicht druckschmerzhafter Knoten ist tastbar, einseitig.
- Er ist fest und nicht verschieblich.

- Die Haut über der Verhärtung ist ebenfalls unverschieblich.
- Eine Einziehung der Haut, z. B. der Mamille, ist möglich.
- Man kann das Orangenhautphänomen finden.
- Eine Sekretion aus der Brustwarze ist nur bei einer Brust feststellbar.
- Asymmetrie der Brüste: Physiologisch ist bei vielen Frauen eine Brust etwas größer als die andere. <u>Neu auftretende</u> Asymmetrien hingegen sind immer verdächtig.
- Das Verhalten der Brüste beim Heben der Arme zeigt sich unterschiedlich.
- Nur in einer Achselhöhle ist ein geschwollener Lymphknoten zu tasten, nicht in beiden.

Diagnose Schulmedizin

Inspektion, Palpation, Sonographie der Brüste, Mammographie, Kontrolle der Tumormarker im Blut, Feinnadelpunktion mit Entnahme einer Gewebeprobe zur Untersuchung.

Therapie Schulmedizin

OP (BET = brusterhaltende Therapie oder Ablatio mammae), Chemotherapie, Hormontherapie (Antiöstrogene), Bestrahlungen etc.

Unnötige Brust OP:

Zitat aus "Goldgrube Gynäkologie" von Sylvia Schneider, 2004 (dort S. 84):

Brustkrebs ist für die meisten Frauen ein absolutes Angstthema. Denn etwa 46.000 Frauen erkranken in Deutschland jährlich, 18.000 davon sterben daran. Doch in Sachen Brustkrebs ist Deutschland noch immer ein Entwicklungsland. Viele Gynäkologen sind mit der Tumorsuche überfordert, arbeiten mit alten Geräten oder können Röntgenbilder nicht richtig lesen und lösen so 200.000 mal im Jahr Fehlalarm aus. Das Magazin "Der Spiegel" spricht tatsächlich von 80 Prozent aller Verdachtsfälle und 100.000 unnötigen Brustoperationen.

Außerdem: Kleine Knoten können durch Mammographie (Röntgen) nicht festgestellt werden. Deswegen ist diese Vorsorgeuntersuchung fraglich.

Mammografie-Screening - ein kritischer Beitrag aus naturheilkundlicher Sicht

Quelle: Text aus dem Newsletter vom ffgz (Feministisches Frauengesundheitszentrum) Berlin, November 2012.

Es gibt eine Studie zum Thema aus den USA, die dort über 30 Jahre durchgeführt wurde, im Zeitraum zwischen 1976 - 2008.
In dieser Studie ist eine Verdoppelung der gefundenen Tumore durch das Screening festzustellen, aber nur knapp 10% von diesen Tumoren haben sich zu einem fortgeschrittenem Stadium entwickelt.
Aus diesen Berechnungen schlussfolgern die Autoren, dass in diesen 30 Jahren im Rahmen der genannten Studie ca. 1,3 Mio Frauen eine Überdiagnose erhalten haben. Das sind fast ein Drittel der neu diagnostizierten Fälle (in den USA).
Das heißt, dass Tumore im Screening gefunden wurden, die nie gefährlich geworden wären. Tumor heißt Schwellung und heißt nicht zwangsläufig Krebs. D. h., dass vermutlich unnötige Ängste ausgelöst wurden, unnötige OPs durchgeführt und die Frauen dadurch traumatisiert wurden usw.
Die Autoren kommen zu dem Schluss, dass das Mammografie-Screening nur einen kleinen Effekt auf die Sterberate hat und dass der Schaden durch die Überdiagnose möglicherweise größer ist.
Es müsste Klarheit geschaffen werden, ob Nutzen oder Schaden überwiegt! Natürlich gilt das auch bei uns in Deutschland. Denn in Deutschland ist die Entwicklung ähnlich, obwohl nur ca. 50% der 50-70 jährigen am Screening teilnehmen.

Therapie Naturheilkunde

- Ernährung: Ausleitung und Entgiftung
  z. B. "Ayurvedische" Entschlackungskur, Kaffee-Einläufe zur Leberreinigung (siehe Kapitel 9),
- Krebsdiät (siehe Kapitel 9),
- Antioxydantien (OPC),
- Enzymtherapie:
  Enzyme lösen Krebszellen auf, regen den Stoffwechsel an:
  Wobe-Mucos NEM von Firma Mucos, 8-10 Kapseln täglich,
  Wobenzym N von Mucos, 8-10 Tabletten täglich,
  Enzym Wied N von Firma Wiedemann Pharma,
  RechtsrRegulat Bio von Firma Dr. Niedermaier,
  Bodyzym, zu beziehen über "Oase der Gesundheit", Dauchingen.
- Vitaminsubstitution
- Misteltherapie:
  Die Misteltherapie gehört zur antroposophischen Medizin. Sie wird aber von manchen Naturheilkundlern kritisch betrachtet, weil durch die Misteltherapie das Immunsystem zu sehr hochgepeitscht wird, wobei es sowieso schon geschwächt ist. Es kann dann schnell überfordert sein und völlig kollabieren.
- Flor Essence von Fa. Flora nach Anleitung als Tee zubereiten und trinken. Er fördert die Entgiftung und Ausleitung (siehe Kasten).
- Äußerliche Salbenbehandlung mit:
  Conium maculatum (extern) 5% von Weleda (muß extra hergestellt werden), einmal tgl. einreiben. Lindert die Schmerzen und verringert den Lymphstau.
- Heilpilze z. B. von Fa. Mykotroph
- Entspannungs- und Visualisierungstechniken
- Lymphdrainage
- Kunsttherapie
- Atemtherapie
- nach Mammografie: X-Ray C 200 zur Ausleitung der Röntgenstrahlen,
- weitere Anregungen zur unterstützenden Krebstherapie siehe Kapitel 4
  Die Gebärmutter, "Zellveränderungen am Gebärmutterhals" (ab S. 90)

Flor Essence Kräutertee:
Diese Kräutertee-Mischung beruht auf dem uralten Wissen der Ojibwa-Indianer Kanadas, die ihre Kenntnisse der berühmten Rene Caisse vermittelten.
In Kanada wurde Flor Essence bereits mehrfach prämiert als "Bestes Kräuterprodukt des Jahres".
Tausende von Menschen weltweit schwören auf die vielfältigen Erfahrungen mit Flor Essence.
Die Mischung besteht aus acht besonderen Zutaten: Klettenwurzel, Sauerampfer, Ulmenrinde, Brunnenkresse, Benediktenkraut, Braunalge, Rotkleeblüten, Rhabarberwurzel

---

ES GIBT KEIN PATENTREZEPT DAS FÜR ALLE PATIENTINNEN GILT!

Wichtig ist in den meisten Fällen eine Kombination von schulmedizinischen und ganzheitlichen Ansätzen.
Die betroffene Frau sollte sich vielseitig informieren und sich nicht den Gefühlen der Hoffnungslosigkeit ergeben. Die Heilpraktikerin kann dabei auf vielen Ebenen unterstützen.
Nach der Diagnose Brustkrebs soll die Frau sich mindestens 4 Wochen Zeit geben zur Entscheidungsfindung, wie es weitergehen kann. Sie sollte sich Informationen beschaffen, sich eine zweite Meinung bzw. Diagnose einholen und Beratung sowie Unterstützung suchen.

Heilung

Die 3 **E**'s! (nach Hirneise)
- **E**rnährung
- **E**ntgiftung, Entsäuerung, Entschlackung
- **E**nergiearbeit (Reiki, Chakraarbeit, etc.),
  d. h. die eigenen Heilungskräfte aktivieren.

Unterstützend wirkt auch:
- Spezielle Heilung für das Herz-Chakra
- Meditatives Chakra-Singen (siehe Kapitel 9)
- Chakra-Reflexzonenbehandlung an den Füssen und die Chakra-Reinigung (siehe Kapitel 9)

Wenn sich die betroffene Frau für eine Operation entschieden hat:
Begleitende OP-Vor- und Nachbereitung in der Naturheilpraxis, siehe Kapitel 9, S. 263.
Symbolarbeit zur Verabschiedung von Organen, siehe Kapitel 9, S. 274/276.

Psychische Begleitung durch den/die HP

Krebs ist eine ungezügelte Macht, es handelt sich also um eine machtvolle Energie. Aufgabe des/der HP könnte sein:

- das aggressive Wachstumsgeschehen als positive, enorme Kraft zu vermitteln,
- die Patientin im Umgang mit dem Thema Aggression zu unterstützen
- ein Bösebuch schreiben lassen (alle "bösen" und unerwünschten Gedanken zu Papier bringen und sich erlauben, die Schattenseite zuzulassen).
- eine Böse-Puppe basteln lassen (eine Puppe basteln, die alle unerwünschten, "bösen", "häßlichen" Eigenschaften hat, z. B. Hakennase mit Warze drauf),
- Kalimeditation, eine Meditation zur Aggressionstransformation mit Katharsis-Teil, am besten in einer Gruppe machen lassen – beispielsweise Tempelgruppe (siehe Kapitel 9),
  "Kalimeditation" von Gawain & Fischer & Höhn & d´Al ist über Amazon erhältlich (Musik-CD).
- Dynamische Meditation, eine Meditation zur Transformation "negativer" Emotionen mit Katharsis-Teil, entwickelt von Osho: Dynamic – Osho Activ Meditation von Deuter, über Amazon erhältlich (Musik-CD).
  In größeren Städten wird die Dynamische Meditation in Meditationszentren als Morgenmeditation angeboten.

Hier zum Vergleich die psychischen Charakterisika der Carzinosin-Nosode. Hierbei handelt es sich um ein homöopathisches Heilmittel, das aus Krebsgewebe hergestellt wird:
- Harmoniesucht
- Schwarz-Weiß-Denken z. B. in Bezug auf Moral
- nicht fühlen können oder wollen
- übermäßige Sorge um andere
- nicht "Nein" sagen können

Allgemein ist festzustellen:
Oft suchen die Frauen die Schuld für die Brusterkrankung bei sich, sie meinen versagt zu haben.

Psychosomatik von Brustkrebs
(nach Rüdiger Dahlke)

Symptomebene:
die Angst sich selbst zu leben, sprich, authentisch zu sein,
zwischen alter und neuer Frauenrolle hin- und hergerissen sein (Konflikte bzgl. Emanzipation),
die eigene seelische Identität nicht kennen, in fremden Gefühlen leben (Co-Abhängigkeit),
Fremdheit zur eigenen Weiblichkeit (Gefühlswelt, Mütterlichkeit usw.),
ungelöste Mutterbeziehungen, enttäuschte Mutterliebe,
nicht gelebte Offensivkraft schlägt los, die Aggression bricht sich im Körper ihre Bahn,
zutiefst verletzt und böse sein, ohne nach außen bösartig zu reagieren (innerer Trotz, Rachegefühle),
die Weigerung, loszuschlagen, Druck zu machen, eindringlich zu werden, anzuklagen,
stolz darauf sein, als nicht egoistisch zu gelten.

- Linke Brust
Der archetypisch weiche, weibliche Anteil steht im Vordergrund:
Mutter(-schafts)probleme, Nest- und Geborgenheitsthematik (Anima-Thematik).

- Rechte Brust
Der offensive weibliche Anteil steht im Vordergrund:
Partner- und/oder Vaterkonflikt (Animus-Thematik).

Bearbeitung:
zu seinem weiblichen Rhythmus zurück finden,
zur eigenen Weiblichkeit stehen,
die eigene Mütterlichkeit stärken (nähren, versorgen, sich selbst nähren),
sich seinen Teil vom (weiblichen) Leben erobern,
die eigene Kraft finden und mutig einsetzen,
Wut und Emotionen nach außen zeigen,
den Kummer herausschreien.

Einlösung:
den eigenen Traum leben,
mit durchdringender Kraft das eigene Frausein erlösen, um dann Weichherzigkeit und mütterliches Verständnis ins Leben zu bringen,
vom körperlichen auf das herausfordernde geistig-seelische Niveau wechseln und dort auf expansives Wachstum setzen.

Psychosomatik
nach Dr. Geerd Hamer:

Nach Hamer ist Brustkrebs immer ein Trennungskonflikt, er unterscheidet zwischen Links- und Rechtshändigkeit.

- Erkrankung der rechten Brust
Bei einer Linkshänderin liegt Mutter-Kind-Konflikt zugrunde, bei einer Rechtshänderin ein Partnerkonflikt.

- Erkrankung der linken Brust
Bei einer Linkshänderin liegt ein Partner-Konflikt zugrunde, bei einer Rechtshänderin ein Mutter-Kind-Konflikt.

Beispiel für Mutter-Kind-Konflikt: Eine Mutter macht sich Vorwürfe wegen dem Tod eines Kindes oder der Eltern; ein Kind zieht aus dem Haus aus.

Beispiel für Partnerkonflikt:
Ernsthafte Eheprobleme, Trennung vom Partner.

Empfehlenswerte Links

- www.mamazone.de
- www.brustkrebs.de
- www.biokrebs.de
- www.krebs-kompass.de

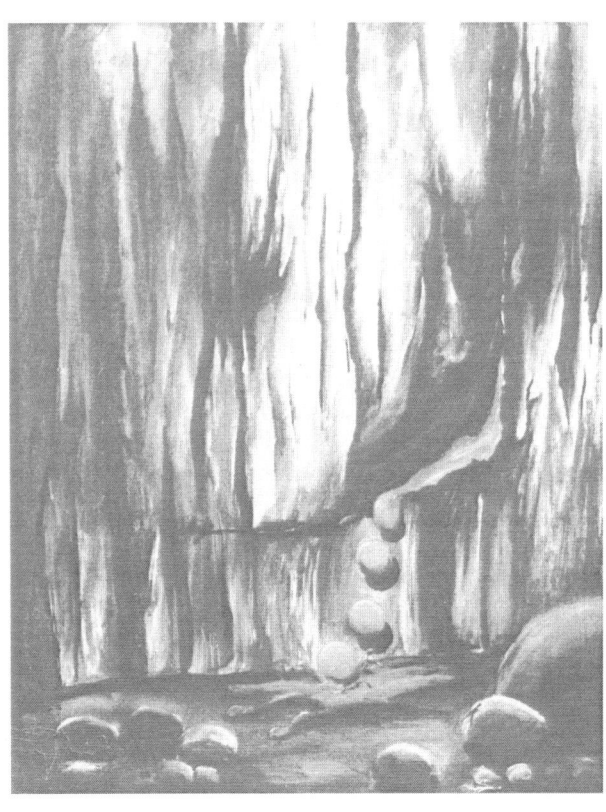

Kapitel 6

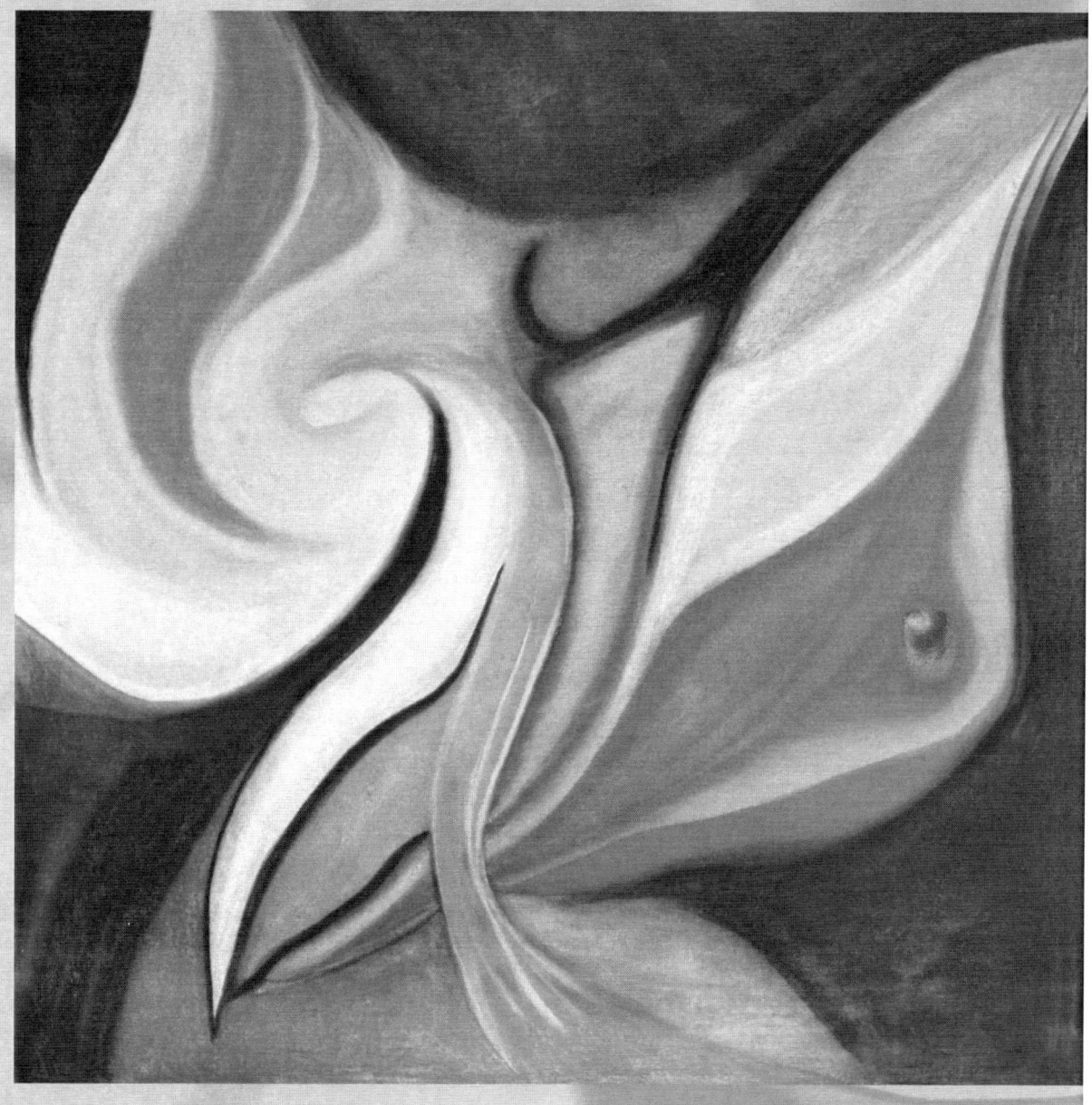

Vulva und Vagina

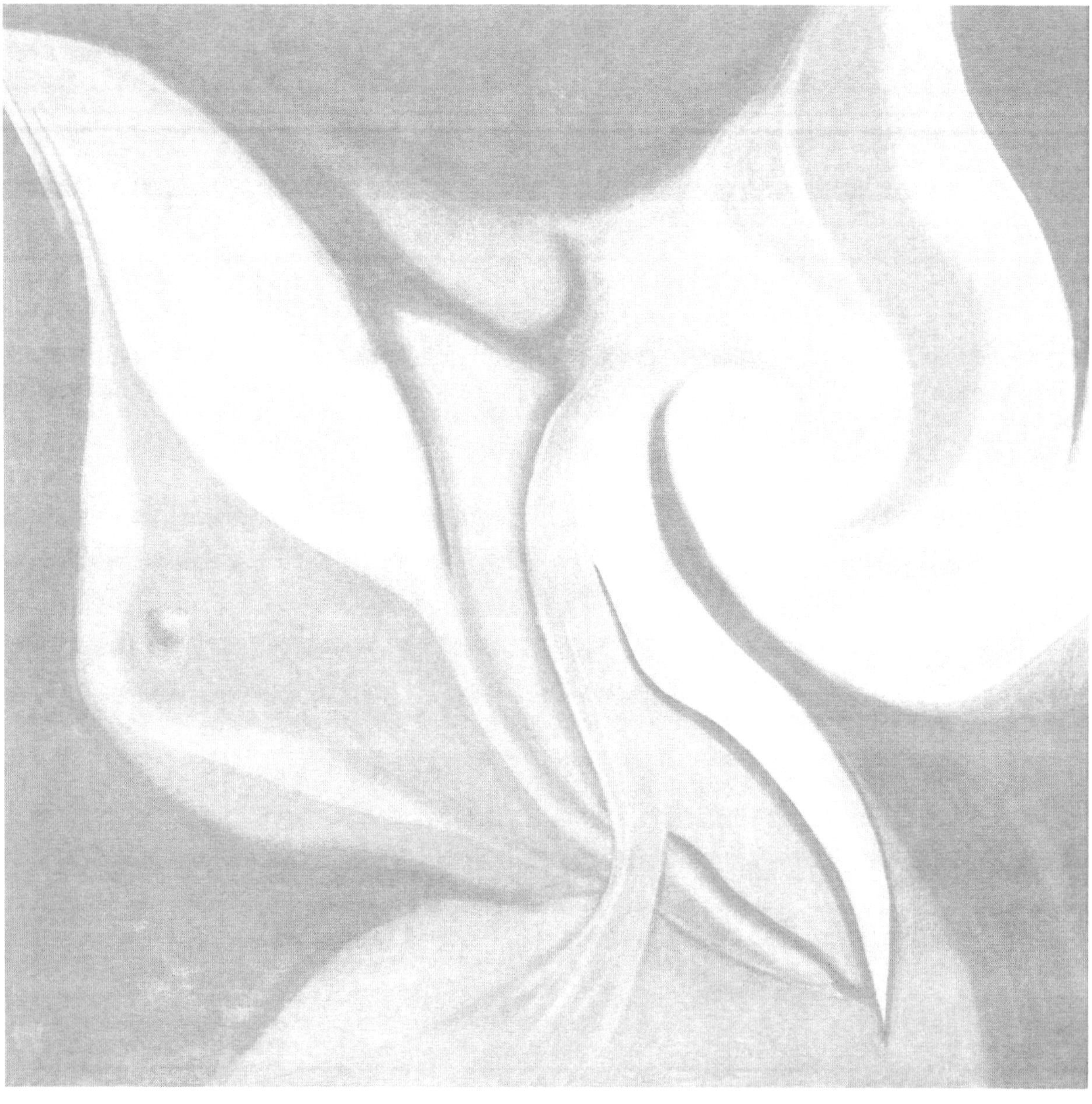

Vulva und Vagina

Einteilung der inneren und äußeren Genitalien:

Die inneren Genitalien der Frau liegen geschützt im kleinen Becken. Zu ihnen gehören:

- die Eierstöcke *(Ovarien)*
- die Eileiter *(Tuben)*
- die Gebärmutter *(Uterus)*
- die Scheide *(Vagina)*

Eileiter und Eierstöcke mit dem umgebenden Bindegewebe werden zusammenfassend als Adnexe bezeichnet.

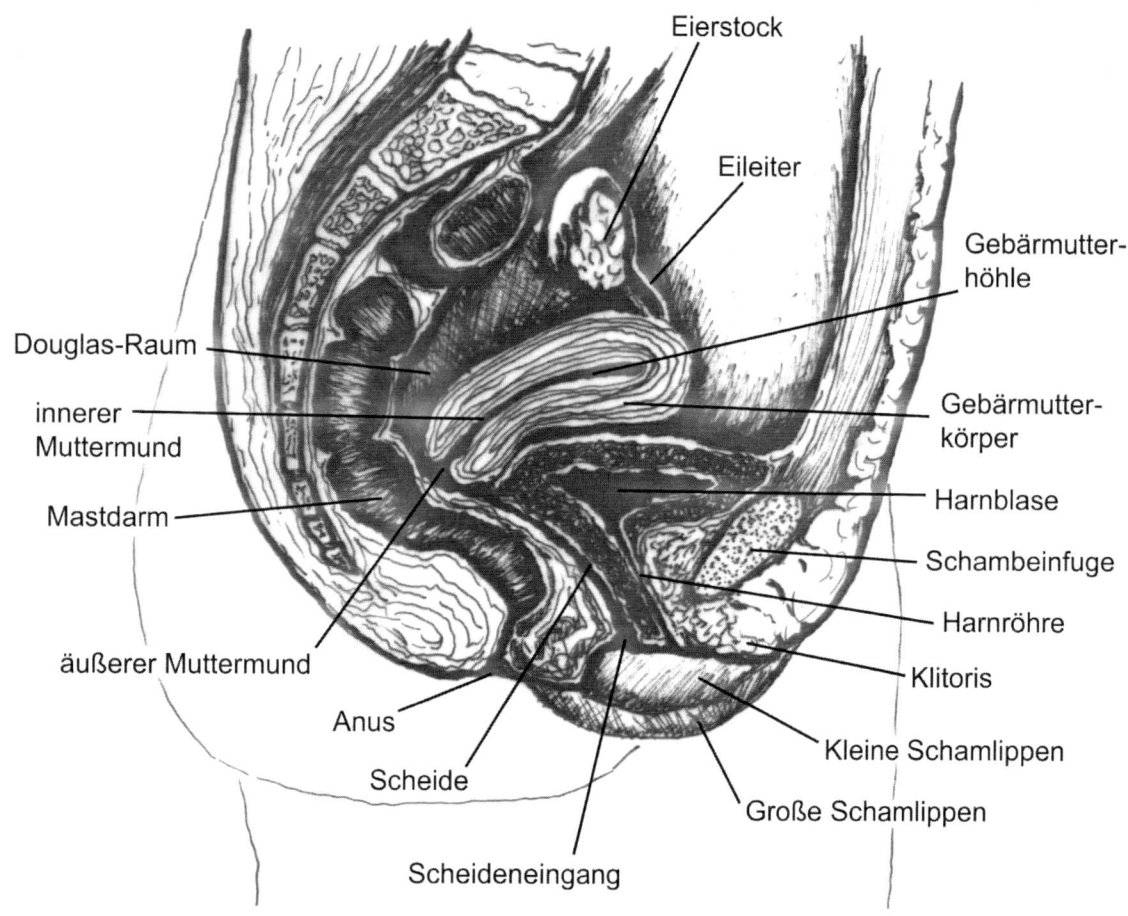

Abbildung: Die Organe des kleinen Beckens, Seitenansicht
(Tuschezeichnung in Anlehnung an Kay Goerke, Ulrike Bazlen, "Gynäkologie Geburtshilfe", dort S. 84)

Zu den äußeren Genitalien, der Vulva, gehören:

- der Venushügel *(Mons pubis)*
- die kleinen und großen Schamlippen *(Labia minora und Labia majora)*
- der Kitzler/Klitoris *(Glans clitoridis)*
- der Scheideneingang *(Ostium vaginae)*

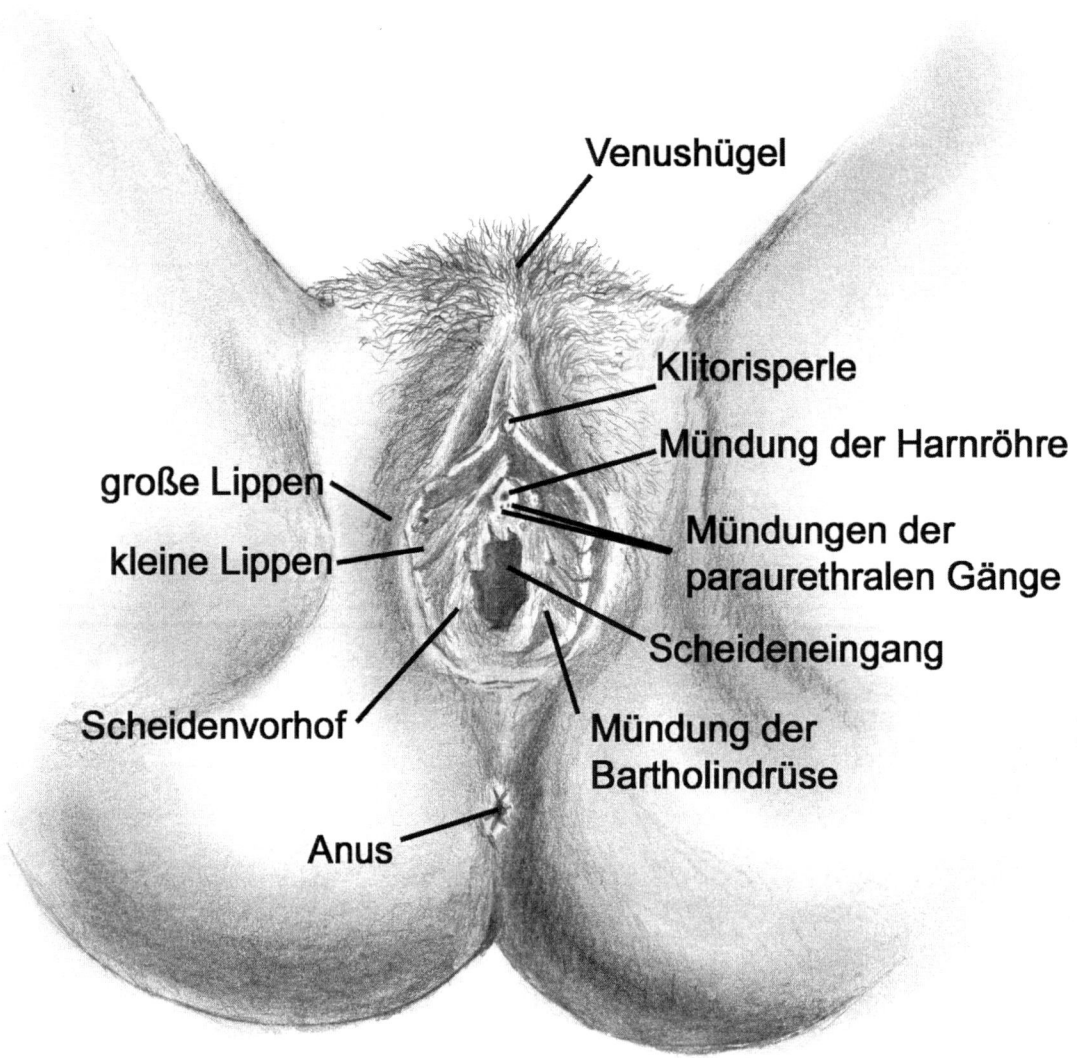

Abbildung: Die Vulva
(Bleistiftzeichnung in Anlehnung an Frank H. Netter "Gynäkologie", siehe dort S. 13)

Keine Vulva gleicht der anderen. Wie jedes Gesicht einzigartig ist, so individuell ist das Geschlecht einer jeden Frau. Zu diesem Thema gibt es ein außergewöhnliches Buch, einen Fotokunstband, den man als Lehrbuch der Physiognomie (Gestaltlehre) bezeichnen könnte. Es ist erstaunlich, wie vielfältig und schön die unterschiedlichen Vulvae in ihrer blütenartigen Ausformung erscheinen.
"Pussy Portraits" von Frannie Adams, Edition Reuss
ISBN-13: 978-3-934020-69-6

Alternativ werden im Buch "Das Tor ins Leben" Aufnahmen von Vulvae wunderschönen Fotografien aus der Natur gegenübergestellt.
"Das Tor ins Leben" von Grit Scholz, Lebensgut-Verlag, ISBN-13: 978-3-9811805-0-3

A) Zusammengefasst bezeichnet man die äußeren Geschlechtsorgane der Frau als **Vulva**:

1. **Venushügel** *(Schamberg, Mons pubis)*
Der Venushügel ist ein Teil der Vulva. Er wölbt sich über die Symphyse (Schambeinfuge). Er besteht aus subkutanem Fettgewebe und Bindegewebe. Die Haut ist teilweise von üppigem Schamhaar bedeckt und weist viele Talg- und Schweißdrüsen auf.

2. **Große Lippen** *(Labia majora)*, auch äußere Schamlippen genannt.
An den Schamberg fügen sich zu beiden Seiten die großen Lippen an. Diese beiden fettreichen Hautfalten legen sich schützend wie zwei Flügel über die Scheide. Entwicklungsgeschichtlich bilden sie sich aus dem gleichen Gewebe wie der Hodensack des Mannes.

3. **Kleine Lippen** *(Labia minora)*, auch innere Schamlippen genannt.
Zwischen den äußeren großen Lippen und der Scheide befinden sich die kleinen Lippen.
Bei vielen Frauen sind diese größer als die *Labia majora*. Entwicklungsgeschichtlich entsprechen die inneren Schamlippen der Haut am Penisschaft des Mannes. Die kleinen Lippen führen an der Klitoris zusammen.

4. **Vorhof** *(Vestibulum)*
Die kleinen Lippen umgeben den Vorhof. Nach innen verbindet das Hymen (Jungfernhäutchen) bei jungen Mädchen, die noch keinen Geschlechtsverkehr hatten, den Vorhof mit der Scheide. Die Form des Hymens ist sehr unterschiedlich:
Beispielsweise gibt es ein Hymen mit einer runden, kleinen Öffnung *(Hymen anularis)*, eines mit Trennwand *(Hymen septus)* oder ein siebartiges mit vielen punktförmigen Öffnungen *(Hymen cribriformis)*.

5. **Kitzler** *(Klitoris)*
Die Klitoris gilt als einziges Organ, das Lust spendet. Neben dieser weit verbreiteten Meinung verweisen viele auf den G-Punkt (siehe unten).
Sie ist ein Schwellkörper, der mit zwei Ästen ("die Flügel des Vögelchens") unter der Symphyse beginnt. Diese beiden Äste verschmelzen miteinander und bilden den Klitoris-Schaft, der dann mit der Spitze als Perle am oberen Ende der inneren Schamlippen sichtbar ist. Der gesamte Gewebeanteil (besonders der der Klitorisspitze) besteht aus feinem Nervengeflecht. Mit seinen Hohlräumen erinnert der Schwellkörper an einen Schwamm, der sich bei lustvoller Erregung mit Blut füllt.
Mechanisch gesprochen bildet sich dabei ein fest-elastischer "Stern" mit der sensiblen Klitoris-Perle an der Spitze. Diese "Perle der Lust" wird dabei aus den umschützenden Hautfalten herausgeschoben. Eindrücklich sind die Parallelen zum männlichen Phallus.

B) Die Vagina (Scheide):

Die Scheide ist ein 8-12 cm langer elastischer Schlauch aus Bindegewebe und Muskulatur. Sie ist die Verbindung zwischen Uterus und äußerem Genitalbereich. Im Kindesalter ist die Scheidenöffnung fast immer durch eine dünne Membran, dem sog. Jungfernhäutchen (*Hymen*) unvollständig verschlossen. Das Hymen reißt meist beim ersten Geschlechtsverkehr oder bei gynäkologischer Untersuchung.

Die Scheidenwand ist ca. 3 mm dick. Histologisch besteht sie aus mehrschichtigem, unverhorntem Plattenepithel und einer dünnen Muskelschicht. Es handelt sich um eine "besondere" Schleimhaut, da diese keine schleimproduzierenden Drüsen aufweist. Das Scheidensekret stammt nämlich aus den Drüsen des Gebärmutterhalses und beinhaltet auch abgestoßene vaginale Epithelzellen. Aus dem Glykogen dieser abgeschilferten Zellen bilden verschiedene Milchsäurebakterien (*Laktobazillen*), am häufigsten die **Döderleinbakterien**, Milchsäure, die für das typische saure Milieu der Vagina verantwortlich ist (pH ~ 4,0). Dieses Milieu hemmt das Wachstum pathogener Keime.
In der Scheidenvorderwand liegt die *Gräfenberg-Zone* (G-Zone oder G-Punkt), die nicht genau definiert ist. In den meisten Anatomie-Büchern wird sie nicht dargestellt, denn dieser

"G-Punkt" ist heftig umstritten. Trotz wiederholter experimenteller Untersuchungen kann die Wissenschaft keinen hochsensiblen Bereich finden. Sie spricht gar von einem "gynäkologischen UFO". Auf der anderen Seite gibt es Selbsterfahrungskurse, in denen Frauen ihre Gräfenbergzone kennen lernen können, wo sie liegt und was ihr gefällt.

Der G-Punkt entspricht entwicklungsgeschichtlich der Prostata des Mannes. Er schwillt meist bei Stimulation an und ist in der Lage während, vor oder nach dem Orgasmus eine Art Ejakulat in die Harnröhre abzugeben. Die Ejakulation kann auch ganz unabhängig vom Organsmus stattfinden.

In das äußere Genital, die Vulva, münden die ca. 4 cm lange Harnröhre des Harnsystems und die Scheide. Die kleinen unbehaarten Schamlippen bilden rechts und links das "Jadetor", wie die Chinesen zu sagen pflegten. Dazwischen, in der Schamspalte, befinden sich die Klitoris, darunter die äußere Öffnung der Harnröhre und darunter der Scheideneingang.

Die großen Scheidenvorhofdrüsen der Frau heißen **Bartholin-Drüsen** (*Glandula vestibularis*). Sie sind nach ihrem Entdecker benannt, sind etwa erbsengroß und liegen im unteren Drittel der großen Labien. Ihr schleimiges, säuerliches Sekret befeuchtet den Scheidenvorhof*. Sie münden an der Innenseite der kleinen Schamlippen.

*Sabine zur Nieden weist aber in ihrem Buch "Weibliche Ejakulation" darauf hin, dass die Bartholin-Drüsen in der Plateau-Phase höchstens einige Tropfen dieses mukoiden Sekrets absondern. Die besondere Feuchtigkeit während des Erregungszustandes entsteht nach ihrer Aussage durch das Ejakulat.

Der G-Punkt und die weibliche Ejakulation

a) Das weibliche Sexualorgan:

Die Klitorisperle ist der sichtbare Teil, also die Spitze des "Eisbergs" (auch wenn der Begriff Eisberg unpassend klingen mag), eines höchst kostbaren Organs, das tief in den Körper hinein führt. Siehe Abbildungen S. 159.

Das Organ Klitoris besteht aus einem Netz von schwammartigem Gewebe, das sich mit Blut füllt, wenn die Frau erregt ist.

Neben der Klitoris finden sich noch weitere Schwellkörper, den um die Harnröhre, den Kolben über der inneren Schamlippe und den Schwellkörper des Damms oder Perineums. Das sind neueste Erkenntnisse, denn die weiblichen Genitalien waren bisher weitgehend unerforschtes Gebiet.

Der Schwellkörper um die Harnröhre ist durchzogen von Drüsengewebe. Nach umfangreichen Untersuchungen der Histo-Chemie der Drüsen und der von ihnen produzierten Sekrete wird dieser Bereich auch als weibliche Prostata bezeichnet. Diese weibliche Prostata ist im "Dach" der Scheide an einer Stelle tastbar, der so genannte G-Punkt.

Der Harnröhrenschwellkörper dient auch als Schutz der Harnröhre beim Geschlechtsverkehr. Deshalb kann frühzeitiger Geschlechtsverkehr, bevor die Frau richtig erregt ist, zu Harnröhren- und Blasenentzündung führen. Die so genannte "Flitterwochenzystitis" könnte ihre Ursache in dieser mechanischen Belastung haben.

Die weibliche Prostata, die Harnröhre und die Vagina sind miteinander verbunden und ähneln im Aufbau, der Größe (im erregten Zustand), Struktur und Funktion dem männlichen Phallus.

b) Das weibliche Ejakulat:

Die weibliche Prostata hat ungefähr vierzig Drüsen und Gänge, ca. 3x so viel wie das männliche Organ. Diese Drüsen stellen ein Ejakulat her, das in die weibliche Harnröhre ausgestoßen

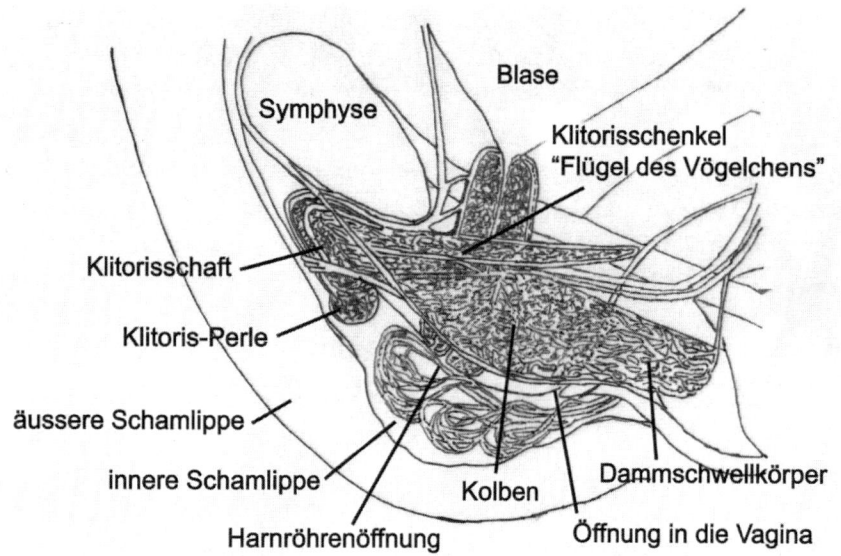

Abbildung 1: Querschnitt durch das Netzwerk erektilen Gewebes (Klitoris) in nicht erregtem Zustand

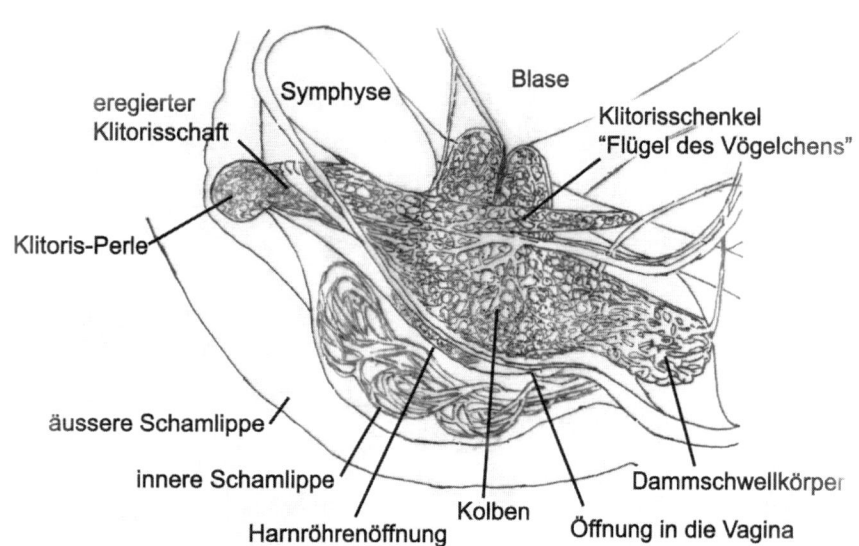

Abbildung 2: Querschnitt durch das Netzwerk erektilen Gewebes (Klitoris) in erregtem Zustand
(Zeichnungen in Anlehnung an Abbildungen aus "Weibliche Ejakulation & der G-Punkt" von Deborah Sundahl, S. 60)

wird. Von dort kann es in 2 Richtungen abfließen: durch die Harnröhre hinaus (sichtbare, spürbare Ejakulation) oder in die Blase (Rückwärts-Ejakulation).
Ejakulat wird gerne mit Urin verwechselt, ist aber eine andere Flüssigkeit. Wissenschaftler haben nachgewiesen, dass Frauen zwischen 35 und 275 Milliliter Ejakulat ausstoßen (sprich "ein Viertele"). Aber auch größere Mengen von mehr als 400 Milliliter während eines Sexualaktes sind möglich. Dr. Zaviacic (Professor für Pathologie und forensische Medizin, Slowakei) beschreibt zwei Funktionen für die weibliche Prostata:
Eine exokrine (weibliches Ejakulat) und eine neuro-endokrine, also die Herstellung von Hormonen. Bisher konnte nur die Produktion von Serotonin nachgewiesen werden.
Das weibliche Ejakulat ist eine klare Flüssigkeit, eher wässrig als ölig.
Wie das Ejakulat riecht und schmeckt, hängt vom Menstruationszyklus ab. Manchmal riecht und schmeckt es salzig, manchmal eher frisch und leicht, mit einer Note von "Waldboden".

Das weibliche Ejakulat ist ähnlich dem männlichen Prostatasekret ohne Samen. Es enthält geringe Mengen von Glukose und Spuren von Urin. Der pH-Wert ist höher als beim Urin. Dr. Zaviacic stellte fest, dass ununterbrochen winzige Mengen Ejakulat in die Vagina gelangen.

Es gibt natürlich auch eine biologische Funktion dieser Flüssigkeit, denn Glukose hilft den Spermien, die Vagina hinaufzuwandern. Sie schafft ein förderliches Milieu für die Beweglichkeit der Spermien und spielt somit eine wichtige Rolle bei der Befruchtung.

c) Formen der weiblichen Prostata:

1948 schuf der Gynäkologe Dr. J.W. Huffman einen Ausguss der Hohlräume, ein sog. Negativ-Abbild, der weiblichen Prostata.

Er entdeckte dabei 32 Gänge, die in die Harnröhre münden, die meisten davon im vorderen Drittel. Laut Frank H. Netter (Gynäkologie-Atlas) haben diese paraurethralen Gänge sogar zwei eigene Mündungen neben der Harnröhrenöffnung. (Siehe Bild 2)

Auf Huffman verweisend werden 3 Ausformungen der weiblichen Prostata bezogen auf die Harnröhre unterschieden:

70% der Frauen haben die Rampenform, bzw. den Meatus-Typ, der dickere Teil des Gewebes liegt also nahe der Harnröhrenmündung.

Bei 15% der Frauen findet man eine Prostata vom Posterioren-Typ, der dickere Teil des Gewebes liegt im hinteren Teil der Harnröhre.

Etwa 7% der Frauen haben eine Prostata mit mittigem Schwerpunkt.

Der Rest von ca. 8% hat eine rudimentäre Prostata. Dieser Typ ist sehr klein und hat nur wenige Drüsen und Gänge.

Entsprechend der obigen Aufzählung liegt der tastbare G-Punkt der Frau an unterschiedlichen Stellen. Meist in der Nähe der Harnröhrenmündung oder weiter in der Tiefe.

d) Die Rolle des G-Punktes:

Der G-Punkt ist ein umfassendes Organ (siehe unten). Dieses Organ kann nur an einer Stelle von außen getastet und stimuliert werden, daher die Bezeichnung "Punkt". Der "Punkt" ist aber mehr als ein Punkt!

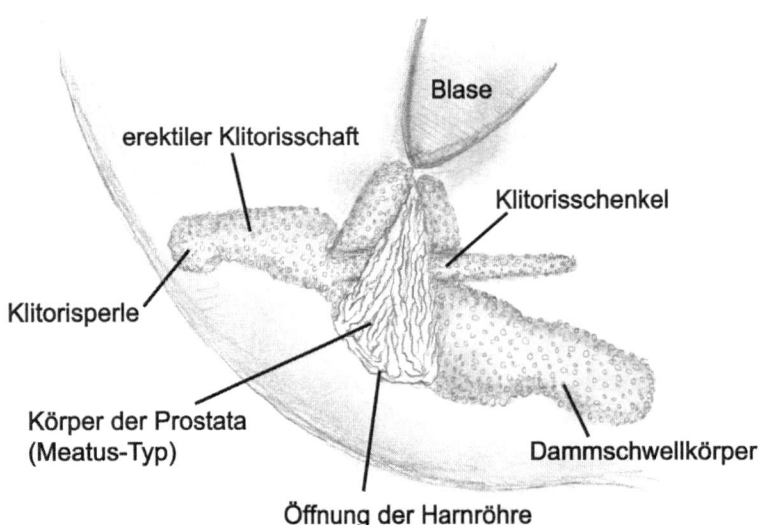

Abbildung: Der G-"Punkt": erektiles Gewebe, Prostata und Harnröhre
(Bleistiftzeichnung in Anlehnung an die Abbildung aus "Weibliche Ejakulation & der G-Punkt" von Deborah Sundahl, dort S. 71).

Die weibliche Ejakulationsflüssigkeit wird in der Prostata gebildet. Der "G-Punkt" ist beides: die Prostata, sowie ein Netzwerk erektilen Gewebes, das sich ähnlich den Schwellkörpern des Penis verhält. Der G-Punkt ist nicht nur ein "Punkt" an der Wand der Vagina sondern ein Organ, das man durch die Vaginalwand hindurch fühlen und stimulieren kann. Der Bereich der Vaginalwand, an dem man den G-Punkt ertasten kann ist leicht geriffelt. Frauen finden ihren G-Punkt am leichtesten, wenn sie einen Finger 3-5 Zentimeter tief in die Vagina einführen und nach vorne, Richtung Bauchdecke gegen die Harnröhre drücken. Dort sollten die feinen Rillen tastbar sein. Der G-Punkt verfügt, wie die Klitoris, über eine hohe Dichte an Nerven. Deshalb kann der G-Punkt intensive und sehr lustvolle Höhepunkte auslösen. Es gibt ihn also doch, den vaginalen Orgasmus, von dem bereits Sigmund Freud vor hundert Jahren berichtete. Er kann sich mit dem klitoralen Orgasmus überlagern oder allein vorkommen. Wenn der G-Punkt stimuliert wird, schwellen die Drüsen in seinem Inneren immer stärker an und heben sich vom umliegenden Gewebe ab. Der G-Punkt bekommt eine unregelmäßige Oberfläche, die Vaginalwand fühlt sich an dieser Stelle knotig an, als säßen winzige Erbsen unter der Oberfläche. Diese kleinen "Perlen" sind die Ausbuchtungen der Prostata.

Bei aller grauer Theorie ist festzustellen, dieser Bereich des weiblichen Körpers ist ein sehr lustvoller. Werden diese Zentren stimuliert, kommt die gesamte Lebenskraft der Frau ins Fliessen.

Allerdings ist dieser sensible G-Punkt bei vielen Frauen wie taub oder gefühllos geworden z. B. durch psychische und sexuelle Traumata. Hier wäre gezielte Therapie sinnvoll und nötig, siehe auch das Thema "Missbrauch" in Kapitel 9.

Vulva und Vagina – Pforte des Lebens

Wir alle haben bei unserer Geburt diesen Weg passiert.
In der westlichen Welt wird die Vulva und die Vagina als unrein betrachtet. Alle ihre Funktionen wie Geburt, Blutung, Ausscheidungen und Sexualität sind emotional und unterbewußt negativ besetzt: tabu und schmutzig.
Ein Drittel der Frauen in den USA führen Scheidenspülungen durch. Das Angebot von Deos zur weiblichen Hygiene vermittelt den Eindruck, die Vulva und Vagina seien in ihrem natürlichen Zustand nicht akzeptabel und müssen desinfiziert werden.

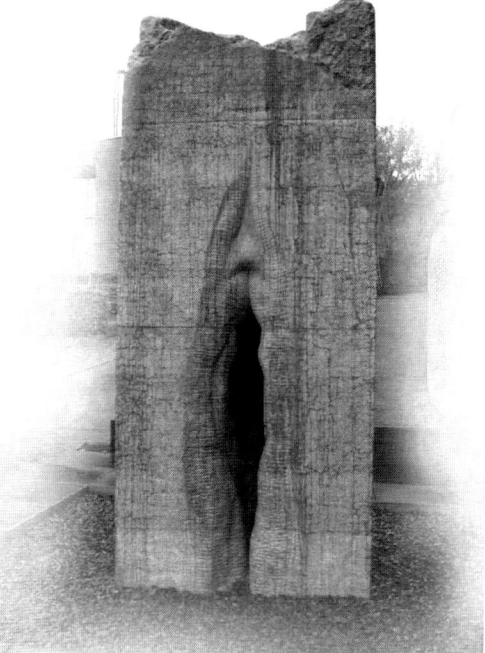

Bildhauerarbeit von Fernando de la Jara (*1948 in Peru), einem international beachteten Künstler, der von 1987 bis 2007 in Deutschland lebte. Die Skulptur besteht aus rotem Veroneser Marmor, wiegt 32 to und ist 4,50 m hoch. Der Künstler gab dem Werk den Namen "Chacán", was in der Sprache der Quechua-Indios soviel wie "Liebe machen" heißen soll. Die "Stein-Vulva" steht vor der Mikrobiologie und Virologie der Universität Tübingen und ist 4,50 m hoch.
Fotografiert im April 09

Das Wort **Vagina** kommt aus dem Lateinischen: *vagina* = Scheide für ein Schwert – oder für den Penis; d. h. der weibliche Körper wird hier im Verhältnis zum Mann definiert. Der italienische Anatom und Chirurg Matteo Realdo Colombo, der das Wort "Vagina" 1599 in die Medizin einführte, begründete seine Wahl in der Abhandlung *De Re Anatomica* mit der Beschreibung des weiblichen Sexualorgans als "desjenigen Teils, in den der Spieß eingeführt wird wie in eine Scheide" (aus "Vulva" von Mithu M. Sanyal).

In alten Kulturen war die Vulva und das Schamdreieck das Symbol für einen heiligen Ort, für das Tor zum Leben. Rufus Camphausen berichtet von Tempeln zur Ehrung der Vulva und religiösen Ritualen der Anbetung, der Magie und Meditation im Angesicht einer lebendigen oder in Stein geschnittenen Vulva.

Themen im Zusammenhang mit dem Vulvabereich:

- Verletzungen in der Zweier-Beziehung
- Opferrolle in der Sexualität
- Die Frau lässt sich zu Sexualität zwingen.
- Die Frau benutzt Sex, um sich finanzielle, physische oder psychische Sicherheit zu verschaffen.
- Der Partner verweigert Sex, den die Frau wünscht.

WICHTIG: Die Frau sollte herausfinden, was ihr Körper wirklich wünscht.

Erkrankungen im Vaginalbereich

Chronische Vaginalentzündungen und Geschlechtskrankheiten haben heute epidemische Ausmaße angenommen. Diese Störungen können Vulva, Vagina und Cervix gleichzeitig betreffen. Sie werden zwar oft auf bestimmte Erreger zurückgeführt, dagegen spricht aber, dass dieselben Erreger bei sehr vielen Frauen vorhanden sind, ohne einen Krankheitswert zu entwickeln.

Als gynäkologische/r BegleiterIn berühren wir unmittelbar die verborgensten und schmerzlichsten Probleme von Frauen, wenn wir uns mit Erkrankungen im Vaginalbereich beschäftigen. Die sexuelle Verletzlichkeit und negative Erfahrungen bei Frauenärzten/innen überschatten die gynäkologischen Untersuchungen. Wir können beratend zur Seite stehen und Frauen auf den Besuch beim Arzt vorbereiten, bzw. nachbereiten.
Vaginalprobleme können recht hartnäckig und langwierig sein. Auf der klinischen Ebene hat sich nach Dr. Northrup gezeigt, dass die Behandlung von chronischen Vaginalproblemen erfolglos bleibt, wenn die psychischen und emotionalen Aspekte unbeachtet bleiben.

Wodurch kann das Vaginalmilieu belastet werden?

- hormonelle Veränderung durch Krankheit, z. B. Diabetes-Erkrankung
- Einnahme von Antibiotika oder Kortison, die nicht nur die Darmflora beeinträchtigen, sondern auch Milchsäurebakterien im Vaginalbereich vernichten
- körperliche oder seelische Belastungen
- sexuelle und körperliche Traumata in der Vergangenheit (siehe Thema Missbrauch, Kap. 9)
- Spirale, Schaumzäpfchen zur Verhütung
- Tampons, Seife, Intimsprays, deodorierte Binden, Binden mit Plastikfolien

- Chlor in Schwimmbädern
- Tragen von zu enger Kleidung oder synthetischer Unterwäsche
- zu hoher Zucker- und Weißmehlkonsum (Thema Übersäuerung! Und das Immunsystem wird überlastet.)
- Penetration bei mangelnder Erregung der Frau
- Schwangerschaft, Wechseljahre, Pille (hormonelle Veränderung)

Vorbeugende Maßnahmen und Therapieempfehlungen bei Erkrankungen im Vaginalbereich im Allgemeinen:

- vitaminreiche Ernährung
- Beckenbodentraining, Hormonyoga, (Yoni-)Massagen, sanfte Bürstungen der Vulva zum Beispiel mit einer Baby-Bürste. Dadurch wird die Durchblutung im Beckenbereich verstärkt.
  Eine schöne, erfüllende Sexualität mit vielen Orgasmen der Frau fördert ebenfalls die Durchblutung im Beckenbereich (genauso lustvolle Selbstbefriedigung!)
- Benutzung eines Kondoms beim Sex
- Phytotherapie/Homöopathie (Näheres siehe weiter unten)
- Reinigung der Vulva mit der Hand, nicht mit dem Waschlappen (kann Keime enthalten und verteilen), nicht zu häufig waschen, denn die Vulva besitzt eine wunderbare Selbstreinigungsfunktion – wenn das Milieu im Gleichgewicht ist(!)
- keine Tampons bei der Monatsblutung verwenden, denn sie "verstopfen den Abfluss". Wenn die Tampons zu selten gewechselt werden führt das zur Vermehrung der Bakterien. Wenn sie häufig gewechselt werden, trocknet dies die Scheidenschleimhaut aus, was wiederum zu Entzündungen führen kann.
- Bei akuter Erkrankung im Vaginalbereich sollte bis zur Abheilung kein vaginaler Beischlaf erfolgen. Das könnte zur Auseinandersetzung mit dem Partner führen. Es besteht die Chance, dass gemeinsam weitere Aspekte der Lust entdeckt werden.

Konflikte, die mit Vaginalerkrankungen / -infektionen zusammen hängen können:

- Probleme, sich abzugrenzen
- Angst vor Nähe, vor Verletzungen
- Hemmung, eigene sexuelle oder emotionale Bedürfnisse auszudrücken
  (z. B. "Ich will gerade lieber Kuscheln als Sex.")
- sich für Beziehung stark verantwortlich fühlen
- ein nicht verkrafteter Abschied von einer Beziehung, Schwangerschaft (Abort) usw.

Fragen, die man in der Praxis dazu stellen kann:

- Wann war die erste Infektion?
- Was ging dem voraus?
- Wie waren die Gefühle dabei?
- Was hat sich seit der Infektion verändert?

Psychosomatik von Vulva- und Vaginalerkrankungen im allgemeinen

Bedeutung von Vulva und Vagina:

Freiheit zur Intimität

Störungen des Energieflusses:

**unbefriedigende sexuelle Beziehungen
Schuldgefühle bei sexueller Lust**

Körperliche Manifestierung:

**Herpes Genitalis
Genitalwarzen
Vaginalinfektion
Vulva und Vaginaltumoren**
und andere

Aus: "Frauenkörper-Frauenweisheit", Dr. med. Christiane Northrup, 5. Auflage 2001, Verlag Zabert Sandmann, München

Erkrankungen der Sexualorgane weisen in der Psychosomatik auch auf Partnerschaftsprobleme hin. Tipps und Anregungen zur **Paar-Arbeit** findet man in Kapitel 9 (siehe S. 265).

> Unser Körper ist unser somatisches Gedächtnis. Sein Gewebe hat eine zelluläre Erinnerung, was auch in der Kinesiologie als Informationsquelle genutzt wird. Alle unsere vergangenen Erfahrungen sind im Körper abgespeichert. Jeder Mensch hat seine eigene sexuelle Geschichte, deren Freuden und Leiden festgehalten sind. Vor allem Brüste und Vagina können Verletzungen und Emotionen z. B. als Verspannungen speichern.
>
> Dies sollte bei der naturheilkundlichen Behandlung besonders beachtet und darauf eingegangen werden!

Psychosomatik der Erkrankungen von Vulva und Vagina
(nach Margit und Rüdiger Dahlke im Speziellen)

Ausgewählte Beispiele (die Krankheiten selbst werden weiter unten beschrieben):

Bartholinitis

Körperebene:
    Die Schamlippen stehen für Tore zur geschlechtlichen Unterwelt, die Vulva steht für Schutzwall.

Symptomebene:
    Aufgrund von einem Abszeß oder einer Zyste wird der Scheidenvorhof durch die Drüse nicht mehr genügend angefeuchtet. Eine Schwellung, die durch die Entzündung entstanden ist, verhindert Geschlechtsverkehr.
    Der Eingang zum Tempel der Lust ist blockiert.
    Es besteht ein Widerstand, nichts "flutscht" mehr.
    Sie reibt sich an ihm und seinen unwillkommenen Gelüsten.
    Unlust und heiße Wut statt heißer Erotik.

Bearbeitung:
> Die Frau soll sich trauen, mit Selbstachtung "Nein" zu sagen und die Pforte zur geschlechtlichen Unterwelt mit Nachdruck statt mit Schmerzen zu versperren. Die eigenen sexuellen Bedürfnisse sollen mutig und offen artikuliert werden.

Einlösung:
> Sexuelle Selbstbestimmung ist notwendig.
> Der Kampf der Geschlechter soll auf die Ebene erotischer Liebeslust übertragen werden.

Scheidenentzündung

Körperebene:
> Die Scheide steht für Hingabe und Lust.

Symptomebene:
> Die Grundlage dafür sind Auseinandersetzungen mit Trichomonaden, Pilzen usw. und/oder Mangel an weiblicher Energie (Hormon Östrogen):
> Es handelt sich um die "Entzündung" eines Konfliktes, um den Zugang zu weiblicher, aufnehmender Lust und Liebe. Es ist eine gute Möglichkeit, sich aus dem Verkehr zu ziehen.

Bearbeitung:
> Die Frau muß sich dem Konflikt stellen.
> Sie sollte um die Themen Aufnahme- und Hingabebereitschaft kämpfen und den Konflikt besser im Geschlechterkampf entflammen lassen als in brennenden Infektionen. Sie soll sich auch offensiv gegen männliche Übergriffe wehren, statt diese Energie gegen sich selbst zu richten.
> Bei lokalem Östrogenmangel sollte sie sich den etwaigen Mangel an Weiblichkeit bewusst machen.
> Die Frau sollte ein neues Verhalten entwickeln/erlernen und sich selber zugestehen, um sich den Partner oder allgemein die Männer vom (Unter-)Leib fern zu halten.

Einlösung:
> "Frau" über die eigene Unterwelt werden!

Scheidenpilz

Symptomebene:
> Es besteht ein Konflikt um die Auswahl des Intimpartners oder ein Konflikt mit dem Partner im Intimbereich. Der Eingang zum intimsten Bereich ist nicht ausreichend mit Lebenskraft versorgt und wird nicht wachsam genug gehütet. Es handelt sich um eine (unbewusste) Abspaltung des Unterleibsthemas, zum Beispiel Sexualität ohne Liebe. Es kann sich auch um ein autoaggressives Geschehen handeln.

Bearbeitung:
> Eine Wiederbelebung der Unterwelt durch genussvolle Sexualität ist anzustreben. Die Frau sollte ihren Unterleib als Spielwiese der Lebensfreude entdecken. Sie sollte für "saubere Verhältnisse" sorgen und eventuell eine neue Wahl treffen.

Einlösung:
> Eine harmonische und erfüllende Beziehung voller Lebendigkeit wäre erstrebenswert. Die Frau sollte lernen im eigenen weiblichen Rhythmus zu schwingen und offensiv für ihre eigene Weiblichkeit eintreten.

Scheidentrockenheit (gehört meist zum Thema Wechseljahre)

Symptomebene:
> Die Frau leidet unter brennenden Gefühlen, Hitze, (unbewusst) brennender Lust und brennendem Begehren, die jedoch durch Trockenheit behindert sind. Die Libido will auf einer anderen Ebene als der sexuellen ausgelebt werden. Sie könnte auch an einem Thema brennend interessiert sein. Trockenheit ist ein allgemeines Altersthema.

Bearbeitung:
> Die Betroffene sollte Feuer und Flamme für die eigene Lebensaufgabe werden. Vielleicht möchte sie dem brennenden Bedürfnis nach tiefer Kommunikation und spiritueller Entwicklung nachgehen Oder sie will geistige Kinder in die Welt setzen.

Einlösung:
> Konzentration auf das Wesentliche, Austausch mit Tiefgang.

Vaginismus

Symptomebene:
> Besteht ein Scheidenkrampf bei steckendem Glied, so handelt es sich weniger um ein wichtiges weibliches Krankheitsbild als mehr um den Ausdruck männlicher Kastrationsängste. Es ist die Angst des Mannes, stecken zu bleiben. Es kommt äußerst selten vor!
> Das Phänomen des Scheidenkrampfes entsteht, um männliches Eindringen zu verhindern; selbst das Einführen eines Tampons kann schwierig werden. Die Aufnahmebereitschaft der Frau ist eingeschränkt. Es besteht eine Angst vor dem Mann, vor Schwangerschaft und anschließendem Verlassenwerden.
> Es können auch Narben auf körperlicher und seelischer Ebene vorliegen, die Enge und Angst erzeugen, z. B. nach Verletzung, im Extremfall durch Vergewaltigung oder Misshandlung.

Bearbeitung:
> Die Betroffene sollte die enge Pforte bewusst besser sichern lernen und sich verschliessen, wenn keine Bereitschaft zu Intimität vorhanden ist.
> Das Bedürfnis nach Festhalten darf erkannt und die Verkrampfung bezüglich des Themas ins Bewusstsein gerückt werden.

Einlösung:
> Vaginismuspatientinnen sollten sich zur passenden Zeit seelisch öffnen und wieder verschließen und die bewusste Verfügungsgewalt über die enge Pforte übernehmen.

Aus der Naturheilkunde:
> Um die Krampfneigung zu lösen, können Ammi visnaga comp. Zäpfchen von Wala helfen.

> *"Intimität bedeutet nicht Harmonie, sondern sich zeigen können, wie man ist."*
> (David Schnarch, Die Psychologie sexueller Leidenschaft)

Erkrankungen von Vulva und Vagina

Infektionen

> Bei Entzündungen durch Infektionen, die sexuell übertragbar sind und/oder durch Erreger entstanden sind, die in §7 IfSG genannt sind, hat die Heilpraktikerin Behandlungsverbot nach dem §24 IfSG. Das gleiche gilt für Personen, die an einer Krankheit erkrankt bzw. mit Krankheitserregern infiziert sind, die nach §15 Abs.1 IfSG in die Meldepflicht einbezogen sind und für Personen, die an einer der in §34 Abs.1 IfSG genannten Krankheit erkrankt oder der Erkrankung verdächtig sind (z. B. Streptococcus pyogenes-Infektionen).
>
> **Die vorgeschlagenen naturheilkundlichen Verfahren dürfen nur von einem Arzt oder einer Ärztin durchgeführt werden.** Eine Zusammenarbeit zwischen naturheilkundlich behandelnder Ärztin und Heilpraktikerin wäre sinnvoll!
>
> Die gesetzliche Grundlage für o.g. Behandlungsverbot finden wir im §24 IfSG, gültig seit dem 1.1.2001:
>
> **§24 Behandlung übertragbarer Krankheiten:**
>
> Die Behandlung von Personen, die an einer der in §6 Abs.1 Satz 1 Nr. 1, 2 und 5 oder §34 Abs.1 genannten übertragbaren Krankheiten erkrankt oder dessen verdächtig sind oder die mit einem Krankheitserreger nach §7 infiziert sind, ist insoweit im Rahmen der berufsmäßigen Ausübung der Heilkunde nur Ärzten gestattet. Satz 1 gilt entsprechend bei sexuell übertragbaren Krankheiten oder ...
>
> Als Behandlung im Sinne der Sätze 1 und 2 gilt auch der direkte und indirekte Nachweis eines Krankheitserregers für die Feststellung einer Infektion oder übertragbaren Krankheit, ...

Definition
1. **Vulvitis:** Entzündung der Vulva
2. **Bartholinitis:** umschriebener Entzündungsprozess im Bereich der Vulva, speziell der großen Vorhofsdrüse (*Glandula vestibularis major/bartholini*)
3. **Kolpitis/Vaginitis:** Entzündung der Vagina, Scheidenkatarrh

Vulvitis und Kolpitis sind häufig gemeinschaftlich auftretende Symptome und werden zusammenfassend als **Vulvovaginitis** bezeichnet.

1. Vulvitis

a) Primäre Vulvitis

Ursache

Die primäre Vulvitis entsteht meistens durch Reizung des äußeren Genitales:
- mechanisch, z. B. durch zu enge Wäsche, reibende Menstruationsbinden oder belastende Sexualpraktiken,
- chemisch, z. B. durch Deos oder Seifen, speziell die Intimwaschlotionen,
- infektiös, z. B. durch Herpes- oder Papilloma-Viren.

b) Sekundäre Vulvitis

Die sekundäre Vulvitis entsteht als Folge von Entzündungen <u>höher</u> gelegener Abschnitte der Genitalorgane (z. B. einer Kolpitis), eines lokalen Östrogenmangels oder einer Systemischen Erkrankung (z. B. Diabetes mellitus).

Symptome

Leitsymptome der Vulvitis sind brennende Schmerzen und Juckreiz der äußeren Genitale.
Typischerweise fällt der betroffenen Frau eine Rötung, eine Schwellung, ein Hitzegefühl auf. Weitere Symptome sind brennender Schmerz oder ein quälender Juckreiz im Intimbereich. Sie werden häufig beim Gehen, beim Wasserlassen oder beim Geschlechtsverkehr bemerkt.

Therapie Naturheilkunde

- Calendula Babycreme, von Weleda
- Rosmarinus/Prunus comp. Gel von Wala (ausschließlich für die Anwendung im äußeren Genitalbereich geeignet)
- Sitzbäder mit Kamilleextrakt, z. B. Eukamillat von Sabona
- Graphites 0,4%-Salbe (ext.) von Weleda, Rezepturpräparat (bei chronisch trockenem Vulvaekzem)
- Vaginalcreme nach HP Rina Nissim (bei äußerem Juckreiz und empfindlicher Haut):
Rezept:
2,5 g Rizinusöl, 0,25 g äth. Niaouliöl, 0,5 g äth. Zypressenöl, 0,5 g äth. Salbeiöl, 1,25 g warmer Kamillenblüten-Ölauszug in 45 g wasserhaltige Salbengrundlage geben (Unguentum Hydrophilic PM III) – am Besten in der Apotheke mischen lassen.
- Rosencreme zur täglichen Pflege der Vulva (Rezept aus "Alchemilla" von Margret Madesky, siehe Literaturliste)
- Siehe auch 3. Kolpitis bzw. Scheidenentzündung.

2. Bartholinitis

Bei der Bartholinitis kommt es zu einer meist einseitigen Entzündung der im dorsalen Anteil der großen Schamlippen gelegenen Bartholin-Drüsen. Verschließt sich einer der Drüsenausführungsgänge, welche an der Innenseite der kleinen Schamlippen enden, z. B. durch eine Entzündung, staut sich das Sekret und es entsteht eine **Bartholinische Zyste (oder auch -Abszeß)**, die bis zu hühnereigroß, im Extremfall sogar tennisballgroß werden kann.

Symptome

Die Entzündung beginnt mit einer glänzenden, schmerzhaften Schwellung im unteren Drittel einer großen Schamlippe. Die Frauen berichten von Schmerzen bei Berührung und beim Geschlechtsverkehr.
Die Bartholinische Zyste verursacht auch Schmerzen beim Gehen, Laufen und Sitzen Manchmal wird es sorag ganz unmöglich.
Bei schweren eitrigen Entzündungen kann es auch zu Fieber und einem eingeschränkten Allgemeinbefinden kommen.

Behandlung Schulmedizin

Marsupialisation (Chirurgische Technik zur Behandlung von Zysten): Inzision der Bartholin-Zyste (in Narkose) und Abfluss des Eiters, anschließend wird die nach außen umgeschlagene Zystenwand mit der umliegenden Haut vernäht und die Zyste trocknet aus.

Therapie Naturhelkunde

- Homöopathische Konstitutionsbehandlung (als Beispiel Silicea, Natrium muriaticum)
- Alcangrolsalbe (äußerlich) Solunat Nr. 26, evtl. im Wechsel mit Azinat-Salbe N (äußerlich) Solunat Nr. 25 anwenden (beide Salben, von Soluna, sind über die Rosenapotheke in Friedberg erhältlich) und Alcangroltropfen (innerlich) Solunat Nr. 1 von Soluna einnehmen. Die Dosierungen sollten mit einem sensitiven Verfahren individuell ausgetestet werden.
- Heilerdeauflage mit Calendulatinktur

Rezept:
1 geh. Essl. Heilerdepulver mit einem Teel. kaltem Wasser und einem Teel. Calendula-Tinktur zu einem salbenartigen Brei verrühren. Den Brei fingerdick auf das betroffene Gebiet auftragen. Ca. 1 Std. antrocknen lassen, gründlich mit kaltem Wasser abwaschen. Während des Trocknen des Heilerdebreies tritt eine starke Saugwirkung auf. Die Bakterien und ihre Zersetzungsprodukte werden an die Heilerde gebunden.

Anschließend lauwarmes **Leinsamen**-Gel auftragen: Rezeptur und Anwendung siehe Abschnitt "Gutartige Tumoren der Brust, naturheilkundliche Behandlung der Zysten" (S. 144), oder eine **Bingelkraut**salbe auftragen, z. B. **Mercurialis perennis** 10% Salbe von Weleda.

- Erysidoron 2 Tabletten von Weleda: wirken entzündungshemmend
- Sitzbäder, siehe naturheilkundliche Behandlung bei Kolpitis
- wichtig auch die spezielle Psychosomatik, siehe Beitrag von Margit und Rüdiger Dahlke (siehe S. 164)

3. Kolpitis

Zur Unterscheidung: Als Kolpitis (griechisch) oder Vaginitis (lateinisch) bezeichnet man eine Entzündung der Scheide (Kolpos = griechisch und Vagina = lateinisch).

Die gesunde Vagina ist durch ihren sauren pH-Wert sehr widerstandsfähig gegen Entzündungen. Systemische Antibiotikatherapien oder Scheidenspülungen können das Scheidenmilieu jedoch so verändern, dass pathogene Bakterien (z. B. *Gardnerella vaginalis, Entero-, Staphylo-* und *Streptokokken*), Pilze oder Trichomonaden überwiegen und zu einer **Kolpitis** führen.

Begünstigende Faktoren einer Kolpitis können sein:
Trockene Vaginalschleimhäute in der Menopause, Alters-Diabetes (Typ II) oder Anti-Östrogentherapie nach Brust-Ca. Typisch für die Kolpitis ist die Verdrängung der physiologischen Vaginalflora, insbesondere der Döderleinbakterien.
Die häufigsten Erreger sind Pilze (*Candida albicans*), Bakterien aus dem Analbereich (typischerweise *E.coli*), Trichomonaden und Chlamydien.

Symptome
Bei der Kolpitis stehen Schmerzen und Wundgefühl der Vagina sowie ein pathologischer Fluor im Vordergrund. Auch Schmerzen beim Wasserlassen und beim Geschlechtsverkehr werden beschrieben.
Spezifische Symptome: siehe unten, bei den einzelnen Vaginalinfektionen.

Die häufigsten Vaginalinfektionen

Zusammenfassende Darstellung häufiger erregerbedingter Kolpitiden (Entzündungen der Vagina)

Bezeichnung	Erreger	charakteristische/differenzierende Symptome und Befunde
Pilzbedingte Kolpitiden		
Soorkolpitis (Vaginalmykose) (Kolpitis candidamykotica) *Siehe S. 172*	Candida albicans	krümelig-bröckeliger, weißgelblicher, nicht riechender Fluor, Vaginalwand gerötet. Meist gleichzeitiges Bestehen einer Soorvulvitis (Vulvitis candidamykotica): Vulva gerötet mit typischen Satellitenherden.
Bakterielle Vaginose (Aminkolpitis, früher Haemophilus vaginalis-Kolpitis) *Siehe S 170 (unten)*	Gardnerella vaginalis (früher Haemophilus oder Corynebacterium vaginalis) und verschiedene Anaerobier	farbloser bis weißlicher, eher dünnflüssiger, unangenehm fischartig riechender Fluor, positiver Amintest, Nässegefühl, oftmals keine typische Hautrötung, wenig Pruritus.
Chlamydienkolpitis *Siehe S 175*	Chlamydia trachomatis	meist sekundär bei symptomarmer Chlamydien-Zervizitis (Gefahr der aufsteigenden Infektion), häufig gleichzeitig Urethritis, eitriger Fluor, oft Unterbauchschmerzen, Dysurie, Pollakisurie.
Kokkenkolpitis, Mischkolpitis	verschiedene Kokken (z.B. Gonokokken) und andere Bakterien Mischinfektionen	gelblich-grüner Fluor
Mykoplasmenkolpitis	Mykoplasmen (Mycoplasma hominis, Ureaplasma urealyticum)	farbloser bis weißlicher, dünnflüssiger, geruchloser Fluor.
Protozoenbedingte Kolpitiden		
Trichomonadenkolpitis *Siehe S 174*	Trichomonas vaginalis	gelblicher-grüner, schaumiger, übel riechender Fluor. Vaginalwand gerötet und geschwollen.

In Anlehnung an Tab. 4.56 aus H.K Brehm "Frauenheilkunde und Geburtshilfe für Krankenpflegeberufe", Thieme 1991

1. Anaerobier-Infektionen oder Aminkolpitis

Begriffserklärung

Amin ist ein Amoniakderivat, das von Anaerobiern produziert wird. Anaerobier ist ein Sammelbegriff für Bakterien und andere Lebewesen, die in einem sauerstoffarmen Milieu leben, z. B. Gardnerella vaginalis u.a.

Symptome

Es besteht ein grau-weißlicher Ausfluss, wenig Juckreiz und ein unangenehm fischartiger Geruch, verbunden mit einem Nässegefühl. Oftmals ist keine typische Hautrötung festzustellen. In der Schwangerschaft kann es zu Fehlgeburten kommen, deshalb ist die Prophylaxe wichtig (Vaginalmilieu mit pH-Papier prüfen).

Therapie Schulmedizin

Die Patientin wird systemisch mit dem Antibiotikum "Metronidazol", enthalten in Clont®, Flagyl®, Arilin® u. a. behandelt
Als weiterer Wirkstoff kann "Tinidazol", enthalten z. B. in Simplotan®, angewendet werden.

Diese Mittel sollen erbgutschädigendes krebserregendes Risiko haben und sollten deshalb nicht länger als 10 Tage eingenommen werden und so selten wie möglich. Starke Nebenwirkungen sind bekannt, unter anderem Vaginalpilze.

Speziell für Schwangere und Stillende:
Bei der Einnahme von Metronidazol wird von einer erhöhten Abortrate im ersten Trimenon (Schwangerschaftsdrittel) berichtet, im 2. und 3. Trimenon besteht kein Hinweis auf Fehlbildungen des Embryos. Bei längerer Einnahme von Metronidazol wird vom Stillen abgeraten.

Therapie Naturheilkunde

- Eine Knoblauchzehe wie einen Tampon in die Vagina einführen. Knoblauch wirkt gegen Bakterien, Pilze und Würmer. Da er auch Milchsäurebakterien in der Vagina tötet, unbedingt mit Joghurt nachbehandeln.
- Behandlung mit (Bio-)Joghurt: 1 Teelöffel, 1-2x täglich mit dem Finger oder Applikator in der Vagina verteilen, 2-3 Wochen lang anwenden
- Essigwasser als Sitzbad: 1-2 EL Obstessig mit ½ Ltr. warmem Wasser verdünnen.
- Vagi C von Taurus Pharma (Vaginaltabletten), macht das Scheidenmilieu sauer, so dass Bakterien absterben (Gegenanzeige: Pilzinfektionen)
- zum Aufbau der Scheidenflora:
Vagiflor Vaginalzäpfchen von Asche Chiesi GmbH,
Döderlein Med Milchsäurevaginalkapseln von Novartis
- Irrigatorspülungen mit Kanne-Brottrunk (unverdünnt)
- Rosenzäpfchen mit Kapuzinerkresse (Bezugsadresse: Eversbusch Apotheke, München)
Die Kapuzinerkresse hat beachtliche antibakterielle Wirkung.
- Für die wunde Schleimhaut kann man Kamillosan-Salbe oder Weizenkeimöl verwenden.
- Sitzbäder:
Sud aus Eichenrinden, als Kaltauszug herstellen körperwarm anwenden.
Kamillenextrakt, lauwarm anwenden.
Populus cp-Fluid von ISO (Komplexpräparat), verdünnen (ca. 50 Tr. auf ein Sitzbad) und lauwarm anwenden. Alternativ Tamponanwendung, Vedünnung: 5 Tr. auf ein Schnapsglas voll Wasser, Tampon kurz eintauchen.
- Homöopathisches Mittel: Vaginitis D6, D12, oder D30 Globuli (Bezugsadresse: Barlach-Apotheke, Bad Boll)
- Komplexhomöopathie: Lilium F Nr. 54 von Nestmann Pharma
Indikation: Fluor albus mit Erschöpfung und Schwäche, Rückenschmerzen und Senkungsbeschwerden

- Gw4 Symphytum cp JSO, Komplexpräparat, Globuli – orale Einnahme bei hartnäckigem Ausfluss
- Majorana/Melissa Vaginaltabletten von Weleda
- Öltampon:
  Die ätherischen Öle von **Thymian, Majoran, Melisse, Lavendel** oder **Rosmarin** wirken lokal entzündungshemmend, antibakteriell, pilz- und virenhemmend. Zusätzlich regen sie die Durchblutung der Schleimhaut an und fördern so die Stoffwechseltätigkeit und den Abtransport schädlicher Bakterien.
  Rezept: insgesamt ca. 6 Tr. von einem oder mehreren gewählten ätherischen Ölen (s. o.) mit 3-4 Essl. Joghurt mischen und einen Minitampon mind. 5 Minuten damit voll saugen lassen, dann vaginal einführen. Diesen Vorgang mehrmals täglich wiederholen. Ein Tampon, getränkt mit "Rizol"-Öl (siehe Kap. 9), kann auf die gleiche Art angewendet werden.
- Zusätzlich kann ein therapeutisches Frequenzgerät (Zapper, nach Dr. Clark) angewendet werden. Empfehlenswert ist, dass sich die Patientin für eine tägliche und kontinuierliche Behandlung zuhause ein eigenes einfaches Gerät zulegt.

> **Was macht ein Zapper?**
> Ein Zapper (nach Dr. Hulda Clark) energetisiert den Körper mittels schwacher Wechselströme über die Haut und stärkt seine Leistungs- und Regenerationsfähigkeit auf der bioelektrischen Ebene. Patienten berichten von spontaner Erhöhung der Energie und des allgemeinen Wohlbefindens. Die Anwendung ist völlig harmlos und kann bedenkenlos von jedem durchgeführt werden. Nachhaltige Resultate zeigen sich bereits nach wenigen Tagen bis Wochen.

Psychosomatik
(siehe Psychosomatik Scheidenentzündung, S. 165).

2. Pilzinfektionen

Erreger

- Fast immer ist der Erreger der Hefepilz *Candida albicans* oder enge Verwandte des *Genus Candida*.
  Man nennt die Erkrankung **Soorkolpitis**. Ein anderer Ausdruck dafür ist "Vaginale Mykose". Umgangssprachlich wird die Erkrankung als "Scheidenpilz" bezeichnet.

Symptome

Typisch ist ein starker, manchmal unerträglicher Juckreiz und ein Brennen im Scheidenbereich und an den Schamlippen. Es kann zu bröckeligem weißlich-gelbem Fluor kommen, der entweder geruchlos ist oder leicht nach Hefe riecht. Die Vulva und die Vaginalwand sind gerötet. Die inneren Lippen sowie die Scheidenschleimhaut können dabei anschwellen. Häufig klagen die Patientinnen über Schmerzen beim Wasserlassen und beim Geschlechtsverkehr.

Schulmedizinische Therapie

Lokale Antipilzmittel (Antimykotika). Die Wirkstoffe Miconazol und Clotrimazol werden häufig angewendet.

Therapie Naturheilkunde

- Knoblauchbehandlung, anschließend Joghurtkur:
  Eine Knoblauchzehe wie einen Tampon in die Vagina einführen. Knoblauch wirkt gegen Bakterien, Pilze und Würmer. Da er auch Milchsäurebakterien in der Vagina abtötet, sollte mit Joghurt nachbehandelt werden.
  1 Teelöffel (Bio) Joghurt, 1-2x täglich mit dem Finger oder Applikator in der Vagina verteilen, 2-3 Wochen lang anwenden.
- Oft ist bei Scheidenpilz auch eine Darmsanierung notwendig, wenn ursächlich und gleichzeitig eine Pilzinfektion im Darm vorliegt.
- Sitzbäder mit **Frauenmantel** (*Alchemillae herba*) oder **Eichenrinde** (*Quercus cortex*):
  Rezept 1:
  *8 Essl. **Frauenmantelkraut** mit 2 Ltr. kochendem Wasser übergiessen, nach 10 Min. abseihen, auf 37° abkühlen lassen und 2-4 x tgl. 10 Min. anwenden.*
  Rezept 2:
  *6 Essl. **Eichenrinde** mit 2 Ltr. Wasser 5 Min. kochen lassen, abseihen, auf 37° abkühlen lassen und 2 x tgl. 5 Min. anwenden.*
- Rosenzäpfchen nach Margret Madejsky vom Savoy-Naturhaus oder Rosenzäpfchen mit Kapuzinerkresse von der Eversbusch Apotheke (beide Bezugsadressen in München).
- Fluorzäpfchen S Cosmochema von Heel GmbH helfen bei Weißfluss.
- "Bloomy Pearls" von der Bergbauers Apotheke am Johannesplatz, Bühl. Die Rosenkugeln wirken entzündungshemmend und regenerierend, sie enthalten Frauenmantel, Sonnenhut, Majoran, Taubnessel und echtes ätherisches Rosenöl, sowie pulve-risierte Rosenblätterblüten. Es gibt zwei Qualitäten, einmal auf Geleegrundlage mit denen man die Scheide "ausspülen" kann und auf Wachsgrundlage, mit eher cremigen, pflegenden Eigenschaften. In Packungen zujeweils 7 Stk. erhältlich.
- Mucosa Comp. Dil. von Fa. Heel, zum Aufbau der Schleimhaut
- Schleimhautaufbauende Intimpflege (Fertigprodukt mit Rotklee u. a.), von der Bromberg-Apotheke in Freiburg (siehe Bezugsadressen, S. 293).
- Behandlungsvorschlag von Fa. Soluna:
  Solunat Nr 6, ehemals Dyscrasin N, 2x7 Tropfen morgens und abends,
  Solunat Nr. 4, ehemals Cerebretik, 1x10 Tropfen, vor dem Schlafengehen,
  Solunat Nr.10, ehemals Matrigen I, 3x10 Tropfen tgl.,
  zusätzlich Majorana Chelatum-Vaginalgel von Wala, mehrmals tgl. anwenden und Döderlein Med., Milchsäure-Vaginalkapseln von Novartis einführen.
- Homöopathisches Mittel: Vaginitis D6, D12, oder D30 Globuli (Bezugsadresse: Barlach-Apotheke, Bad Boll)
- Äherische Öle zur Scheidenspülung
  Rezept für eine Vaginalspülung mit 500 ml warmem Wasser:
  2 Tr. Rosenöl (Rosa damascena), 2 Tr. Lavendelöl (Lavandulae officinalis),
  1 Tr. Majoranöl (Origanum majorana), 1 Tr. Teebaumöl (Melaleuca alternifolia) in 2 Teel. Sahne einrühren und diese Mischung im warmen Wasser gut aufschütteln.
  Scheidenspülung mittels Einlaufgerät, am besten in der Badewanne, anwenden.
- Öltamponbehandlung: siehe S 172, oben letzter Punkt, Kolpitisbehandlung Naturheilkunde.
- Zusätzlich kann ein therapeutisches Frequenzgerät (Zapper, nach Dr. Clark) angewendet werden. Empfehlenswert ist, dass sich die Patientin für eine tägliche und kontinuierliche Behandlung zuhause ein eigenes einfaches Gerät zulegt.

Psychosomatik
siehe Psychosomatik Scheidenpilz, S. 165

Ein Fall aus meiner Praxis:
Eine Patientin kam zu mir wegen PMS und schmerzhafter Blutung. Bei der Anamnese erfuhr ich dass sie unter wiederkehrendem Scheidenpilz leidet, den sie beim Gynäkologen behandeln lässt. Bei meiner Frage nach Partnerschaft und Beziehung berichtete sie von einem langjährigem Verhältnis zu einem verheirateten Mann und sie habe deshalb Schuldgefühle. Diese Schuldgefühle wurden extrem verstärkt durch eine Therapeutin, die sie wegen diesem Verhältnis moralisch unter Druck setzte.
In diesem Fall bestätigte sich für mich die erwähnte Theorie von Christiane Northrup:
(zur Wiederholung) Dr. med. Christiane Northrup beschreibt in ihrem Buch "Frauenkörper-Frauenweisheit" als psychosomatische Ursache von Vaginalerkrankungen unter anderem "Schuldgefühle bei sexueller Lust" (siehe S. 164 oben).

3. Trichomonadeninfektionen

Definition

Die Erreger heißen *Trichomonas vaginalis* und gehören zu den **Protozoen** (Einzeller).

Symptome

Typisch ist ein grünlicher, schaumiger, stark riechender Ausfluss. Die Vaginalwand ist gerötet und geschwollen. Der Befall der Vagina verursacht nur in seltenen Fällen eine aufsteigende Infektion, aber in 75-90% der Fälle eine Infektion der Harnröhre.

Übertragung

Die Übertragung erfolgt durch sexuellen Kontakt. Deshalb sollte der Partner immer mitbehandelt werden.

Therapie Naturheilkunde

- Knoblauchanwendungen und alle anderen Therapien, die bei 1. Anaerobier-Infektionen und 2. Pilzinfektionen (siehe oben S. 174) erwähnt werden
- ätherische Öle zur Scheidenspülung bei unspezifischem Ausfluss
  Rezept für eine Vaginalspülung mit 500 ml warmem Wasser:
  1 Tr. Sandelholzöl (Santalum album), 2 Tr. Lavendelöl (Lavandulae officinalis),
  1 Tr. Bergamotteöl (Citrus bergamia), 1 Tr. Myrrhenöl (Commiphora abyssinica) in
  2 Teel. Sahne einrühren und diese Mischung in dem warmen Wasser gut aufschütteln.
  Scheidenspülung mittels Einlaufgerät, am besten in der Badewanne, anwenden.
- Zusätzlich kann ein therapeutisches Frequenzgerät (Zapper) angewendet werden. Empfehlenswert ist, dass sich die Patientin für eine tägliche und kontinuierliche Behandlung zuhause ein eigenes Gerät zulegt.

Trichomonaden treten häufig zusammen mit Gonokokkeninfektionen auf, deshalb müsste auf Tripper (Mann: Brennen beim Pinkeln, Bonjour-Tröpfchen) kontrolliert werden

4. Chlamydieninfektionen

Definition

Es gibt verschiedene Chlamydienstämme. Im Zusammenhang mit Vaginalinfektionen ist Chlamydia trachomatis, ein sehr kleines Bakterium, der spezifische Erreger. Die dadurch verursachte Infektion ist die am häufigsten sexuell übertragene Geschlechtskrankheit.
Eine Sonderform der Erkrankung mit Chlamydien ist Lymphogranuloma venerum (Unterscheidbare Venotypen L1 bis L3).
Die Erreger können zu chronischen Unterleibsinfektionen mit Salpingitis (Eileiterentzündung) und Unfruchtbarkeit führen. Die Salpingitis entsteht meist sekundär nach einer Chlamydieninfektion des Gebärmutterhalses (aufsteigende Infektion). **Heutzutage gilt die Chlamydieninfektion als die häufigste Ursache für infektionsbedingte Sterilität.**

Symptome

Das Beschwerdebild ist sehr uneinheitlich. Es gibt Infektionen, die mit einem "akuten Abdomen", ausgelöst durch eine Salpingitis (Eileiterentzündung) an einen hochdramatisch entzündeten Blinddarm denken lassen. Bei anderen Frauen (bis zu 50%) verläuft die Chlamydieninfektion ohne oder nur mit geringem Symptombild und trotzdem kann dies zu Unfruchtbarkeit führen.
Ansonsten besteht ein gelblich-grüner eitriger Ausfluss, der häufig mit Brennen und Schmerzen beim Wasserlassen (Uretritis) einhergeht. Dies ist meist mit erfolglosem Harndrang verbunden.
Die erste Infektion mit Chlamydien erfolgt häufig in der Anfangszeit der sexuellen Aktivität einer Frau.

Die venerische Krankheit (abgeleitet von Venus (lat.), die Liebesgöttin) kann sich aufsteigend im Körper ausbreiten. Primär werden durch den Geschlechtsverkehr der Gebärmuttermund, dann der -hals und im weiteren die Eileiter infiziert. Oft geht damit eine Entzündung der Harnwege einher. Sehr selten kommt es zum Befall von Leber, Enddarm und den Gelenken.
Wegen der Gefahr aufsteigender Infektionen gibt die Schulmedizin großzügig Antibiotika (Doxyciclin) mindestens 14 tage lang. Die naturheilkundlich arbeitende Ärztin kann alternativ eine "Rizol"-Kur anwenden (siehe Kapitel 9, S. 272).

Therapie Naturheilkunde

- Knoblauchanwendungen und alle anderen Therapien, die bei 1. Anaerobier-Infektionen und 2. Pilzinfektionen (siehe oben S. 171ff) erwähnt werden
- Sitzbad zur Stabilisierung des Scheidenmilieus, z. B. mit Moorbadekonzentrat von Original Altteich oder von Fa. Sonnenmoor.
  Das Konzentrat wird mit 5 Ltr. warmem Wasser (ca. 38°) gut durchmischt und 2 x tgl. ohne Verwendung von Seife oder ähnliches ca. 15 Min. angewendet. Für ausreichende Wärme der Füße sorgen (Socken anziehen und Wärmflasche darunter legen).
  Die im Moor enthaltenen Huminsäuren haben nachweislich eine entzündungshemmende Wirkung.
  Dosierung auf der Packung nachlesen. Zum Vergleich: Für ein Vollbad benötigt man einen halben Liter Konzentrat.
- Zusätzlich kann ein therapeutisches Frequenzgerät (Zapper) angewendet werden. Empfehlenswert ist, dass sich die Patientin für eine tägliche und kontinuierliche Behandlung zuhause ein eigenes Gerät zulegt.

5. Feigwarzen (Condylomata Acuminata)

Die Erreger sind Viren, die zur Gruppe der **H**umanen **P**apilloma-**V**iren gehören (Genotyp 6, 11 und 42). Sie alle verursachen Hautwucherungen. Bei geschwächter Abwehr können diese Viren Warzen ausbilden.

Symptome
Condylomata Acuminata sind kleine Erhebungen am Vaginalausgang, die jedoch zu Beetbildung neigen. Sie können die großen Schamlippen bedecken, in seltenen Fällen auch darüber hinaus. Die Warzen können trocken oder nässend sein. Sie besiedeln auch die inneren Lippen und den Afterbereich, begleitet von Brennen und Ausfluss.

Therapie Schulmedizin
Neben der chirurgischen Entfernung der Warzen gibt es die Möglichkeit der Verätzung und der Laserabtragung. Alle Behandlungsmethoden weisen eine hohe Rezidivrate auf.

Therapie Naturheilkunde
- Die Abwehr sollte gestärkt werden, z. B. mit Echinacea-Produkten und den Vitaminen B, C, und E.
- Rizinusöl auf die Warzen streichen
- Vaginalcreme nach der Rezeptur der Schweizer Heilpraktikerin Rina Nissim zur äußeren Anwendung. Creme am besten in der Apotheke mischen lassen:
  Rezept:
  2,5 gr. Rizinusöl (Ricini oleum), 0,25 gr. ätherisches Niaouliöl (Melaleuca viridiflora aeth.), 0,5 gr. äth. Zypressenöl (Cypressi aeth.), 0,5 gr. äth. Salbeiöl (Salviae aeth.), 1,25 gr. warmer Kamillenblüten-Ölauszug (Matricariae oleum coctum), 45 gr. wasserhaltige Salbengrundlage (Unguentum Hydrophilic PM III).
- Thuja occidentalis, Urtinktur auf die Warzen streichen
- Eigen-Urin auf die Warzen pinseln
- Behandlung mit Pflanzensäften:
  1. Schöllkraut (Chelidonium majus) ist eines der ältesten bekannte pflanzlichen Heilmittel gegen Warzen. Es wirkt zellteilungs- und virenhemmend. Den orangeroten Milchsaft 2 Wochen lang 1-3 x täglich auf die Warzen auftragen.
  2. Walnussrinde: die Rinde eines jungen Nussbaumzweiges zu einem Brei zerstossen, eine kleine Menge mit einer gut haftenden Salbe (z. B. Calendula-Babycreme von Weleda) vermischen, die Mischung täglich einige Stunden auf die Warzen einwirken lassen.
- Sitzbad mit Walnussblättern, hat eine leicht gerbende Wirkung
  Rezept:
  4 Essl. Walnussblätter auf 2 Ltr. kaltes Wasser geben, 30 Min. kochen lassen, abseihen. Man kann wechselweise 1 Ltr. Wasser durch 1 Ltr. Thymiantee ersetzen, um die Hautdurchblutung und -regeneration anzuregen.
- "Rizol"-Therapie nach Dr. Steidl innerlich und äußerlich anwenden (siehe Kapitel 9).
- siehe auch Therapie Naturheilkunde bei 7. Humanes Papilloma-Virus (S. 179)
- Zusätzlich kann ein therapeutisches Frequenzgerät (Zapper) angewendet werden. Empfehlenswert ist, dass sich die Patientin für eine tägliche und kontinuierliche Behandlung zuhause ein eigenes Gerät zulegt.

In bis zu 30% der Fälle heilen Feigwarzen ganz ohne Therapie ab.

Achtung:
Die Erreger können die Cervix befallen mit der Gefahr des Gebärmutterhalskrebses, weil einige wenige der Papilloma-Viren an der Entstehung dieser Krebsform beteiligt sind.

6. Herpes Genitalis

Es gibt unterschiedliche Herpes-Viren, die verschiedene Krankheitsbilder auslösen. Bei Herpes genitalis ist es der Herpes Simplex Typ II. Man geht von einer 20-30%igen Durchseuchungsrate der Bevölkerung aus.

Übertragung

Die Viren werden über offene Herpes-Bläschen auf kleine Verletzungen der Haut und Schleimhaut übertragen.

Symptome

Es bestehen kleine 2-3 mm große Bläschen mit klarem Inhalt, oft sind es nur wunde Flächen oder Risse. Es kommt zu Brennen, Jucken, vermehrtem Fluor und bei starker Infektion zur Lymphknotenschwellung.
In schweren Fällen können sich die Herpesbläschen vom Intimbereich über das Gesäß bis hin auf die Oberschenkel ausbreiten.

Eine **Erst**infektion mit Herpes genitalis während der Schwangerschaft stellt ein schweres Risiko für das Kind dar. Eine Infektion vor der 20. Schwangerschaftswoche (SSW) kann in bis zu 50% der Fälle zu einem Abort führen, nach der 20. SSW besteht die Gefahr einer Frühgeburt.

Wie beim Lippenherpes können Faktoren wie lang andauernder Stress, Leistungssport, Ekel, Sonne oder fiebrige Erkrankungen das Immunsystem schwächen und ein Wiederaufflammen der Herpes-Genitalis-Infektion mit typischer Bläschenbildung auslösen.

Therapie Schulmedizin

Lokal: Tannolact®-Sitzbäder, die den Juckreiz, das Nässen und die Entzündung lindern.
Systemisch: Zovirax, 5 x 200 mg tgl. oder Zostex 1 x 1 Tab. über 7 Tage.
Das ist reine Symptombehandlung.

Therapie Naturheilkunde

- Stärkung des Immunsystems z. B. durch Darmsanierung, Echinacea-Produkte, Antioxidantien und Vitaminzufuhr (z. B. Acerola-Kirsche)
- Heilerdeauflagen kühlen und binden Giftstoffe (z. B. Luvos-Heilerde 2, äußerlich).
- Lomaherpan (**Melissen**salbe) mit spezieller Indikation für Lippenherpes ist auch für Herpes Genitalis geeignet.
- **Melissenheilpaste** selbst gemacht:
  Rezept:
  1 Essl. Vitamin-C-Pulver, 1 Essl. Heilerde, 1 Essl. abgekochtes Wasser, 10 Tr. äth. Melissenöl zu einer pastösen Masse mischen und in ein sauberes Glas mit Schraubdeckel füllen. Mehrfach tägl. mit einem frischen Wattestäbchen auf die betroffenen Stellen auftupfen.
- Fenistil Gel von Novartis gegen den Juckreiz anwenden
- Kolloidales Silber äußerlich eingerieben wirkt antiviral
- Zahnpasta kann wie bei Lippenherpes lokal angewendet werden (Erfahrungsheilkunde)
- Zur Schmerzlinderung: Ein mit warmem Wasser getränkter Beutel **Schwarztee** ist ein hervorragendes natürliches Mittel gegen das Kribbeln und Brennen.

Die enthaltenen Gerbsäuren anästhesieren leicht. Die Flavonoide der Teeblätter bekämpfen gleichzeitig die Viren.
- Sitzbad mit einem entzündungshemmenden Zusatz von **Kamillen-** oder **Ringelblumen**
Rezept:
Jeweils 8 Essl. der Blüten mit 2 Ltr. kochendem Wasser übergießen, nach 10 Min. abseihen und auf 37° abkühlen lassen. Durch die Beigabe von 2 Teel. Meersalz wird ein Brennen an bereits geöffneten Bläschen verhindert.
- Sitzbad und/oder Vaginalspülung mit **Frauenmantel** (Alchemilla)
Rezept Sitzbad:
*2 Handvoll getrocknetes **Frauenmantel**kraut mit 1 Ltr. kochendem Wasser überbrühen, und mind. 20 Minuten ziehen lassen, abseihen und in wohltemperiertes Wasser in einer Sitzbadewanne einfüllen, 10 -15 Minuten lang anwenden. Besonders wohltuend ist es wenn noch 2-4 Tr. eines als angenehm empfundenen ätherischen Öles beigemengt werden. Es eignen sich hier die weiblichen Aromaessenzen von **Geranium, Lavendel, Rose** oder **Rosenholz**.*
Dosierung: bei akuten Beschwerden 1 Woche lang abends ein Sitzbad machen, zusätzlich zur sonstigen Behandlung.
Rezept Vaginalspülung:
3-4 Essl. getr. Frauenmantelkraut mit ½ Ltr. kochendem Wasser überbrühen, 15 Min. ziehen lassen, abseihen und auf Körpertemperatur abkühlen lassen. Vor der Anwendung der Frauendusche kann man noch 1-2 Essl. Apfelessig als mildes Schleimhautdesinfizienz zusetzen.
- Homöopathisches Komplexpräparat (von Weleda), Sonderanfertigung Weleda NL, Rezepturpräparat (Bezugsquelle z. B. Apotheke an der Weleda):
Baptisia/Lachesis comp. Dosierungsempfehlung: akut 6x tgl. 7 Tr., später als Rezidivprophylaxe 1x tgl. 7 Tr. oral einnehmen
Therapiedauer: als Rezidivprophylaxe monatelang
- Zusätzlich kann ein therapeutisches Frequenzgerätes (Zapper) angewendet werden. Empfehlenswert ist, dass sich die Patientin für eine tägliche und kontinuierliche Behandlung zuhause ein eigenes Gerät zulegt.

7. Humanes Papilloma Virus: HPV

Es handelt sich um den am weitest verbreiteten Virus. 30-50% der Bevölkerung sind damit infiziert, nach neuesten Zahlen sollen es sogar 80% sein! In den ersten 3 Jahren sexueller Aktivität soll es zu der hohen Ansteckungsrate kommen, auch wenn Kondome benutzt werden. Von den mehr als 118 HPV-Typen, die vollständig beschrieben sind, infizieren 30 fast ausschließlich Haut und Schleimhäute im Anogenitalbereich.
Die Viren werden durch Geschlechtsverkehr übertragen.
1995 wurden HPV-Typ 16 und 18 als Auslöser des Cervix-Karzinoms eingestuft. Heute geht man davon aus, dass 70% der malignen Entartungen der Cervix durch die Hochrisikotypen 16 und 18 hervorgerufen werden, gefolgt von HPV-Typ 31, 33, 35, 45 und anderen.
Die Genotypen werden in 3 Risikokategorien eingeteilt:
high risk, low risk und ohne eindeutige Risikozuordnung.
In ungefähr 90% der Cervix-Karzinome findet man HPV-high risk-Typen (HPV 16 zu 50% und HPV 18 zu 20%). HPV-Typen werden auch in anderen Tumoren (sowohl bösartigen wie gutartigen) der anogenitalen Region nachgewiesen.

Es ist nicht bewiesen, dass HPV tatsächlich immer die Ursache für Cervix-Karzinom ist.

Symptome

1. Feigwarzen (Condylomata acuminata), siehe Punkt 5, im Falle von Genotyp 6, 11 und 42.
2. Genitalwarzen (Condylome) bis hin zur Cervix-Dysplasie (Krebsvorstufen in den Zellen)

Diagnose

Kolposkopie (Vergrößerungspiegelung des Muttermundes) und dann ggf. Biopsie einer Warze.

Therapie Schulmedizin

Entfernung der Warzen (Laserbehandlung). In den Warzen ist die höchste Virenkonzentration zu finden. Systemisch wird zusätzlich mit Interferon-alpha behandelt.

Therapie Naturheilkunde

- Misteltherapie (Stärkung des Immunsystems). Die Misteltherapie gehört zur antroposophischen Medizin. Sie wird aber von manchen Naturheilkundlern kritisch betrachtet. Sie befürchten durch die forcierte Stimmulierung des Immunsystems eine Überlastung, die dann zu einem Zusammenbruch desselben führt.
- Vitamin A, C, E, Folsäure, Zinksalze und Echinacea-Produkte unterstützen das Immunsystem.
- Enzympräparate:
  Wobe-MucosNEM von Firma Mucos, 8-10 Kapseln täglich,
  Wobenzym N von Mucos 8-10 Tabletten täglich,
  Enzym Wied N von Firma Wiedemann Pharma,
  RechtsRegulat Bio von Firma Dr. Niedermaier,
  Bodyzym, zu beziehen über "Oase der Gesundheit", Dauchingen,
  Trinkmoor (enthält ebenfalls Enzyme), z. B. von Fa. Sonnenmoor,
  Wurzelkraft von Peter Jentschura.
- weitere naturheilkundliche Therapien siehe Punkte 1-6 dieses Abschnittes ("Die häufigsten Vaginalinfektionen")
- vorbeugende und heilsame Gedanken:
  Was kann ich für mich selber tun? Liebevolle Aufmerksamkeit für den Vaginalbereich durch Meditation, Heilvisualisierung, Handauflegen

Wichtig:

Nur 10% der HPV-Infektionen sind manifeste Infektionen, d. h. es könnten sich Dysplasien entwickeln.
20% sind unauffällig.
70% sind latent: d. h. es fehlen Krankheitszeichen, werden nicht diagnostiziert.
Bei 2-3% führt die Infektion zum Cevix-Ca.
Diese Zahlen stammen von einer meiner Ausbilderinnen (Stand 2001) und lassen sich deshalb nur schwer überprüfen

Weitere Hinweise und Zusammenhänge:

siehe auch Zellveränderungen am Gebärmutterhals (S. 90) und Cervix-Ca (S. 96) in Kapitel 3 "Die Gebärmutter".
Seit März 2007 wird in Deutschland die HPV-Impfung für Mädchen im Alter zwischen 12 und 17 Jahren empfohlen. Ein kritischer Beitrag dazu findet sich ebenfalls im Kapitel 3 (S. 100)

Gutartige Tumoren von Vulva und Vagina

Gutartige Tumoren von Vulva und Vagina sind extrem selten. An der Vulva kann eine Verlegung des Ausführungsganges der Bartholin-Drüsen durch eine Entzündung zu einer Zyste führen. Diese wird meist operativ ausgeschält. (siehe "Bartholinitis", S 164)

Bei der Tastuntersuchung der Vagina finden sich gelegentlich Reste des Gartner-Ganges aus der Embryonalzeit in einem der Uterusligamente. Diese Reste können zur Ausbildung von Zysten (sog. *Gartnergang-Zysten*) führen. Auch hier wird eine operative Ausschälung in Narkose durchgeführt.

Bösartige Tumoren von Vulva und Vagina

Vulvakarzinom und **Vaginalkarzinom** (*Scheidenkarzinom*) sind eher selten. Das Vulvakarzinom macht 4%, das Vaginalkarzinom 1,5% aller bösartigen weiblichen Genitaltumoren aus. Der Altersgipfel der Erkrankten liegt bei über 65 Jahren.

Krankheitsentstehung

90% der Tumoren sind Plattenepithelkarzinome. Obwohl sich bei 90% aller Vulvakarzinome Papilloma- oder Herpes-2-Viren nachweisen lassen, ist die Tumorentstehung des Vulvakarzinoms ebenso wie die des Vaginalkarzinoms unklar.

Symptome und Untersuchungsbefund

Bei **Vulvakarzinom** führt meist der quälende, chronische Juckreiz die Patientin zum Arzt.

Symptome beim **Vaginalkarzinom** sind fleischwasserfarbener Fluor, der sogar nach Fleisch riecht, Blutungen und Beschwerden beim Wasserlassen. Große Tumoren können auch Druckgefühl und Schmerz hervorrufen.
Bei der gynäkologischen Untersuchung ist der Tumor in der Regel als Verhärtung, Knoten oder Geschwür sicht- und tastbar. Wichtig ist das Abtasten der regionalen Lymphknoten, da beide Karzinome bevorzugt und rasch lymphogen metastasieren.

Naturheilkundliche Therapie und Psychosomatik

siehe Naturheilkunde Kapitel 3, Cervix-Ca (S. 96).

Das Erwachen der weiblichen Sexualität

Yonimassage als Heilungsweg

Von Inari H. Hanel, Gesundheitspraktikerin BfG f. Sexualität

Die bewusste Frau von heute beginnt irgendwann in ihrem Leben das Thema der eigenen Sexualität und Lust zu erforschen. Dabei kann sie oft feststellen, dass sie an Grenzen und innere Blockaden kommt. Diese Themen können in der Biographie der Frau ihren Ursprung haben. Sehr oft haben sie jedoch mit der Geschichte des Frauseins an sich zu tun. Denn 2000 Jahre Christentum in einer körperfeindlichen Kultur haben tief in uns ihre Spuren hinterlassen. Ein Dornröschenschlaf der Sprachlosigkeit hat sich über alles gelegt, was mit Fortpflanzung, Lust und Körperlichkeit zu tun hat. Tatsächlich fehlen uns heute buchstäblich die Worte, um unseren Körper und seine Funktionen zu beschreiben, und um unsere Wahrnehmung und unser Fühlen in der Sexualität auszudrücken.

Die in den 60er Jahren einsetzende sexuelle Revolution mit der nachfolgenden Pornowelle und der Kommerzialisierung von Körperlichkeit und Sexualität hat uns nicht wirklich freier gemacht, sondern hat uns zusätzlich noch Leistungsdruck und Anspannung beschert. Denn nun wurde es quasi zur Pflicht, lustvoll zu sein. Und die Medien zeigen uns sexuell aktive Frauen mit makellosen Körpern – optisch perfekt in Pose gestellt, bestens ausgeleuchtet und digital bearbeitet. Tief in uns hat sich die Überzeugung breit gemacht: "Nur ein perfekter Körper ist ein lustvoller Körper". Jede Falte und jedes zusätzliche Kilo hemmen uns und blockieren den individuellen Ausdruck von Körperlichkeit und sinnlicher Freude.

Was für ein Spannungsfeld, in dem wir Frauen uns da befinden. Die alten Tabus behindern uns, und die sogenannte sexuelle Befreiung stellt neue Normen und Anforderungen an uns. Somit ergibt sich die Notwendigkeit einer anderen Sexualkultur, die unserem heutigen Bewusstheits- und Wissensstand entspricht. Einer Sexualkultur, in der wir uns erlauben können, ganz tief mit uns in Kontakt zu sein, unsere Wahrnehmungen, Gefühle und Emotionen authentisch auszudrücken, den ureigensten Impulsen zu folgen. In der die Partner in Selbstachtung und Selbstverantwortung zusammen kommen, und in der Raum ist für spirituelles Erleben.

So gilt es wohl als Erstes, unsere Sprache im Bereich von Sexualität und Intimität wiederzufinden, damit wir uns stimmig und zutreffend mitteilen können. Wie nennen wir zum Beispiel unseren Intimbereich, wenn wir nicht "da unten" sagen wollen? Sagen wir "Scheide", dann verwenden wir ein Wort aus der Kriegskunst (das Schwert in die Scheide stecken). Sagen wir Vagina, dann sind wir im medizinischen Vokabular. Lasst uns kreativ werden und schöne Bezeichnungen verwenden für die Organe, die uns so viel Sinnlichkeit und Lust schenken können. Andere Kulturen sind da sehr phantasievoll: Jadetor, geheime Grotte, Muschel ... Mit positiven Bezeichnungen für unseren Körper achten und ehren wir uns in unserem Frausein: Statt Schamlippen dürfen es Charmelippen, Venuslippen oder Rosenblätter sein. Und aus Brustwarzen werden Brustknospen oder Rosenknospen.

Die Kommunikation im Bereich von Sexualität und Intimität ist nicht nur deshalb so schwierig, weil wir so wenige Worte für die Genitalien und seine Funktionen haben. Wir Frauen haben auch ein Handicap, unseren Intimbereich wahrzunehmen und in gutem Kontakt damit zu sein. Das liegt in unserer Anatomie begründet: Unsere Geschlechtsorgane sind größtenteils im Inneren unseres Körpers verborgen. Sie sind, wenn überhaupt, nur sichtbar, wenn wir uns ganz bewusst vor den Spiegel setzen und uns anschauen. Die Nervenverbindungen zwischen Hand und Augen über das Gehirn zu den Genitalien sind bei uns nicht so deutlich ausgebildet wie beim Mann, weil wir sie nicht sehen. Das heißt, die sinnliche genitale Wahrnehmung für uns selbst ist eingeschränkt. Eine wunderschöne Selbsterfahrungsübung kann uns helfen, diese Nervenverbindungen auszubilden und zu trainieren, indem wir uns über einen längeren Zeitraum regelmäßig vor den Handspiegel setzen und "das andere Gesicht" genau so liebevoll und achtsam eincremen wie den anderen Körper auch.

Wer den Weg für mehr Wohlbefinden und Erfüllung in der Sexualität gehen mag, hat inzwischen die Möglichkeit, sich kompetent begleiten und unterstützen zu lassen. Frauenmassage, Schoßraumarbeit und Sexualcoaching bieten körperorientierte Selbsterfahrung an, die uns hilft in tieferen Kontakt mit unserer Yoni (Definition siehe weiter unten) zu kommen und ein "Körperfühlspüren" zu entwickeln. Eine große Rolle spielen dabei Atem, Bewegung und Stimme (ABS=Antiblockiersystem), denn sie erhöhen das Level unserer Lebensenergie, und somit auch unserer Sexualenergie. Der Weg zu intensiverer sexueller Lust geht über eine vertiefte Atmung. Wie ein Blasebalg entfacht ein tieferer Atem aus der sanften Glut beginnender Erregung das lodernde Feuer von Lust und Körperekstase. Bereits wenige Minuten einer leicht vertieften Atmung genügen, um ein sanftes Perlen und Prickeln in unseren Zellen wahrzunehmen und mehr Lebendigkeit zu spüren. Und eine tiefere Atmung bringt uns auch in einen verstärkten Kontakt mit unseren Gefühlen und Emotionen. Möglicherweise kommen dann Themen und Verletzungen hoch, die wir durch einen flachen Atem unten gehalten haben. Das gibt uns die Möglichkeit, diese Themen zu fühlen, sie auszudrücken und zu integrieren. Der Lohn ist ein tieferer Kontakt mit uns selbst und mehr Ganzheit in Körper und Seele.

Der zweite Schlüssel in diesem Antiblockiersystem ist die Bewegung. Bewegung bringt Energie ins Fließen. Bereits ein kurzer Tanz lässt uns wahrnehmen, wie es in uns pulsiert und strömt. Wir fühlen uns lebendiger und wacher. Und so wie die Bewegung im Tanz uns in unsere Tiefe führen kann, wenn wir den Impulsen des Körpers folgen, so kann das auch beim Liebemachen oder in der sexuellen Selbstliebe geschehen. Wie fühlt es sich an, wenn ich das Becken genüsslich vor und zurück schaukle, mich dehne und strecke, ganz absichtlich den Atem dazu nehme? Vielleicht auch mal bewusst die Augen öffne und mein momentanes Empfinden durch die Augen ausdrücke? Und was geschieht in mir, wenn ich die Stimme dazu nehme, welcher Laut will gerade aus meiner Kehle kommen? Die Stimme ist das dritte ABS-Element. Wir bringen mit unserer Stimme unsere Innenwelt nach außen, sowohl mit den Worten der Sprache, als auch nonverbal mit den Tönen, die jetzt eben im Moment ausgedrückt werden wollen. Wir drücken durch die Kehle aus, was uns innerlich berührt und bewegt. Gerade in Zuständen von hoher Lust und Erregung ist das Tönen, das Seufzen und Stöhnen auch wie ein Ventil, das den Energiepegel in natürlicher Weise regulieren kann. Wenn die Situation und die Räumlichkeit passt, darf das ruhig auch mal lauter werden. Es tut so unendlich gut, ganz laut mit der eigenen Kraft zu sein, auch mal schreien, weinen oder dabei lachen zu dürfen.

Obwohl so gut wie alle Medien Sexualität als Hauptthema behandeln, gibt es sehr viele Fragen und tiefsitzende Unsicherheiten bezüglich des eigenen Körpers und der eigenen sexuellen Reaktionen.

Die häufigste Frage der Frau dabei: "Bin ich normal?"
"Bin ich normal, weil meine inneren Schamlippen so lang sind?"
"Nach der Geburt meines Kindes ist mein Empfinden in der Vagina verändert – was kann ich tun?"
"Mit Beginn der Wechseljahre ist mein sexuelles Verlangen geringer geworden – ist das normal?"
"Bin ich normal, weil ich nicht zum Orgasmus komme, wenn der Mann in mir drin ist?"
Eine ganz konkret körperliche Begleitung und Unterstützung im Erforschen der eigenen Sexualität ist die sogenannte Yonimassage. Sie wird auch Frauenmassage oder Schoßraum-Massage genannt. Der Begriff "Yoni" kommt aus dem Sanskrit und meint dabei den gesamten weiblichen Schoßraum, sowohl den äußeren und den inneren Genitalbereich, als auch die Gebärmutter und die Eierstöcke. Zudem wird mit "Yoni" auch das spirituelle Zentrum der Frau, der Tempel der Weiblichkeit verehrt. Eine Yonimassage ist also eine Ganzkörpermassage, die auch den Genitalbereich der Frau auf selbstverständliche Weise mit einbezieht.

Bei der Yonimassage kommt es zu keiner sexuellen Interaktion. Die empfangende Frau ist eingeladen in einen tiefen Kontakt mit sich selbst zu gehen. Zu spüren, was ihr gut tut, und sich damit mitzuteilen. Für viele Frauen ist das schon mal eine völlig neue Erfahrung: in einem Zustand von wohliger Entspannung die eigenen Empfindungen wahrzunehmen und diese gleichzeitig auszusprechen. In achtsamer und absichtsloser Weise wird der äußere Bereich der Yoni und mit Zustimmung der empfangenden Frau auch die innere Yoni berührt, gehalten und massiert.

In der Yonimassage haben sich zwei Hauptrichtungen entwickelt. Einmal das begleitete Erkunden der eigenen Lust. So manche Frau kann da zum ersten Mal die Erfahrung machen, wie es sich anfühlen kann, Entspannung und Lust gleichzeitig wahrzunehmen. Zu erlauben, dass sich diese so individuellen Wellen der Lust im ganzen Körper ausdehnen. Dass der Orgasmus geschehen darf und nicht gemacht wird. Ein echter Heilungsweg für Frauen, die ihr ureigenes Potential an Lust und Ekstase bisher nicht leben konnten.

Die zweite Hauptrichtung wird als Yoni-Heilmassage oder auch als Prozessbegleitung in der Yonimassage beschrieben. Wir dürfen inzwischen davon ausgehen, dass in unseren Zellen mehr Erinnerungen gespeichert sind als lediglich die Erbinformation. Moderne Körpertherapien sprechen von Zellerinnerungen. Schmerzliche Erfahrungen und Verletzungen aus der eigenen Sexual-Biographie, aus der Geschichte unserer direkten Ahnen, und auch aus dem morphogenetischen Feld können durch Berührung und durch die dahin geleitete Aufmerksamkeit aus den Körperzellen wieder erinnert, gefühlt und bearbeitet werden. In der Yoniheilmassage werden diese Bereiche von Zellerinnerung ganz bewusst aufgespürt und gehalten. Die empfangende Frau spürt möglicherweise einen Schmerz oder Druck, oder eine andere Empfindung oder Wahrnehmung. Sie wird dann von der Masseurin eingeladen, diese Empfindung sich im ganzen Körper ausbreiten zu lassen und zu fühlen, welcher emotionale Gehalt damit verbunden ist. Dazu wird der Atem zu Hilfe genommen. In ganz spezieller Weise dürfen dann diese Zellerinnerungen zusammen mit dem emotionalen Ausdruck den Körper verlassen. Das fühlt sich für die empfangende Frau oftmals sehr erleichternd und befreiend an. Somit ist die Yonimassage ein wirksamer und ganzheitlicher Weg, um in der Erforschung der eigenen Sexualität eine begleitete Reise zu sich selbst anzutreten. Die Masseurin ist dabei nicht die Reiseführerin, sondern eine kompetente und einfühlsame Begleiterin. Und in dieser Form fällt die Yonimassage nicht unter den Begriff Therapie, sondern sie ist eine Verbindung von Massage, Körper- und Atemarbeit und begleitender Kommunikation. Gleichzeitig hat sie ein enormes Heilungspotential.

Die Zeit ist reif für eine neue Sexualkultur. Die Zeit ist reif, dass frau immer deutlicher weiß, was ihr gut tut, und dass sie das auch kommunizieren kann. Damit übernimmt sie selbst Verantwortung für ihr sexuelles Erleben. Sie weiß, wie sie mehr Sexualenergie, und damit mehr Lebensenergie für sich generieren kann. Und somit genießt und teilt sie aus ihrer Fülle heraus den Sex mit dem/der Partner/in. Die Frauenmassage ist dafür ein wirksamer und ganzheitlicher Weg in eine erfüllte weibliche Sexualität. Wer sich eingehender über dieses Themenfeld informieren möchte, dem empfehle ich den Link www.yoni-massage.info, bzw. die Infoseite zum Ausbildungszyklus in Frauenmassage und Sexualcoaching von Nhanga Ch. Grunow, www.perlentor.com oder die im Anhang aufgeführten Buchempfehlungen.

Inari H. Hanel
Gesundheitspraktikerin BfG für Sexualität
Psychotherapie HPG
inari.info@web.de

Weiterführende Literatur siehe Literaturliste "Partnerschaft und Sexualität", S. 289.

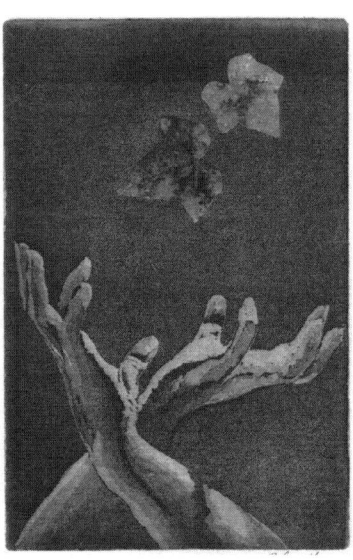

Kapitel 7

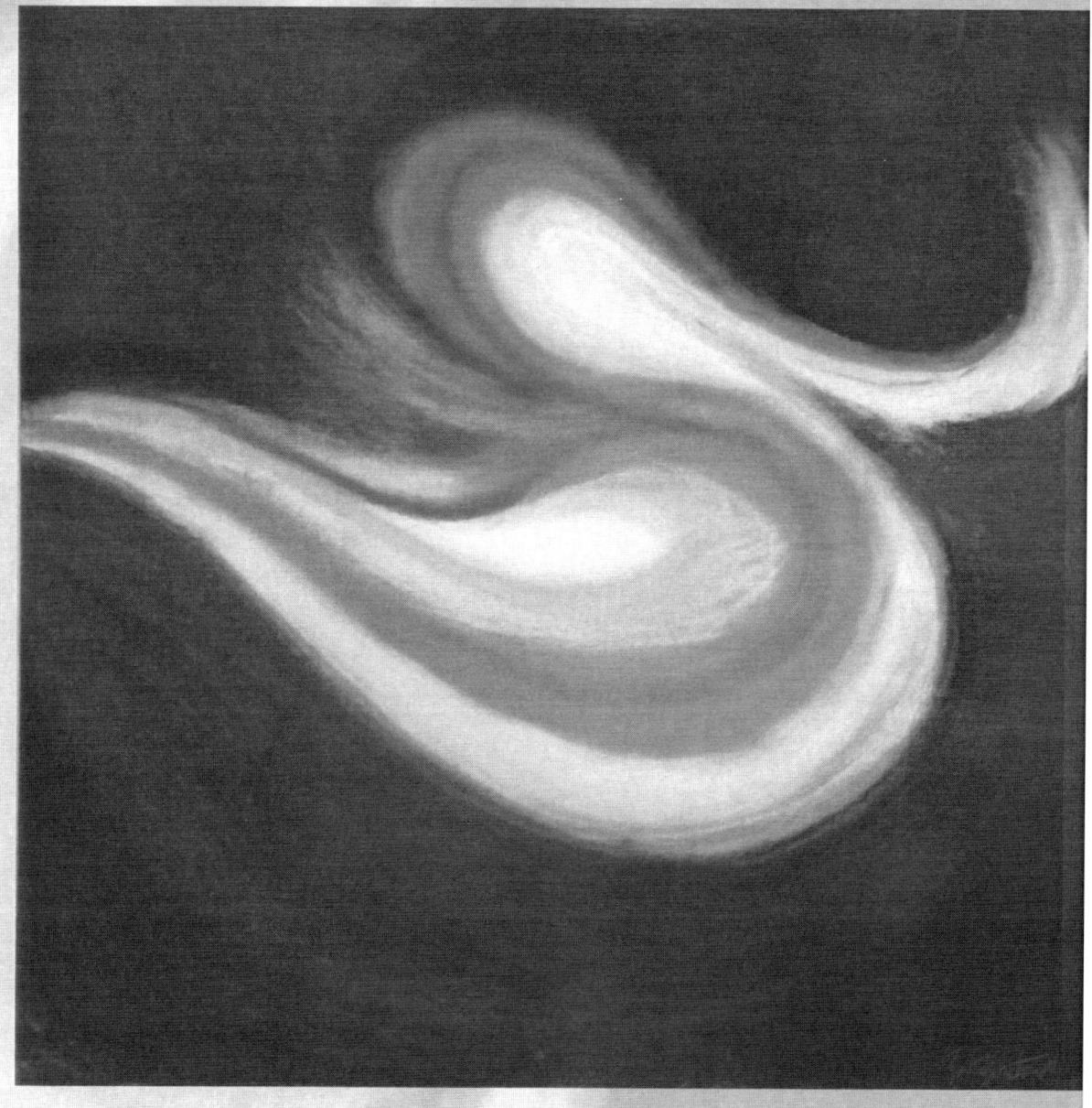

Empfängnis

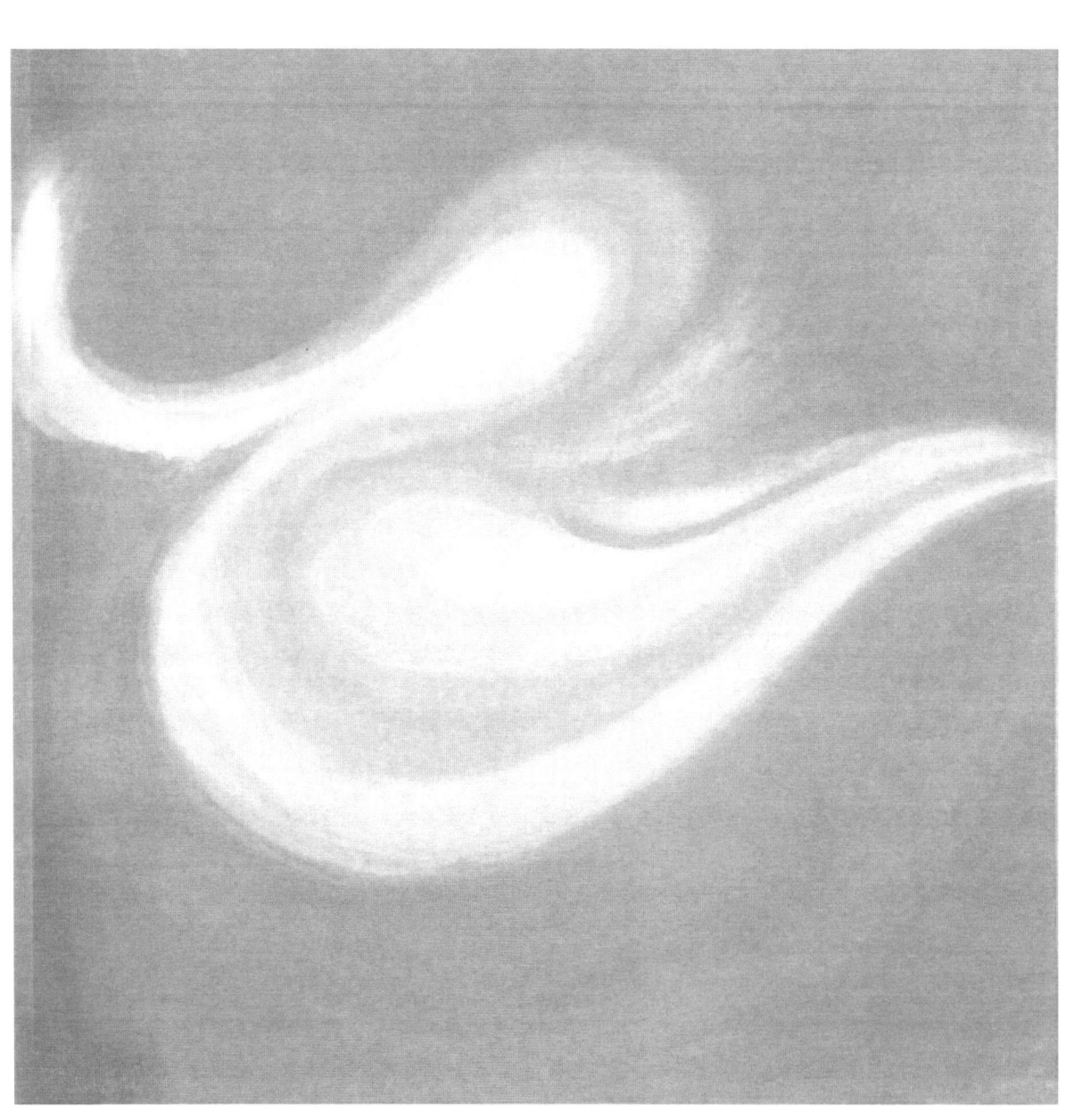

Im Kapitel **Empfängnis** lege ich den Schwerpunkt auf den **unerfüllten** Kinderwunsch. Im Rahmen der naturheilkundlichen Tätigkeit können wir hier unsere besonderen Kompetenzen zum Wohle der Patientin entfalten. Damit in der Praxis entsprechend beraten werden kann, stelle ich das Thema natürliche Empfängnisverhütung in einem Überblick zur Orientierung vor. Verschreibungspflichtige oder anzupassende Verhütungsmittel sind nicht Inhalt dieses Buches. Sie gehören in den Aufgabenbereich der gynäkologisch tätigen Ärztin.

Unerfüllter Kinderwunsch in der Naturheilpraxis

In der natürlichen Frauenheilkunde ist die Behandlung des unerfüllten Kinderwunsches ein zentrales Thema. Viele Frauen wollen keine Hormone nehmen und nicht den vorgeschlagenen Weg der Schulmedizin gehen. Die Paare möchten es erst mal auf natürlichem Weg versuchen. Manchmal ist es umgekehrt. Nach vergeblichen Versuchen im Kinderwunschzentrum finden die ratlosen Frauen den Weg in die Naturheilpraxis. Denn die künstlichen Eimngriffe kosten enorm viel Geld und emotionale Energie für das Paar.

Aus meiner praktischen Tätigkeit weiß ich, immer mehr Frauen im reifen Alter über 40 bekennen sich zu ihrem Kinderwunsch. Trotz gegenläufiger gesellschaftlicher Meinung geben sie Ihre Hoffnung nicht auf. Die Alterspyramide trägt bestimmt ihren Teil für den späten Kinderwunsch bei. Ebenso ist der Wunsch vieler Frauen heutzutage, zuerst an die berufliche Laufbahn zu denken, verständlich. Auch ist das weibliche Geschlecht heute selbstbewusster und aufgeklärter und wehrt sich gegen die Doktrin: "In diesem Alter geht es nicht mehr."

Bei den meisten privaten Krankenkassen ist es wie bei den gesetzlichen Krankenkassen der Fall, dass die Frau ab 40 die Behandlung des unerfüllten Kinderwunsches nicht mehr bezahlt oder bezuschusst wird. Ich musste mich schon von der Beraterin einer Krankenzusatzversicherung "belehren" lassen: wie käme ich dazu, einer Frau mit 42 Jahren noch Hoffnungen in Bezug auf die Erfüllung ihres Kinderwunsches zu machen?

Stellt sich trotz wiederholten "Übens" keine Schwangerschaft ein, kommt es zu seelischen Krisen bei der Frau und ihrem Partner. In dieser Situation ist der Austausch darüber schwierig. Sich den Ohnmachtsgefühlen und dem Schmerz zu stellen, ist für die Betroffenen oft eine Überforderung. Die Frauen schämen sich, verstecken sich, trauen sich nicht, ihren Wunsch immer noch laut auszusprechen. Sie haben meist schon viel probiert ind sehen sich als Einzelkämpferinnen auf diesem Gebiet. Die Hemmschwelle ist groß, sich Hilfe zu holen.

Die Familienbildungsstätten bieten wenig Unterstützung für Paare mit unerfülltem Kinderwunsch an, sie sind eher zuständig für Familien **mit** Kindern.

Aus dieser Problematik heraus habe ich einen "Gesprächskreis für Frauen mit unerfülltem Kinderwunsch" ins Leben gerufen. Doch die oben angesprochene Hemmschwelle, aus der Anonymität herauszutreten, zeigt sich auch hier. Es wäre wünschenswert, auf diesem Gebiet neue Strategien und Hilfsnetzwerke unter Heilpraktikerinnen zu entwickeln.

Die Behandlung bei unerfülltem Kinderwunsch bedeutet für mich, alle Ursachenebenen abzuklären und entsprechend zu behandeln: körperlich, geistig und seelisch. Manchmal ist es nötig, zusammen mit der Patientin neue Perspektiven zu entwickeln und aktiv Alternativen in Angriff zu nehmen.

Kinderwunsch – was unterstützt?

Glückliche Paare machen glückliche Kinder

Eine sinnliche Atmosphäre, gestaltet durch Kerzen, Duftöle, gedämpftes Licht o. a., erleichtert das Loslassen. Die Stunden der Zärtlichkeit können nicht lang genug sein. Das Paar sollte diese Zeit ganz bewußt einplanen (z.B. ein Eintrag im Terminkalender: "3 Stunden für uns" - mit Herzchen dazu).

Die Psyche beeinflusst das Hormonsystem. Unbefriedigender Sex kann die Empfängnis erschweren, weil er Streß auslöst und umgekehrt. Die Psyche wirkt direkt auf die Hypophyse und damit auf das fein abgestimmte Spiel der Hormone. Ein Beispiel ist die Nebennierenrinde, die unter großer Anspannung vermehrt streßsignalisierende Botenstoffe ausschüttet, wodurch die Aktivität der Keimdrüsen beeinträchtigt wird.

Auch eine Fixierung auf den Kinderwunsch kann zu Streß führen, wenn Mann und Frau sich unter Druck setzen (lassen). Man kann daran "arbeiten", eine entspannte und zufriedene Grundhaltung zu haben oder zu erlangen (Yoga, Atemtechniken, Meditation, Tanzen, Sport uvm). Das kann die Produktion von Glückshormonen, den sog. Endorphinen, fördern. Durch Endorphine bilden die Nebennierenrinden weniger Streßhormone. Das wirkt sich positiv auf das Herz-Kreislauf-System, auf die Immun- und Gehirnzellen und auf die Hormonproduktion aus.

Dazu ein Lesetipp aus dem Buch "Vagina" von Naomi Wolf, Kapitel 4 mit der Überschrift "Göttinnenmatrix". Hier beschreibt Naomi Wolf eine neue Haltung des Mannes gegenüber der Frau in der Sexualität. Die Frau steht im Mittelpunkt des sexuellen Geschehens. Für beide bedeutet es mehr Erfüllung.

Die günstigsten Stellungen:

Die "Missionarsstellung" ist nicht optimal für die Zeugung. Hat ein Paar daran aber am meisten Spaß, kann die Frau nach dem Sex ein Kissen unter ihr Becken schieben, dann fließt der Samen nicht wieder aus der Scheide, sondern in Richtung Gebärmutter.

Optimal für die Fruchtbarkeit ist der "Coitus a tergo". Dabei liegt das Paar in "Löffelstellung" (hintereinander in Seitenlage) und der Mann dringt von hinten in die Frau ein. In dieser Position sind die männlichen und weiblichen Geschlechtsorgane vorteilhaft "ineinander geschoben". Der Samen kann nach dem Erguss direkt von der Gebärmutter aufgenommen werden. Außerdem sollte die Vereinigung nach dem Orgsmus noch eine Weile in entspannter Atmosphäre ausgedehnt werden.

Die fruchtbaren Tage:
siehe auch die Temperaturmethode mit der Basal-Temperatur-Tabelle S. 206.

Warum kein Kind?

Bis zu 20% aller Paare in den Industriestaaten sind ungewollt kinderlos. Für Deutschland heißt das, rund 2 Mio. Paare wünschen sich sehnlichst ein Baby, bekommen aber keines.

Begriffsbestimmungen

Sterilität:

Unfruchtbarkeit
Die Frau wird trotz regelmäßigem Geschlechtsverkehr über 2 Jahre hinweg nicht schwanger.
Von **primärer** Sterilität spricht man, wenn die Frau noch nie schwanger war.
Wenn die Frau schon einmal schwanger war, nennt man es **sekundäre** Sterilität.

Infertilität:

verminderte Fruchtbarkeit
Die Frau wird zwar schwanger, erleidet jedoch wiederholt Fehlgeburten.

Ursachenverteilung für Sterilität und Infertilität

Bei 30% der Betroffenen liegt die Ursache bei der Frau selbst.
Bei 20% der Betroffenen liegt die Ursache beim Mann.
Bei 30% der Betroffenen liegt die Ursache bei Mann und Frau in gleichem Maße.
Bei 20% der Betroffenen ist die Ursache idiopathisch, d. h. man weiß nicht, woran es liegt.

Wenn die Frau nicht schwanger wird, geht sie meist zum Gynäkologen, um nach "dem Fehler" zu suchen.

Der Mann lässt sich oft nur schwer dazu bewegen, einen Männerarzt (Andrologen) oder Urologen aufzusuchen.

Ursachen

Organische Probleme bei der Frau

- Anatomische Fehlbildungen
- Undurchlässigkeit der Eileiter als Folge von Chlamydien- und anderen im Genitalbereich auftretenden Infektionen
- Myome
- Endometriose
- Polyzystische Ovarien (Androgene sind erhöht)
- Die Eierstöcke arbeiten nicht richtig als primäre Ursache, oder die Ursache liegt sekundär an der Hypophyse als übergeordnetem Organ.
- Ermüdung der Eierstöcke durch vorangegangene Einnahme der Antibabypille
- Schilddrüsenunterfunktion (durch Jodmangel, Selenmangel bei Hashimoto Thyreoiditis, Umweltgifte, Autoimmunkrankheiten u.a.)
- Erhöhter Prolaktinspiegel (durch Umweltgifte, Medikamente, Alkohol, Streß)

Organische Ursachen beim Mann

- Hodenhochstand in Kindheit und Jugend
- Gestörter Spermientransport
- Hormonelle Probleme beim Mann
- Verschlechterte Samenqualität, zu wenig und zu langsam
- Chlamydieninfektion im Genitalbereich
- Mumpsorchitis (durch Mumps ausgelöste Hodenentzündung)
- Krampfadern im Hoden (Varikozele)

„Genüsse", die Mann und Frau schaden können

Zigarettenrauch
Alkohol
Kaffee
falsche Ernährung / Übergewicht
Umweltschadstoffe
Drogen

Interessantes aus der Wissenschaft:

Maiglöckchen bescheren Kindersegen
2003 machten Wissenschaftler die bahnbrechende Entdeckung, dass auch Spermien einen Riechrezeptor (hOR17-4) besitzen. Das Team rund um den deutschen Geruchsforscher Prof. Hanns Hatt an der Ruhr-Universität Bochum fand heraus, dass menschliche Spermien sich auf der Suche nach der Eizelle von einem maiglöckchenähnlichen Duft anziehen lassen. Bei einem Versuch ließen sie Spermien einen Parcours durchschwimmen, wobei sie "Bourgeonal" als Maiglöckchen-Lockstoff einsetzten. Die Spermien fanden nicht nur die Duftquelle, sondern verdoppelten auf dem Weg zur vermeintlichen Eizelle sogar ihre Geschwindigkeit. Umgekehrt kann der Duftstoff "Undecanal" den Spermien gewissermaßen die Nase zuhalten; dieser Antiduft blockiert den „Bourgeonal-Rezeptor". Vielleicht eine zukunftsträchtige Verhütungsmethode?

Text aus der Ausstellung "Himmlische Düfte und Höllengestank", Meran 2010

Verminderte Fruchtbarkeit durch Umweltschadstoffe

Stoffe	Mögliche Quellen
Holzschutzmittel (bis 1989 Pentachlorphenol und Lindan, heute verschiedene neue Verbindungen)	sämtliche Möbel aus Vollholz, Holzdecken, Holzbalken, Ledermöbel, Lederkleidung
Innenraumbiozide (Schädlingsbekämpfungsmittel wie Pyrethroide, Organophosphate, Carbamate)	Sprays gegen Katzen- und Hundeflöhe, Mücken, Ameisen, Silberfische, Kellerasseln, Elektroverdampfer gegen Mücken, Naturfaserteppiche
Fungizide (Pilzvernichter, z. B. Hexachlorbenzol, Tributylzinnverbindungen)	Nahrung, Trinkwasser, Textilien, Teppiche, Holzschutzmittel
Herbizide (Unkrautvernichter, z. B. Dichlor- und Trichlorphenoxyessigsäure)	herkömmlich angebaute Nahrungsmittel, Trinkwasser
Insektizide (Schädlingsbekämpfungsmittel wie Lindan, im Ausland verwendetes DDT)	herkömmlich angebaute Nahrungsmittel, Trinkwasser, Innenraumluft, wenn Insektensprays und Sprays gegen Pflanzenschädlinge benutzt werden
Organische Lösungsmittel	Farben, Lacke, Klebstoffe
Organische Flammschutzmittel	Computer, TV, Matratzen, Polstermöbel, Fleckenwasser
Formaldehyd	Zigaretten, Preßspanplatten
Dioxine und Furane	Nahrung, eingebracht vor allem durch Müllverbrennung, Verbrennung von PCP-behandeltem Holz, als Nebenprodukt bei der Herbizidherstellung
Stickoxide, Ozon, Benzol	Außenluft, vor allem durch Autoverkehr
Isozyanate (Polyurethanhaltige Schäume)	Dichtungsmasse bei Fenstern und Türrahmen, Möbellacke
Schwermetalle (vor allem Blei, Cadmium, Quecksilber)	Nahrung, Trinkwasser, amalgamhaltige Zahnfüllungen, Meeresfrüchte, Fisch
Weitere Industriechemikalien mit Hormonwirkung, z. B. PCB, synthetische Moschusverbindungen, Bisphenol A	Dichtungsmaterial, Brandschutzanstriche, Transformatorenöl, Waschmittel, Kosmetika, Lack von Lebensmitteldosen

Psychische Einflüsse und Stressoren

In der schulmedizinischen Behandlung werden die seelischen Ursachen oder Blockaden oft nicht bedacht und außer Acht gelassen. Stattdessen werden immer noch weitere neue vielver-

sprechende "Laborversuche" gemacht. Zu guter Letzt werden diese Frauen in psychotherapeutische Behandlung geschickt.
Wir als Heilpraktiker sollten in der Behandlung die psychischen Faktoren von Anfang an mit einbeziehen:

Im Beruf
- unsicherer Arbeitsplatz
- Überstunden
- fehlende Unterstützung
- fehlende Anerkennung
- unangenehme Kollegen
- Mobbing
- mangelnde Herausforderung

Zu Hause
- Hausarbeit, Streit um Aufgabenverteilung
- nicht genug Zeit für sich selbst oder den Partner
- Sexuelle Probleme
- Einer der Partner will "nicht wirklich" schwanger werden.
- Geldsorgen
- Probleme mit Nachbarn
- Probleme mit Familienangehörigen, z. B. gestörte Mutterbeziehung

Auch ein länger bestehender unerfüllter Kinderwunsch kann ein Paar in eine tiefe Lebenskrise stürzen! Ein Teufelskreis entsteht.

Naturheilkundliche Therapie bei unerfülltem Kinderwunsch

Psyche

- Paartherapie
- Gesprächstherapie
- Sexualtherapie oder -beratung
- Regressionstherapie, um unbekannte Blockaden zu begreifen (z. B. kinesiologische Rückführung oder Reinkarnationstherapie)
- "Remothering"
  = das Auflösen von mütterlichem Stress nach Dr. John Diamond (siehe Kapitel 9). Es handelt sich um eine Visualisierungsübung bei gestörter Mutterbeziehung und fehlendem Urvertrauen.
  Hinweis: Für die Durchführung der Remothering-Arbeit sind Kenntnisse aus der Kinesiologie notwendig!
- Gesprächskreis für Frauen mit unerfülltem Kinderwunsch initiieren
  Beispiel aus meiner Praxis:
  Ich hielt es für notwendig, einen solchen Gesprächskreis ins Leben zu rufen. Ziel sollte sein, die betroffenen Frauen aus ihrer Anonymität zu holen, damit sie sich gegenseitig unterstützen und stärken können. Meine bisherige Erfahrung zeigt große Zurückhaltung und Vorbehalte von Seiten der Frauen. Ich konnte die genaue Ursache dafür noch nicht klären, eher vermuten. So konnte ich bisher nur in ganz kleinem Kreise arbeiten.
  Folgende Methoden kamen zum Einsatz:
  – Gesprächsrunde mit Talking-Stick
  – Meditationen
  – Symbol-Arbeit mit Bildkarten (z. B. OH-Karten, Verlag Moritz Egetmeyer, Kirchzarten)

– Malen im Farbdialog
– Ritual in der Natur
– Begleitend genossen wir immer den selbst gepflückten Frauenmanteltee

- Wichtige Fragen an das Paar bei Unfruchtbarkeit:
  Wie steht Ihr Partner zum Kinderwunsch, wollen BEIDE Partner ein Kind?
  Warum ist Ihrer Meinung nach der Kinderwunsch bisher unerfüllt geblieben?
  Was müsste sich in Ihrem Leben ändern, damit ein Kind kommen kann?
  Könnte es vielleicht einen Sinn haben, dass bisher kein Kind gekommen ist?
  Was würden Sie für die Erfüllung Ihres Wunsches in Kauf nehmen? Wollen Sie um jeden Preis ein Kind bekommen?
  Wie wohl fühlen Sie sich in Ihrem Körper?
  Wie zufrieden sind Sie mit Ihrer beruflichen Situation?
  Wie sehr stehen Sie beruflich oder anderweitig unter Streß?
  Welchen Beruf haben Sie oder Ihr Mann? Zum Beispiel: Er arbeitet im Außendienst, hat eine Sitzheizung im Auto und fährt viele Kilometer im Jahr (Überhitzung der Hoden). Anderes Beispiel: Er oder Sie arbeiten im Zusammenhang mit Chemikalien (Copy-Shop, Chemische Reinigung, Malereibetrieb).
  Was ist die eigentliche Motivation für den Kinderwunsch? (Vielleicht wünscht sich die Frau einen unbefriedigenden Beruf aufzugeben oder die Ehe soll mit Hilfe eines Kindes gerettet werden?)
  Wie würde Ihr Leben nach einer erfolglosen Behandlung nach 5 Jahren aussehen?
  Mit welchen Perspektiven ohne leibliches Kind haben Sie sich bisher auseinandergesetzt (Adoption, Pflegekind)?

Homöopathie

die 4 wichtigsten Mittel bei Unfruchtbarkeit sind:

- Pulsatilla
- Sepia
- Graphites
- Natrium Chloratum

Weiteres Informationsmaterial für die homöopathische Behandlung bei unerfülltem Kinderwunsch kann die CD "Schwanger werden" von Hans-Jürgen Achtzehn bieten.
Zu beziehen im Verlag Homöopathie+Symbol, Berlin, Bestellnummer HT-341.
Der Vortragsmitschnitt von Hans-Jürgen Achtzehn ist sehr humorvoll und witzig!

Ausleiten / Entgiften

Siehe Kapitel 1 "Frau und Umwelt"

Darmsanierung
Gesundes Wohnen
(z. B. Verzicht auf übelriechende Reinigungsmittel, unbehandelte Hölzer bevorzugen)

Elektrosmog meiden

Natürliche Kosmetik benutzen

Die Fruchtbarkeitsdiät

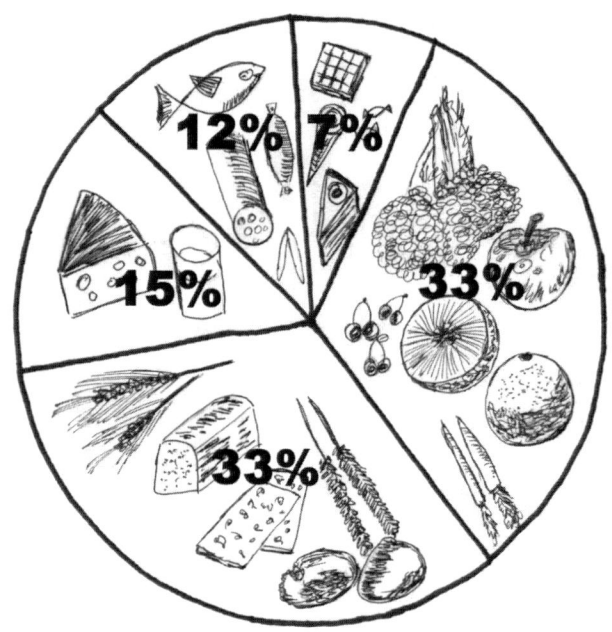

Alternative:

Für Frauen, die Rohkost nicht gut vertragen, ist die Ernährung nach der "Ayurvedischen" Entschlackungskur zu empfehlen, siehe Kapitel 9.
Oder für die Kapha-Typen (nach der Drei-Typen-Lehre aus ayurvedischer Sicht) empfiehlt sich Heilfasten.

Power-Ernährung

- Obst, Gemüse, Salate, Getreideprodukte (vollwertig) und Kartoffeln bilden die Basis der Ernährung, sie machen fast 70% aus (siehe Grafik). Die Frau möge auf gute Qualität (Bio) achten. Der größte Teil der Nahrung ist demnach pflanzlich. Das meiste davon sollte roh verzehrt werden. Das geht nur bei einem gut funktionierenden Darm. Die HP sollte überprüfen, ob eine Darmsanierung notwendig ist.
Neueste wissenschaftliche Forschungen beweisen, rohes Gemüse und rohes Obst enthalten wichtige Stoffe, die unsere Zellen reparieren und schützen. Zudem bleiben viele Vitamine und Enzyme – für den Stoffwechsel unentbehrliche Eiweiße, die auch das frühzeitige Altern verhindern – in unerhitzten Nahrungsmitteln erhalten. Es sollten wenigstens 3 Portionen Gemüse und 2 Portionen Obst täglich verzehrt werden (1 Portion entspricht etwa 120 Gramm).
Anm. d. Verf.: am Abend möglichst keine Rohkost verzehren, da diese schwer verdaulich ist. Ggf. auf gedünstetes Gemüse oder Gemüsesuppen zurückgreifen.
- Häufig Sprossen essen, die in gut sortierten Gemüseläden zu kaufen sind oder die man auf der Fensterbank selbst ziehen kann. Sprossen enthalten ein Vielfaches mehr an Vitaminen und Mineralstoffen als ungekeimte Getreidekörner, Hülsenfrüchte und Samen.
- Fleisch und Wurst ist keine tägliche Nahrung. Faustregel: einmal pro Woche reicht aus.
- Zucker sparsam verwenden, als Faustregel gilt: nicht mehr Zucker als Salz. Weitgehend auf zuckerhaltige Produkte verzichten, es sind Vitaminräuber. Zudem übersäuert Zucker den Körper (fördert Cellulite). Stattdessen kann ein Stevia-Produkt (am besten Stevia-Base von Fa. Dr. Jacobs) verwendet werden.

- Sauermilchprodukte sind für den Körper leichter verdaulich und gesünder als Vollmilch. Auch milchsaures Gemüse wie Sauerkraut ist gut bekömmlich.
- Wasser und Kräutertees (auch grüner Tee in Maßen) sind ideale Getränke. Vor allem Frauen trinken viel zu wenig. Zweieinhalb Liter pro Tag sollten es mindestens sein.
- Keinen Kaffee trinken und nicht mehr als 2 Tassen schwarzen Tee täglich.
- Alkohol nur in kleinen Mengen geniessen, z. B. nicht mehr als 1 bis 2 Gläser Wein pro Woche.
- Vegetarier sollten ausreichend Hülsenfrüchte essen, wegen Zink, Eisen und Vitamin B 12.

Quelle: aus "Kinderwunsch, natürliche Wege zum Baby", GU-Ratgeber "Naturmedizin heute", dort S. 62 ff, 4. Auflage 2001.

Hydrotherapie:

Kneipp-Kur:
Wassertreten, Temperatur 18°C, auch in der Badewanne möglich, Storchengang auf der Stelle

Warmes Fußbad in einer Fußbadewanne, Dauer 10-15 Minuten, Temperatur 36°-38° C. Gegenanzeige: Krampfadern, Lymphstauungen, Ödeme. Ein warmes Fußbad entspannt und durchblutet die Unterleibsorgane, im Anschluss kalter Kniguss (siehe unten).

Kaltes Fußbad – Gegenanzeige: Krämpfe in den Beinen

Kalter Kniguss
Durchführung: Für die Güsse kann eine Giesskanne oder ein Schlauch von 2 cm Durchmesser verwendet werden. Der Duschkopf lässt sich durch ein spezielles Guß-stück ersetzen (gibt es im Fachhandel). In der Dusche oder der Badewanne den kalten Wasserstrahl vom rechten kleinen Zeh über die Außenseite von Fuß und Unterschenkel bis über die Kniekehle führen, dort kurz verweilen und über die Wadeninnenseite zurückgehen. Dasselbe am linken Bein durchführen. Dann folgt der Wasserstrahl der Vorderseite des Unterschenkels von der kleinen Zehe bis über die Kniescheibe. Auch dort kurz verweilen, dann geht es über die Innenseite zurück bis zum großen Zeh. Zuletzt wird die Fußsohle abgespritzt.
Dasselbe am linken Bein anwenden.
Wasser abstreifen, Wollstrümpfe anziehen, warm laufen oder zugedeckt eine Viertelstunde ruhen.
Vorsicht: nicht während der Menstruation anwenden.
Diese Maßnahme hilft auch bei offenen Beinen z. B. bei Diabetes. Die Wundheilung wird gefördert.

Moorbäder
z. B. von Firma SonnenMoor (siehe Bezugsquellennachweis). Moorbäder enthalten unter anderem pflanzliche Östrogene und aktivieren dadurch das Hormonsystem. Außerdem haben sie entgiftende und ausleitende Funktionen.

Thermalbäder
wirken durchblutungssteigernd, auch für die Beckenorgane.

Ordnungstherapie:

Regelmäßige Bewegung an der frischen Luft ist zu empfehlen. Lichttherapie in Form von Sonnenbädern in Maßen genossen wirken unterstützend (im Winter Solarium), da ultraviolette Strahlen die Fruchtbarkeit fördern.

Luna-Yoga oder Hormonyoga nach Dinah Rodrigues:

Die sanften Übungen stimulieren die Keimdrüsen und stärken die Beckenorgane. In meinen Hormon-Yoga-Kursen berichten Frauen immer wieder von dem positiven Effekt einer gesteigerten Libido.
(Hormonyoga: siehe Kapitel 9)

Aromatherapie:

Duftölmassagen, die die Fruchtbarkeit fördern:

Rezept 1:
wirkt gezielt auf die Hormone, fördert die Durchblutung und duftet nach 1001 Nacht:
50 ml Basisöl, z. B. Jojoba- oder Mandelöl, dazu
7 Tr. Sandelholz
5 Tr. Muskatellersalbei
3 Tr. Rosengeranie
1 Tr. Ylang-Ylang
3 Tr. Litseaöl
5 Tr. Bergamotte

Rezept 2:
wirkt sinnlich verführerisch:
50 ml Basisöl, dazu
7 Tr. Sandelholz
1 Tr. Benzoe-Siam
3 Tr. Rosmarin
1 Tr. Mairose oder Ylang-Ylang
5 Tr. Limette
5 Tr. Grapefruit

Rezept 3:
für diejenigen, die es etwas herber lieben:
50 ml Basisöl, dazu
1 Tr. Vetiver
1 Tr. Zedernholz
5 Tr. Palmarosa
1 Tr. Muskatellersalbei
1 Tr. Douglasie
3 Tr. Neroli
7 Tr. Lemongras

Für alle 3 Rezepturen gilt: Die Mischung 2 Wochen lang verschlossen ruhen lassen, damit sich das Öl mit den Essenzen gut verbindet.

Innerliche Anwendung von ätherischen Ölen

Um die Fruchtbarkeit zu stärken:

Beifuß-Öl

Für den Mann bei Impotenz:
Ingwer
Jasmin
Ylang-Ylang
Den Lieblingsgeschmack wählen!

Anwendung: 3x täglich je 1-2 Tropfen des Öles auf 1 Teelöffel Honig träufeln, langsam im Mund zergehen lassen, mindestens 3, aber höchstens 4 Wochen lang einnehmen.

Blütenessenzen für die Seele:

Bachblüten
Love Remedies
Rosenessenzen
und andere
Sie wirken heilsam und regulierend auf negative Gemütszustände wie Angst, Unsicherheit, Neid, etc.
Sie müssen immer individuell für die Patientinnen ausgewählt werden!

Phytotherapie, heilende Pflanzen:

Damianatee:
Schon die Maya tranken den Tee der Blätter regelmäßig als Aphrodisiakum, weil er die Durchblutung des Unterleibes anregt und dadurch stimulierend wirkt.
Rezept:
3 Tl Damianakraut
2 Tl Pfefferminzblätter
1 Tl Orangenblüten
1-2 Tl der Mischung mit ¼ l kochendem Wasser übergießen, 10 Minuten ziehen lassen, abseihen. Davon 1-2 Tassen täglich trinken, eventuell mit Honig süßen.

Fruchtbarkeitstee:
Rezept:
zu gleichen Teilen
Rotkleeblüten, Himbeerblätter, Erdbeerblätter, Frauenmantelkraut, Schafgarbenkraut
1 El dieser Mischung mit ¼ l kochendem Wasser übergießen, den Tee 10 Min. ziehen lassen und abseihen.
2-3 Tassen täglich über einen Zeitraum von 3 Monaten trinken, danach Pause machen.
Wirkungsspektrum:
Rotklee enthält pflanzliche Östrogene. Frauenmantel und Schafgarbe verbessern die Produktion des Gelbkörperhormons. Himbeerblätter fördern den Aufbau der Gebärmutterschleimhaut und Erdbeerblätter unterstützen die Leber bei ihrer Arbeit unter anderem beim Östrogenstoffwechsel.

Bryophyllum (die Keimzumpe)
In diesem Fall das 50%ige Pulver von Weleda (Trituration) oder Bryophyllum comp. Globuli von Wala, unter der Zunge zergehen lassen.
Wirkung: Es harmonisiert den weiblichen Zyklus, stärkt den Aufbaustoffwechsel und hilft bei Schlafstörungen und anhaltendem Stress.

Maca
ist eine peruanische Heilpflanze, aktiviert die Libido der Frau, steigert die Energie. Maca ist unter anderem in Macabido® für die Frau enthalten.

Spagyrik:

Behandlungsvorschlag von Firma Soluna bei Fertilitätsstörungen

Solunat Nr. 16 (ehemals Renalin) 1 x 10 Tropfen morgens, kräftigt die Nieren und die Ausscheidung.
Solunat Nr. 10 (ehemals Matrigen I akt.) 2 x 10 Tropfen morgens und abends, stärkt die Venuskräfte.
Solunat Nr. 4 (ehemals Cerebretik) 1 x 10 Tropfen abends, beruhigt und entspannt.

Zusätzlich kann She-Oak (= Australische Buschblüte / Love Remedies) eingenommen werden. Zubereitung der Einnahmeflasche wie bei Bachblüten.
Fördert die Fruchtbarkeit auf der emotionalen Ebene.
Die Dosierung sollte individuell ausgetestet werden.

Homöopathische Komplexpräparate:

Eine Kollegin von mir machte gute Erfahrungen mit folgender Behandlung:
Die Einnahme von Phyto-L® von Steierl Pharma (ist ein pflanzliches Hypophysenstimulans mit gonadotropem Effekt) in Ergänzung von Synergon S 18 A (Stramonium: wirkt beruhigend und ausgleichend) und Synergon S 60 (Sabina: ist ein Frauen- und Unterleibsmittel, hilft bei Abortneigung) von Kattwiga GmbH.
Auf der Energieebene unterstützte sie die Behandlung mit der Ohrakupunktur.

Bei Zyklus-Ovulations-Störungen:
Ovaria / Argentum comp. oder Ovaria comp. Globuli velati von Wala
Hypophysis/Stannum comp. Globuli velati von Wala (um die Hypophysenfunktion zu harmonisieren)
Argentit D6 trit. von Weleda, 1.-14. Zyklustag 2x 1 Msp. tgl.

Basistherapie, auch um eine Schwangerschaft zu erhalten:
Melissa / Phosphorus comp. Dil. von Weleda oder
Berberis / Nicotiana comp. Globuli velati von Wala (speziell bei Abortneigung)
Berberis / Uterus comp. Globuli velati von Wala
Bei Schilddrüsenfunktionsstörungen, z. B. Hypothyreose:
Thyreoidea/Ferrum comp. Globuli Velati von Wala
Tyreodoron-Salbe von Weleda, bei Hashimoto thyreoiditis evtl. kombinieren mit Selen 100-200 Mikrogramm/tgl. (z. B. von Fa. Cefasel)
Hormonyoga hilft ebenfalls bei Schilddrüsenbeschwerden. Dina Rodrigues berichtet von mehreren Fällen der Heilung, speziell bei Hashimoto thyreoiditis (siehe Kap. 9).

Bei Spermienallergie:
Mesenchym/Calcium carbonicum Comp. Amp. von Wala (eventuell im Vaginalbereich einreiben).

Homöopatische Hormonregulationstherapie:

Behandlungsvorschlag "Unerfüllter Kinderwunsch, Frauen", von der "Gesellschaft zur Förderung der Homöo-Isopathie" (GHI):

Endomeda PF C30, 2 x wöchentlich 3 Globuli, morgens
Oxytocin C30, bei Vollmond 3 Globuli
Prostaglandin E2 C30, bei Neumond 3 Globuli
Gravmeda C12, jeden 2. Tag 2 Globuli
Vitameda C30, 3 x wöchentlich 3 Globuli, abends.
Alle o. g. Mittel sollen parallel eingenommen werden.

Diese Mittel werden von der Firma Homeda hergestellt.
Therapeutischer Hinweis:
Eine Ergänzung durch die KSV-Therapie hat sich als sinnvoll erwiesen, damit eine ganzheitliche Behandlung der Patientin gewährleistet ist.
KSV= **K**örper-**S**ubstanz-**V**erdünnung, ist eine Eigennosode, die von der Fa. Homeda aus körpereigenem Blut, Speichel und/oder Urin etc. aufbereitet wird.

Es gibt auch eine Hormonregulationstherapie "Unerfüllter Kinderwunsch, Männer" von der GHI.

Fußreflexzonentherapie:

Hanne Marquardt, eine Koryphäe der Fußreflexzonentherapie, berichtet von erfolgreicher Empfängnis nach Behandlung der Reflexzonen am Fuß. Es sollten mindestens 6 Sitzungen durchgeführt werden.

Gedanken und Therapievorschläge aus einer Fortbildung der Firma ISO zum Thema:

Vorerkrankungen:
Wenn früher Vaginalentzündungen, Adnexitiden oder Ähnliches vorlagen, sollte mit Thuja- oder Medorrhinum-Hochpotenzen behandelt werden. Das richtige Mittel und die Potenz kann mit einem sensitiven Testverfahren bestimmt werden.

Bei verklebtem Eileiter kann auch Sulfur jodatum D12 das Mittel der Wahl sein.

Man beachte: Bei Frauen über 35 Jahren gibt es nur noch 7 ordentliche Eisprünge im Jahr. Die Frau sollte Temperatur messen, um zu überprüfen ob ein Eisprung stattfindet (siehe Kapitel 2). Der Partner sollte ein Spermatogramm machen und in die Therapie mit einbezogen werden. Beide sollten "entstresst" werden (mittels Kinesiologie und anderen Methoden).

Heilmittel und andere unterstützende Maßnahmen:

Frauenmantel-Tee (ohne Blüten): nicht länger als 10 Minuten ziehen lassen, 3 Tassen täglich trinken.

Entgiftung, "Das Nest säubern" (siehe auch Kapitel 1 "Frau und Umwelt"):
spezielle Entgiftungstherapie nach Firma ISO (siehe Bezugsadressen) oder 1-3 Mon. lang die reinigende Tee-Kur aus dem Buch "Alchemilla", dort S. 256:

Rezept:
2 Teile Brennnesselblätter
2 Teile Goldrutenkraut
3 Teile Gundelrebenkraut
3 Teile Frauenmantelkraut
2 Teile Schafgarbenblüten
1 Teil Stiefmütterchenkraut
2 Teile Storchschnabelkraut
3 Teile Taubnesselkraut mit Blüten
1 Essl. mit 200 ml heiß überbrühen, 8-10 Minuten ziehen lassen, täglich 3 Tassen trinken.

LF2 Abrotanum cp JSO: wird nach fehlgeschlagener IVF-Therapie (In Vitro Fertilisation) empfohlen. Es ist ein Aufbaumittel.

Gw1 Caulophyllum cp JSO 3 x tgl. 10 Globuli. Hilft bei nervöser Schwäche oder krankhafter Reizbarkeit der nervalen Versorgung im kleinen Becken.

Einreibungen des Unterleibs mit Rosenöl: Die Frau beschäftigt sich mit ihrem Körper und schenkt ihm Wohlwollen.

Rhododendron cp Fluid von Fa. ISO, Einreibungen des Unterleibs. Es ist ein Lebenselixier, es wärmt und sorgt für eine harmonisierende Durchblutung.
Einreibestellen: Fußreflexzonen, Unterbauch, HWS und LWS.

Bei sehr schwachen Frauen wird die Therapie auch innerlich oral durchgeführt, morgens und abends je 10 Tropfen.

Einreibungen mit Solum-Öl von Wala, zum Wärmen, Öffnen, Umhüllen.

Bei echten "Pulsatilla-Frauen" (Homöopathisches Konstitutionsmittel) ist die Pulsatilla-Kur nach Margret Madejsky "Alchemilla" (dort S. 251) zu empfehlen.
Am 1. Tag der Menstruation auf nüchternen Magen 5 Globuli Pulsatilla D 200 einnehmen. Vom 14. bis zum 21. Tag ab Beginn der Periode tägl. nüchtern 5 Globuli Pulsatilla D12 einnehmen.
Dann wieder von vorne beginnen wie oben beschrieben.

Hausaufgabe für die Patientin: "Daumenlutschen" – die Daumenbeere in den Mund führen und mindestens eine Minute mit Druck gegen das Gaumendach heftig lutschen. Diese Therapie stimuliert die Hypophyse.
Im Allgemeinen sollte man für die Behandlung mindestens 1 Jahr Zeit einräumen. So wird der Druck heraus genommen.

Falls nach Absetzen der Pille die Menstruation ausbleibt, können Mucokehl-Zäpfchen von Fa. Sanum helfen. Ansonsten Behandlung wie bei Amenorrhoe (siehe Kapitel 2) vornehmen.

Wenn es geklappt hat: Die Überprüfung – Mädchen oder Junge?

Dieses System benutzten schon die alten Ägypter 1300 Jahre vor Christi Geburt. Bereits in den ersten beiden Schwangerschaftsmonaten lässt sich durch einen einfachen Test das Geschlecht des Kindes bestimmen.
Wir benötigen dazu Weizen und Gerste, möglichst ohne chemische Zutaten, also aus biologischem Anbau. Sodann füllen wir je ein Stoffteesieb mit Weizen und eines mit Gerste und kennzeichnen sie zur späteren Unterscheidung.
Die Schwangere setzt dem Gießwasser jeweils ein wenig von ihrem Urin hinzu und beobachtet nun, welches Getreide schneller aufkeimt, bzw. ein stärkeres Wachstum aufweist. Ist es der Weizen, so wird es ein Junge, keimt die Gerste schneller und stärker, so wird es ein Mädchen.
Diesem Testverfahren wird ein Sicherheits-faktor von 90% zugeschriebe

Empfängnisverhütung (Kontrazeption)

Es gehört in den Aufgabenbereich der frauenheilkundlich arbeitenden HeilpraktikerIin, in Bezug auf Verhütung zu beraten und zu unterstützen. Empfängnisverhütung ist in meiner Praxis vor allem ein Thema bei Frauen in den Wechseljahren, die die Pille nicht (mehr) nehmen oder die Spirale ablehnen, aber trotzdem sicher gehen wollen, dass sie nicht schwanger werden.

Wenn man einer Statistik von Pro Familia aus dem Jahr 2006 Glauben schenkt, stellt man fest, dass sich 61% der Frauen selbst für die Verhütung verantwortlich fühlen im Gegensatz zu Männern, die sich nur zu 17% alleinig dafür zuständig sehen. Laut derselben Statistik geht beinahe die Hälfte aller Männer davon aus, dass die Partnerin für Verhütung zuständig ist. Umgekehrt denken nur ein Drittel aller Frauen, ihr Partner wäre für die Verantwortung verantwortlich.
Meine Absicht in diesem Abschnitt ist es, mich auf die **natürliche** Empfängnisverhütung zu konzentrieren. Aktuell wenden nur ungefähr 10% der Frauen diese an. Dabei ist die Verwendung von Kondomen nicht mitgerechnet, obwohl sie auch zu den natürlichen Methoden zählt.

Wer mit natürlicher Frauenheilkunde arbeitet, sollte auch natürliche Verhütungsmethoden empfehlen können, die

- keine Gesundheitsrisiken bergen,
- möglichst sicher sind,
- keine Nebenwirkungen haben,
- die liebevolle Vereinigung wenig stören,
- in der Anwendung einfach sind,
- kostengünstig und vom Arzt unabhängig sind,
- partnerschaftlich anzuwenden sind.

Die klassischen schulmedizinischen Verhütungsmethoden wie Pille, Spirale (Intrauterinpessar), Verhütungsring und Sterilisation werden aus oben genannten Gründen hier nicht besprochen.
Eine Ausnahme bildet die sog. "Pille danach", um Erste Hilfe bei einer Verhütungspanne vorschlagen zu können.

Mechanische und natürliche Verhütungsmethoden:

- Kondom
- Femidom
- Diaphragma
- Portiokappe
- FemCap
- Lea contraceptivum
- "Chemische" Verhütungsmittel
- Billingsmethode
- Temperaturmethode
- Sympto-Termale-Methode
- Verhütungscomputer
- Coitus Interruptus

> Der Pearl-Index sagt aus:
>
> Die Zahl der Schwangerschaften innerhalb eines Jahres bei 100 sexuell aktiven Frauen bei Anwendung der jeweils gleichen Verhütungsmethode. Es handelt sich um einen mathematischen Wert zwischen 0 (keine Schwangerschaft) und 100 (alle Frauen sind schwanger). Er zeigt also die "Versagerrate" auf.
>
> Der Pearl-Index einer Methode schwankt sehr stark, je nach Studie. Dadurch ist er nur eingeschränkt aussagekräftig.
> Je verbreiteter und langfristiger eine Verhütungsmethode eingesetzt wird, desto genauer kann der Pearl-Index angegeben werden.

Kondom (Präservativ)

Das Kondom ist eines der ältesten Verhütungsmethoden. Schon im alten Ägypten gab es Modelle aus Tierhaut und Modelle aus feinem Leinen. Im nordeuropäischen Lebensraum stellte man Kondome aus Schafsdärmen her. Heutzutage sind die Kondome aus Latex, nur 0,04 mm dick und weltweit das am meisten verwendete Verhütungsmittel. 19% der Frauen sagen, dass sie mit Kondom verhüten (laut Pro-Familia-Umfrage). Kondome sind bei korrekter Anwendung ein sicheres Verhütungsmittel (Pearl-Index-Wert: 2-12) und schützen außerdem vor sexuell übertragbaren Krankheiten. Allerdings kann es eine Latexunverträglichkeit beim Mann wie bei der Frau geben, die die Anwendung von Kondomen sehr unangenehm macht. Ein weiterer Nachteil besteht darin, dass das Kondom platzen kann.
Ein Grund hierfür kann sein, dass das Material mit Öl in Kontakt kommt, z. B. Körperöl im Rahmen einer Massage. Öl löst die Latexstruktur auf.

> Über die ersten Kondome aus Baumwolle sei Casanova zitiert:
>
> "... ein Bollwerk gegen die Lust und ein Spinnweb gegen die Gefahr."

Femidom

ist das sog. "Frauenkondom", eine weitgehend unbekannte und ungewöhnliche Verhütungsmethode, die 1992 zuerst in der Schweiz in den Handel kam. Ein weiches sich sanft anpassendes Futteral aus Polyurethan, kleidet die Innenwand der Vagina wie eine dünne zweite Haut aus. Das Material ist hautverträglicher und widerstandsfähiger als das Latex der Kondome. Es hat an jedem Ende einen weichen Ring. Ein Ring dient zum Einführen des Femidoms und sorgt für den richtigen Sitz, der andere Ring bleibt außerhalb der Vagina und bedeckt die Schamlippen. Abhängig von der korrekten Anwendung bietet das Femidom eine gute Sicherheit. (Pearl-Index: 5-25)

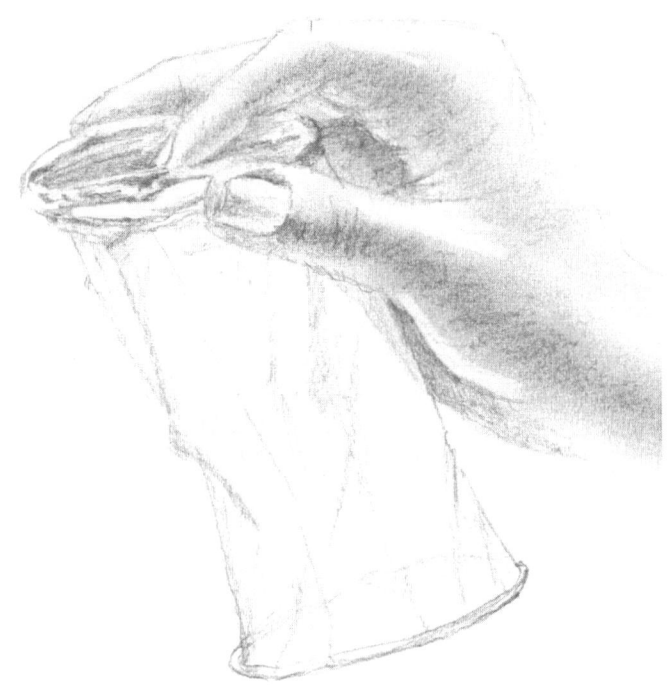

Aber es kann störender sein als das Kondom, wegen Geräuschen und der zusätzlichen Notwendigkeit eines Gleitmittels. Außerdem kann es verrutschen. Von Vorteil aber ist, dass Frauen mit dem weiblichen Kondom es selbst in der Hand haben, sich vor Aids zu schützen.

Das Femidom ist relativ kostengünstig mit 12-15 Euro pro Dreier-Pack und leicht erhältlich.

Diaphragma

Das Diaphragma ist die Verhütungsmethode, die mir persönlich am sympathischsten ist und die ich in meiner Praxis häufig empfehle.

Grundsätzlich ist das Diaphragma für alle Frauen eine gute Alternative, die die Pille, den Verhütungsring oder die Spirale aus gesundheitlichen oder anderen Gründen (z. B. in der Stillzeit) nicht benutzen möchten. Nützlich ist das Diaphragma aber auch für Frauen, die nur gelegentlich Verkehr haben und trotzdem Wert auf einen guten Schutz legen. Ein Diaphragma besteht aus einer weichen Gummimembran, die kuppelartig über eine elastische Spiral- oder Flachfeder im Rand gespannt ist. Die Membran ist entweder aus Latex oder Silikon.

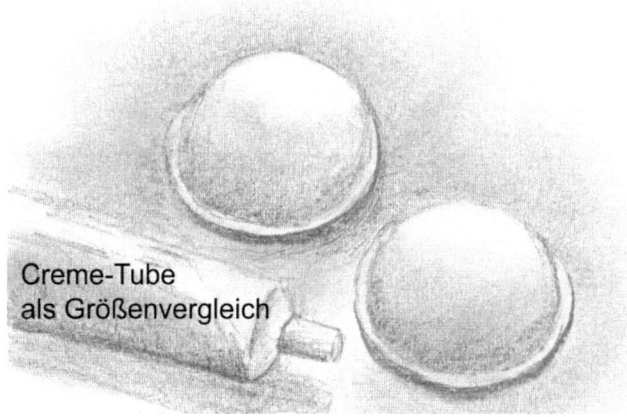
Creme-Tube als Größenvergleich

Die passende Größe muß von der Gynäkologin angepasst werden. Ich empfehle den Gang zu Pro Familia, oder einem Frauengesundheitszentrum. Dort wird die Anpassung und die Handhabung sehr einfühlsam und kompetent vermittelt. Achtung: Nicht mehr alle Beratungsstellen haben die Anpassung im Programm (Stand Januar 2014).

Das Diaphragma sollte 2 Stunden bis 10 Minuten vor dem Verkehr eingeführt werden und mindestens 8 Stunden nach dem Verkehr in der Scheide verbleiben. Empfehlenswert ist, das Diaphragma zusätzlich mit einer spermiziden, Spermien abtötenden, Creme zu bestreichen (siehe "chemische" Verhütungsmittel).

Es hängt in erster Linie mit der Art der Handhabung zusammen wie sicher oder unsicher die Verhütung mit dem Diaphragma ist. Entsprechend unterschiedlich sind die Aussagen über die Sicherheit des Diaphragmas (Pearl-Index: 1-20, Diaphragma + Spermizide: 4)

In einer englischen Studie in der die Frauen besonders gut angeleitet wurden, war die Versagerrate bei Benutzung des Diaphragmas 2% (Quelle: Pro Familia Info-Flyer über das Diaphragma).

Viele Frauen schätzen es als einen Vorteil, dass sie durch das Diaphragma mit ihrem Körper besser vertraut werden. Wenn frau mit dem Diaphragma verhütet, bleibt ihr normaler Zyklus mit allen rhythmischen Veränderungen erhalten. Darüber hinaus kann das Diaphragma anstelle von Binde oder Tampon während der beginnenden und ausklingenden Menstruation zum Auffangen kleiner Mengen Blut verwendet werden.

Das Diaphragma wird auch als "Scheidenpessar" bezeichnet.

Portiokappe

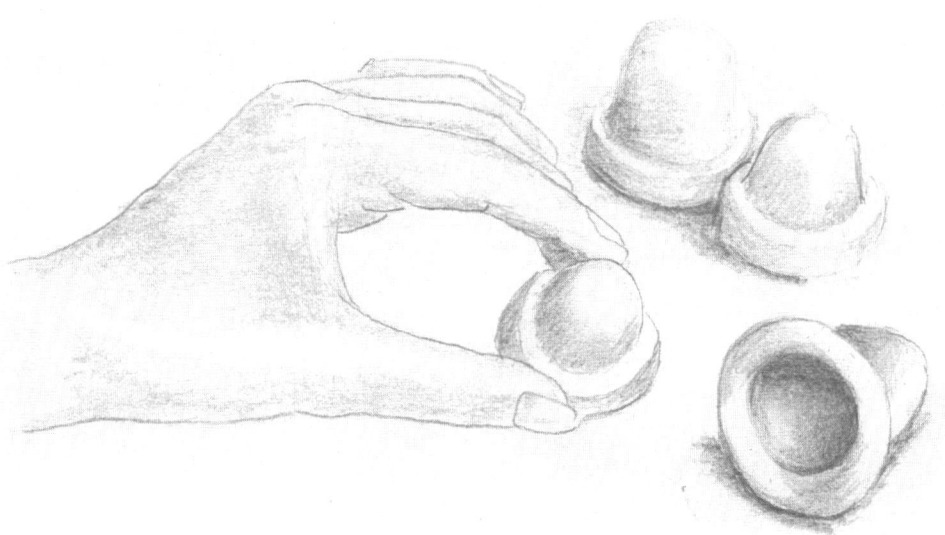

Sie ist die kleine dicke Schwester des Diaphragmas, auch wenn sie äußerlich kaum Gemeinsamkeiten haben.

Die Portiokappe ähnelt in ihrer Form einem glockenförmigen Fingerhut oder dem Aufsatz einer Baby-Flasche. Sie ist eine weiche Kappe aus Gummi oder Plastik, die über den Muttermund gestülpt wird. Damit dichtet sie ihn ab und verhindert, dass
Spermien eindringen können.

Früher wurde die Portiokappe nur vom Arzt eingesetzt und blieb dort bis zum Einsetzen der nächsten Menstruation. Heute kann sie jede Frau bei Bedarf selbst einsetzen und entfernen.

Die Portiokappe stülpt sich über den Gebärmutterhals, im Gegensatz zum Diaphragma, welches einen viel größeren Bereich umfasst und von den Scheidenwänden gehalten wird.

Sie ist für alle Frauen geeignet und hat gegenüber dem Diaphragma den Vorteil, dass sie auch bei Frauen mit einer Senkung des Beckenbodens angepaßt werden kann.

Wofür soll Frau sich entscheiden, für "Hütchen" oder "Regenschirm"? Im Grunde genommen sind sich die beiden Verhütungsmethoden sehr ähnlich, es ist eher eine Frage des persönlichen Geschmacks und eine Vorliebe der Handhabung. Maßgebend könnte auch sein, was die Gynäkologin anbietet. Auch hier entscheidet die persönliche Vorliebe (Pearl-Index: 6).

FemCap ®

Sie ist eine Weiterentwicklung der Portiokappe, besteht aus Silikon und ähnelt einer "Matrosenmütze". Sie hat einen Rand, eine Kuppel und eine Nische zwischen Rand und Kuppel, sowie eine Lasche, mit der FemCap® aus der Scheide entfernt werden kann. FemCap® gibt es in drei Größen in Apotheken.

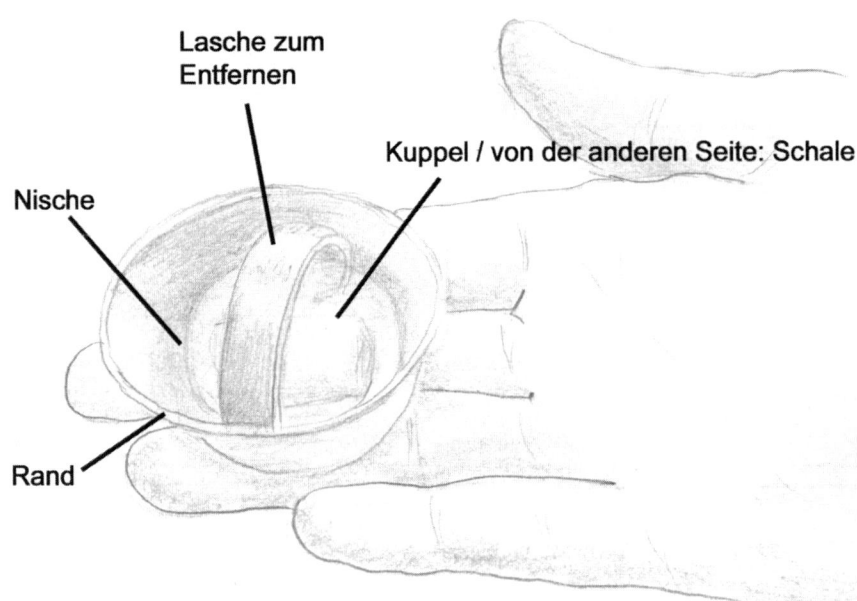

LEA contraceptivum®

Ebenfalls eine Weiterentwicklung der Portiokappe aus medizinischem Silikon. Es klemmt nicht auf dem Muttermund, sondern haftet dort durch leichten Unterdruck. Der Vorteil daran ist, dass eine Größe für alle Frauen passt.

Lea® kann auch von Latexallergikerinnen benutzt werden. Es hat die Form einer Tasse mit Henkel und hat eine Einheitsgröße von 5,5 cm. Es hat eine Lasche, aus der Sekret aus dem Muttermund abfließen kann und eine Schlaufe zum Herausziehen (Pearl-Index: 2-3).

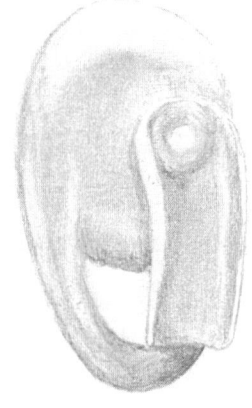

"Chemische" Verhütungsmittel (Spermizide)

Pearl-Index: 3-21
Geschichte: Bereits vor 4000 Jahren wurden im alten Ägypten "chemische" Verhütungsmittel verwendet. Dazu dienten zum Beispiel mit Honig, zerriebenen Akazienknospen und Zitronensaft bestrichene Leinenläppchen (Milchsäure) oder zerstoßene Granatäpfel, die mit Wachs zu einer Art Zäpfchen verarbeitet wurden (Östrogene).
Heutzutage entspricht dem "Leinenläppchen" der **Vaginalschwamm** (Protectaid Schwämmchen) und im **Verhütungszäpfchen** (Vaginalovula) findet das Granatapfel-Wachs-Zäpfchen seine Entsprechung. Diese beiden Formen sind die am häufigsten verwendeten chemischen Verhütungsmethoden. Außerdem gibt es auch noch **Salben, Gele, Schaumpräparate** oder **Sprays**.

Chemische Verhütungsmittel werden etwa 5-10 Minuten vor dem Verkehr in die Scheide eingeführt. Sie können in Kombination mit mechanischen Verhütungsmitteln wie Kondom, Portiokappe oder Diaphragma angewendet werden. Damit wird die Sicherheit erhöht.
Wirkungsweise:
Heute bestehen die chemischen Grundsubstanzen meistens aus **Zitronensäure** u/o **Milchsäure** oder aus **Nonoxinol**:
- Sie töten die Spermien ab.
- Sie schränken die Beweglichkeit der Spermien ein.
- Sie dichten den äußeren Muttermund ab und machen damit ein Eindringen der Spermien unmöglich.

Aber: Häufig kommt es zu Reizungen der Vaginalhaut. Auch kann die Schaumentwicklung als störend empfunden werden.

In meiner Praxis empfehle ich in Kombination mit dem Diaphragma als natürliches, chemisches Verhütungsmittel **ContraGel Grün**. Anstelle von Nonoxiol enthält die Creme Milchsäure und ist damit gut verträglich. Erhältlich ist ContraGel Grün in Apotheken.

Billingsmethode

Hierbei wird der Cervixschleim beobachtet, um die fruchtbaren Tage zu bestimmrn. Sie ist benannt nach einem australischen Ärzte-Ehepaar. Es wird davon ausgegangen, dass die Befruchtung einer Ei-Zelle nur an jenen Tagen stattfinden kann, an denen das Scheidensekret Fäden zieht und klar ist. Es läßt sich zwischen zwei Fingern zu einem "spinnbaren" Faden ausziehen.

3-4 Tage vor dem Eisprung wird das Scheidensekret flüssiger, um den Spermien das Vorankommen zu erleichtern.

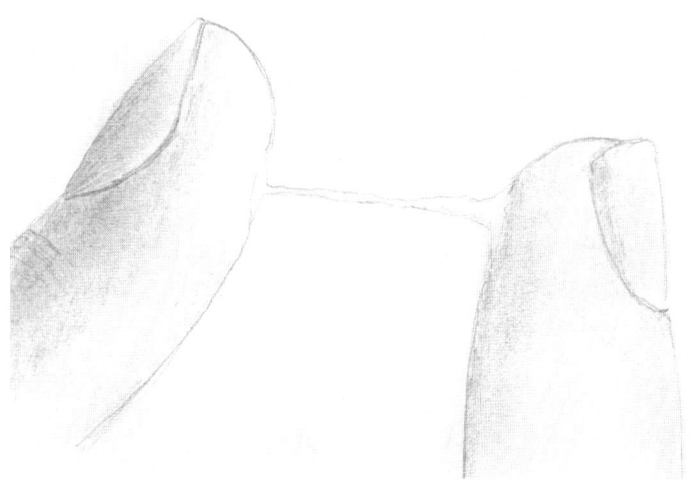

Durch diese Beobachtungen können Rückschlüsse auf die Zyklusphasen gezogen werden.
Dieses Verfahren alleine angewandt ist nicht sehr sicher, aber absolut kostenlos und es werden keinerlei Hilfsmittel benötigt (Pearl-Index: ca. 25).
Für die genauere Cervixschleimbeobachtung gibt es ein kleines Mikroskop zu erwerben. Damit kann die sogenannte "Farnkrautstruktur" des Schleimes während der fruchtbaren Tage erkannt werden. Die Billingsmethode kann gut mit der Temperaturmethode kombiniert werden.

Temperaturmethode

Pearl-Index: 0,8-3
Die Temperaturmethode ist eine Methode zur Verhütung (und zur Empfängnisplanung). Durch Messung der Basaltemperatur (Aufwachtemperatur/Morgentemperatur) kann der Ovulationszeitpunkte bestimmt werden.
Dabei wird die Körpertemperatur morgens nach dem Aufwachen täglich gemessen, am besten

immer zur gleichen Uhrzeit, mit immer demselben Thermometer. Die Temperatur wird in einem Kurvenblatt aufgezeichnet. Dabei kann im Idealfall der normale biphasische Verlauf dargestellt werden.

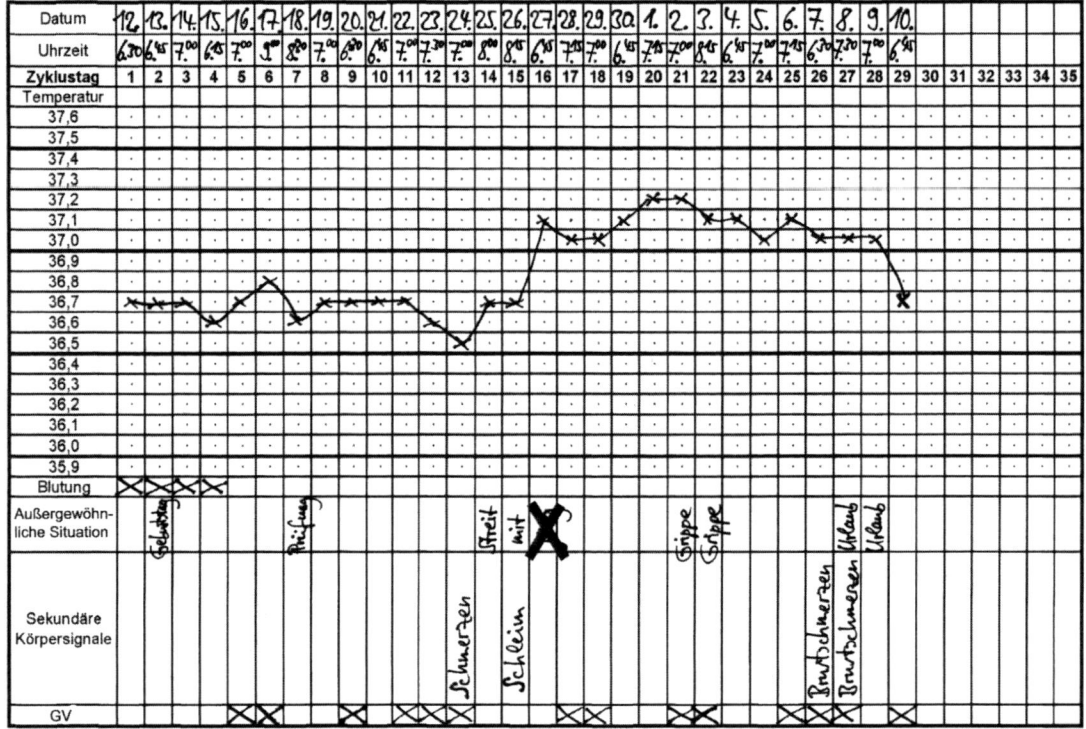

Abbildung:
Messtabelle der Basaltemperatur über einen Monat (Beispiel)

In der Follikelreifungsphase vom 1. bis ungefähr 14. Zyklustag finden wir eine Temperatur-Tieflage vor. Um den Eisprung herum kommt es nach einem kurzen Temperaturabfall zu einem Temperaturanstieg von mehr als 0,2°. Dann folgt die Progesteron- oder Gelbkörperphase mit einer Temperatur-Hochlage.

Bei einem typischen 28-tägigen Zyklus gelten die ersten 8 Tage als **unfruchtbar**, der 9.-14. Tag gilt als **fruchtbare** Zeit. Ab dem 18. Zyklustag spricht man von der **sicheren unfruchtbaren** Phase.

Für Frauen mit Schichtarbeit oder Nachtdienst ist diese Methode denkbar ungeeignet.

Sympto-Termale Methode

Wird die Temperaturmethode in Kombination mit der Billingsmethode angewandt, sinkt bei exakter Durchführung der Pearl-Index auf 0,5-1 (je niedriger der Pearl-Index-Wert, desto höher die Sicherheit). Diese Kombination wird Sympto-Termale Methode genannt.

Verhütungscomputer

Als Beispiel wird diese Methode anhand des "Persona®"-Messgerätes beschrieben:
Es bestimmt die (un)fruchtbaren Tage durch Messung des persönlichen Hormonspiegels. Mit dem im System integrierten Teststäbchen wird der Hormonspiegel des ersten Urins am

Morgen gemessen. Der Computer führt eine Zweifachprüfung auf LH und Östradiol durch. Damit wird eine Datenbank über die Hormonschwankungen im Laufe des individuellen Zyklus erstellt. Der Computer wertet die Messungen aus und gibt über grünes oder rotes Licht für jeden Tag eine Verhütungsempfehlung.
(Pearl-Index: 5-6)

Coitus Interruptus

Vor der Ejakulation vom Mann unterbrochener Geschlechtsverkehr.
Der Pearl-Index liegt bei ca. 25 (je niedriger der Pearl-Index, desto höher die Sicherheit).

Nach einer eingehenden Beratung bezüglich der natürlichen Verhütungsmethoden kann die NaturheilpraktikerIn mit einem sensitiven Verfahren die geeignetste Methode austesten, falls Unsicherheit bei der Patientin besteht.

Was tun bei einer Verhütungspanne?

Die "Pille danach" (Unofem® (LNG) in hoher Dosis) ist ausschließlich für Notfallsituationen gedacht und sollte innerhalb von maximal 72 Stunden nach dem ungeschützten Geschlechtsverkehr eingenommen werden. Je früher die Einnahme erfolgt, desto besser.
Die "Pille danach" wird eingesetzt bei Verhütungs"pannen" (z. B. Kondom geplatzt), nicht erfolgter Verhütung (z. B. Vergesslichkeit, Alkoholeinfluss) oder nach Vergewaltigung.
Sie hat eine Sicherheit von 95%.
Es handelt sich um ein reines Gestagen-Präparat, das den Eisprung hemmt. Außerdem vermindert es die Beweglichkeit und funktionsfähigkeit der Spermien und verhindert vermutlich die Einnistung des befruchteten Eies in der Gebärmutterschleimhaut.

Die Anwendung wird nicht als Abtreibung gewertet. So kann dieses Verfahren auch von Ordensgebundenen Einrichtungen (z. B. katholische Krankenhäuser) durchgeführt werden.
Unofem® hat nur leichte Nebenwirkungen (Übelkeit, Brustspannen möglich) und birgt keine Gesundheitsrisiken (laut Pro Familia).

Sie ist noch **rezeptpflichtig** und muß vom Arzt verschrieben werden. Am Wochenende kann die betroffene Frau in ein Krankenhaus gehen.
Der Bundesrat hat am 8.11.2013 für die Rezeptfreiheit der "Pille danach" gestimmt. Im Januar 2014 wollte die Bundesregierung darüber entscheiden.
Aktueller Stand (August 2014, kurz vor Erscheinen der vorliegenden Auflage): Anträge der Opposition zur "Pille danach" wurden Anfang des Jahres im Bundestag diskutiert, ohne Ergebnis. Die Anträge von SPD/Grüne wurden dem Gesundheitsausschuß übergeben. Dort wird immer noch diskutiert. Die Rezeptfreiheit scheitert momentan daran, dass ungefähr 30% der Medikamente Therapieversager sind Die Gefahr einer ungewollten Schwangerschaft sei hoch, vor allem bei übergewichtigen Frauen. Derzeit ist Levonorgestrel (LNG) weiterhin rezeptpflichtig, ebenso wie das zweite und wirksamere Präparat Ulipristalacetat (UPA).

Fazit:

Natürliche Familienplanung (NFP) ist mehr als Verhütung

Sie fordert allerdings Disziplin und der Partner muss mitmachen. Einige der genannten Maßnahmen sind in den Wechseljahren und während der Stillzeit, sowie bei Nacht- und Schichtdienst nur bedingt geeignet.

NFP schult die Körperwahrnehmung, die Frau lernt das eigene Zyklusgeschehen mit seiner Störbarkeit, seiner Variabilität und Individualität kennen. Mehr Wissen bedeutet mehr (sich) **Selbst-Bewußt-Sein** und damit auch Selbstsicherheit.

Die natürliche Familienplanung fördert den kreativen Umgang mit der Lust, dem Frust und der gemeinsamen Sexualität. Auch kann sich ein besseres Bewusstsein für die eigene Fruchtbarkeit entwickeln. Die partnerschaftliche Verantwortung steht im Mittelpunkt, was zu mehr Intimität und gegenseitiger Rücksichtnahme führen kann.

Die Beschäftigung mit natürlicher Verhütung, insbesondere das regelmäßige Messen der basaltemparatur und die Beobachtung des Eisprungs, kann auch hilfreiche diagnostische Hinweise liefern, wenn sich ein Kinderwunsch nicht (sofort) realisieren läßt.

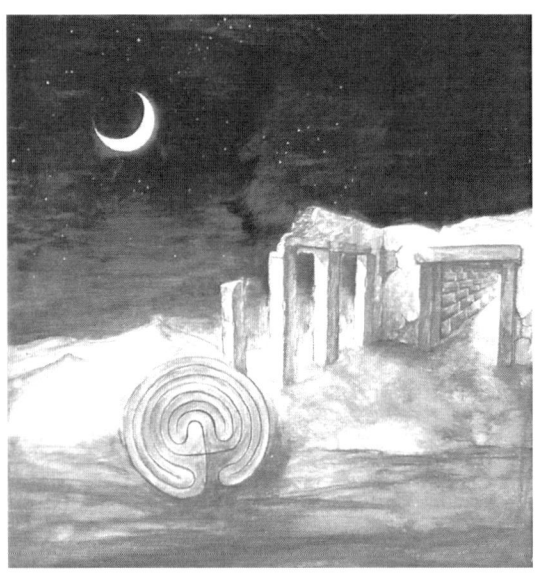

Kapitel 8

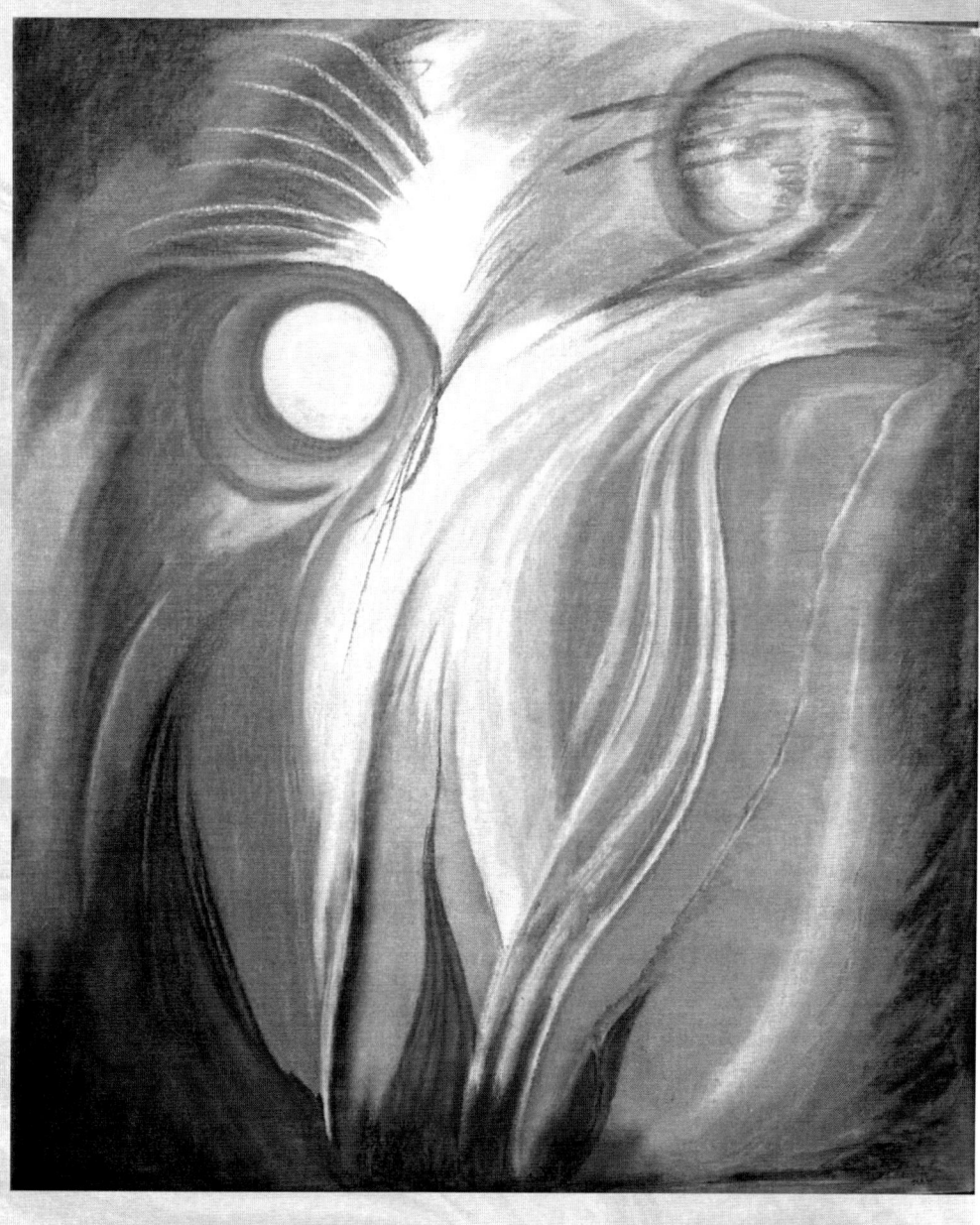

Die Wechseljahre

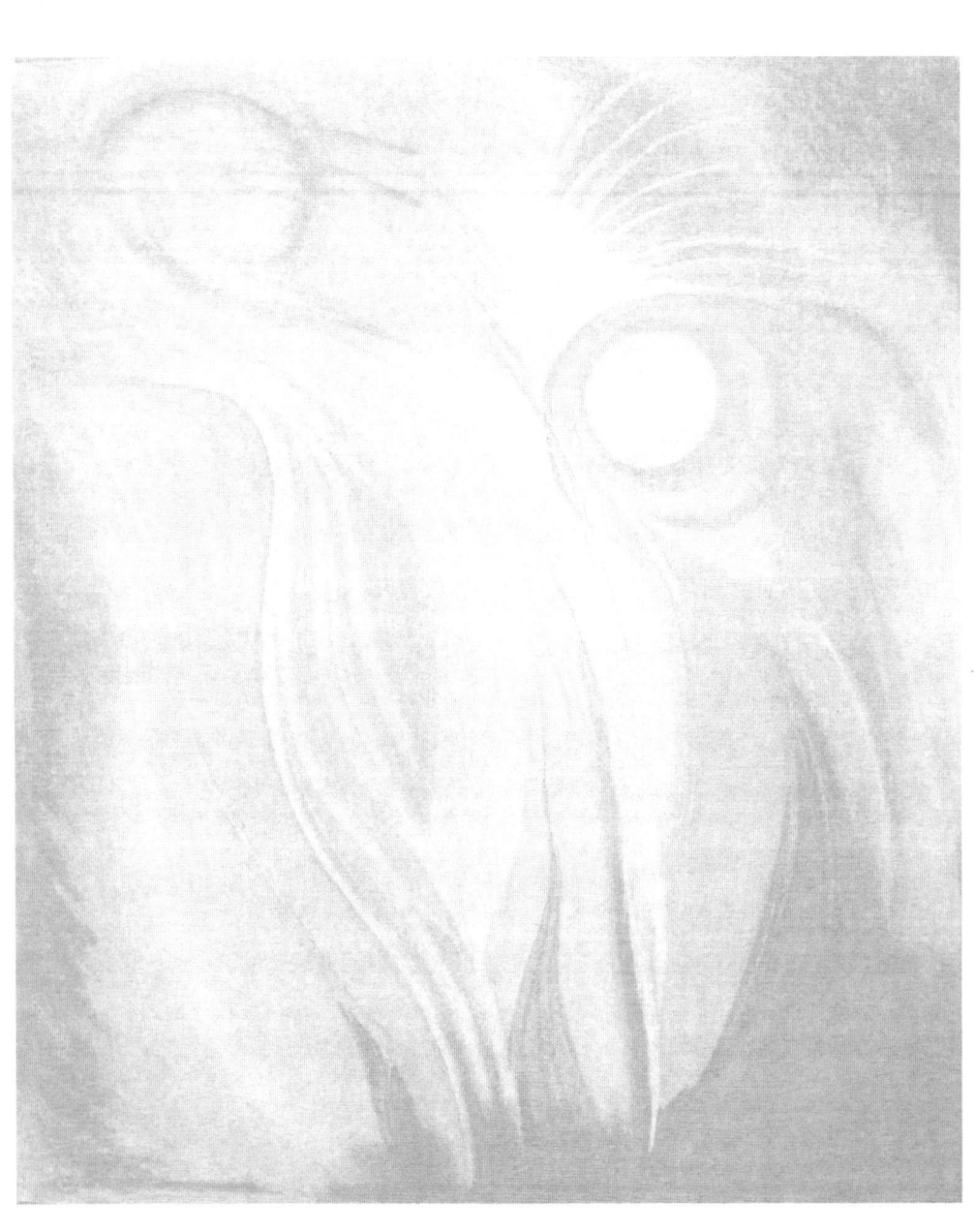

Die Wechseljahre

Ein anderer Begriff für die Wechseljahre ist das Klimakterium. Dieses Wort stammt von dem altgriechischen "Klimax" ab und bedeutet *Treppe* oder *Leiter*. "Klimax" ist uns auch bekannt als der sexuelle Höhepunkt, dem Orgasmus.

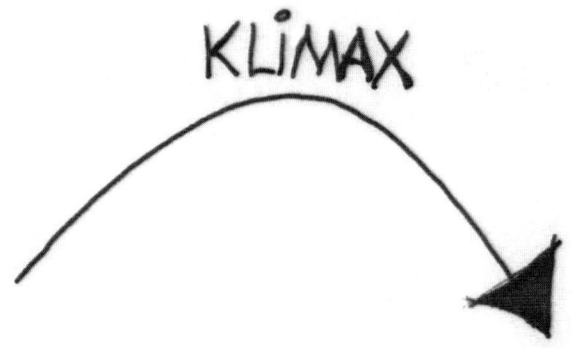

Somit können wir das Klimakterium, sprich die Wechseljahre, als einen Höhepunkt auf dem Lebensweg der Frau schätzen. Es folgt eine Lebensphase mit neuen Möglichkeiten.

Definitionen

Klimakterium: *Wechseljahre (der Frau)*, beschreibt die Lebensphase der Frau zwischen dem Abklingen der Fortpflanzungsfähigkeit (dem Nachlassen der Ovarialfunktion etwa ab dem 45. Lebensjahr) und dem Senium. Die Wechseljahre werden unterteilt in Prämenopause und Postmenopause.

Prämenopause: Stellt den Zeitraum vom Beginn des Nachlassens der hormonellen Tätigkeit der Ovarien bis zum endgültigen Versiegen der Monatsblutungen dar. Charakteristisch für diese Phase sind Unregelmäßigkeiten der Periode wie verkürzter Zyklus, Zwischenblutungen und verstärkte Blutungen (Hypermenorrhoe).

Menopause *(Menopausenblutung)*: Das ist der Zeitpunkt der letzten Menstruationsblutung infolge der nachlassenden Ovarialfunktion. In unserem Kulturkreis liegt das durchschnittliche Alter der Frau, in dem die Menopause eintritt, etwa zwischen dem 48. und 53. Lebensjahr.

Perimenopause: Umfasst die Zeit um die Menopause herum. Ein bis zwei Jahre vor und nach der letzten Blutung vollzieht sich der eigentliche "Wechsel". Es kann hilfreich sein, wenn die letzte Blutung als ein Zeichen für eine umfassende Veränderung auf körperlicher, geistiger und seelischer Ebene verstanden wird.

Postmenopause: Das ist die Zeit nach der Menopause, also nach der letzten Monatsblutung. Es ist heutzutage eine sehr lange „hormonfreie" Zeit, bei deutlich verlängerter Lebenserwartung und ungefähr gleich bleibendem Menopausenalter. Betrug die durchschnittliche Lebenserwartung Mitte des 19. Jahrhundert nicht einmal 50 Jahre, so ist sie im Jahr 2000 auf über 80 Jahre angestiegen mit weiter steigender Tendenz.
Das Phänomen Wechseljahre und Wechseljahresbeschwerden ist erst ungefähr 150 Jahre alt und damit relativ jung.

Senium: Bezeichnet das Greisenalter, das zwischen dem 60. und 80. Lebensjahr beginnt. Das Senium ist gekennzeichnet durch charakteristische Veränderungen:
- Abnahme der körperlichen Leistungsfähigkeit
- Atrophie vieler innerer Organe
- Abnahme der Elastizität aller Gewebe

Ein interessanter Gedanke:

Frauen erfahren zwei Zeiten des Wandels im Verlauf ihres Lebens.

Pubertät – die 1. Wechseljahre:
Die ersten 10-15 Lebensjahre sind durch Aufbau- und Wachstumsprozesse gekennzeichnet. Die anschließende Pubertät ist eine Zeit des Wandels und der hormonellen Umstellung. Deshalb kann man die Pubertät auch als die 1. Wechseljahre bezeichnen. In dieser Zeit stellt sich der Körper auf die Ausschüttung der Geschlechtshormone ein und darauf, das richtige Maß zu finden. Die begleitenden Symptome ähneln denen in den 2. Wechseljahren. Stimmungshochs und -tiefs, plötzliche Gewichtsveränderungen, heftige Gefühlsschwankungen, Akne und ähnliches.

Die Geschlechtsreife dauert etwa 30 Jahre an.

Klimakterium – die 2. Wechseljahre:
Dann kommt die zweite Phase der hormonellen Umstellung, das Klimakterium oder einfach die Wechseljahre. Die Hormonproduktion in den Eierstöcken versiegt langsam, bis sie ihre reproduktive Funktion ganz einstellen.

Physiologische Veränderungen im Klimakterium:

Etwa ab dem 45. Lebensjahr lässt die Funktion der Ovarien zunehmend nach. Obwohl von der Hypophyse weiterhin die Hormone FSH und LH ausgeschüttet werden, reifen in den Ovarien keine vollständigen Follikel mehr heran und somit fällt auch die entsprechende Produktion von Östrogen und Progesteron nach und nach ab. Ein Eisprung findet nicht mehr zu jeder Periode statt, schließlich gibt es überhaupt keinen Eisprung mehr. Es kommt zu unregelmäßigen Zyklen, mit häufig verkürzter Dauer, sowie Zwischenblutungen und verstärkten Blutungen. Später kommen durch den zunehmenden Östrogenmangel typische Symptome wie Hitzewallungen, Schwindel und Osteoporose hinzu.

Zusätzliche Veränderungen finden in der Vagina statt. Lokaler Östrogenmangel reduziert die Durchblutung des Gewebes. Das Vaginalepithel wird trocken, es kann zu Einrissen und Infektionen kommen. Diese Erscheinungen können den Geschlechtsverkehr schmerzhaft beeinflussen.

Auf das östrogenstimulierte Wachstum von Myomen oder auf die Endometriose hat der Östrogenmangel einen positiven Einfluss: Beide Erkrankungen bilden sich normalerweise in der Postmenopause zurück.

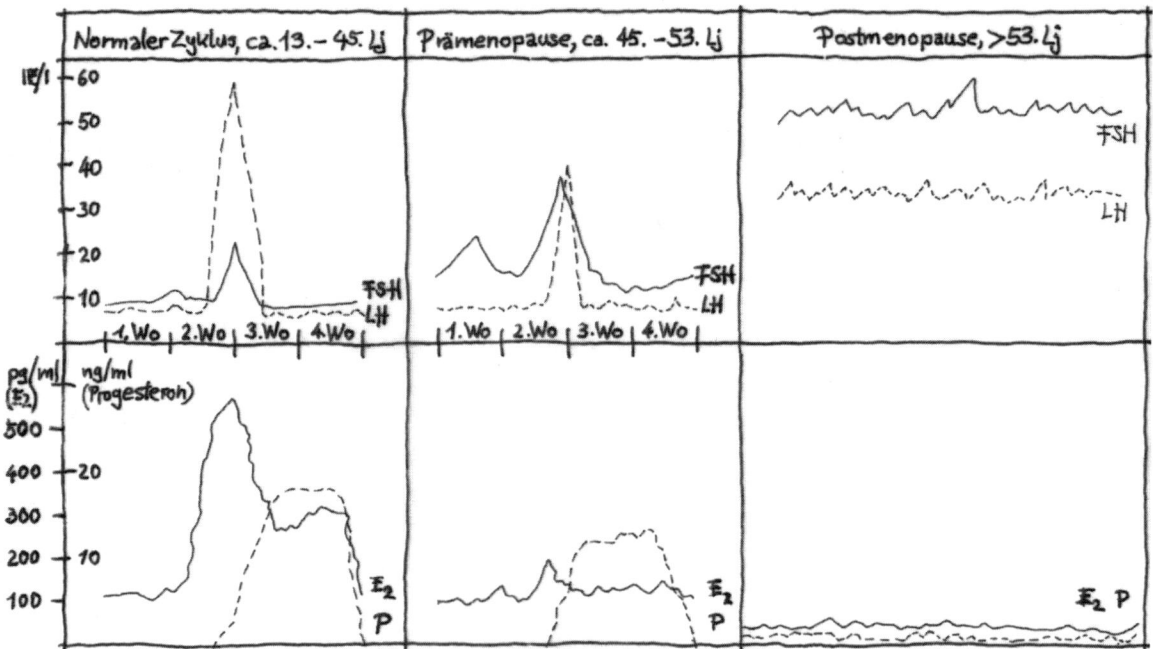

Die Tabelle zeigt den Verlauf der Hormonwerte in der Prä- und Postmenopause. Oben die Gonadotropine (FSH, LH), unten die ovariellen Hormone (E2 = Östrogen, P = Progesteron). Erklärung: Während die Konzentration von Östrogen im Laufe der Wechseljahre etwa auf 1/6 zurückgeht, steigt die Konzentration von FSH um mehr als das sechsfache an. Trotz der Anregung durch FSH und LH produzieren die Eierstöcke weniger Östrogen und Progesteron. Der LH-Gipfel, der beim normalen Zyklus zum Eisprung führt, bleibt immer häufiger aus.

Die oben formulierten Erklärungen zu den physiologischen Veränderungen in den Wechseljahren stellt die geltende Lehrmeinung der Schulmedizin dar. Es gibt aber eine neue ergänzende Theorie zum Phänomen Wechseljahresbeschwerden und Erfahrungswerte der Naturheilkunde, die sich damit decken, nämlich die des "relativen Östrogenüberschusses".

Ein interessanter Gedanke von Peggy Dylan zum hohen FSH-Wert in der Postmenopause: Peggy Dylan, eine spirituelle Lehrerin und Schamanin aus Kalifornien, erwähnte in einem Vortrag im Juni 2006 in Baden-Baden, dass FSH neben den bekannten physiologischen Funktionen die **kreativen Kräfte** der Frau stimuliert.
In der Postmenopause, etwa ab dem 53. Lebensjahr, wird FSH kontinuierlich in großen Mengen ausgeschüttet (siehe Tabelle). Das bedeutet, so Peggy Dylan, dass die Frau jetzt in eine **sehr kreative** Phase ihres Lebens eintritt und neue "Kinder" in die Welt bringen kann (Bücher, Projekte, neue Ausbildungen oder einfach gute Großmutter sein).

Der relative Östrogenüberschuss:

Die perfekte Einrichtung der Natur wird leider allzu oft durch die Einwirkung aus der Umwelt und/oder eine unnatürliche Lebensweise (Rauchen, falsche Ernährung und die Einnahme vieler Medikamente) nachhaltig gestört. Dazu gehören auch synthetische Hormone. So ensteht durch die Einnahme synthetischer Hormone zur Schwangerschaftsverhütung, zur Behandlung von Akne oder anderer gynäkologischen Beschwerden ein hormonelles Ungleichgewicht, meist zu Ungunsten des Progesterons. Dadurch liegt häufig eine **Östrogendominanz** vor.

Verstärkt wird dieser relative Überschuss an Östrogen durch die chemische Substanzen, die eine **östrogenartige** Wirkung auf unseren Organismus haben. Diese chemischen Substanzen sind teilweise in niederen Konzentrationen nachweisbar, die durch sie ausgelösten Östrogen"erhöhungen" im Blut jedoch nicht. Es ist nämlich davon auszugehen, dass sich die östrogenähnliche Wirkung der einzelnen Stoffe im menschlichen Körper summiert, die messbaren Östrogenwerte jedoch nicht beeinflkusst. Die Kunststoffindustrie produziert viele dieser Fremdöstrogene, die so genannten **Xeno-Östrogene**, die als Zerfallsprodukte in Möbeln, Teppichen, Farben, Plastikartikeln und vielem anderen vorkommen (siehe auch Kapitel 1, "Frau und Umwelt", S. 32, Abschnitt "Hormonhaushalt"). Diese Stoffe binden sich an die Östrogenrezeptoren des Körpers an und lösen dort eine viel stärkere Reaktion aus als das "natürliche" Östrogen. Außerdem ist diese Bindung sehr stabil, so dass die Stoffe sehr lange im Körper verbleiben.
(Quellen: "Brustkrebs" vom FFGZ, dort S. 14, und der Artikel "Wechseljahre-Wandeljahre" von HP Karin Ritter aus Sanum Post Nr. 71, 2005)

Frauen im Klimakterium mit der oben beschriebenen Östrogendominanz neigen zur **Hypothyreose**, da Östrogen die Wirkung des Schilddrüsenhormons blockieren kann.
Symptome wie Stimmungsschwankungen, überwiegend in Form von Depression und Reizbarkeit, Antriebslosigkeit, Gewichtszunahme und Schlafstörungen gehören nicht nur in den Formenkreis der Wechseljahresbeschwerden, sondern auch zum Krankheitsbild bei Schilddrüsenstörungen.
Hier gilt es genau zu unterscheiden und zu therapieren.
(Quelle: Naturheilpraxis 07/2006, Artikel von Therese Hubrach "Naturheilkunde statt Hormonpflaster").

Symptome einer Östrogendominanz:

- Empfindlichkeit der Brüste
- Allergien
- beschleunigter Alterungsprozess
- Schilddrüsendysfunktion mit kalten Händen und Füßen
- Haarausfall
- Angst und innere Unruhe
- Ansatz von Fettgewebe an Bauch, Hüften und Schenkeln
- Erschöpfung
- häufige Kopfschmerzen
- Stimmungsschwankungen bis zu Depression
- Myombildung
- Wassereinlagerung im Gewebe
- Schlaflosigkeit
- Konzentrationsstörungen (wie Vergesslichkeit und verlangsamtes Denken)

Die Übereinstimmung der Symptome bei Östrogendominanz und Klimaxbeschwerden ist sehr deutlich:

Symptome des klimakterischen Syndroms:

- Brustspannungen und Schmerzen
- Schweißausbrüche
- Schlaflosigkeit

- Schwindel
- Empfindungsstörungen in Armen und Beinen
- Kopfschmerzen
- Blutungsstörungen, Schmierblutungen, verlängerter Zyklusintervall, Zwischenblutungen
- Urogenitaltrakt: Harnleiter- und Blasenentzündungen, ausgetrocknete Schleimhäute, Stressinkontinenz, Reizblase, Juckreiz, Scheidenentzündung
- Ödeme
- Hautveränderungen
- Augenstörungen, z. B. trockene Augen
- Depression, Reizbarkeit, Nervosität, Konzentrationsmangel
- Leistungsabfall, Müdigkeit, Appetitmangel, Heißhungeranfälle

Quelle: Artikel "Wechseljahre-Wandeljahre" von HP Karin Ritter aus der Sanum Post Nr. 71, 2005

	PRÄMENOPAUSE ca. 45. – 53. Lebensjahr	MENOPAUSE ca. 50. – 55. Lebensjahr	POSTMENOPAUSE ca. 53. – 60. Lebensjahr
Unregelmäßige Blutungen	▨▨▨	▨▨▨	
Hitzewallungen, Schweißausbrüche, Schlaflosigkeit, Herzjagen, depressive Verstimmungen	▨▨▨	▨▨▨	
Atrophie der Haut	▨▨▨	▨▨▨→	
Atrophie des Vaginalepithels	▨▨▨	▨▨▨	▨→
Rückbildung des Brustparenchyms	▨▨▨	▨▨▨	▨▨→
Osteoporose	▨▨▨	▨▨▨	▨→
Arteriosklerose	▨▨▨	▨▨▨	▨▨→

Chronologische Darstellung der Manifestation von Symptomen im Klimakterium im schulmedizinischen Sinne. (Quelle: "Gynäkologie Geburtshilfe", Kay Goerke, Ulrike Bazlen, Urban und Fischer, dort S. 163)

Viele Symptome, die dem Klimakterium zugeordnet werden, haben andere Ursachen, z. B. eine Schilddrüsenunterfunktion, ausgelöst durch den relativen Östrogenüberschuss (siehe S. 213), oder der kulturelle und gesellschaftliche Hintergrund und andere (siehe S. 219ff).

Die Naturheilkunde geht auch bei Osteoporose davon aus, dass der "Östrogenmangel" nicht direkt als Auslöser für Osteoporose bewiesen werden kann (siehe S. 217, "Osteoporose").

Die Eierstöcke sind auch nach dem Klimakterium wichtig!

Die Ovarien verlieren in den Wechseljahren zwar ihre reproduktive Funktion. Doch dies bedeutet nicht, dass sie zu einem nutzlosen Organ werden. Die Eierstöcke produzieren weiterhin kleine Mengen von Androstendion, DHEA und Testosteron. Diese fördern unter anderem Libido und und den Aufbau von Muskelmasse. Vor allem aber sind sie für die periphere Östrogenbildung, z. B. in Fett- und Muskelgewebe, bedeutend (hauptsächlich an Bauch und Po).

Typische Erkrankungen in der Postmenopause und im Senium

Kolpitis senilis

Definition

Unspezifische Entzündung des Vaginalepithels, die postmenopausal infolge eines lokalen Östrogenmangels auftritt.

Krankheitsentstehung
(schulmedizinische Erklärung)

Im Oberflächenepithel der Vagina ist Glykogen eingelagert. Durch den postmenopausalen Östrogenmangel schrumpfen die Zellen des Oberflächenepithels, so dass nicht mehr genug Glykogen eingelagert werden kann, mit der Folge eines Glykogenmangels. Dadurch haben die *Döderlein-Bakterien*, die das saure Milieu der Vagina stabilisieren und der Erhaltung des Keimgleichgewichts dienen, nicht mehr genügend Nährstoffe, ihre Anzahl nimmt rapide ab. Dies zieht eine Verschiebung des pH-Wertes in den alkalischen Bereich nach sich, in dem die Döderleinbakterien noch schlechtere Überlebensbedingungen vorfinden. Daraufhin können sich pathogene Erreger wie Pilze oder Bakterien, die normalerweise durch das saure Milieu am Wachstum gehindert werden, vermehren und eine Entzündung hervorrufen.

Naturheilkundliche Ergänzung:
Scheidenpilz tritt aber auch dann auf, wenn die Darmflora gestört ist und ein Darmpilz vorliegt. Hier ist wiederum eine systemische Übersäuerung des Milieus die Ursache, ausgelöst z.B. durch Fehlernährung oder Stress.

Symptome, Untersuchungsbefund und Diagnostik

Die Patientinnen leiden unter einem weißlichen, manchmal auch blutigen Fluor, der meist mit starkem *Pruritus* (Juckreiz) einhergeht. Bei der Spekulumeinstellung fällt eine dünne Vaginalwand auf.

Naturheilkundliche Behandlungsstrategie

Siehe Behandlung von Vaginalinfektionen, Kapitel 6 (S.171ff).
Siehe Behandlungsvorschläge bei Wechseljahresbeschwerden (ab S. 226).

Craurosis vulvae (neu: Lichen sclerosus, abgekürzt LS)

Definition

Atrophische Dystrophie der Vulva. Chronische, schwer zu therapierende Erkrankung, bei der die obersten Hautschichten minderdurchblutet werden, was zur Schrumpfung der Haut führt. Betroffen können alle Hautpartien des Körpers sein, jedoch ist die Erkrankung der Vulva postmenopausaler Patientinnen am häufigsten anzutreffen.

Krankheitsentstehung

Die Ursache der Erkrankung ist weitgehend idiopathisch (unbekannt). Diskutiert wird ein Östrogenmangel, da die Erkrankung hauptsächlich in der Postmenopause auftritt, jedoch sind ebenso genetische Aspekte, sowie ein autoagressives Geschehen zu bedenken.

Symptome

Im Vordergrund der Beschwerden steht ein nahezu unerträglicher *Pruritus* (Juckreiz). Bei der Inspektion finden sich weiße (leukoplastische) Areale der Vulva mit pergamentartig dünner Haut, häufig mit Kratzdefekten. Die Ausdehnung der Erkrankung kann von pfenniggroßen Defekten bis zur Umwandlung des gesamten äußeren Genitales mit Schrumpfung der Labien und der Klitoris sowie einer Stenose des Introitus vaginae (Vaginaleingang) reichen.

Die *Crauroris vulvae* geht mit einem leicht erhöhten Risiko für das Vulvakarzinom einher.

Naturheilkundliche Behandlungsstrategie

Ursachenforschung, Psychosomatik, Ernährungsumstellung, Rotklee-Gel (Phytoöstrogene)

Vorbeugende Maßnahmen:
Siehe auch Behandlungsvorschläge bei Wechseljahresbeschwerden ab Seite 226.

Osteoporose

Definition

Generalisierte Knochenerkrankung mit Verminderung der Knochenmasse und erhöhtem Frakturrisiko. Mit ca. 5 Millionen Osteoporosepatienten in Deutschland ist dies eine häufige Erkrankung.

Krankheitsentstehung

Die Ursache der primären Osteoporose ist bislang noch **nicht geklärt**. Man differenziert zwei Typen:

- **Typ I-Osteoporose** *(Postmenopausale Osteoporose)* betrifft ca. 25% aller Frauen die über 60 sind. Der Knochenumsatz ist typischerweise hoch (schneller Knochenverlust). Wichtigster Faktor bei der Krankheitsentstehung ist wahrscheinlich der Östrogenmangel nach der Menopause.
  Östrogenmangel als Ursache ist aber nicht bewiesen und umstritten.

- **Typ II-Osteoporose** *(Senile Osteoporose)* mit niedrigem Knochenumsatz (langsamer Knochenverlust) tritt bei ca. 50% aller über 70-Jährigen auf und nimmt meist einen schleichenden Verlauf.
- **Mischformen** sind möglich.

*Die Naturheilkunde geht bei Osteoporose davon aus, dass der "Östrogenmangel" nicht zwangsläufig der Auslöser für Osteoporose ist. Vielmehr können chronische Übersäuerung durch Fehlernährung und Stress, wie auch Bewegungsmangel und andere Ursachen dazu führen. Nach den Erkenntnissen des Ernährungswissenschaftlers Prof. Wendt lassen sich Rheuma, Fibromyalgie, Allergien, arterielle Verschlüsse, **Osteoporose** und andere Erkrankungen auf die "Eiweißmast" aus tierischer Herkunft zurückführen. Auch eine Kortisonbehandlung und regelmäßiger Nikotinkonsum stellen weitere Risikofaktoren für diese Beschwerde dar.*
Weiterhin liegt häufig eine familiäre Disposition vor. Frauen mit schlankem Körperbau und solche, die nie geboren haben sind besonders betroffen.

Naturheilkundliche Behandlungsstrategie

Viel Bewegung, Ernährungsumstellung (tierisches Eiweiß meiden), **Entsäuerung**,
Coral Calzium (aus Sango-Korallen = organisches Kalzium),
Osteoron (Kombipackung) von Nestmann Pharma,
Schüsslersalze 1 und 2, eventuell Phytohormone,
siehe auch Behandlungsvorschläge zu Wechseljahresbeschwerden S. 226ff.

Involutionsdepression

Definition

Die *Involutionsdepression (Involutionspsychose)* ist der Sammelbegriff, unter dem die depressiven Symptome in der Phase des Älterwerdens zusammengefasst werden.

Nicht alle Frauen kommen mit der Umstellung in den Wechseljahren zurecht. Bei manchen tritt eine behandlungsbedürftige seelische Schwermut auf.

Krankheitsentstehung

Über Jahre "eingeübte" Verhaltensmuster, insbesondere die Mutter- und Hausfrauenrolle, gehen durch das Ablösen der Kinder vom Elternhaus verloren. Die unter einer Involutionsdepression leidende Frau hat sich oftmals nur über diese Rollen definiert, so dass sie mit deren Verlust auch einen Teil von sich selbst verliert. Kann sie dies nicht ausgleichen, z.B. durch soziales Engagement oder die Rückkehr ins Berufsleben, nimmt das Risiko für eine Depression deutlich zu. Auch die Paarbeziehung mit dem Lebenspartner will neu definiert werden, wenn die Kinder aus dem Haus sind. Gelingt dies nicht, kommt es zu belastenden Beziehungsproblemen, bis hin zur Trennung. Frauen in dieser Lebenssituation berichten vom Gefühl der Nutzlosigkeit. Sie fühlen sich wertlos oder abgelehnt. Zusätzlich kann der berufliche Erfolg des Ehemanns eine Herausforderung darstellen und zu sinnlosen Vergleichen führen. Sind diese Frauen nicht in der Lage, sich neue Ziele zu setzen, versuchen sie oft, ihr

Selbstwertgefühl über eine Steigerung der von ihnen gewohnten Tätigkeit aufrecht zu erhalten. Sie werden überaktiv in der gewohnten Rolle und suchen ihre Erfüllung z. B. in perfekter Sauberkeit und Ordnung. Dabei verhungert die Seele im goldenen Käfig.

Symptome

Zu den depressiven Symptomen in der Phase des Älterwerdens gehören:

- sozialer Rückzug und Unfähigkeit, neue Beziehungen einzugehen,
- Einchlafstörungen und Störungen der Schlafphasen, die oft mit Schlafmitteln behandelt werden (**Cave**: Risiko der Abhängigkeit),
- Traurigkeit, die sich häufig in körperlichen Beschwerden äußert, z. B. Obstipation, Rückenproblemen oder Druckgefühl auf der Brust,
- Antriebsstörungen und Unfähigkeit, alltägliche Verrichtungen durchzuführen,
- ständiges Grübeln über die eigene Lebenssituation, Verlust an Lebensqualität,
- die Frauen fühlen sich leer, tot, ausgebrannt.

Naturheilkundliche Behandlungsstrategie

Phytotherapie (z. B. Johanniskraut), Gesprächstherapie, Wechseljahres-Ritual (siehe S. 234), Bachblütentherapie (z. B. bei Antriebstörungenhilft die Bachblüte *Hornbeam*: "der Tag liegt wie ein Berg vor diesen Frauen"). Nicht verarbeitete Reste der Vergangenheit aufarbeiten lassen, Angst vor dem Alterungsprozess lösen helfen, Unterstützung bei neuer Sinnfindung. Siehe auch allgemeine Behandlungsvorschläge bei Wechseljahresbeschwerden (ab S. 226).

Erwachen der „Weisen Frau", gesellschaftliche Hintergründe der Pathologie

In unserer Gesellschaft, die an ewige Jugend und den Machbarkeitswahn der Chirurgie und Pharmazie glaubt, haben Wechseljahresbeschwerden eigentlich keinen Platz. Hinzu kommt, dass die Medizin noch immer von Männern dominiert wird und dass diese Symptome nur bei Frauen auftreten. Aus den Wechseljahren ist eine Krankheit geworden, die frau bekämpfen muss, da der Verlust von Jugend, Gesundheit und Vitalität droht.

Für die Industrie sind die Wechseljahre hochinteressant. Alles, was den "drohenden Verfall" verhindert oder die Symptome unterdrückt oder kaschiert, lässt sich gut verkaufen. Davon lebt auch die Kosmetikindustrie sehr gut. Viele Frauen investieren große Mengen an Geld in den Erhalt oder die "Restauration" der Jugendlichkeit und Schönheit (Friseur, Kosmetikerin, teure Anti-Falten-Cremes und Laserbehandlungen bis hin zum operativen Lifting und dem Einsatz von Botox).

In Asien gibt es traditionell kein Wort für "Wechseljahresbeschwerden". In Japan hat die reife und ältere Frau einen hohen gesellschaftlichen Stellenwert. Sie genießt allgemeine Achtung und Respekt. Im afrikanischen Stammeskulturen kommen die "weisen Frauen" in den Ältestenrat. Auch hier sind Wechseljahresbeschwerden weitgehend unbekannt.
Epidemiologische Studien untermauern die Thesen: Es hängt davon ab, in welchem Land wir leben bzw. von welcher Gesellschaft wir geprägt sind, ob sich Wechseljahresbeschwerden manifestieren oder nicht.
Die Ernährungsgewohnheiten mögen natürlich einen weiteren wichtigen Beitrag dazu leisten – Stichwort Phytoöstrogene und Glucosinolate (Senfölglycoside, enthalten in Rettich, Senf,

Kresse und Kohl), die etwa in Asien im Rahmen einer pflanzlich ausgerichteten Kost traditionell einen hohen Stellenwert haben. Japanerinnen entwickeln demnach 5x seltener als bei uns üblich Brustkrebs. Ähnlich sieht die Datenlage fürs Prostatakarzinom beim Mann aus.
Andere epidemiologische Studien aus Amerika, Finnland und Australien zeigen, dass das Wohlbefinden einer Frau in den mittleren Jahren stärker von ihrer Lebenseinstellung, von psychosozialen Faktoren und dem allgemeinen Gesundheitszustand bestimmt wird als durch die Hormonveränderung in der Menopause.
(Quelle: vitOrgan-Forum 10/2006, Hormone in Disharmonie – das Klimakterium, siehe Bezugsadressen)

Im Altertum war die Betrachtungsweise selbstverständlich, dass der Mensch nicht als eine isoliert lebende Funktionseinheit zu verstehen sei. Vielmehr wäre er in einem umfassenden zeitlich-rhythmischen Weltzusammenhang zu begreifen. Die Lebensspanne des Menschen würde in sogenannten Lebensaltersstufen verlaufen, die jeweils einen Zeitraum von sieben Jahren umfassen. Dies entspricht auch dem anthroposophischen Weltbild. Die Sieben war eine wichtige Ordnungszahl, repräsentiert durch die sieben Planeten des Himmels – Uranus, Neptun und Pluto waren noch nicht entdeckt – und durch die vier Mondphasen zu je sieben Tagen. Deshalb war die Übernahme des Siebener-Ordnungsprinzips für die Einteilung der Lebensspanne folgerichtig.

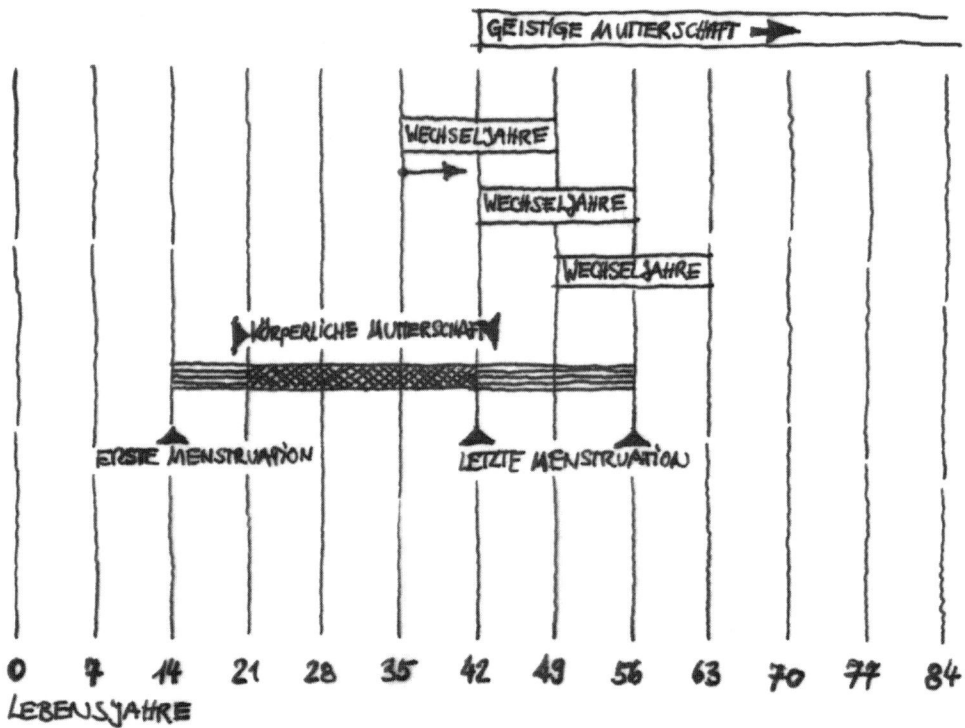

Diese Grafik ist dem Buch "Die Feuerzeichenfrau" von Julia Onken entlehnt.
Anmerkung d. V.: Dies ist eines der lesenswertesten Bücher zum Thema Wechseljahre, sowohl auf der persönlichen sowie auf der sachlichen Ebene.

Körperliche Veränderungen, wie Zahnwechsel oder Pubertät werden von seelisch-geistiger Entwicklung begleitet. Diese Übergänge in eine neue Lebensphase verlaufen nicht immer reibungslos und friedlich. Sie zeigen sich manchmal sogar durch heftige seelische Turbulenzen.

Es ist offensichtlich, dass auch die Wechseljahre ein solcher Übergang sind. Körperliche Veränderungen verweisen auf den nächsten Entwicklungsschritt. <u>Etwa zwei Jahrsiebte verbringen Frauen in dieser Entwicklungsphase</u>. In Abhängigkeit von den persönlichen Lebensumständen und der Einstellung zu Veränderungen, gestaltet sich diese "Wechselzeit" als natürlicher Prozess bis hin zu einer Abfolge von Krisensituationen. Zwischen dem 42. und 49. Lebensjahr beginnt der Abschied von der biologischen Fruchtbarkeit. Ab etwa Mitte Fünfzig stellt sich ein neues Gleichgewicht im weiblichen Organismus ein. Was viele Frauen anfänglich als Verlust empfinden, bringt aber auch eine neue Art von Freiheit: Unabhängigkeit vom Fruchtbarkeitszyklus mit all seinen Beeinträchtigungen und Schwankungen im körperlichen und seelischen Wohlbefinden.

<u>Die persönliche Einstellung ist entscheidend.</u> Man kann die neue Entwicklung neugierig begrüßen oder die negativen Seiten der Wechseljahre sehen – dann nimmt "Frau" nur die beginnenden Abbauprozesse wahr und fühlt sich alt, hilflos und hässlich.

In den Wechseljahren erfahren Frauen zwar eine <u>Abnahme ihrer körperlichen Kräfte, aber auch ein Hoch ihrer geistigen Reife und Lebenserfahrung</u>. Wünschenswert wäre eine Entscheidung, die nächsten Entwicklungsschritte aktiv und "selbst-bewusst" zu gestalten, was zu Zufriedenheit und Erfüllung führt. Reife Frauen, die ihren Wert kennen und ihre Stärken einsetzen, sind häufig erfolgreich im beruflichen und/oder sozialen Umfeld sowie innerhalb der Familie.

Viele Frauen werden beim Gedanken an die Wechseljahre mit Verlustängsten konfrontiert. Genau hier ist die Unterstützung durch die Therapeutin von entscheidender Bedeutung. Die positive Antwort auf die hier folgenden Konfliktfragen könnte lauten:

- Verlust der Fruchtbarkeit?
  Es ist klug von der Natur eingerichtet, dass die Fruchtbarkeit schwindet, bevor die Frau zu schwach ist, Kinder aufzuziehen.
  Es bleibt die Lust und Freude an der Sexualität bis ins hohe Alter.
  (David Schnarch: Die Psychologie sexueller Leidenschaft, Klett-Cotta-Verlag)

- Verlust des jugendlichen Aussehens?
  Es ist klug von der Natur eingerichtet, dass alle Zeichen verschwinden, die eine "Paarungsbereitschaft" signalisieren, wenn die Zeit dafür vorbei ist.
  Die neue Anziehung wird durch Reife und Erfahrung bestimmt.

- Verlust der Mutterrolle?
  Gut, dass Kinder ihre eigenen Wege gehen, wenn die Mütter ihnen das Laufen beigebracht haben.
  Endlich hat "Frau" Zeit für ihre eigenen Bedürfnisse.

- Verlust der Vitalität?
  Die Zeit des "Ackerns" ist vorbei, jetzt kann geerntet werden. Dazu gehört auch das bewusste Haushalten mit den körperlichen Kräften.
  Innere Ruhe und Gelassenheit sind angesagt.

Das Thema der Wechseljahre ist **nicht Verlust, sondern Loslassen**. Es gilt Raum für Neues zu schaffen und eigene Bedürfnisse zu erkennen. Die Kulturen, welche die Weisheit des Alters schätzen, speziell der reifen Frauen, kennen keine Wechseljahresbeschwerden (siehe oben).

In unserer Gesellschaft fehlen die wunderbaren, weisen Großmütter, die selbstbewusst ihr Leben genießen und ausgleichend, liebevoll und tolerant zwischen den Generationen vermitteln.

Psychosomatik von Wechseljahresbeschwerden

(nach Dr. Christiane Northrup)

Verschlüsseltes Wissen
    Übergang zu den Jahren der Weisheit
    Befruchtung des Umfeldes

Störung des Energieflusses
    nicht bearbeitete Reste der Vergangenheit
    Angst vor dem Alterungsprozess

(nach Margit und Rüdiger Dahlke)

Symptomebene

Bilanz(symptome) aus der ersten Lebenshälfte:
Die Symptome verweisen auf die offengebliebenen Themen der Frau. Organismus und Seele arbeiten an diesen weiter. Beispiele sind ungelebte Weiblichkeit, Versäumnisängste in Bezug auf Sexualität, Panikstimmung beim Blick auf die "biologische Uhr", allgemeiner Nachholbedarf zum Thema Frausein.

    1. Hitzewallungen, fliegende Hitze: Das Nichtgelebte macht "heiß" und Angst
    2. Schweißausbrüche: die "heiße" Frau
    3. trockene, heiße Schleimhäute (Scheidentrockenheit): vor Hitze brennen
    4. Flushs: anfallsweises Erröten wie bei sexueller Erregung
    5. Reizbarkeit: sich herausfordern, von bestimmten Reizen einfangen lassen
    6. kribbelig sein: innere Unruhe vor dem Aufbruch / vor der Wende spüren
    7. Schlaflosigkeit: vor Erwartung und Aufregung keinen Schlaf finden
    8. Angstgefühle: Engegefühl vor dem Neuen, dem Durchbruch ins Neuland

Nach Margit und Rüdiger Dahlke gehören die ersten vier Symptome (1.-4.) zum **Orgasmus**. Sie sind aber z. B. beim Einkaufen eher störend, wobei sie dort nur auftreten, wenn sie bisher zu kurz gekommen sind oder wenn Angst besteht, die fruchtbare Phase nun loszulassen. Die zweiten vier Symptome (5.-8.) könnten auch zum Teenagerverhalten gehören.

Bearbeitung

Die *heiße Frau* noch einmal bewusst herauskehren und (auf)leben lassen mit der Tendenz des *Aus*lebens, aber auch Abschließens. Noch einmal auf *junges Mädchen* machen, bevor diese Phase wirklich losgelassen wird. Sich begeistern und in Hitze im übertragenen Sinne entflammen. Feuer und Flamme für die anstehenden Themen sein. Fruchtbarkeit auf anderen Ebenen verwirklichen. Kinder im übertragenen Sinne in die Welt bringen. Mut fassen und unterstützt von guten Freunden und Therapeuten, sich aktiv der Angst stellen. Sich mit dem Ziel des Weges, der Erlösung, dem Tod auseinandersetzen: z.B. Totenbücher lesen, über das Woher und Wohin des Weges meditieren, die Lebenszyklen tanzen oder im Psychodrama umsetzen.

Einlösung

Statt Hitze Warmherzigkeit und andere heiße Themen finden, die nun vorrangig sind. Sich auf die neuen Aufgaben des seelischen Heimweges einstellen: durch das Einsetzen der Periode zur Frau werden, durch ihr vorübergehendes Ausbleiben zur Mutter und durch das definitive Aussetzen zur Großen (spirituellen) Mutter werden. Aus der Rolle als Frau und Mutter in die der "Großen Mutter" und "Weisen Frau" wechseln. Die offen gebliebenen Rechnungen (auf übertragenen Ebenen: "Was bin ich der ersten Lebenshälfte schuldig geblieben?") begleichen und sich den neuen übergeordneten Themen des Heimweges widmen.

Urprinzipieller Bezug (nach Dahlke)

> Venus/Mond (Weiblichkeit)
> Uranus (Wechsel)
> Saturn (Reife)

Allgemeine Gedanken zur Psychosomatik

Themen wie "auf junges Mädchen machen", "heiße Frau" sein, Fruchtbarkeit und Kinder, kommen in der Phase der Wechseljahre zum Abschluss. Das betrifft jedoch nicht die körperliche Intimität! Eine befriedigende und erfüllte Sexualität kann bis ins hohe Alter erfahren werden. Gelebte Selbstliebe unterstützt die Frau, die Lust am eigenen Körper neu und beglückend zu entdecken Seelisch-geistige Reife ist die Voraussetzung dafür.

Zwei Filme zum Thema:
"Was das Herz begehrt", Regie Nancy Meyers, 2003
"Wolke 9", Regie Andreas Dresen, 2008
Bücher zum Thema:
"Intimität und Verlangen", David Schnarch, siehe Literaturliste
"Im Fluss des Lebens", Ruth Maria Kubitschek (Roman), siehe Literaturliste

Zitat David Schnarch: "Wer über fünfzig ist, hat seine beste sexuelle Zeit noch vor sich als hinter sich. Guter Sex braucht persönliche Reife."
Zitat Ruth Maria Kubitschek in einem Interview: "Oma und Opa haben keinen Sex – oder etwa doch?"

Psychosomatik einzelner Symptome

Die Symptome der Wechseljahre weisen auf offengebliebene Themen der Betroffenen hin. Diese wollen zu einem "happy end" geführt werden (Olaf Jacobsen).

Hitzewallungen/Schweißausbruch

- sind eine Entladung, um etwas ins Gleichgewicht zu bringen,
- sind eine überschießende Reaktion in Form von Schweißbildung (Ausleitung/Entgiftung).
- Emotionaler Stau könnte der Auslöser sein, wie zurückgehaltene Wut, Zorn, Trauer usw.
- Blockierte Kundalinienergie / blockierte sexuelle Energie könnte die Ursache sein. Oft haben diese Frauen viel Nachholbedarf in Bezug auf Sinnlichkeit oder sie haben sich die Sehnsucht danach nie eingestanden. Vielleicht wollen sie eine andere Art der Sexualität leben, z. B. mehr Zärtlichkeit.

Ein Ziel auf dem Weg zur Heilung könnte sein, das eigene Feuer, im Sinne der eigenen Energie, zu bündeln und nicht zu verstreuen! Das bedeutet, weniger Anstrengung, mehr Gelassenheit und "bei sich selbst bleiben".

Schlafstörungen
Die Frauen sollten sich tagsüber ihren Raum nehmen, anstatt ihn nachts im Wachzustand nachholen zu müssen!

Zur Wiederholung:
Die Einstellung einer Frau zum Älterwerden beeinflusst ganz entscheidend ihre Einstellung zu ihren Wechseljahren.
Gesellschaftliche und kulturelle Bedingungen prägen das Erleben der Wechseljahre
(Vergl. S. 219 und 220 im Kap. 8).

Fazit:
Unsere Chance als Heilpraktikerinnen besteht darin, eine "Neue Kultur der Menopause" zu zu gestalten!
Frauen in den Wechseljahren sollten ehrlich in den Spiegel schauen und sich fragen: Wie halte ich es mit dem Älterwerden und den Symptomen der Menopause? Sehen sie ihre natürlichen, körperlichen Abläufe als sinnvoll und wegweisend oder als einengend und feindlich an?
Jede Frau ist Expertin ihrer Lebenssituation. Wenn sie nicht alleine damit fertig wird, ist es völlig angemessen, dass sie sich Hilfe holt. Sie kann mit unserer Unterstützung lernen, der eigenen Wahrnehmung und Intuition sowie ihrem Körperwissen zu vertrauen.

Schulmedizinische Therapie von Wechseljahresbeschwerden

- Hormonsubstitution / künstliche Hormone:
  In Deutschland erhalten knapp 5 Mio. Frauen künstliche Hormone in und nach den Wechseljahren. Zum Einsatz kommen niedrig dosierte Östrogen/Gestagen-Präparate in den unterschiedlichsten Darreichungsformen:
  Tabletten, Injektionen, Cremes, Gele, Pflaster
- Beruhigungs- und Schlafmittel
- Regelmäßige Krebsvorsorge (in jüngerer Zeit ist das Mammographie-Screening dazu gekommen, siehe in Kap. 5, Die Weibliche Brust, S. 148)

Risiken und Nebenwirkungen der künstlichen Hormontherapie

Ingrid Mühlhauser, eine Hamburger Professorin und Endokrinologin, bezeichnet die künstliche HET (HormonErsatzTherapie) als "eine der größten Blamagen in der Medizin, weil aus untauglichen Daten massive Trugschlüsse gezogen wurden."
"Es ist ein Märchen, dass Hormone gut tun, gesund, jung und fit machen" moniert auch Dr. Angela Spelzberger, Epidemiologin und Leiterin des Tumorzentrums Aachen. (Beide Zitate aus "Goldgrube Gynäkologie", Überreuter 2004, dort S. 121)
Es gibt unterschiedliche kritische Studien zum Thema HET, deren Ergebnisse hier zusammengefasst sind:

- Die künstliche Hormontherapie birgt die Gefahr des Krebsrisikos, vor allem Brustkrebs durch Östrogentherapie.
- Sie wird oft von den Frauen schlecht vertragen.
- Gutartige Tumoren können durch sie entarten.
- Wechseljahresbeschwerden werden dadurch schlimmer.
- Außer der Indikation Hitzewallungen ist nach verschiedenen Studien kein Argument für die Hormonersatztherapie in den Wechseljahren übriggeblieben (WHI-Studie = Womens Health Initiative, weltgrößte Studie über hormonelle Therapie, USA und Million-Women-Studie, Großbritannien)
- Es konnte kein Herzschutz durch künstliche Östrogene nachgewiesen werden, wie früher immer behauptet wurde. Bei Frauen mit bereits bestehender Arteriosklerose war das Risiko sogar erhöht. (HERS = Heart and Estrogen Replacement Study und ERA-Studie = Estrogen-Replacement and Atheriosclerosis-Study)
- Die Osteoporose wird durch die HET nicht in der Weise beeinflusst, dass sich das Risiko der Nebenwirkungen lohnt. Es gibt nachweislich bessere und effektivere Therapien.
- Auch der Hormonschutz vor Demenz ist ein Märchen (WHI-Studie). Im Gegenteil: Das Risiko an einer Demenz zu erkranken, scheint sich sogar zu erhöhen.

Hauptquelle: "Goldgrube Gynäkologie", Sylvia Schneider, Überreutter 2004

Neuere Studien (2013), DPOPS (Danish Osteoporosis Prevention Study) und KEEPS (Kronos Early Estrogen Prevention Study) wollten wieder beweisen, dass der Nutzen einer frühen Hormonsubstitution (bei Frauen unter 60 Jahren) die Risiken meist überwiegt. Angeblich könne durch die HET chronische Krankheiten wie Herzkreislauferkrankungen sowie Osteoporose verhindert werden. Beide Studien hatten eine kleine Teilnehmerinnenzahl, eine geringe Signifikanz und gelten bei Experten als nicht evidenzbasiert. Nichtsdestotrotz aktualisierten einige gynäkologische Fachgesellschaften in Deutschland - wieder einmal - ihre Anwendungsempfehlungen dementsprechend. Deutliche Gegenstimmen findet man in den Leitlinien der U.S. Preventiv Services Task Force und dem unabhängigen, pharmakritischen arznei-telegram®.

Quelle: Newsletter ffgz Berlin, Januar 2013

Wichtig für die Naturheilpraxis

- Die Patientin sollte über die Wirkung von künstlicher Hormonsubstitution aufgeklärt werden.
- Es sollte abgeklärt werden, ob ein echter, ein relativer oder ob überhaupt ein behandlungsbedürftiger Hormonmangel besteht, z.B. mittels Kinesiologie.
- Aufklärung über Alternativen zu künstlichen Hormonen ist wichtig.
- Es stellt sich die Frage, ob der Nutzen einer HET für die Patientin größer ist als die Risikofaktoren.
- Besteht der Eindruck, die Hormontherapie wird von der Frauenärztin eher aufgedrängt, bietet sich die Möglichkeit, eine ärztliche Zweitmeinung einholen zu lassen.

Die "Entdeckung", dass die Menopause eine Hormonmangelkrankheit sei, ist relativ jung. Der Gynäkologe Robert Wilson (USA) veröffentlichte diese These erstmals im Jahr 1967 in seinem Buch "Femine forever" (Deutscher Titel: "Die vollkommene Frau").

Aus dieser These entstand der Begriff der Östrogenmangelkrankheit, die mit dem Wundermittel Hormonersatztherapie (HET) behandelt werden kann.

Die medizinische Behandlung der Wechseljahre wurde zur Therapie mit den meisten verordneten Medikamenten. Frauen in diesem Alter sind ein unerschöpfliches Marktpotenzial. In Deutschland befinden sich ungefähr 12 Mio. Frauen in den Wechseljahren. In Kürze werden sie ein Fünftel der gesamten Bevölkerung ausmachen.

Siehe Grafik rechts

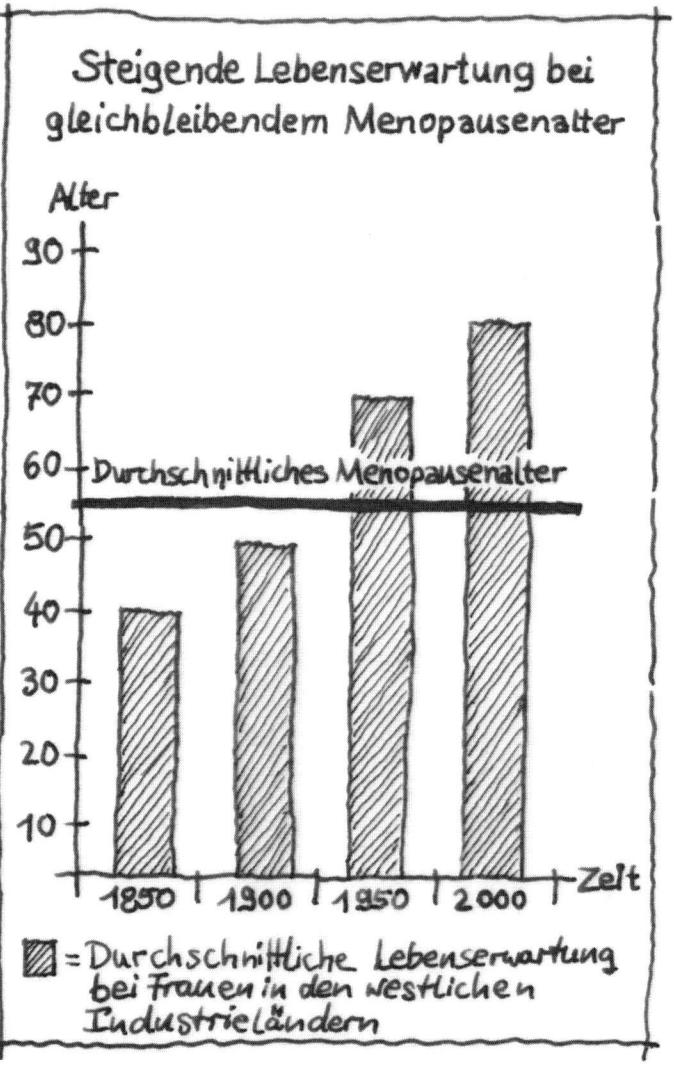

Naturheilkundliche Behandlungsmethoden bei Wechseljahresbeschwerden

"Natürliches Progesteron" aus der Yamswurzel

Die Grundsubstanz heißt Diosgenin, das in der mexikanischen Yamswurzel (Dioscorea villosa) vorkommt. Sie ist nicht zu verwechseln mit der Gemüseyams. Diosgenin gleicht ohne Nebenwirkungen eine Östrogendominanz aus. Es besetzt die Progesteronrezeptoren, wirkt wie Progesteron und harmonisiert den Hormonhaushalt. Weiter stimuliert Diosgenin die Produktion von DHEA (DeHydroEpiAndrosteron) in den Drüsen der Nebennieren. DHEA gilt als "verjüngend", das heißt, es verlangsamt den Alterungsprozess.
Eine einheimische Alternative wäre Frauenmantel, laut Verena Mathez (www.kraeuterfrau.ch). Er soll ähnliche Progesteronwirkung haben wie Yamswurzel.
Am sanftesten wirkt der Eingriff über Cremes und Gels.
Progesteroncreme aus Yamswurzel (KbA), mit Rosengeranien-Öl als Duftstoff angereichert, gibt es z. B. bei der Bromberg-Apotheke, Freiburg zu erwerben. Man kann sie dort als *Yamswurzelcreme 10%* als 50 gr. und 100 gr. Tuben bestellen.
Eine einheimische Alternative wäre **Frauenmantel**, laut Verena Mathez (www.kraeuterfrau.ch). Er soll ähnliche Wirkung haben wie Yamswurzel.
Frauenmantelcreme oder –gel wird auf Nachfrage von vielen örtlichen Apotheken gemischt.

Rezept:
Alchemilla Urtinktur   *6,0*
Eucerinum anhydr.   *Ad 30,0*

Rezept, alternativ:
Alchemilla Urtinktur   *6,0*
Wolff Basiscreme   *Ad 30,0*

Anwendung: Die Cremes und Gele sollen im Wechsel am Bauch, Oberschenkel, Oberarme, Nacken, Brüste und Po eingerieben werden (fettreiches Gewebe).
Die Dosierungsempfehlung ist individuell anzupassen. Am besten mit einem sensitiven Verfahren austesten. Es zeigt sich oft, dass in den ersten ein bis zwei Wochen des Zyklus pausiert werden soll. Bei Frauen, die keine Menstruation mehr haben, geht man von einem virtuellen Zyklus von 4 Wochen aus.

Diosgeninöl gibt es von Fa. Biomed, Oswald Bartel e. K. (siehe Bezugsadressen, S. 293)
Anwendung und Dosierung:
Der Hersteller empfiehlt die regelmäßige Einreibung von jeweils einem Tropfen an 4 oder 6 Stellen: Mitte Oberarme, rechts und links, Mitte Oberschenkel, rechts und links und eventuell zusätzlich in Höhe des rechten und linken Schilddrüsenlappens. Meist wird in der 1. Zyklushälfte pausiert, bzw. in der ersten Woche des Zyklus. Bei Frauen, die keine Menstruation mehr haben, wird ein virtueller Zyklus angenommen. Am besten mit einem sensitiven Testverfahren individuell austesten.

Phytohormone mit östrogenähnlicher Wirkung

Grundsätzlich brauchen Frauen in den Wechseljahren keinerlei Ersatz. Der Körper braucht die Zeit, ganz natürlich ein neues, individuelles hormonelles Gleichgewicht zu finden. Pflanzliche Hormone können diesen Prozess entspannen und mit Gewinn unterstützen. Die Frau findet so auf natürlichem Weg zurück zu ihrer inneren Balance.

Sojabohne
enthält Isoflavone, mit östrogenartiger Wirkung. Wird in Nahrungsergänzungskapseln angeboten, z. B. Evisco-Femme (von Evisco-Pharma) oder Symbio-Fem (Symbiopharm GmbH).

Aber eine Überdosierung von pflanzlichen Östrogenen ist zu beachten. Oft haben Frauen nämlich keinen Östrogenmangel (siehe Ausführungen weiter oben). Außerdem kann sich ein übermäßiger Sojaverbrauch negativ auf die Schilddrüse auswirken.
- Achtung: Soja wird von Europäern oft schlecht vertragen.

Rotklee
ist ebenfalls ein Phytoöstrogen, das als Nahrungsergänzung, als Tee aus Rotkleeblüten oder als Urtinktur angewendet wird. Besonders zu erwähnen ist das Rotklee-Gel. Es wird lokal zur Behandlung von trockener Scheidenschleimhaut angewandt. Es kann in jeder Apotheke gemischt oder in manchen Online-Apotheken bestellt werden:

Rezept 1:
Trifolium pratense als Urtinktur   6,0
Eucerinum anhydr.   Ad 30,0

Rezept 2:
Trifolium pratense als Urtinktur   6,0
Majorana Vaginalgel (von Wala) oder Multigyn   Ad 30,0

Rezept 3 ("Vaginalöl"):
Trifolium pratense als Urtinktur   6,0
Glycerin   Ad 30,0

Ein bewährtes Fertigprodukt mit Rotklee u.a. ist die "Schleimhautaufbauende Intimpflege", von der Bromberg-Apotheke in Freiburg (siehe Bezugsadressen, S. 293)

Trauben-Silberkerze / Cimicifuga
in Form von Kapseln, Tabletten oder homöopathisch potenziertes Arzneimittel, hilft gegen typische Wechseljahresbeschwerden.
Bei Brustkrebs sollte auf Trauben-Silberkerze (mit Ausnahme homöopathischer Hochpotenzen) völlig verzichtet werden. Auch ist keine Dauereinnahme zu empfehlen, höchstens 6 Monate. Beispielprodukt: Natu-Fem (Rodisma-Med. Pharma)

Salbei
als Tee, Urtinktur oder diverse Fertigprodukte, hat eine leicht östrogenartige Wirkung. Besonders gut hilft er gegen Schweißausbrüche in den Wechseljahren. Kann bei Überdosierung auf den Magen schlagen.
Achtung: Salbei wirkt schweißunterdrückend, was nicht wirklich eine Heilung ist. Der Körper sucht sich dann eventuell andere Entgiftungswege.

Mönchspfeffer / Agnus Castus
balanciert das Ungleichgewicht zwischen den Hormonen Progesteron und Östrogen aus. Ist besonders gut zu Beginn des Wechsels.
Beispielprodukt: Agnus Hevert Femin Dil. (Hevert).
Achtung: Mönchspfeffer wirkt libidiunterdrückend!

Homöopathische Hormone
Östrogen und Progesteron in potenzierter Form eignen sich sehr gut zur Behandlung von Wechseljahresbeschwerden, z. B. von Firma HOMEDA oder Staufen Pharma.

> Meine Erfahrungen aus der Praxis:
>
> Bei hormonellen Disbalancen arbeite ich gemäß meiner Testung hauptsächlich mit den Yamswurzelpräparaten, oft in Kombination mit Hormonyoga (siehe Kapitel 9). Diese
> "Yoga"-Form bringe ich meinen Patientinnen in Kursen bei und teste individuell aus, welche Übungen wie lange und wie oft gemacht werden sollen. Häufig unterstütze ich diese Maßnahmen mit kinesiologischen Balancen im Hormonsystem (Eierstöcke, Hypophyse), auffallend oft im emotionalen Bereich. Bei den pflanzlichen Östrogenen zeigt der Muskeltest meist nur bei Rotklee-Produkten mit lokaler Anwendung an.

Ernährung und Bewegung sind das Wichtigste

Die Lebens- und Eßgewohnheiten der betroffenen Frau sollten genauer erfragt werden. Mit zunehmendem Alter sinkt der Kalorienbedarf und der Körper toleriert "Ernährungssünden" nur noch bedingt.

Entsäuerungs- und Entschlackungskuren oder **Heilfasten** lassen erstaunlich viele Symptome verschwinden (siehe Kapitel 1 "Frau und Umwelt").
Während der Prämenopause und Postmenopause fallen vermehrt Säuren an, die der Körper nur ausscheiden kann, wenn er sie durch basische Mineralien neutralisiert. Werden diese Mineralien nicht über die Nahrung zugeführt, dann werden sie als "Notmaßnahme" aus Zähnen und Knochen (Ca 2+) mobilisiert.

Kalzium sollte nicht aus Milchprodukten zugeführt werden. Milch kann nur schlecht verstoffwechselt werden und enthält Wachstumshormone. Kalzium kann aus grünem Gemüse, Vollkornprodukten (Hirse) und vielen frischgepressten Fruchtsäften gewonnen werden, oder durch Einnahme von organischem Kalzium wie Sango-Koralle (enthält natürliches Kalzium aus Korallen).

Vitamin D (für die Kalzium-Aufnahme notwendig) ist in Seefisch, Pflanzenölen und Butter enthalten. Ebenso gibt es diverse Fertigprodukte zur Einnahme (Beispiel: Vitamin D3 Öl von der Firma Dr. Jacobs). Bei ausreichender Sonnenbestrahlung kann es der Körper selbst herstellen. Intensives Sonnenbaden stellt aber für sich auch ein Risiko für Übersäuerung dar.

Optimal wäre für die betroffene Frau in größeren Abständen die **"Ayurvedische" Entschlackungskur** durchzuführen (siehe Kapitel 9).
Aus langjähriger Erfahrung empfehle ich diese "Diät" 2 mal im Jahr für mindestens 2 bis 4 Wochen zu machen.

Besonders gut sind immer wieder Kuren mit **Trinkmoor** (Fa. Sonnenmoor). Sie wirken entgiftend und ausgleichend auf das Hormonsystem.

Empfehlenswerte Bewegungsarten
- Joggen, Radfahren, zügiges Gehen, Nordic walking, Schwimmen, Tanzen, Gymnastik
- Nicht viel und zielstrebig, sondern mit Freude im Herzen regelmäßig
- Die Bewegungsart sollte Spaß machen

Grundsätzliches, als allgemeine Therapie

- Ernährungsumstellung vorwiegend auf pflanzliche Kost
- Glaubenssätze und Sabotageprogramme, mittels beispielsweise kinesiologischem Testverfahren, identifizieren und im Sinne der Balancierung korrigieren.
- Den Körper entsäuern.
  Beispiele: ALKALA N, 2x tgl. ½ Messlöffel und SANUVIS Tropfen 2x tgl. 1 Teelöffel (Firma Sanum) oder Produkte von Peter Jentschura, "7x7"-Kräutertee und "Meine Base"-Bäder. Eine weitere Alternative ist Dr. Jacobs Basensalz mit Natriumzitrat, zur Einnahme. Es neutralisiert die Magensäure nicht, im Gegensatz zu vielen anderen Basensalzen.
- die Ausleitung von "Gift"stoffen über Darm, Leber und Niere unterstützen: aus der Phytotherapie z. B. in Form der Kräuterelexiere von Calendula-Kräutergarten, als Spagyrische Heilmittel, z. B. Solunate von Fa. Soluna, oder die homöopathische Phönix-Kur und andere Maßnahmen.
- Entgiftung des Darmes, z. B. mit OKOUBASAN D2 1x tgl. 3-5 Tropfen (von Fa. Sanum) oder mit "Rizol"-Ölen während der "Ayurvedischen" Entschlackungskur (siehe Kapitel 9),
- Immunmodulation, z. B. mit Utilin "H" D5 (Fa. Sanum) 1x1 Kapsel alle ein oder zwei Wochen. Die Sanierung der Darmflora kann auch mit "Effektiven Mikroorganismen" oder Sauerkrautsaft, sowie Kanne-Brottrunk durchgeführt werden. Die teurere Variante wäre, gängige Präparate wie Symbioflor, Mutaflor usw. zu verwenden.

Therapievorschläge bei speziellen Symptomen

Bei Hitzewallungen

Sie treten meist nur phasenweise auf. Die "heiße Phase" dauert durchschnittlich ein Jahr.

Maßnahmen:
Salbei-Tee *(Salvia officinalis)* bei Hitzewallungen und nächtlichen Schweißausbrüchen: regelmäßig 2-3 Tassen trinken, oder 2x tgl. 1 EL Salbei-Frischpflanzensaft von Herbaria, oder Salbeitropfen von SALUS, 3x tgl. 15 Tr.
Achtung, Salbei wirkt schweißunterdrückend und heilt dadurch die Ursache nicht. Der Körper sucht sich dann eventuell andere Entgiftungswege.
Sanguinara canadensis D12 (= kanadische Blutwurzel) hilft bei Hitzewallungen vor allem im Kopfbereich, oft in Verbindung mit Kopfschmerzen oder Migräne (meist rechtsseitig). Es erleichtert auch Schwindel oder nervöse Herzbeschwerden verbunden mit Kälte und Trockenheit der Haut sowie den Schleimhäuten.
SANUVIS-Tropfen 2-3x tgl. 1/2 TL (Fa. Sanum).

Bäder bei Hitzewallungen

Zitronen-Salz-Wasser
Rezept:
1 TL Meersalz, 1 Zitrone (bio), 1 Schüssel, 1 Wasserglas, 1 Gabel, 1 Messer, 1 Ltr. Wasser
Zubereitung: Die Zitrone halbieren, in die Schüssel geben und mit kochend heißem Wasser übergießen. Mit einer Gabel die Zitronenhälften nacheinander unter Wasser festhalten und mit einem scharfem Messer strahlenförmig einschneiden. Mit einem Wasserglas die Zitrone auspressen (Boden nach unten). So gehen die ätherischen Öle nicht verloren! Das Meersalz

hinzufügen. Dieser Mischung nach Bedarf kaltes Wasser zugeben. Damit Gesicht, Brust, Achseln etc. waschen. Das Zitronen-Salz-Wasser erfrischt und weckt die Lebensgeister.

Tomatenbad – aus der TCM
Rezept:
3 Ltr. Tomatensaft in eine Wanne geben, die mit warmem Wasser gefüllt ist. Ungefähr 15 Minuten darin baden, anschließend warm abduschen und gut eingekuschelt eine halbe Stunde ruhen.

Bei Osteoporoseneigung

Folgende Kur mindestens 3 Monate durchführen:
Progesteron D6 (Staufen-Pharma) 2x tgl. 3 Globuli oder Yamswurzelcreme äußerlich auftragen und zusätzlich folgende Schüsslersalze einnehmen:
Calcium fluoratum, Nr. 1, stärkt die Oberfläche und Härte der Knochen
Calcium phosphoricum, Nr. 2, fördert den Aufbau der inneren Struktur der Knochen (Nr. 1 und Nr. 2 im täglichen Wechsel)
Ferrum phosphoricum, Nr. 3, fördert die Durchblutung der Knochen
Kalium phosphoricum, Nr. 5, für den Aufbau von Gewebe
Die Dosierungen jeweils individuell auszutesten.

Sango-Koralle – ein organischer Mineralstoffkomplex (mehr als 70 Spurenelemente, insbesondere Kalzium und Magnesium) aus dem japanischen Meer (Okinawa). Als Kapseln oder Pulver zu erwerben.

Vogelmierentee:
Rezept: 2 TL getrocknete oder 1 TL frisches Kraut mit ¼ Ltr. kochendem Wasser übergießen, ziehen lassen und trinken.

Kalziumräuber meiden wie Kaffee, Kakao, weißer Zucker, Phosphat (enthalten in Wurst, Cola, Fertiggerichten).

Aufbaukalk 1 und 2 von Weleda, steigert die Kalziumaufnahme. Aufbaukalk 1 am Morgen, Aufbaukalk 2 am Abend, messerspitzenweise einnehmen.

Die Dosierungen sollten immer der Patientin individuell angepaßt werden. Am Besten mit einem sensitiven Testverfahren.

Bei starken Blutungen

Progesteron D6 (Staufen-Pharma) in der 2. Zyklushälfte einnehmen oder Yamswurzelcreme, -gel oder -öl anwenden (siehe oben).
Solunat Nr. 11 (ehemals Matrigen II ret.), 2x tgl. 10 Tropfen morgens und abends in Kombination mit Solunat Nr. 21 (ehemals Styptik N), 5x tgl. 7 Tropfen nur während der Periodenblutung einnehmen (Fa. Soluna).
Phosphorus in höheren Potenzen (ab C30) stoppt starke Blutungen. Bitte nur anwenden, wenn ausreichend homöopathische Kenntnisse vorhanden sind!

Starke Blutungen -
- mit gastrointestinalen Syptomen verbunden: CALVAKEHL D3, 3x tgl. 6 Tropfen (Fa. Sanum)

- mit Kopfschmerzen verbunden: USTILAKEHL D5, 5-8 Tropfen tgl. einnehmen oder einreiben (Fa. Sanum), auch als Zäpfchen erhältlich.

Cave: Bei Blutungen in der Postmenopause immer auch an Ca denken und medizinisch abklären lassen!

Bei allen Symptomen der Östrogendominanz (siehe oben)

- **Progesteron D6**, 3-6 Globuli tgl.,
- **Yamswurzel**creme/-gel,
- **Frauenmantel**creme/-gel,
- **Diosgeninöl** anwenden.

Bei Stimmungsschwankungen und Depressionen

Ignatia D12 (oder höher) hilft bei starken Stimmungsschwankungen, Nervosität und Weinerlichkeit, sowie bei Kälteempfindlichkeit.
Pulsatilla D12 (oder höher) hilft bei starken Hochs und Tiefs, überempfindlichen Reaktionen und Tränen ohne Grund.
Johanniskraut/Hypericum gilt als "Sonne für die Seele", in Form von Tees oder Pflanzenelexieren.
Aurum / Apis regina comp. Globuli velati von Wala bei Stimmungslabilität, vegetativer Dystonie, Konzentrations- und Gedächtnisschwäche.
Ignatia comp. Globuli velati von Wala bei hysteriformem Syndrom und klimakterischen Störungen, besonders psychischer Art.

Ginseng - ist ein Adaptogen, ein Mittel, das dem Körper erlaubt, sich Streßsituationen besser anzupassen. Ein Mittel der Balance.

Rezept Ginsengtee:
2 gr. fein geschnittener Ginseng oder 1 gr. Extrakt aus roter Ginsengwurzel auf ¼ Ltr. Wasser, mindestens 10 Min. ziehen lassen, mit Honig süßen und trinken. Alternativ kann mehrmals tgl. 1 Stück weiße Ginsengwurzel (2-3gr.) gekaut werden. Ginseng sollte maximal 3 Monate angewendet werden.

Bei trockenen Schleimhäuten (Vagina)

Rotklee-Gel, kann in jeder Apotheke gemischt werden, Rezept siehe S. 227, kann lokal im Vaginalbereich einschließlich der Schleimhäute angewandt werden.
Schüsslersalz Nr. 8, Natrium Chloratum D6, mindestens 3 Monate lang einnehmen.
Damm-Massageöl von Weleda: es enthält Mandel- und Weizenkeimöl und wird hier anders angewendet, als während der Schwangerschaft üblich. Frau träufelt das Öl auf ein Schwämmchen und führt es tief in die Scheide ein. Eine einzige Behandlung soll oft über mehr als eine Woche wirksam sein.
Granatapfelkernöl wirkt besonders auf den weiblichen Hormonhaushalt und den Stoffwechsel der Haut. Beispiel Delima Femin Vaginalzäpfchen von Fa. Pekana.
Vitamin A+E Hevert-Kapseln, zur Stärkung der Haut und Schleimhautfunktionen.
Rosenzäpfchen als Pflegeprodukt und Gleitmittel, z. B. von der Eversbusch-Apotheke, München oder als **Rosenölzäpfchen** von der Bromberg-Apotheke, Freiburg.
Schleimhautaufbauende Intimpflege von der Bromberg-Apotheke, Freiburg.

Bei Libidostörungen

Hormonyoga (siehe Kapitel 9)
Magnettherapie nach Dr. Verena Breitenbach:
Es gibt die sog. "BodyMagnets", in Form von "MagnetHeart" und "MagnetStrip", die man am 2. Chakra an der Unterwäsche tragen kann und die die Libido steigern können. Die Magnete fördern die natürliche Energie und Anziehungskraft, eine positive Einstellung zum Leben, Unbeschwertheit und Lebensfreude. Diese Produkte werden von der Fa. Energetix (siehe Bezugsadressen) hergestellt und man braucht das magnetische Gegenstück zur Befestigung an der Kleidung.
Vitamin A+E Hevert-Kapseln, zur Förderung einer gesunden Sexualfunktion.
Maca ist eine peruanische Heilpflanze, aktiviert die Libido der Frau, steigert die Energie. Maca ist unter anderem in Macabido ® für die Frau enthalten.
Damianakraut: Schon dies Maya kannten die Wirkung dieser Heilpflanze. Als Tee zubereitet fördert es die Durchblutung des Unterleibes und gilt als natürliches Aphrodisiakum.

Rezept für Damiana-Tee:
3 Tl Damianakraut
2 Tl Pfefferminzblätter
1 Tl Orangenblüten
1-2 Tl der Mischung mit ¼ l kochendem Wasser übergießen, 10 Minuten ziehen lassen, abseihen. Davon 1-2 Tassen täglich trinken, eventuell mit Honig süßen.

Bei trockenen Augen (Keratokonjunktivitis sicca)

Conjunctisan ® B Augentropfen von vitOrgan Arzneimittel GmbH

Bei Schlafstörungen

- Ein persönliches Einschlafritual finden (Spaziergang, Meditation),
- Die Energielenkung aus dem Hormonyoga machen, beruhigende Abschlußphase (siehe Kapitel 9).
- Späte Mahlzeiten vermeiden.
- Nach 20 Uhr keine schwerwiegenden Probleme mehr wälzen oder Diskussionen führen
- Auf die "Schlafhygiene" achten. Das bedeutet eine klare Trennung von Aktivität bei Tage und Ruhe in der Nacht. Ein Nickerchen und Ausruhen bei Tage sollte dem "Schlafkonto" angerechnet werden.
- Ein warmes Fußbad mit **Lavendel- und Melissenöl** geniessen.
- **Solunat Nr. 4** (ehemals Cerebretik) von Soluna, tropfenweise in Wasser verdünnt einnnehmen.
- Baldriantropfen
- **Schlafteemischung**
  Rezept:
  5 Teile Passionsblume
  5 Teile Lavendelblüten
  5 Teile Melissenblätter
  3 Teile Hopfenzapfen
  2 Teile Johanniskraut
  1-2 Tl auf ¼ Ltr. Wasser, 5-10 Minuten ziehen lassen
  1-2 Tassen vor dem Schlafengehen trinken

Unterstützende Maßnahmen

<u>Hydrotherapie</u>
Wechselfußbäder helfen bei Schlafstörungen, Nervosität, Kopfschmerzen.
Ein kaltes Armbad durchführen: kaltes Wasser ins Waschbecken füllen, die Unterarme
3-5 Minuten darin baden, danach die Arme an der Luft trocknen lassen. Diese Maßnahme beruhigt das vegetative Nervensystem.

Kalte Fußwickel machen: kalte, feuchte, gut ausgewrungene Baumwollsocken anziehen, darüber trockene Wollstrümpfe ziehen. Das zieht nachts die überschüssige Wärme und Gifte aus dem Körper. Unsere Füße sind die so genannte sog. 2. Niere.

<u>Kleidung</u>
Am besten ausschließlich Kleidung aus Naturfaser tragen: Wolle, Seide, Baumwolle. Sich im Zwiebelsystem kleiden, sprich mehrere dünne Schichten übereinander, die man nach Bedarf ablegen kann.

Bei psychischer Sinnkrise

Es ist hilfreich im therapeutischen Setting mit der Patientin folgende Fragen zu erörtern:

> Was habe ich in meinem Leben bisher alles gemacht?
> Wo hakt es?
> Was will ich nicht mehr?
> Wie soll mein Leben in 10 Jahren aussehen?
> Was will ich noch erleben?
> Wie will ich das umsetzen?

Hausaufgabe könnte sein, eine Liste von 10 Dingen, die der Patientin Freude machen, zusammenstellen lassen.

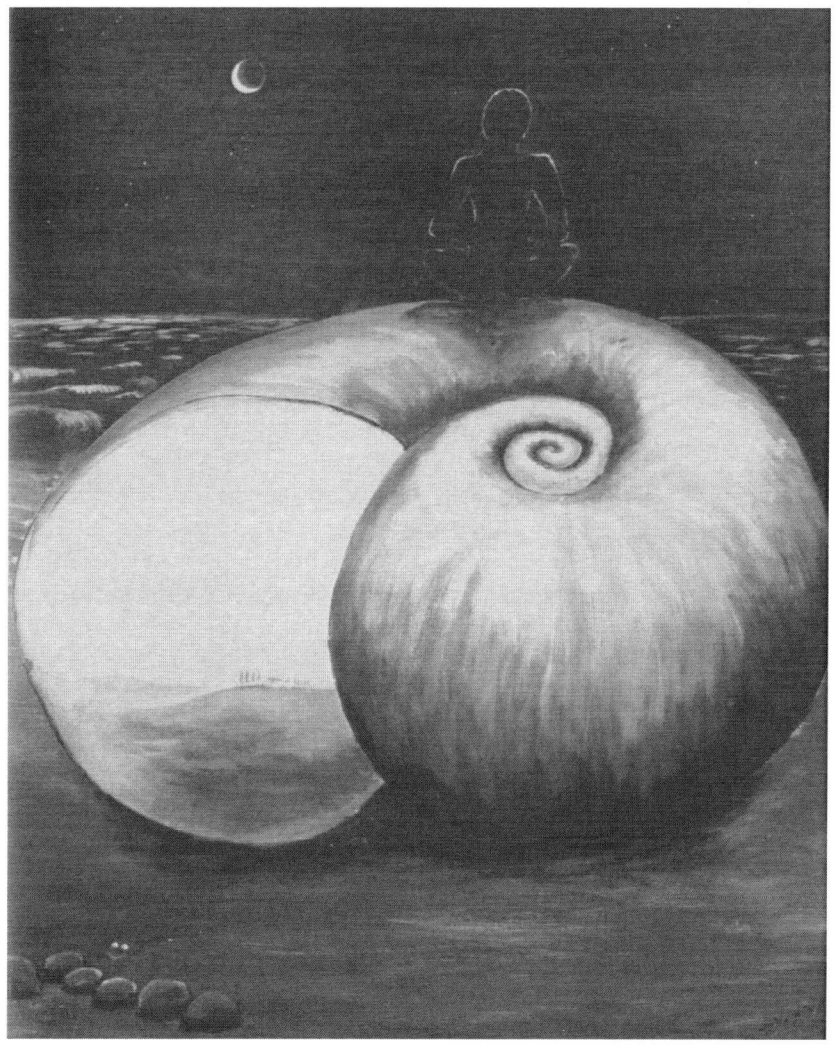

Hilfreich für den Wechsel ist das **Wechseljahres-Ritual**

Sinn und Zweck:

Dieses Ritual hilft der betroffenen Frau, die neue Lebensphase der Wechseljahre als sinnvoll und stimmig in ihr Leben zu integrieren. Altes und Überkommenes wird verabschiedet. Neue Qualitäten und Chancen werden erkannt und willkommen geheißen. Dabei werden alte Muster und Glaubensprogramme aus der Kindheit bewusst gemacht und neu definiert.

Es entsteht ein Raum, der es möglich macht, die negative Haltung gegenüber den Wechseljahren zu transformieren.
Die Zeit der "Weisen Frau" darf freudvoll willkommen geheißen werden!

Vorbereitung:

Die Frau soll 4 Symbole für das Ritual mitbringen:

1. ein Symbol für ihren Neubeginn
2. ein Symbol für ihre Kindheit
3. ein Symbol für Abschied und Loslassen
4. ein Foto von verstorbenen Person mit Vorbildcharakter

Durchführung:

Das Wechseljahres-Ritual kann mit einer einzelnen Frau in der Praxis oder mit einer Gruppe von Frauen durchgeführt werden. Die Gruppenenergie potenziert die Transformationskraft dieser Arbeit.
Im Folgenden beschreibe ich das Ritual im Kreise mehrerer Frauen:
Zunächst sollte für den Ritualkreis ein harmonisches Zentrum geschaffen werden. Als Unterlage empfiehlt sich ein unifarbiges Tuch als. Die Mitte des Zentrums kann z.B. mit einen Blumenstrauß oder einer Kerze geschmückt werden.

Die vier Himmelsrichtungen eventuell mittels eines Kompasses bestimmen.
Die Frauen legen ihre mitgebrachten Symbole auf dem Tuch aus. Die Gegenstände für den Neubeginn in den Osten, die für die Kindheit im Süden, die für den Abschied in den Westen und das Foto in den Norden (siehe Grafik S. 236).

Anschließend gruppieren sich die Frauen am Startpunkt, nämlich im Osten.

Die erste Frau nimmt ihren Gegenstand für den Neubeginn zur Hand und erklärt, wie ihr persönlicher Neubeginn in den Wechseljahren aussieht und ihren Bezug zum Symbol. Die anderen hören still und aufmerksam zu.

Es empfiehlt sich, die Frau aus dem Unterbewusstsein sprechen zu lassen. Unterstützend kann die Technik der "Kokosnuss" aus der Kinesiologie eingesetzt werden. Sie ist eine allgemeine Methode zur Entstressung. Dabei hält die Kursleiterin der Frau, die gerade an der Reihe ist, Stirn und Hinterhaupt mit den Händen. Die Frau selber kann die Augen schließen. Die Frau beendet ihre Aussage mit den Worten "So sei es!". Dieser Satz wird zur Bekräftigung von allen anderen Frauen gemeinsam wiederholt.

So geht es reihum, bis alle Teilnehmerinnen an der Reihe waren.

Die ganze Gruppe wandert nun zur nächsten Station, in den Süden. Dort wird mit dem gleichen Vorgehen die jeweils eigene Kindheit angeschaut. Dabei können Prägungen und Lebensthemen der einzelnen Frau ins Bewusstsein kommen, die bis zum heutigen Tag noch nicht gelöst sind. An dieser Stelle fließen oft Tränen, die willkommen sind.

Weiter geht es dann in den Westen, in den "Herbst". In dieser dritten Phase spicht jede Frau von dem, was zu Ende geht und was sie hinter sich lassen will. Es geht um Abschiednehmen und Loslassen zum Beispiel der fruchtbaren Phase, der Monatsblutung, der eigenen Jugendlichkeit und der erwachsenen Kinder. Dadurch kann das Älterwerden besser angenommen werden.

Der Ritualkreis schließt sich im Norden, im "Winter", mit demselben Vorgehen wie bisher. Das Foto der verstorbenen Person kann einerseits daran erinnern, dass die verstorbenen Ahnen und "aufgestiegenen Meister", sprich die "Geistige Welt", als Kraftquelle immer zur Verfügung stehen. Andererseits regt diese Arbeit dazu an, selbst zum Vorbild zu werden: zur "Weisen Frau". Im Norden manifestiert sich die Groß(e)-Mutter mit dem Wissen, der Gelassenheit und der Erfahrung eines ganzen Lebens.

Zum Abschluss bilden alle Frauen einen Kreis um das Zentrum. Sie halten sich an den Händen und singen gemeinsam ein Lied oder Mantra. Oder sie beschließen das Ritual mit einem Kreistanz.

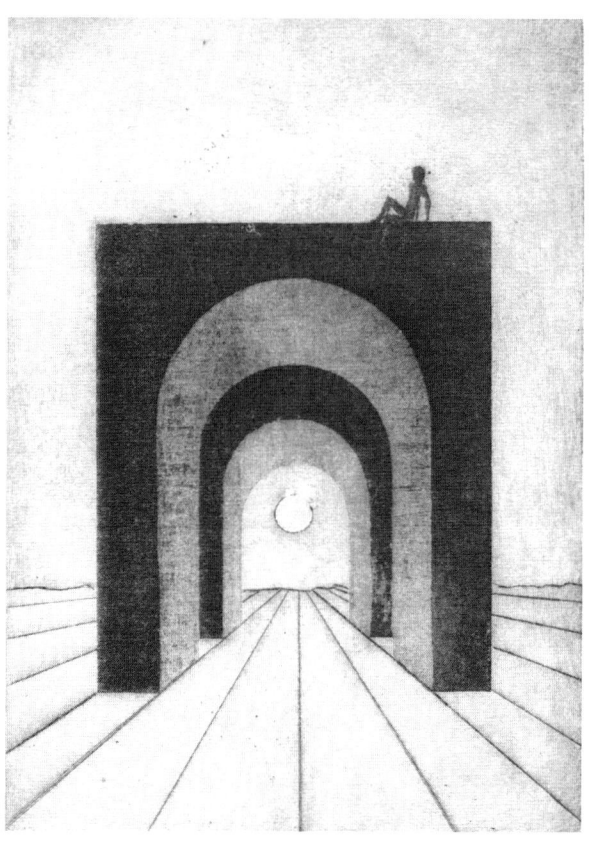

Arbeitsblatt zum Herauskopieren

Symbolarbeit – Ritual für Frauen in den Wechseljahren

Foto von verstorbener Person mit Vorbildcharakter

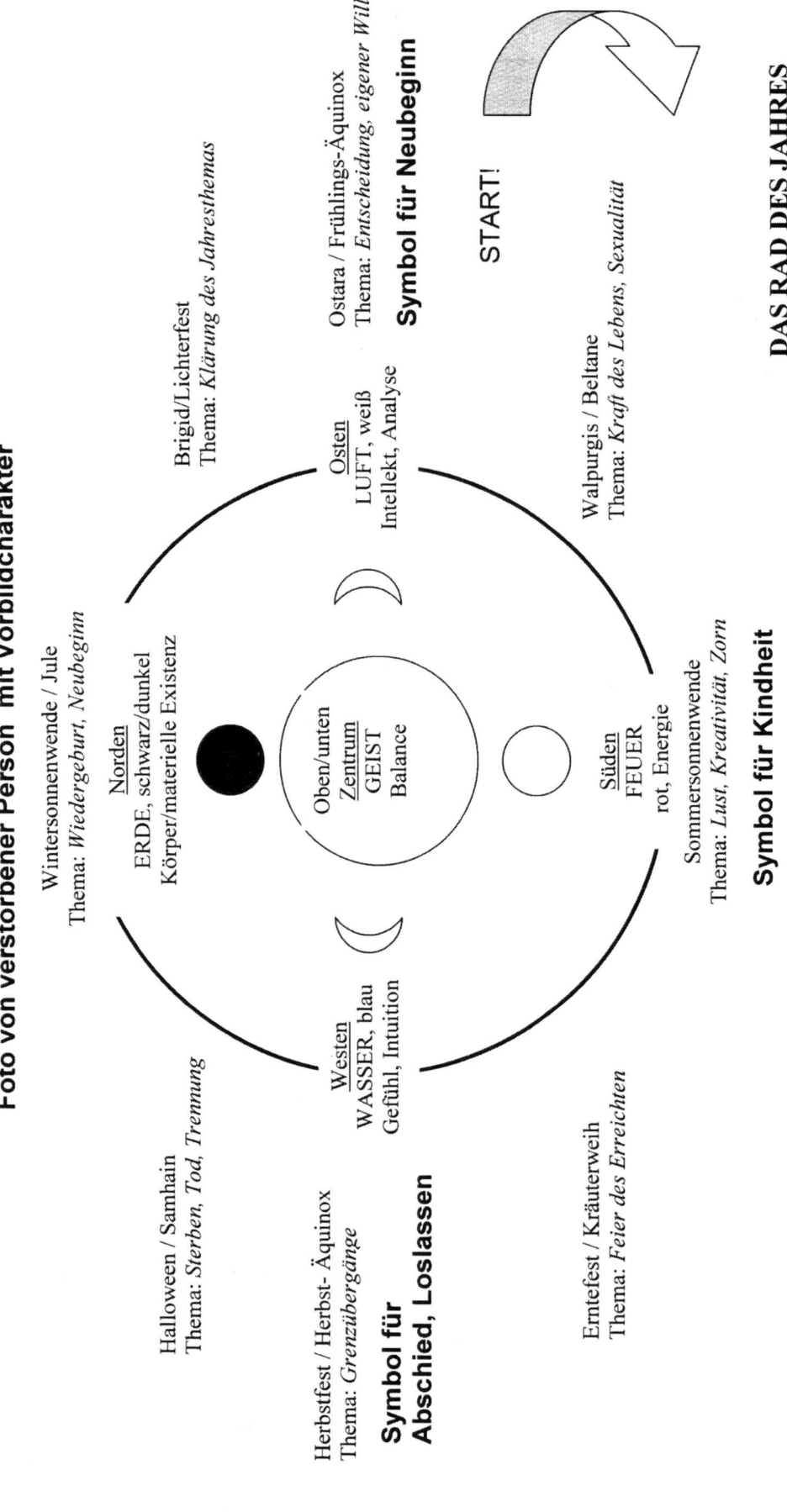

Wintersonnenwende / Jule
Thema: *Wiedergeburt, Neubeginn*

Brigid/Lichterfest
Thema: *Klärung des Jahresthemas*

Ostara / Frühlings-Äquinox
Thema: *Entscheidung, eigener Wille*

Symbol für Neubeginn

START!

DAS RAD DES JAHRES
Jahreszeiten, Feste, Elemente, symbolische Zuordnungen

Norden
ERDE, schwarz/dunkel
Körper/materielle Existenz

Osten
LUFT, weiß
Intellekt, Analyse

Walpurgis / Beltane
Thema: *Kraft des Lebens, Sexualität*

Oben/unten
Zentrum
GEIST
Balance

Süden
FEUER
rot, Energie

Sommersonnenwende
Thema: *Lust, Kreativität, Zorn*

Symbol für Kindheit

Westen
WASSER, blau
Gefühl, Intuition

Halloween / Samhain
Thema: *Sterben, Tod, Trennung*

Herbstfest / Herbst-Äquinox
Thema: *Grenzübergänge*

Symbol für Abschied, Loslassen

Erntefest / Kräuterweih
Thema: *Feier des Erreichten*

Kapitel 9

Arbeitstexte

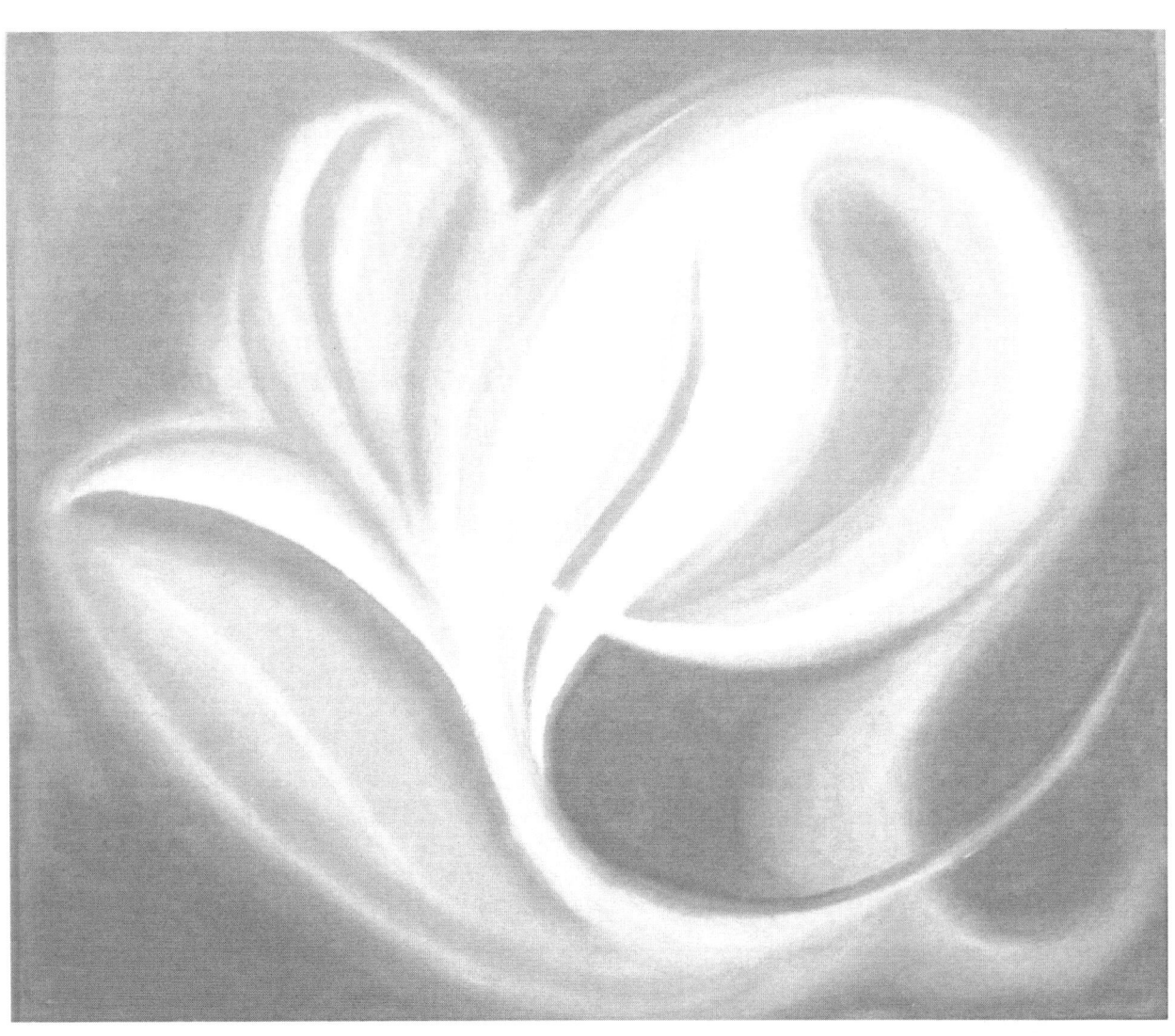

Die "Ayurvedische" Entschlackungskur

Dies ist eine spezielle Ernährungs-, Ausleitungs- und Entgiftungsform, bei der man sich satt essen darf und trotzdem abnimmt. Die Kur kann sowohl als Heilmaßnahme von innen als auch zur Gesundheitsvorsorge dienen. In meiner Praxis zeigt sich eine positive Wirkung bei einer Vielzahl von Erkrankungen. Als therapeutisches Verfahren sollte sie mit der "Rizol"-Therapie kombiniert werden (siehe S. 272). Gute "Nebenwirkungen" sind, dass die Haare und die Haut schöner werden und unnötige Fettpolster, die sich angesammelt haben, verschwinden. Durch das tägliche Einölen mit einer speziellen Ölmischung werden Schlacken über die Haut herausgezogen und eine bestehende Cellulitis kann sich verbessern.

Wichtig:

- Man sollte sich mindestens 14 Tage Zeit nehmen, besser wären 4 Wochen, also ein Zellzyklus der Haut.
  Es empfiehlt sich, die Dauer der Maßnahme mit einem sensitiven Testverfahren auszutesten, je nachdem, welches Ziel erreicht werden soll. Z. B. das Wachstum eines Myoms zu stoppen oder 10 Kilo abzunehmen usw.
- Neurodermitiker dürfen die Kur nur mit therapeutischer Begleitung machen, da es zu ausgeprägten Heilreaktionen kommen kann!
- Als Therapiemaßnahme bei bestimmten Erkrankungen ist sogar ein Zeitraum von bis zu 4 Monaten zu empfehlen (Lebensdauer eines *Erytrozyten*). So ein langer Zeitraum kann abschreckend wirken. Deshalb ist es empfehlenswert, zuerst einmal zu einer kurzen "Kur" zu motivieren. Nach den ersten Hürden, die genommen wurden, sind die meisten Frauen von der Einfachheit der Durchführung überzeugt.

So wird's gemacht:

Vor Beginn der Entschlackungskur ist eine **gründliche Darmreinigung** zu empfehlen, am besten mit Kaffee-Einläufen (siehe unten).
Jeden Morgen nach dem Aufstehen den **Fitnessdrink** (Rezept siehe unten) auf nüchternen Magen trinken.
Die tägliche **Ölreinigung** der Haut sollte am Besten auch morgens erfolgen (Anleitung unten).
Ausleiten mit Schüsslersalzen (siehe S. 239, Ausleitungs- und Entgiftungsmittel): 3-mal täglich je 3 Stück von jeder Sorte im Mund langsam zergehen lassen. Praktisch ist ein Vorratsdöschen für je eine Tagesration mit 36 Pastillen (4 x 9 Stk), die man nach dem Zufallsprinzip über den Tag verteilt einnimmt.

Während der Kur sollen ca. 3-4 Liter pro Tag getrunken werden:
Empfehlenswert ist mondestens 1 Liter Kräutertee und 1 Liter Grüner Tee. Alle Tees werden immer frisch zubereitet. Grüner Tee sollte nicht mit kochendem Wasser aufgegossen werden (70° bis 80°C) und nur 1-2 Minuten ziehen. Melissen- oder Pfefferminztee kann mit Grünem Tee gemischt werden. Das macht geistig frisch und entsäuert. Zusätzlich immer viel klares, gutes Wasser trinken, ohne Kohlensäure. Unter "Gutem" Wasser versteht man z. B. Umkehr-Osmose-Wasser aus der eigenen Anlage oder "Black Forest Pearl" als mineralarmes Flaschenwasser aus dem Getränkemarkt.
<u>Auf Kaffee, Schwarztee und Alkohol soll für die Dauer der Kur ganz verzichtet werden!</u>

Die vegane und basenbildende Ernährung
ist frei von tierischem Eiweiß (keine Fleisch- und keine Milchprodukte!). Auf Süßigkeiten (auch Honig!) und Weißmehlprodukte sollte verzichtet werden. Gesüßt werden kann mit

Stevia oder Datteln. Etwa 80% der Nahrung sollte aus Gemüse, Obst und Salat bestehen, roh oder gedünstet. Die anderen 20% umfassen Getreideprodukte, Nüsse, Hülsenfrüchte, Trockenfrüchte, Brotaufstriche usw. Wenn man sich daran hält, muß man weder Kalorien zählen, noch bestimmte Mengen einhalten. Für das Andünsten von Gemüse empfehle ich Ghee (siehe Rezept S. 243) oder Kokosöl.

Stevia:

Stevia rebaudiana, auch Süßkraut, Süßblatt oder Honigkraut genannt, ist eine Pflanzenart aus der Gattung der Stevien in der Familie der Korbblütler und stammt ursprünglich aus Paraguay in Südamerika. Dort und in Brasilien wird die Pflanze schon seit Jahrhunderten als Süßstoff und Medizin verwendet. Stevia hat so gut wie keine Kalorien und schmeckt 30 mal süßer als Rübenzucker.
Es ist in der EU seit 2. Dezember 2011 wieder als Lebensmittelzusatz zugelassen. Bei uns konnte Stevia aber bisher vom wissenden Bürger als "Zahnpflegemittel" deklariert in Bioläden oder über den Internethandel erworben werden. Zwischenzeitlich sind Stevia oder -produkte in Deutschland fast überall im Lebensmittelhandel erhältlich. Aber beispielsweise für Kekse oder Gebäck ist Stevia als Süßungsmittel von der EU-Kommission nicht zugelassen.
In der Schweiz wurde es schon seit 2010 für einzelne Genussmittel, z.B. Schokolade und Eistee zugelassen.
In Japan nimmt der Süßstoff der Steviapflanze heute einen hohen Prozentsatz des Zuckerersatzstoffmarktes ein.
Einer der Vorteile von Stevia gegenüber den künstlichen Süßstoffen ist, dass es ausreichend temperaturstabil ist und zum Kochen und Backen verwendet werden kann.
In Studien konnten blutdrucksenkende, antimikrobielle und gefäßerweiternde Eigenschaften beobachtet werden. In Japan und Südamerika wurden keine negativen Wirkungen beobachtet. Stevia ist auch für Diabetiker geeignet, da es keine Auswirkungen auf den Blutzuckerspiegel hat. Die meisten Süßstoffe (z. B. Aspartam) regen die Insulinpumpe an, was zu Heißhunger und folglich zu vermehrter Kalorienzufuhr und Gewichtszunahme führt, was bei Stevia nicht der Fall ist.
Bei der Benutzung von Stevia wurde keine Abhängigkeit wie bei Zucker beobachtet.

Diejenigen, die abnehmen wollen, sollten Kohlehydrate, Nüsse und Trockenfrüchte nur mäßig essen und nach 15:00 Uhr ganz auf Kohlehydrate verzichten. Ich zähle diesem Fall Pellkartoffeln zu den kalorienarmen und mineralstoffreichen Gemüsen.
Schon nach 14 Tagen wird man sich ausgesprochen leicht und gut fühlen. Die Haut sieht frisch und gesund aus, diverse Beschwerden sind gelindert, Galle und Leber entlastet und die Lebensqualität ist deutlich gesteigert.
Ein neues Gefühl für den Körper stellt sich ein und die Gehirnleistung kommt wieder auf Touren.

Zutaten für die Kur:

Ausleitungs- und Entgiftungsmittel:
- Kaltgepresste Öle in Bio-Qualität für den morgendlichen Fitnessdrink (siehe weiter unten) je nach Geschmack. Ich empfehle Leinöl im Wechsel mit Olivenöl
- Sesamöl für die Körpereinreibung am Morgen
- je 1 Fläschchen (5ml) ätherisches Wacholderbeer- und Lavendelöl
- je eine Packung homöopathisches Mineralsalz nach Dr. Schüssler (nebenwirkungsfrei): Nr. 9 D6, Nr. 10 D6, Nr. 11 D12, Nr. 6 D6 aus der Apotheke, Biochemie Pflüger)

- Grüner Tee (wenn möglich, erste Pflückung)
- Kräutertees wie Pfefferminz-, Melissentee oder fertiger Basentee, aus dem Bioladen. Alle "blonden" Tees sind für die Kur geeignet, im Gegensatz zu den "roten" Tees.
- frische Zitronen
- Cayennepfeffer oder Ingwerpulver. Ich empfehle frischen, feingeschnittenen Ingwer.
- Ein Irrigator zur Darmreinigung - wesentlich ist, dass ein langer flexibler "Darmschlauch" dabei ist.

Für die Ernährung während der Kur:
- Frisches Obst, Gemüsen und Salate als Hauptnahrungsmittel nach eigenem Belieben
- Reis, Kartoffeln, Hirse, Amaranth, Quinoa u.a.
- Vegane Brotaufstriche, sie können auch zum Kochen verwendet werden.
- Kokosmilch, Hafermilch, Reismilch oder Sojamilch anstelle von normaler Milch.
- Gelbe Linsen oder auch indische gelbe Mungbohnen sind nahrhaft und eiweißhaltig. Sie sind das Hauptnahrungsmittel der ayurvedischen Panchakarma-Kur.
- Gewürze und Kräuter (z.B. aus der asiatischen Küche).
- Gutes Salz ohne Zusätze (z. B. naturbelassenes Steinsalz)
- Ghee (geklärte Butter) oder Kokosöl (es hat die gleiche reinigende und heilsame Wirkung wie Ghee, ist für Veganer geeignet und hat bei Zimmertemperatur eine feste Konsistnz)
- Als leichter Brotersatz: Reiswaffeln, Maiswaffeln, Knäckebrot (während der Kur sollte Brot weitgehend gemieden werden).
- Nüsse und Trockenfrüchte.

> Eine **vegane** und gleichzeitig **basenbildende** Ernährung ist die entscheidende Säule der Entschlakkungskur!

Wirkung einiger Zutaten:

Raps- oder **Olivenöl** entgiften die Leber und sanieren die Darmschleimhaut.
Leinöl hat einen sehr hohen Anteil an Omega-3-Fettsäuren, die gut für das Gehirn und das Nervensystem sind.
Ingwer wirkt gegen Übelkeit und fördert ein basisches Milieu.
Frische Zitronen sorgen für einen Vitaminschub am Morgen und werden basisch verstoffwechselt.

Sesamöl über die Haut eingerieben sorgt für die Entgiftung des Fettgewebes der Unterhaut.
Wachholderbeer-Öl (*Juniperus communis*) bringt Schwung und Power in den Körper. Es mobilisiert Botenstoffe im Gehirn, die eine positive Stimmung vermitteln. Die Entgiftung und Aktivität der Nieren werden unterstützt so dass es buchstäblich von körperlichem und seelischem Müll befreit.
Lavendel-Öl fein (*"echter" Lavendula vera/L. angustifolia*) sorgt für eine gelassene, fröhliche Grundstimmung, da es Botenstoffe aktiviert, die seelische Verstimmungen auflösen.

Die o. g. **Schüsslersalze** sorgen dafür, dass die sich lösenden Schlackenstoffe des Körpers ausgeleitet werden. Die Nr. 11 wirkt aufbauend für Haut, Haare und Nägel.

Rezepte/Anwendungen

Fitnessdrink
- 1-2 Teelöffel naturbelassenes Pflanzenöl,
- den Saft einer halben, frisch gepressten Zitrone und
- 1 Messerspitze Ingwerpulver (oder Cayennepfeffer) verrühren, mit
- ½ Glas lauwarmen Wasser auffüllen.

Wählen Sie das Öl je nach Beschwerde und Geschmack: zur normalen Entgiftung Oliven-, Raps-, Sesam- oder Johanniskrautöl. Speziell bei Hautproblemen und um das Immunsystem zu stärken, verwenden Sie Hanföl, Schwarzkümmelöl, Sonnenblumenöl, Leinöl oder Distelöl, jeweils 4 Wochen lang im Wechsel mit Olivenöl. Meine persönliche Empfehlung ist Leinöl im täglichen Wechsel mit Olivenöl anzuwenden. Achtung: Olivenöl kann Gallensteine in Bewegung bringen!
Ein Tipp für Frauen die abnehmen wollen: Eukeo Aktivöl von Arkeo Immun (siehe Bezgsadressenverzeichnis)

Ölreinigung über die Haut

Praktisch ist eine Vorratsflasche: je 20 Tropfen ätherisches Wacholderbeer- und Lavendel-Öl auf 100 ml Sesamöl in einer Apothekerflasche mischen. Wer sehr empfindliche Haut hat, lässt die ätherischen Öle weg. Frauen mit Neurodermitiker nehmen statt Sesamöl ein biologisches Kokosöl.
Die Ölflasche vor der Anwendung anwärmen und sich von Kopf bis fuss einölen. Wichtig ist das Einölen der Fußsohlen! Denn sie sind die 2. Niere des Menschen. Es empfiehlt sich dann bequeme Hauskleidung und Socken als "Ölkleidung" anzuziehen. Die Einreibung mindestens 20 Minuten einwirken lassen, je länger, desto besser. Anschließend gründlich warm duschen (keine Seife verwenden!) und abfrottieren. Gesicht, Hände und Füsse können mit Papierküchentüchern von überschüssigem Öl befreit werden.

Ayurvedisches Kochrezept

Man erhitze 1 EL Ghee (ungefähre Menge für 2 Personen) in einem schweren Topf oder Wok. Gewürze und Zutaten, je nach Geschmack, in dieser Reihenfolge hinzugeben:

Als erstes ganze Samengewürze (Senfsamen, Koriandersamen, ganze Pfefferkörner usw.) sorgfältig anrösten, stets dabeibleiben, bis sie ihren Duft entfalten. Wenn sie platzen, Deckel auflegen.

Anschließend gemahlene Gewürze zufügen (Curry, Paprikapulver, getrocknete Chili, Curcuma usw.), ca. 1-2 Minuten unter Rühren rösten, bis sie duften.

Nun Zwiebeln/Knoblauch/Ingwerstückchen/Kokosnuss/Tomatenwürfel u. a. feuchte Zutaten hinzufügen (wiederum je nach Geschmack). Sie sollen glasig werden bzw. leicht anschmoren/dünsten.

Jetzt kommt zerkleinertes Gemüse dazu (Karotten, Kartoffeln, Zucchini, grüne Bohnen, Brokkoli usw. – alles was schmeckt).
Salz wird erst zum Ende des Garvorgangs hinzu gegeben. Auf guter Hitze alles gut durchmischen und am Schluß mit ein wenig Wasser ablöschen. Das Gemüse soll gedünstet, nicht gebraten werden – es soll noch Biss haben bzw. knackig sein.

Je nach Rezept kann man noch eine oder zwei der folgenden Verfeinerungen hinzufügen:
    Nüsse/Samen
    Zitronensaft
    frische gehackte Kräuter
    und (aber nicht **während** der Entschlackungskur):
        süße Sahne
        Yoghurt
        Ziegen-Frischkäse
        Weißwein
ca. 5 Minuten ziehen lassen – fertig!

Wenn das Wasser nun im Munde zusammenläuft (Die Chinesen sagen: "Der Mundstrom fließt 5 Ellen weit."), dann ist dies eine wichtige Voraussetzung für eine gute Verdauung!

Ghee selbst herstellen

Mit dem Elektroherd:

Schmelzen Sie 2 Pfund ungesalzene Süßrahmbutter in einem schweren Topf auf kleinster Kochplatte und bei kleinster Hitze. Lassen Sie nun die geschmolzene Butter im offenen Topf mindestens 30 Minuten leise ziehen, weiterhin bei kleinster Hitze. Größere Mengen können bis 5 Stunden ziehen. Die Butter sollte nicht "blubbern". Nun verdampft das Wasser und die Eiweißanteile trennen sich vom Fett. Sie setzen sich in Form einer schleimigen, weißen Schicht an der Oberfläche und am Boden ab, d. h. die Butter "klärt" sich bzw. wird "ausgelassen". Ihr Ghee bekommt nun eine goldgelbe Farbe und es wird in der Küche wird es herrlich duften.

Mit dem Gasherd:

Da die meisten Gasherde auch auf kleinster Stufe zu heiß sind, verbrennt das sich absetzende Eiweiß schnell. Es bietet sich folgende Variante an:
Die Butter in einem Topf mit Metallgriffen in den Backofen stellen und bei ca. 100° eine halbe Stunde schmelzen lassen. Das weiße Eiweiß setzt sich ab und trennt sich vom goldgelben Ghee.
Das Ghee etwas abkühlen lassen. Jetzt das Ganze durch ein feinmaschoiges Sieb, das mit einem angefeuchteten Leinengeschirrtuch ausgelegt ist, in eine Schüssel (kein Kunststoff) abgiessen. Die weiße Eiweißmasse im Geschirrtuch wird abgekratzt und im Restmüll entsorgt. Hund und Katze freuen sich auch darüber. Nach dem Abkühlen des Ghees die Schüssel abdecken und für eine Nacht in den Kühlschrank stellen. Bei manchen Buttersorten bildet sich am Gefäßboden etwas Wasser, welches abgegossen werden muss (Schimmelgefahr!). Das Abgießen des Wassers gelingt, wenn man das abgekühlte, feste Ghee als Ganzes aus der Schüssel nimmt.
Das Ghee braucht ab jetzt nicht mehr gekühlt gelagert werden, vorausgesetzt man verunreinigt es nicht. Dies kann leicht passieren, wenn man zur Entnahme einen nassen oder benutzten Löffel verwendet. Am besten, man läßt den gleichen Löffel im Ghee stecken und achtet darauf, dass er beim Kochen mit nichts in Berührung kommt.
Da das Ghee nun vom Eiweiß befreit ist, kann es wesentlich höher erhitzt werden als Butter, ohne zu verbrennen, allerdings nicht so heiß wie Öl!
Mit Ghee werden alle heißen Speisen zubereitet. Ghee sollte nur in geschmolzener/warmer Form in den Körper gelangen.
Vorsicht: Auch im Supermarkt wird "geklärte" oder "ausgelassene" Butter bzw. "Butterfett" oder Butterschmalz verkauft. Diese Produkte sind jedoch mit Hilfe von Chemikalien und nicht im Hitzeprozess geklärt und daher für ayurvedische Zwecke unbrauchbar.
Ausnahme: "Ghee" aus dem Bioladen, das unter diesem Namen verkauft wird.
Sterneköche verwenden gerne Ghee, da es den Geschmack jeder Speise intensiviert.

Entgiftungsfunktion von Ghee:
Da der Butter Moleküle entnommen wurden, hat die geklärte Butter eine hohe Bindungskapazität. Deshalb wird sie bei der ayurvedischen Panchakarma-Kur als Hauptentgiftungs- und Ausleitungsmittel eingesetzt.

Kaffee-Einlauf

Für die Darmreinigung zu Beginn der Kur empfehlen sich Kaffee-Einläufe. Zu diesem Zweck sind mindestens 3-5 Einläufe notwendig. Das Ziel ist, den Dickdarm komplett von Giftstoffen und Ablagerungen zu befreien. Das hilft enorm den Suchtdruck zu mildern und schlechte Gewohnheiten zu lassen (Zucker, Weißmehlprodukte, Alkohol). Für die Darmreinigung sollte man sich einen Ruhetag ohne wichtige Termine gönnen. So können sich Psyche und Körper auf die Kur einstellen. Geschwächte und kranke Menschen können auch Glaubersalz oder F. X. Passage-Salz verwenden. Am Morgen des Darmreinigungstages sollte etwas Obst gegessen werden, um den oberen Verdauungstrakt zu aktivieren.

Rezept für einen Einlauf (die Menge entsprechend der Anzahl der geplanten Einläufe multiplizieren):

3 Teelöffel Bio-Kaffee (kein koffeinfreier oder Instant-Kaffee!) ca. 3/4 Liter Wasser geben, 5 Min. kochen lassen, dann bei niedriger Temperatur weitere 15 Minuten köcheln. Filtern und auf Körpertemperatur abkühlen lassen.

Durchführung:
Den Irrigator bei geschlossenem "Regler" (eine Art Stellschraube) mit dem Kaffee füllen. Den Darmschlauch im vorderen Bereich mit Gleitmittel, z.B. Melkfett, einreiben. Auf der Seite liegend, beide Knie angezogen, den Darmschlauch einführen. Eine Pressbewegung erleichtert die Öffnung des Schließmuskels. Entspannt weiter atmen und den Kaffee langsam einlaufen lassen. Den Einlaufdruck mit dem "Regler" anpassen.

Der Kaffee sollte möglichst 2-15 Minuten im Darm gehalten werden, je länger desto besser. Währenddessen ist eine sanfte Bauchmassage empfehlenswert, ebenso Körperübungen wie die "Kerze", oder um die eigene Körperachse rollen.
Nach den Einläufen den Irrigator zur Wiederverwendung reinigen.
Am Abend des Darmreinigungstages sollte auf Rohkost verzichtet werden, da es sonst zu Durchfällen kommen kann. Es empfiehlt sich gedünstetes, mild gewürztes Gemüse, eine leichte Suppe und Kräutertee. Auf jeden Fall sollte viel getrunken werden

Sollte es während der Kur zu Kopfschmerzen oder Stuhlverhalt kommen, kann ein Kaffee-Einlauf wiederholt werden.
Während jeder Entgiftung sollte auf eine regelmäßige Ausscheidung über Darm und Nieren geachtet werden!

Wirkungsweise des Kaffee-Einlaufs:
Kaffee stimuliert das Enzymsystem **Gluthation-S-Transferase** in der Leber, welches fähig ist, freie Radikale aus dem Blut zu entfernen. Durch einen Kaffee-Einlauf wird dieses Enzym in seiner Aktivität um 600-700% gesteigert. Die gesamte Körperblutmenge passiert alle 3 Minuten einmal die Leber und wird so intensiv entgiftet. Außerdem werden die Toxine über die Gallenflüssigkeit in den Darm abgeleitet, die Gallengänge und -gefäße werden erweitert. Nur innerhalb des Pfortaderkreislaufes wird das vegetative Nervensystem durch den Kaffee und die Flüssigkeit im Darm angeregt. Da das zugeführte Wasser von den Hämorroidalvenen aufgenommen wird, wird das Blut, welches zur Leber fließt etwas verdünnt und dadurch

wiederum die Gallebildung und der Gallefluss angeregt. So wird die vom Gluthation-S-Transferase-System mit Toxinen beladene Gallenflüssigkeit über den Darm ausgeleitet und mit der Stuhlentleerung ausgeschieden.

In der alternativen Krebstherapie werden Kaffee-Einläufe als hochwirksame Entgiftungsmaßnahme empfohlen.

Die "kleine" Variante: die reduzierte, sanfte Entgiftung

Sie hilft bei vielen Hautproblemen, entgiftet die Leber, da der Gallenfluss mild angeregt wird. Auch die reduzierte Variante wirkt verdauungsfördernd und hormonell ausgleichend und stärkt durch Zellaufbau im Darm das Immunsystem.

Man trinkt den Fitnessdrink (siehe oben bei den Rezepten) morgens für 4 bis 16 Wochen auf nüchternen Magen. In den ersten 14 Tagen ist es sinnvoll, auf die halbe Menge Öl zu reduzieren, um eventuelle Gallensteine nicht zu aktivieren.

Anschließend gönnt man sich ein leichtes Frühstück mit Getreidebrei oder/und Obst (bei empfindlichem Magen gedünstet) oder Knäckebrot mit Aufstrich und Gemüse.

Buchtipp: "Pflanzenöle, 30 starke Helfer für die Gesundheit", Ruth von Braunschweig, Gräfe & Unzer Verlag 1998

Brustselbstmassage

bei Brusterkrankungen, siehe Kapitel 5, S. 135 ff

Jojoba- oder **Mandelöl** als Basis verwenden, ätherisches Ylang-Ylang-Öl und Rosenöl als Zusatz beimischen, Menge nach Belieben.

Nach Brustoperationen kann auch das "Narbenöl" verwendet werden (siehe unten)

Spiralige Massage, von außen nach innen im Kreis. Wenn man in der Mitte, bei der Brustknospe angekommen ist, folgen die Massagestriche der Spirale wieder nach außen. Eventuell mit einem sensitiven Verfahren austesten, ob mit oder gegen den Uhrzeigersinn massiert werden soll.

Der Fokus der Massage liegt auf einer liebevollen Selbstannahme. Gleichzeitig kann diese Methode eine angenehme Form der Selbstuntersuchung sein.

Aus der schamanischen Tradition:
Zur Vergrößerung der Brust spiralig von der Brustknospe nach außen massieren (dehnen).
Zur Verkleinerung spiralig von außen zur Mitte massieren (konzentrieren).

Narbenöl

Mit diesem Öl kann man alle Narben behandeln, z.B. wenn die Narbe auf Wetterumschwünge reagiert.

1 ml ätherisches Immortelle-Öl
15 ml Flachsöl
84 ml Sesam- oder Haselnussöl

4 - 8 Wochen lang 2 x täglich auftragen und einmassieren

Ältere Narben sollten für 3 - 8 Monate unter liebevollen Gedanken mit dem Narbenöl behandelt werden.

Chakra-Reflexzonenbehandlung an den Füssen zur Harmonisierung dieser Energiezentren

z. B. bei Missbrauch (S. 260), Mamma-Ca (S. 147), bei allen hormonellen Störungen und allgemeinen Erschöpfungszuständen

Jede Chakrazone am Fuss für 3 Minuten kreisend massieren, dabei gleichzeitig Sohle und Fußrücken berühren. Jeden "Punkt" erst am rechten, dann am linken Fuss behandeln. Um es zu vereinfachen kann auch nur über die Fußsohle behandelt werden.

Hinweis: (li) und (re) in den Zeichnungen bezieht sich auf die Drehrichtung der Massagestriche.

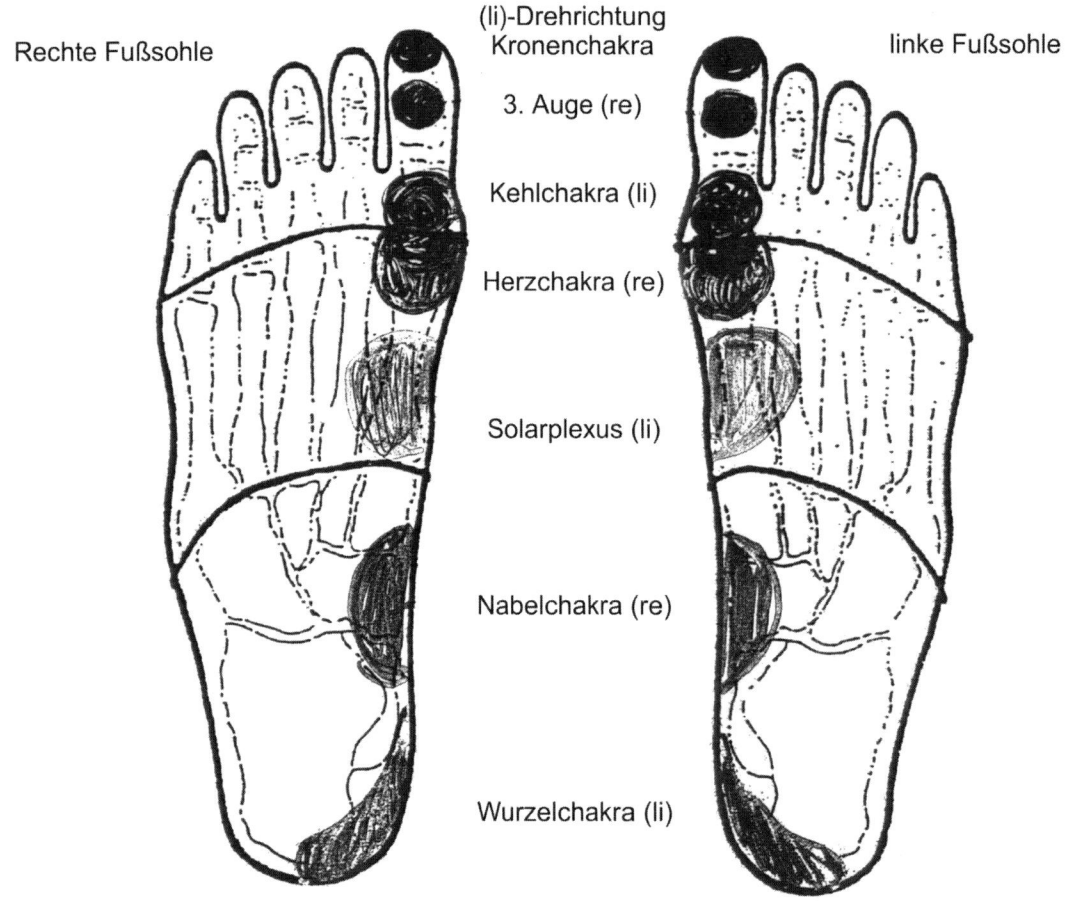

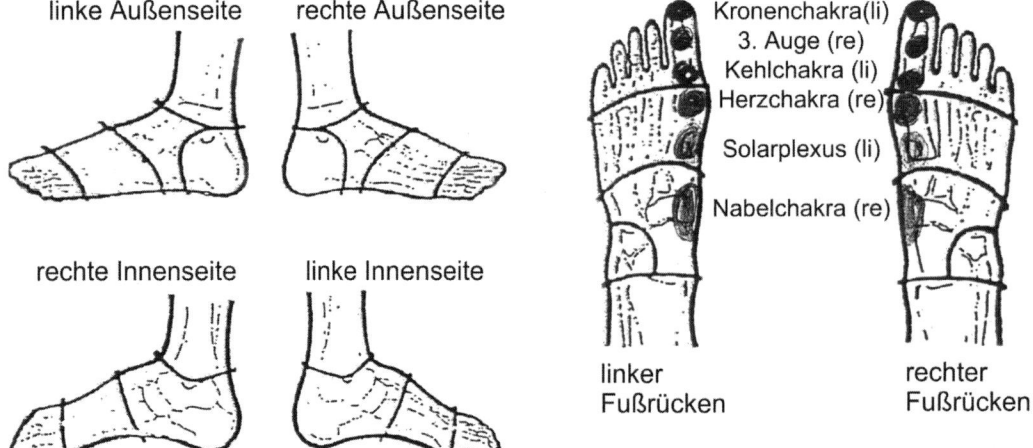

Die Chakra-Reinigung

Sie hilft bei Erkrankungen (nicht nur) der weiblichen Brust, um sich von energetischen "Toxinen" und Belastungen zu befreien. Sie kann auch beim Thema Missbrauch (S. 260) unterstützend wirken. Alternativ ist diese Übung als Meditation zur Prophylaxe möglich. Es ist keine sanfte innere Reise, sondern sie ist bewußt in kraftvolle Worte gefasst, im Sinne einer "Turbo-Kanalreinigung".

Beginne mit dem Wurzelchakra und gehe von einem Chakra zum anderen, von unten nach oben.

Mache die Türen der Chakren auf und sieh Dir an, was sich darin befindet. Du findest eventuell Gerümpel, alte Spinnweben oder Schmutz vor. Vielleicht fühlst Du das eher, als dass Du es siehst. Auch wenn Du gar nichts wahrnimmst, lohnt es sich die Reinigung durchzuführen.

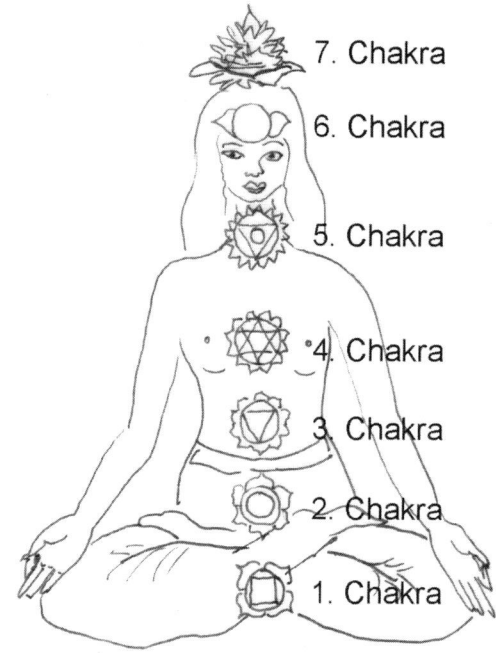

Dann nimm alle Geräte, die Du brauchst, um sauber zu machen:
Mit Deiner Vorstellungskraft stehen Dir alle Mittel in unbegrenztem Maße zur Verfügung. Neben den gebräuchlichen Reinigungsgeräten wie Besen, Schrubber, Wassereimer, sind aber auch Bagger, Preßlufthämmer und Rammen da. Alles, was Dir in den Sinn kommt, kannst Du für Deine Energiearbeit einsetzen.

    Pause zur Durchführung

Wenn Du damit fertig bist, stell Dir vor, Du sitzt über einer ganz starken Flamme, ähnlich den Brennern, die unter einem Heißluftballon stehen. Die Flamme geht nun von unten nach oben durch den energetischen Kanal, der Deine Wirbelsäule entlang verläuft. Der Feuerstrahl des Brenners kann Dich selber nicht verbrennen, nur allen Schmutz in den Chakren.

    Pause zur Durchführung

Dann nimmst Du ein Sandstrahlgebläse und gehst damit durch alle Chakren, wieder von unten nach oben. Wo immer noch Ablagerungen vorhanden sind, wird alles restlos abgeschliffen.

    Pause zur Durchführung

Wenn Du damit fertig bist, stell Dir vor, dass Dein Kronen-Chakra aufgeht und von oben kommt ein Wasserstrom, ähnlich dem Niagara-Fall, hinuntergeschossen, der durch alle Chakren hindurchgeht und mit enormer Wasserkraft alle noch anhaftenden Reste von Verunreinigungen abspült.

Pause zur Durchführung

Nun stelle Dir vor, dass ein riesiger Windsturm aufkommt, der alles Wasser trocknet. Wenn er abflaut, sind alle Chakren ganz hell und glänzend. Und jetzt strahlt auch die Sonne darauf, und alle funkeln herrlich im Licht. Du kannst nun die 7 Farben des Regenbogens in ihnen erkennen, so, wie sie diese Farben ausstrahlen...

Genieße eine Zeit lang diesen wohligen Zustand.

Energetische Behandlung von Knoten und Zysten in der Brust
(S. 141-144, Gutartige Tumoren der weiblichen Brust)

Diese Behandlungsmethode habe ich bei meinem Kinesiologie-Lehrer Günter Dobler (HP) gelernt.
Sie ist besonders einfach und äußerst effektiv. Machen Sie sich auf Wunder gefasst!

Die Patientin soll während der Behandlung aufrecht stehen

1. Massieren Sie die Zonen des M. Rhomboideus (Rautenmuskel) rechts und links der Wirbelsäule zwischen den Schulterblättern und den Dornfortsätzen der Brustwirbel tief und fest.

2. Die beiden Lendendreiecke rechts und links der Wirbelsäule im Bereich von L2/L4 durch kräftige Massage lockern. Es handelt sich hierbei um die hintere neurolymphatische Zone des Dickdarmmeridians.

3. Die Außenseite der Schenkel (dort, wo normalerweise die Hosennaht verläuft) großflächig beidseitig kräftig massieren von der Hüfte bis zum Knie. Dieser Bereich ist die vordere neurolymphatische Dickdarmzone.
Die Massage sollte jeweils 1-2 Minuten dauern, auf eigene Impulse achten.

Die Patientin berührt während aller drei Massagen ständig den "Knoten" und gibt am Ende der Behandlerin Rückmeldung, ob sich im Gewebe spürbar etwas verändert hat.
Bei mehreren Knoten einen "Knoten" nach dem anderen so behandeln, nicht alle gleichzeitig!

Wenn es sich um ein Fibroadenom oder eine Zyste der Brust handelt, wird die Patientin eine deutliche Verkleinerung bis hin zum Verschwinden des "Knotens" feststellen können. Bei geringerem Erfolg die Behandlung mehrmals wiederholen und ruhig kräftig massieren.

Zusätzlich ist noch die Einnahme von Mitteln zur Anregung des Lymphflusses zu empfehlen.

Beispiele: Solunat Nr. 9 von Fa. Soluna, ehemals Lymphatik N genannt
Einnahmeempfehlung: 2-3x tgl. 5-10 Tr., alternativ Lymphomyosot-Tabletten oder Lymphomyosot N Tropfen von Fa. Heel

Falls durch diese Behandlung keine Veränderung der "Knoten" festzustellen ist, erhärtet sich der Verdacht auf ein bösartiges Geschehen.

Fußmassage bei Amenorrhoe
(siehe S. 58)

Vorbereitung:

Die Patientin liegt in Rückenlage auf der Liege. Die Therapeutin streicht die Beine der Patientin in beide Richtungen nach oben und unten aus. Dann werden die Beine einzeln oder zusammen leicht angehoben und zur Lockerung geschüttelt.
Nun wird ein Bein im Kniegelenk angewinkelt und hochgehoben. Die Patientin soll das gesamte Gewicht ihres Beines abgeben. Durch rotierende Bewegung des Oberschenkels wird das Hüftgelenk passiv gelockert. Anschließend wird das zweite Bein in der gleichen Form behandelt.
Die Therapeutin legt nun eine Hand auf die Gebärmutter und läßt in der Vorstellung Energie fliessen (Reiki o.ä.). Im Anschluß werden die Eierstöcke mit beiden Händen genauso behandelt.
Die Patientin zieht in der Folge ein Bein an den Körper heran. Die Behandlerin legt dann eine Hand auf die Gebärmutter, die andere an die Fußsohle des angewinkelten Beines. Die Patientin stellt sich dabei vor, dass sie rotes Licht über den betreffenden Fuß einatmet und zur Gebärmutter hoch zieht. Dann die Seite wechseln.

Die Fußmassage:

Evtl. vorher die Strümpfe ausziehen lassen.
Man beginnt mit einer Druckmassage am sog. "Eierstockpunkt". Das ist der Punkt Shen Mai, BL 62 (Ausgestrecktes Gefäss), der zum Blasenmeridian gehört und sich direkt unter dem äußeren Knöchel befindet.

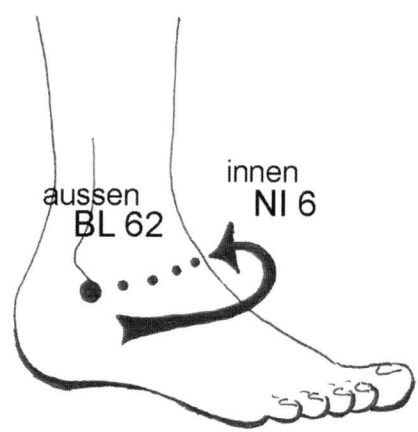

Dann wandert man mit Daumendruck *Cun* für *Cun (eine Daumenbreite)* weiter über den Fußrücken zum sog. "Gebärmutterpunkt", das ist *Zhao Hai* (Feuerschein-Meer), der zum Nierenmedian gehört (Ni 6). Er befindet sich direkt unter dem inneren Knöchel auf der gegenüberliegenden Seite.

Die Massage dann am anderen Fuss in gleicher Form durchführen.

Als Hausaufgabe kann die Patientin die Massage an sich selbst ausführen.

Hormon-Yoga
(ein Beitrag von Petra Rachel)

Dinah Rodrigues, Begründerin des Hormon-Yogas, entdeckte zusammen mit einem Forschungsteam in Brasilien, dass Frauen, die nach einem speziell zusammengestellten Programm Yoga geübt haben, innerhalb von drei Monaten die körpereigene Hormonbalance verbessern konnten. Das Programm besteht aus verschiedenen Yogarichtungen und tibetischen Techniken der Energielenkung. Es wird mit Visualisierungstechniken und wiederholten Atemübungen gearbeitet, wodurch (wissenschaftlich nachgewiesen) die Hypophyse, die Eierstöcke, die Schilddrüse und die Nebennieren aktiviert und hormonelle Disbalancen ins Fliessgleichgewicht gebracht werden. Diese Methode kann eine natürliche Alternative zur Hormonersatzbehandlung sein. Zum einen entspannt sie, zum anderen aktiviert sie die Selbstheilungskräfte und klärt den Geist. Durch regelmäßiges Üben lernen Frauen, sich selbst besser zu verstehen, die körperlichen, geistigen und emotionalen Auswirkungen der Wechseljahre anzunehmen, sowie sich Zeit für sich zu nehmen und diese Zeit auch zu geniessen.

Gedanken zum Hormonyoga

1. Ursprung
Dinah Rodrigues studierte Psychologie und Philosophie an der Universität in Sao Paulo.
Nach vielen Jahren der Praxis und Lehrtätigkeit in Yoga entwickelte sie eine spezielle Übungsreihe zum Ausgleich von hormonellen Disbalancen. Mit medizinischer Begleitung entwickelte sie ihr Programm anhand von Studien im Zeitrahmen von fünf Jahren. Sie verband dabei aktuelle wissenschaftliche Kenntnisse mit der jahrtausendealten Wissenschaft des Yoga zu einem harmonischen Übungsprogramm sowohl für Frauen als auch für Männer.

Hormon-Yoga unterscheidet sich von anderer Yogapraxis dadurch, dass mit einer immer gleichen Übungsreihe durch Stimulation und innere Massage die Organe und Drüsen, die für die Hormonerzeugung zuständig sind, angeregt werden. Der Energiekörper wird durch Bhastrika-Atmung und Energielenkung verstärkt. Mit Bhandas (energetischer Verschluss durch Muskelanspannung) und dem Khechari Mudra (Zunge an den Gaumen gelegt) wird die aktivierte Energie gebündelt und der Energiefluss an die gewünschten Stellen geleitet.

Durch Energielenkung, innere Reisen und die Macht der Vorstellungskraft werden die Selbstheilungskräfte aktiviert. Ich sehe einen ähnlichen Ansatz wie in der Simonton-Methode (Oscar Carl Simonton war Pionier der Psychoonkologie).
Simonton und andere Wissenschaftler sind heute in der Lage nachzuweisen, dass eine subjektive Imagination objektiv messbare Veränderungen in den Funktionen des menschlichen Körpers auslösen kann. Emotionen, die durch die Vorstellung beeinflusst werden, wirken auf das limbische System und dieses ist eng mit dem Hypothalamus verknüpft. Der Hypothlamus wiederum ist mit der Hypophyse verbunden, die durch Veränderung des hormonellen Gleichgewichts die Eierstöcke, die Nebennieren, die Schilddrüse und die Nebenschilddrüse, das Gewebe und die Zellen beeinflusst.

2. Mein Erfahrungsweg
Ich lernte Dinah Rodrigues im Juli 2005 in Düsseldorf in der Ausbildung zum Hormon-Yoga kennen. Ich kannte ihr Programm schon von einer schwedischen Yogalehrerin und war auf Anhieb begeistert, spürte ich doch sofort Veränderungen in meinem Körper und vor allen Dingen Kraft und neue Energie. Ich begann, die Reihe sehr intensiv zu üben und bemerkte, dass es nicht so einfach ist, sich Zeit für sich zu nehmen, regelmäßig zu üben und dabei bei sich zu bleiben.
So gab es Phasen des Nichtübens, des kritischen Hinterfragens und des Abwandelns, um das Programm besser zu verstehen. Ich bemerkte verschiedenste Symptome: verstärktes Brustspannen, starkes Ziehen in den Eierstöcken, aber auch sehr tiefer Schlaf, Ausgeglichenheit, weniger Stimmungsschwankungen und insgesamt mehr Lebenskraft. Ich war voller Energie und Gelassenheit.
So begann ich 2006 mit dem Unterrichten sowohl in kleinen Gruppen als auch im Einzelunterricht und fand meine Beobachtungen bestätigt. Viele Frauen machen ähnliche Erfahrungen.

3. Erfahrungsberichte von Frauen

"Zu denken gab mir schon, dass es möglich ist auf unseren Körper so einwirken zu können und dies verlangt eine gewisse Grundhaltung / Reife, um damit achtsam umzugehen und es nicht wie ein Wundermittel zu konsumieren."
"Gefordert haben mich die Schnelligkeit beim Üben und die Energielenkungen."
"Eine anregende, mich vitalisierende Praxis, die mir insgesamt gut tut."
"Durch verlangsamtes Üben konnten vorhandene Widerstände abgebaut werden."

Wirkungen:

Frauen fühlen sich energetisiert, Stimmungsschwankungen sind nicht mehr so extrem. Sie fühlen sich stabiler und belastbarer. Wechseljahresbeschwerden sind verschwunden oder annehmbar.
Erfolge sind eingetreten: bei unerfülltem Kinderwunsch, unregelmäßiger Menstruation oder ausbleibender Menstruation, PMS (= prämenstruelles Syndrom), Migräne, Gewichtszunahme. Die Frauen fühlen sich wieder im Fluss und motiviert.

Es können während der Übungspraxis aber auch Symptome auftreten, die als Heilreaktionen oder als Übergangsphänomene zu bewerten sind. Die Symptome sollten sich nach einer gewissen Zeit wieder legen. Als Beispiele seien erwähnt:

- Rückenschmerzen in der Lendenwirbelsäule
- Zwischenblutungen
- verstärktes Brustspannen
- starkes Ziehen im Unterleib
- stärkere Menstruationsblutung

Verschwinden diese Symptome nicht von selbst, ist individuell zu prüfen, welche Ursache verantwortlich ist. Vielleicht sollte die Übungsreihe von einer erfahrenen Lehrerin entsprechend auf die Betroffene abgestimmt werden.

Verstärktes Brustspannen kann aber auch mit einem relativen Östrogenüberschuß durch Umwelttoxine zusammenhängen; dann wären zusätzliche Entgiftungsmaßnahmen angebracht.

4. Kontraindikationen

Bei folgenden Diagnosen, Krankheiten usw. wird empfohlen, Hormon-Yoga nicht zu praktizieren:

- (hormonbedingte) Krebserkrankungen, die mit erhöhtem Östrogenspiegel in Zusammenhang gebracht werden (z. B. Brustkrebs, Gebärmutterhalskrebs)
- Schwangerschaft und Stillzeit
- direkt nach einer Totaloperation
- direkt nach einer kosmetischen Brustoperation
- größere Myome
- fortgeschrittene Endometriose
- Herzleiden, nach Herzoperation
- schwere Osteoporose
- Bandscheibenvorfall
- Innenohrentzündung
- nicht abgeklärter Bauchschmerz

Es wird empfohlen die Reihe abzuwandeln:

- bei Schilddrüsenüberfunktion
- bei Bluthochdruck
- während der Menstruation

5. Übungsproblematik – Frau nimmt sich Zeit nur für sich

Frauen berichten immer wieder, dass sie zu Hause nicht das gesamte Programm üben. Es fällt ihnen schwer, sich Zeit nur für sich zu nehmen und ihr Übungsprogramm regelmäßig zu üben, ihren eigenen Rhythmus zu finden und ihn über längere Zeit beizubehalten.

Für mich stellen sich folgende Fragen:

- Wie kann die Reihe sinnvoll verkürzt werden?
- Wie streng muß ich mich als Lehrerin an die Vorgaben halten und wo kann ich Frauen mehr Freiraum zum Üben lassen?

Lösungsvorschläge:

- das regelmäßige Üben in einer Gruppe oder im Einzelunterricht hat den Vorteil, dass die Reihe unter fachkundlicher Anleitung individuell angepasst werden kann,
- meine DVD zur Unterstützung beim Lernen und zur Eigenkontrolle,
- das Üben in einer angenehmen Atmosphäre ohne Zeitdruck mit dem Bewusstsein "Ich tue mir etwas Gutes.",
- kinesiologische individuelle Testung, wie oft und wie lange geübt werden soll.

Die kinesiologische Testung ergab bei mir ein 20-minütiges Programm 5 mal in der Woche zu üben und ich fühle mich gut dabei, übe zusätzlich einmal pro Woche das gesamte Programm und nehme mir viel Zeit für mich und das gibt mir ein gutes Gefühl: "Ich bin meine beste Freundin." Einen liebevollen Umgang mit sich selbst zu pflegen wirkt Wunder. Dazu gehört für mich auch: Wenn ich nicht zum üben kam, ist es auch okay, dann probiere ich es am nächsten Tag wieder.

Ich wünsche Ihnen viel Freude beim Üben!

Der Beginn liegt in der Bereitschaft, sich auf den Weg zu begeben, sich weit dem Neuen und Unbekannten zu öffnen, immer wieder zur eigenen Mitte zurückzukehren, offen bleiben für die Erfahrung, mit Achtsamkeit und Gelassenheit.

Petra Rachel, Yogalehrerin und Heilpraktikerin in Winterbach
www.adagio-yoga.de

Winterbach, 12. Oktober 2008, überarbeitet im Mai 2014

Siehe auch die Internetseite von Dinah Rodrigues: www.dinahrodrigues.com.br

"Innere Arbeit" mit Myomen
(siehe Kapitel 3, Die Gebärmutter, S. 67 ff)

1. Dialog mit dem Myom
2. Lebenswünsche erfahrbar machen
   a.) Die "Fee-Übung" und
   b.) Die "Was willst Du?"-Übung
3. Kreative Hausaufgabe für Myompatientinnen zur Wunscherfüllung

1. Dialog mit dem Myom

Das Myom steht für eine unerzählte Geschichte, etwas, das im Verborgenen liegt.

Technik der Erinnerung:
Zwei Stühle werden hintereinander gestellt. Man setzt sich als Therapeutin hinter die Patientin und hält ihren Bauch. Diese schließt die Augen. Die Therapeutin spricht dann in folgendem Sinne:
"Nehme Kontakt mit dem Myom auf, nicht mit dem Kopf, eher mit dem Gefühl. Kommen Bilder? – Kommen Gefühle, Farben, Erinnerungen? – Erlaube Dir, den Bereich sprechen zu lassen, ohne Bewertung." Am Anfang sollte die Terapeutin keine Zwischenfragen stellen, sondern nur reden lassen. Später kann nachgefragt werden. Es dürfen auch Pausen sein. Die Momente des Schweigens und Fühlens sind wertvoll.
Mit den gewonnenen Erkenntnissen kann die Patientin zur Integration zuhause ein Bild malen lassen oder eine Geschichte schreiben.

2. Lebenswünsche erfahrbar machen

Frauen sind es nicht gewohnt, nach ihren Wünschen gefragt zu werden. Neben dem realen unerfüllten Kinderwunsch kann das Myom auch für andere ungeborene "Babies" stehen. Die folgenden Übungen sind dazu da, diese Wünsche, die im Verborgenen schlummern, erfahrbar zu machen.

a.) Die "Fee-Übung"

Die Therapeutin kann in etwa Folgendes sagen:
"Ich bin eine gute Fee und Du hast drei Wünsche für Dein Leben frei. Welches sind Deine drei dringlichsten Wünsche? Überlege Dir genau, was Du Dir wünschst, aber nicht allzu lange grübeln. Deine Wünsche dürfen auch unrealistisch sein!"

Die Antworten der Patientin schriftlich festhalten und im Verlauf der Behandlung immer wieder aufgreifen.

b.) Die "Was willst Du?"-Übung

Die Patientin schließt die Augen, die Behandlerin schreibt während der ganzen Übung mit.
Bei der Fragestellung soll die Patientin mit dem Vornamen angesprochen werden.
Unsere Beispiel-Patientin heißt Angelika. Folgende Frage soll immer wieder neu gestellt werden:
"Angelika, was willst Du?"

Der Sinn des ständigen Wiederholens ist, dass die Patientin nicht zuviel nachdenkt und die Antworten ungeplant und "aus dem Bauch kommen".

Diese Übung mindestens 5-10 Minuten lang durchführen, die interessanten Antworten kommen erst nach den ersten "Ermüdungserscheinungen".

Im zweiten Teil der Übung werden die Antworten jeweils vorgelesen und dazu gefragt: "Angelika, was bist Du bereit, dafür zu tun?"
Die Augen der Patientin bleiben weiterhin geschlossen, die Antworten sollen aus dem Unterbewußtsein kommen.

3. Kreative Hausaufgabe zur Wunscherfüllung für die Myompatientin

a.) Die betroffene Frau besorgt sich ein DIN-A3- Zeichenblatt und klebt ein aktuelles Foto von sich in die Mitte. Nun kann sie ihre Wünsche um das Foto herum kreativ ausdrücken: mit Farben und Malen, mit geschriebenen Texten oder mit ausgeschnittenen Bildern aus Prospekten, Zeitschriften etc. (Collage).
Dieses Bild wird in der nächsten Sitzung besprochen.

b.) "Wunschbaum" und "Umsetzungsbaum" basteln:
Die Patientin schneidet sich aus Karton einen großen "Wunschbaum" und einen "Umsetzungsbaum" aus, die sie bei sich zuhause an die Wand hängt. Immer, wenn sie sich eines Lebenswunsches bewußt wird, schreibt sie diesen auf einen kleinen Zettel und heftet ihn an den Wunschbaum, wie eine Frucht. Anschließend stellt sie sich die Frage "Welche Schritte will ich dafür tun?" und schreibt die Antwort auf einen weiteren Zettel, den sie an den Umsetzungsbaum hängt.

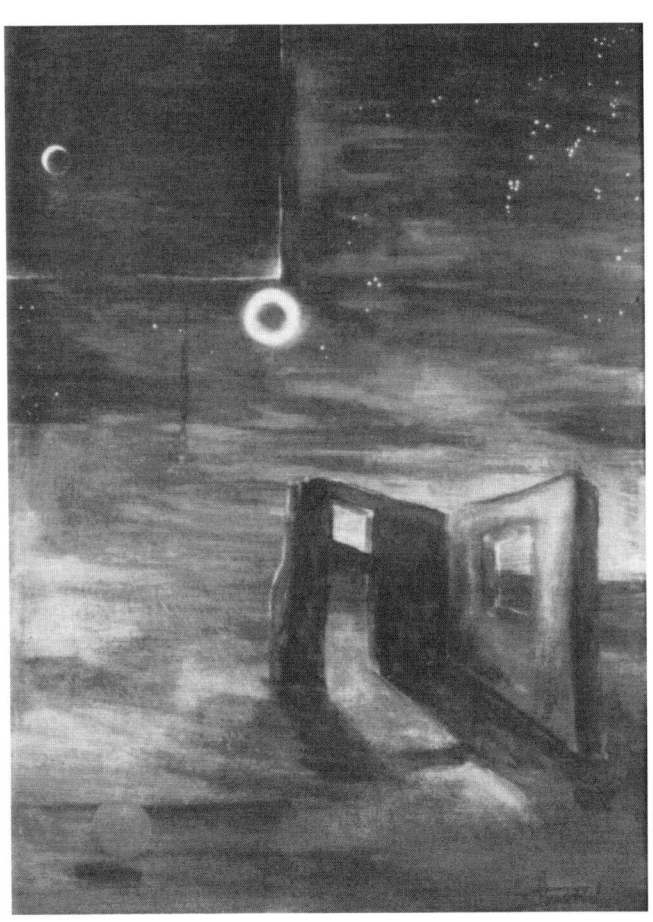

Die Krebsdiät

Es empfiehlt sich der Verzicht auf tierisches Eiweiß, Zucker, Alkoho,. Nikotin und Kaffee für einen Zeitraum von 6 Monaten. Die Nahrung sollte möglichst unbehandelt und ohne chemische Zusatatzstoffe sein. Fertiggericht und Kantinenessen möglichst meiden. Auch bei Kosmetika sollte auf Bio-Qualität geachtet werden..
Die roten Blutkörperchen brauchen 4 Monate, um sich vollständig zu regenerieren.

Empfohlene Nahrungsmittel:
Gemüse der Saison
Folgende Gemüse gelten als Tumor-Killer:
Rote Beete, Süßkartoffeln, Karotten, Chicoree, Feldsalat, Sellerie, Rettich, Knoblauch, Spargel, Kürbis

Gutes Olivenöl
Butter/Sahne, besser noch ist das ayurvedische Ghee (reines Butterfett ohne Eiweiß), Soja-Sahne und Kokosfett (kein Palmin sondern z. B. Koskosfett von Firma "Blauer Planet", Bio-Qualität)

Zum Würzen: Miso (Hefeprodukt) und Gemüsebrühe.
Auf scharfe Gewürze verzichten, stattdessen frische Kräuter verwenden.
Ingwer, Rosmarin, Beifuß, Thymian, Basilikum wirken durchblutungsfördend und sind auch als Badezusatz möglich.

Getreide: Hirse, Dinkel, Buchweizen, Grünkern, Hafer,

Ölfrüchte, Samen: Sesam, Sonnenblumenkerne

Ergänzende Vorschläge:

a) Apfeldiät
Über 6-8 Wochen einmal pro Woche einen Tag **Apfeldiät** einlegen:
Morgens: eine Mischung aus Apfel-/Zitronensaft lauwarm, nach dem Aufstehen trinken
Vormittags: 2-3 Äpfel
Mittags: Apfelschalentee
Nachmittags: 3-4 Äpfel, lauwarmer Apfelsaft
Abends: 1 großer Teller warmes Apfelmus

b) Getreidetage
Ab und zu Getreidetage einlegen: 80% Getreide, 20% Gemüse, Hirse (Kieselsäure) und andere (siehe Getreidearten, weiter oben)

c) Frühstücksidee
1 Esslöffel Leinöl (enthält viel Omega-3-Fettsäuren) auf ein Schälchen Quark (nach Johanna Budwig) – allerdings wird dabei wieder tierisches Eiweiß zugeführt. Hier wird das tierische Eiweiss sinnvoll eingesetzt, da die schwefelhaltigen Aminosäuren in Verbindung mit dem Leinöl Sauerstoff in die Zellen bringen.

d) Tee-Empfehlungen für die Psyche:
Melisse, Rosenblüten, Orangenblüten, Johanniskraut

e) Basische und neutrale Getränke:
gutes Wasser, Gemüsesäfte, Rooibushtee, Matetee, grüner Tee (speziell Matcha)

f) Ergänzende Schüsslersalze:
Nr. 7, Magnesium Phosphoricum, erleichternd bei innerer Unruhe und Ängsten,
Nr. 20, Kalium Aluminium Sulphuricum, bei Erschöpfungszuständen (Fatigue Syndrom) und Symptomen des Vegetativums,
Nr. 4, Kalium Carbonicum, öffnet die "Schleusen" und unterstützt die Ausleitung von Stoffwechselgiften.

g) Nahrungsergänzung:
OPC wirkt z. B. gefäßreinigend und gefäßwandstabilisierend, bei Krebspatientinnen die Dosierung langsam steigern,
zusätzliche Gaben von Vitamin C steigern die Wirksamkeit von OPC um ein Vielfaches.

Die speziellen Diätmaßnahmen sollten am besten kinesiologisch oder mit anderen sensitiven Verfahren ausgetestet werden. Für jede Frau ist etwas anderes heilsam.

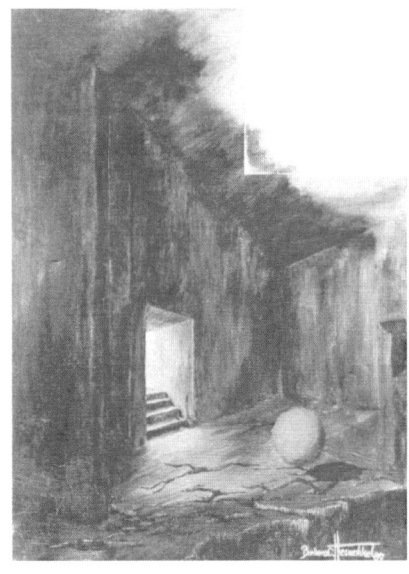

Meditatives Chakra-Singen
(bei Mastopathie, S. 138, Mamma-Ca, S 147 u.a.)

Zur Harmonisierung der Chakren singt man die im Text angegebenen Laute vom Wurzel-Chakra (1. Chakra) ausgehend nach oben Richtung Scheitel-Chakra (7. Chakra) und visualisiert dabei die entsprechenden Farben. Die Augen möglichst geschlossen halten.

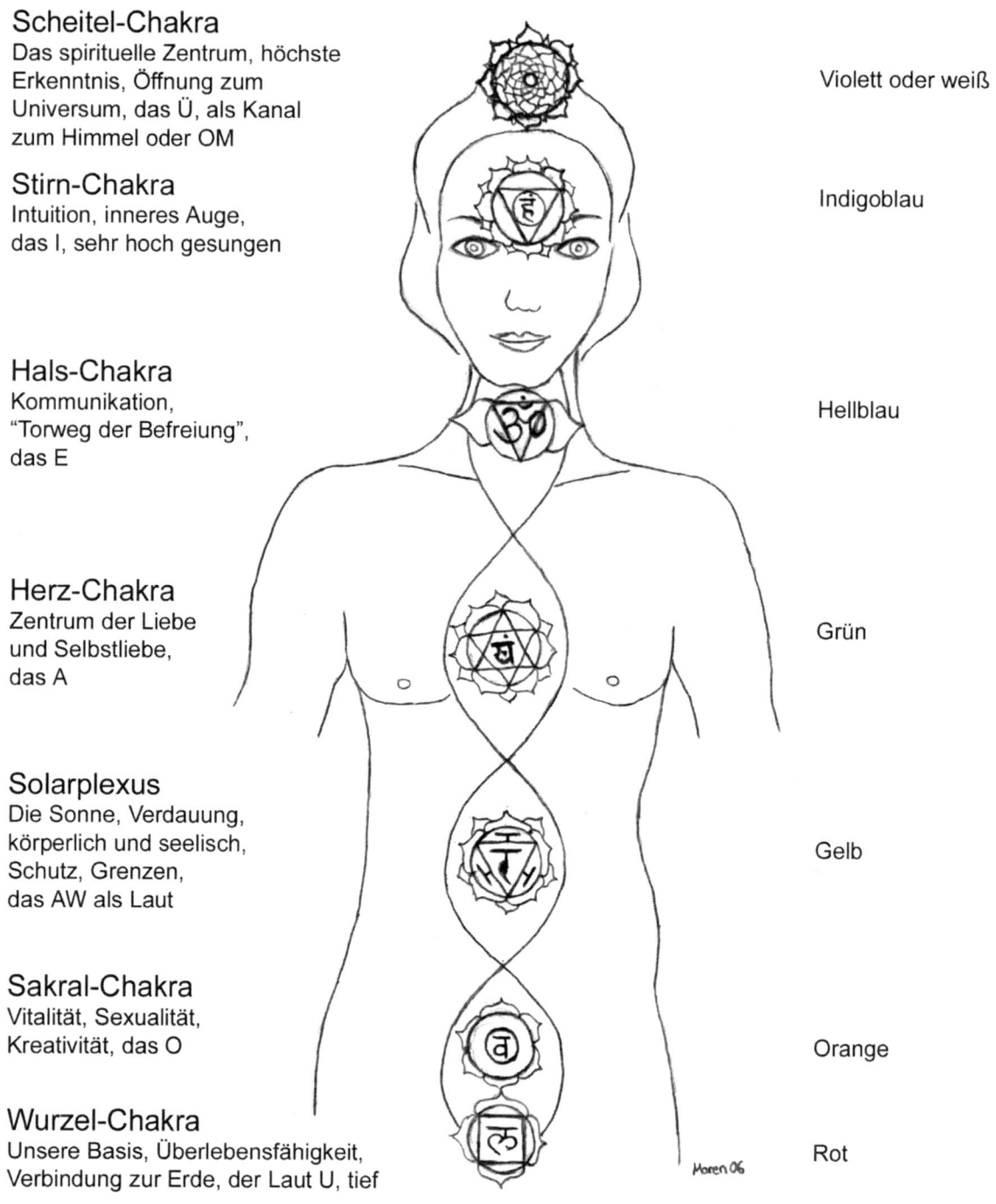

Scheitel-Chakra
Das spirituelle Zentrum, höchste Erkenntnis, Öffnung zum Universum, das Ü, als Kanal zum Himmel oder OM

Violett oder weiß

Stirn-Chakra
Intuition, inneres Auge, das I, sehr hoch gesungen

Indigoblau

Hals-Chakra
Kommunikation, "Torweg der Befreiung", das E

Hellblau

Herz-Chakra
Zentrum der Liebe und Selbstliebe, das A

Grün

Solarplexus
Die Sonne, Verdauung, körperlich und seelisch, Schutz, Grenzen, das AW als Laut

Gelb

Sakral-Chakra
Vitalität, Sexualität, Kreativität, das O

Orange

Wurzel-Chakra
Unsere Basis, Überlebensfähigkeit, Verbindung zur Erde, der Laut U, tief

Rot

Menstruation – begleitende Arbeit

Im Folgenden werden vier "Übungen" vorgestellt, die bei Menstruationsproblemen unterstützend wirken.

1. Chance der Menstruation
2. Phantasiereise "Wohlfühlort"
3. Traumreise zur ersten Menstruation
4. Ritual zur Menstruation

1. Chance der Menstruation

Die Menstruation ist im Denken der Frauen oft negativ behaftet. Im folgenden einige Impulse für die Praxis, um dies im Gespräch positiv zu definieren.

Das Potential der Menstruation

- Ausgleich für psychische Belastung, im Sinne von "Loslassen"
- Herstellung des seelischen Gleichgewichts
- Ausdruck weiblicher Identität
- Ausdruck des zyklischen Geschehens im Leben der Frau
- organischer und emotionaler Reinigungsprozess
- Während der Blutung konzentrieren sich die Lebensenergien, das führt zur Selbstbesinnung und Klarheit.
- Die Menstruation ist ein Zustand magischer Kraft.

2. Phantasiereise "Wohlfühlort"

Sinn und Zweck dieser Übung:
Frauen tendieren oft dazu, die Zeit der Menstruation zu ignorieren, sie zu vertuschen und zu verleugnen. Das Umfeld soll möglichst wenig davon sehen und mitbekommen. Die Frauen meinen, "normal" funktionieren zu müssen. Das kann zu Menstruationsbeschwerden wie Schmerzen und Krämpfen führen. Diese Phantasiereise leitet ein neues und gesünderes Verhalten der Frau ein.

Ablauf:

Die Therapeutin führt eine Trance-Induktion durch, damit die betroffenen Frau in den Alpha-Zustand kommt.
Die "Reise" kann mit folgenden Worten angeleitet werden:
"Stelle Dir vor, Du hast Deine Tage/Periode. – Wie fühlst Du Dich? – Wie geht es Dir? – Was brauchst Du? – Nun suche Dir einen Ort, an dem Du Dich wirklich wohl fühlst. Das kann ein Phantasieort sein oder ein Dir bekannter Kraftplatz. – Schau Dich um, wie sieht dieser Ort aus? – Sind andere Menschen da oder bist Du alleine? – Möchtest Du Dich gerne niederlassen? Suche Dir einen besonderen Platz aus. – Was möchtest Du gerne tun?"

Man sollte der Frau genug Zeit geben, vom Unterbewußtsein her zu erforschen, was ihr während der Menstruation gut tut.
Nach der Rückkehr können im therapeutischen Gespräch die wichtigsten Erfahrungen in Erkenntnisse umgewandelt werden.

3. Traumreise zur ersten Menstruation

Sinn und Zweck dieser Übung:
Für manche Patientin war die erste Menstruation, die sog. Menarche, mit negativen Erfahrungen behaftet. Diese können der Auslöser für PMS und andere Regelbeschwerden sein. Oft fehlen die bewußten Erinnerungen daran. Folgende Reise in die Vergangenheit kann helfen, mehr Licht ins Dunkel zu bringen mit dem Ziel, das "Trauma" zu lösen.

Die Behandlerin führt eine Trance-Induktion durch, damit die Frau in den Alpha-Zustand kommt.
Der Text für die Reise kann ungefähr lauten:
"Wie alt warst Du, als die erste Menstruation kam? – Wo warst Du, als Du es entdeckt hast? – Wusstest Du, was mit Dir los war? – Mit wem hast Du darüber geredet? – Wie wurde es in Deiner Familie aufgenommen? – Wie waren Deine eigenen Gefühle dazu? – Hast Du die Zeit Deiner ersten Blutung als etwas Besonderes erlebt?" – und ähnliche Fragen.

Im Folgegespräch die "Ergebnisse" bearbeiten.

4. Ritual zur Menstruation/Heilungsritual

Dieses Ritual ist für Gruppenarbeit gedacht, z. B. die Tempelgruppe (siehe S. 275). Es sollte idealerweise zum Neumond durchgeführt werden, das ist der Mondstand des Loslassens. Die teilnehmenden Frauen sollten im Idealfall vor dem Ritual baden, duschen oder in die Sauna gehen.
Jede Frau bringt einen Stein aus der Natur mit, der nicht allzu groß ist, außerdem ein Foto von sich aus der Zeit, als sie ihre erste Periode hatte. Auch rote Kleidung wäre empfehlenswert.
Zur Einleitung des Rituals kann eine Kontemplation durchgeführt werden, in Form einer inneren Befragung: "Was will ich loslassen?".
Für das Ritual selbst wird eine große Schale mit Wasser in das Zentrum gestellt. Die mitgebrachten Fotos werden im Kreis dazu gelegt. Eine Frau nach der anderen nimmt ihren Stein, sagt laut, was sie loslassen will und legt den Stein in das mit Wasser gefüllte Gefäß. Unterstützende Elemente können sein: ein Loslass-Tanz, Mantren-Singen, Bilder malen u.a. Die Frauen können sich nun gegenseitig erzählen, wie sie ihre erste Menstruation erlebt haben. Die mitgebrachten Fotos unterstützen dabei.

Im Anschluss kann noch ein gemeinsames Essen stattfinden mit möglichst roten Gerichten und Getränken wie Tomatensalat, Rote-Beete-Salat, Radieschen, Äpfel, Rotwein, Kirschsaft und andere.
Die Farbe Rot erinnert an das Blut und wirkt Energie anregend.

Ziel dieses Rituals ist es, sich mit der Kraft der Menstruation zu verbinden.

Tipp zur Gruppenarbeit: es können 4 Themenabende zur Menstruation mit den oben erwähnten "Übungen" durchgeführt werden. Dazu werden z.B. Mütter mit ihren Töchtern eingeladen im Sinne einer gemeinsamen Initiation zum Frau-Sein.

Thema Missbrauch

Unter Missbrauch verstehe ich hier sexuelle Übergriffe und Traumata. In meiner Praxis beobachte ich, dass diese als (Mit-)Ursache für Frauenerkrankungen relevant sind.

Definition:
Sexualisierte Gewalt ist jede sexuelle Handlung, die **gegen den Willen** einer Frau an ihr oder mit ihr durchgeführt wird.

Jede 2. Frau wurde missbraucht. Dazu zählt nicht nur der kindliche Missbrauch, sondern auch Vergewaltigung in der Ehe u. a.
Nach Aussage von "Fetz" (Frauenberatungs- und Therapiezentrum Stuttgart) sind es sogar 58% der Frauen, die Formen sexueller Belästigungen mit eventueller Gewalt erlebt haben. Hierbei sollte aber beachtet werden, dass auch Männer und Jungen missbraucht werden, was erst in letzter Zeit vermehrt an die Öffentlichkeit kommt.
Ebenso ist emotionaler, verbaler und mentaler Missbrauch möglich, der von manchen Frauen wie ein Trauma erlebt wird. Ein Beispiel für mentalen Missbrauch wäre, wenn ein Vater seine Tochter im Pubertätsalter nackt fotografiert.

Die längerfristige Folge einer traumatischen Erfahrung kann eine **posttraumatische Belastungsreaktion** sein.

Sie ist durch folgende Symptome gekennzeichnet:
- erhöhtes psychologisches Erregungsniveau (Beispiel: Überreaktionen bei den täglichen Herrausforderungen)
- Angstzustände und erhöhte Schreckhaftigkeit
- Schlafstörungen und Alpträume
- häufiges Wiedererleben von Teilen des Traumas, bedingt durch alltägliche Auslöser. Dies können Gerüche, bestimmte Situationen, bestimmte Gegenstände sein. Sie führen zu sog. "Flash-Backs".
- Die Betroffene vermeidet möglichst alle Reize, die mit dem Trauma zu tun haben.
- Gefühle von Empfindungslosigkeit (z. B. am G-Punkt), Einsamkeit, Entfremdung von Nahestehenden, Kontaktunwilligkeit, Schuld, Ekel, beschmutzt sein, unrein sein,
- Beeinträchtigung der realistischen Wahrnehmung der Umwelt, des eigenen Körpers, der eigenen Gefühle,
- Konzentrations- und Leistungsstörungen.

Wenn diese Symptome intensiv sind und sich eher verstärken als weniger werden und länger als 4 Wochen andauern, spricht man von einer **posttraumatischen Belastungsstörung**.

Man erkennt diese Störung durch:
- Wiedererleben des Traumas in unterschiedlichen sensorischen Formen
- Vermeidung aller Dinge, die an das Trauma erinnern (z. B. kein Gang mehr zum Gynäkologen)
- Amnesie: die Unfähigkeit, sich an wichtige Aspekte des Traumas zu erinnern oder sich überhaupt daran zu erinnern
- Gefühl der Entfremdung von anderen Menschen, Unfähigkeit zu zärtlichen Gefühlen, wenig Interesse am sozialen Leben, ohne Zukunftsperspektive sein, jeglichen Glauben verlieren
- chronisch übermäßige physiologische Erregung: Beschleunigung der Herzfre-

quenz, Ausbruch von kaltem Schweiß, beschleunigtes Atmen, erhöhte Schreckhaftigkeit, Schlafstörungen, Appetitverlust und sexuelle Dysfunktionen
- Es können sich Langzeitwirkungen entwickeln wie Bluthochdruck, Muskelschmerzen, chronische Müdigkeit, Verdauungsstörungen sowie **sexuelle Störungen und Infektanfälligkeit.**
- Auch Frauen mit Borderlinestörung, Depressionen, autoagressiven Erkrankungen und Suchtkranke
können von traumatischen Erfahrungen betroffen sein.
Magersucht, Eßsucht und Bulimie haben meist mit Missbrauch zu tun.

Was bedeutet das für die Behandlung in der Naturheilpraxis?

Diese Frauen brauchen Geduld, liebevolle Zuwendung und Mitgefühl. Es sind gute psychologische Kenntnisse und Erfahrungen der Behandlerin sowie spezielle therapeutische Techniken notwendig, um damit umgehen zu können.
Es geht um das Durcharbeiten des Themas und Konfrontieren mit den damit zusammenhängenden Gefühlen. Dies kann auch auf sanfte Art geschehen, z. B. mit der psychologischen Kinesiologie. Der Prozess braucht Zeit und Durchhaltevermögen.

Nach meiner Erfahrung in der Praxis ist den Frauen das Trauma oft gar nicht bewußt (Amnesie) und es zeigt sich nach und nach während der Behandlung. Das können z. B. Traumerinnerungen sein oder Stress, der in einer kinesiologischen Rückführung auftaucht.

Cave!
Körperarbeit, Massagen, im speziellen Yoni-Massage, sowie Traumreisen oder "Innere Reisen" im Alpha-Zustand können einen "Flash-Back" auslösen! Die Frauen driften dann in die alte Situation ab.
Wer sich dem als Behandlerin nicht gewachsen fühlt, sollte diese Methoden meiden, insoweit ein Missbrauch bekannt ist oder vermutet wird.

Frauen mit Missbrauchserfahrungen haben oft, wie oben erwähnt, sexuelle Störungen bis hin zur kompletten Verweigerung von Sexualität. Dies kann zu großen Problemen in der Paarbeziehung führen. Der Partner kann eine wiederholte Ablehnung des Intimverkehrs als persönliche Zurückweisung empfinden. Hier könnte "Paar-Arbeit" in der Praxis helfen (siehe S. 265).
Eventuell wollen neue Formen oder Wege der sexuellen Begegnung erforscht werden, z. B. die "weiche Penetration" nach Diana Richardson (siehe Bücherliste zum Thema Partnerschaft und Sexualität).

Es gibt die Theorie, dass missbrauchte Menschen dazu neigen, selber andere zu missbrauchen. Die meisten Täter waren Opfer, Opfer werden zu Tätern. Deshalb ist es besonders wichtig, diese Kettenreaktion durch Bewusstheit und Aufarbeitung zu unterbrechen. Auch dies kann eine Aufgabe in der Naturheilpraxis sein.

Begleitende Therapien

- Emotionale Balance mit Bachblüten arbeiten
- "Chakra-Reinigung" gegen das Gefühl unrein zu sein (siehe S. 247)

- Fußreflexzonentherapie oder die Chakra-Reflexzonen-Behandlung an den Füssen (siehe S. 264) sind zur Entspannung geeignet. Als sanfte Körperarbeit lösen sie keinen "Flash-Back" aus.
- behutsame Aufarbeitung der Vergangenheit, z. B. durch Traumarbeit, (kinesiologische) Rückführungen, konstitutionelle klassische Homöopathie, Gesprächstherapie, systemische Arbeit u. a.
- Symbolarbeit, z. B. mit Cope-Karten. Das sind Bildkarten, die Gewalt und Traumata andeuten. Diese Karten sind aus der Reihe der "therapeutischen Bildkarten" des Moritz Egetmeyer-Verlags, Kirchzarten.
  Über diese Bilder findet man einen sehr guten Zugang zum Unterbewußtsein.

Was die Betroffene für ihre Selbstheilung unterstützend tun kann:

Dabei unterstützen:

- Bewegung
- Tanz
- Malen
- Schreiben
- Karate
- Frauenselbstverteidigungskurs, z. B. Wen-Do
- Übungen zur Selbstliebe

Ziel ist es, aus der Opferrolle in die eigene Kraft zu kommen!

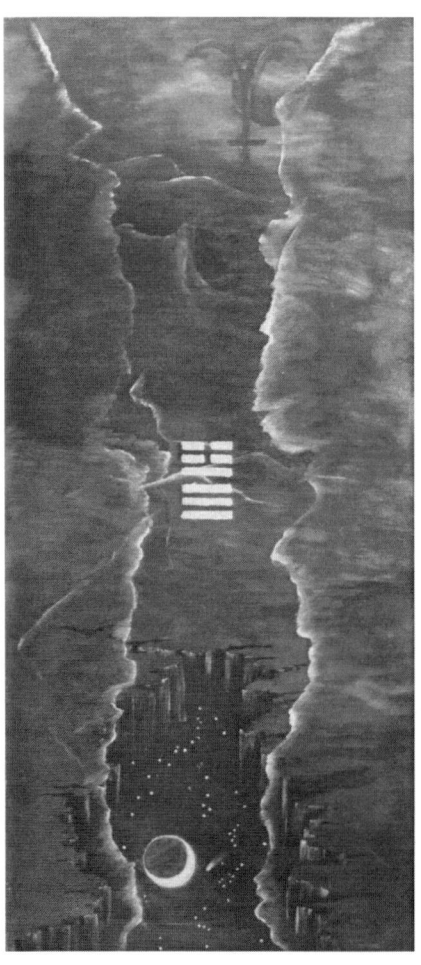

Operation unvermeidbar, was tun?
Vorbereitung und Nachbehandlung von Operationen:

Vorbereitung:

Wenn eine Operation unumgänglich ist, können in der Naturheilpraxis individuelle optimale Voraussetzungen geschaffen werden, so dass der Eingriff möglichst stressfrei für die Patientin erlebt wird.

Meist geht es dabei um Angstreduktion oder um die Aufarbeitung früherer, als negativ erlebter Operationserlebnisse. Oft ist die Patientin auch durch die Formulierung einer Diagnose "traumatisiert", was sich wie eine sich selbst erfüllende Prophezeiung manifestieren kann.

Beispiele aus meiner Praxis: "Sie werden immer mit Schmerzen leben müssen." Oder: "Ihre Gebärmutter sieht aus wie ein Kartoffelsack." Oder noch ein Beispiel: "Sie haben eine Kalkablagerung in Ihrem Brustgewebe, das kann zu Brustkrebs führen".

Auf der psychischen Ebene arbeite ich beispielsweise mit positiven Affirmationen, Emotionalem Stress-Release (ESR) und/oder "Entscheidungsklopfen", alles Techniken aus der Kinesiologie.

> Wenn Ärztinnen und auch Heilpraktiker-Kolleginnen sich bewusst wären, wie viel Macht sie mit der Wortwahl ihrer Diagnosen haben und was sie dabei auslösen können, würde mancher die eine oder andere Formulierung noch einmal überdenken.
> Es gehört zu meiner täglichen Arbeit, dass ich solche Diagnosen mittels Rückführungen bis über 20 Jahre auflösen und entstressen muss, weil sie immer noch eine Kraft und Auswirkung in der Patientin zeigen. Selbst wenn der Verstand sagt, ich glaube das nicht, sind die Worte der Autoritätsperson bereits in jeder Zelle verankert!

Verabschiedung des zu entfernenden Organs

Zum Beispiel der Abschied von der Gebärmutter als Ritual:
Dafür sollte die Patientin ein Symbol für ihre Gebärmutter finden oder selbst gestalten. Der Ablauf des Rituals kann derselbe sein wie beim **Wechseljahres-ritual** (siehe Kapitel 8, S 234).

Frauen, die bewusste Entscheidungen treffen und Abschied nehmen, geht es oft mit der OP besser!

Das Abschiednehmen von Organen kann man auch noch nach der Operation machen.

Die Patientin sollte unterstützt werden bei der Auswahl der operierenden Ärztin. Eine langjährige Berufserfahrung oder ein guter Ruf kann ein Auswahlkriterium sein. Genauso kann mit der Entscheidung für eine Klinik vorgegangen werden, wenn hier Unsicherheit bei der Patientin besteht.

Ich empfehle für den Großraum Stuttgart oft die Behandlung in der Filderklinik, einer anthroposophisch orientierten Einrichtung.

Naturheilkundlich begleitende Mittel

Vor der Operation
- Arnica C30 zur Vorbeugung von Blutungen und Embolien geben
- 7 Tage lang Frauenmantel (Alchemilla vulgaris) als Urtinktur, 3 x 20 Tropfen täglich einnehmen lassen
- Staphisagria, evtl. C200, hilft bei allen Schnittverletzungen und einschneidenden Erlebnissen

Nachbehandlung

- Das Organ verabschieden, falls das noch nicht passiert ist, mittels eines Rituals (siehe S. 274)
- Die Wundheilung kann unterstützt werden mit den homöopathischen Mitteln Calendula, Arnica, Staphisagria, am besten in der Potenz C30.
- Nach der OP sollte die Narbe gepflegt und ggf. entstört werden:
  Reiki, Edelsteine, Chakrameditation, Aurarbeit, Rescuecreme (Bachblüten).
  Ich wende zur Narbenentstörung kinesiologische Techniken an und finde somit heraus, auf welcher Ebene die Entstörung stattfinden muß (strukturell, ökologisch, emotional und/oder energetisch).
- Zur Förderung der Heilung das Narbenöl anwenden (siehe Kapitel 9, Rezept und Anwendungsmodus).
- Gegen Narbenschmerzen:
  Melissa Cupro culta Rh D3 (Rezepturpräparat von Weleda),
  Dosierungsempfehlung: 3x tgl. 10 Tropfen einnehmen,
  Quarz D30/ Resina laricis D5 von Weleda, bei Narbenempfindlichkeit, wenn das Wetter wechselt. Dosierungsempfehlung: 1-2 Ampullen alle 2-4 Wochen unter die verhärtete Narbe spritzen. Dieses Mittel entstört gleichzeitig die Narbe.
- Zur Entgiftung nach der Operation oder während einer Chemo- und/oder Strahlentherapie Nux Vomica oder Okoubaka in niederen Potenzen einnehmen.
- Darmsymbioselenkung: Preisgünstig und wirkungsvoll sind Saccharomyces-Boulardii-Produkte, z. B. Yomogi von Ardeypharm GmbH oder Perenterol von UCB GmbH.
- Die Nebenwirkungen einer Chemotherapie können mit einem speziellen Tee gelindert werden:
  Brennnessel, Löwenzahn, Schachtelhalm zu gleichen Teilen als Tee trinken.
- Oft ist eine psychische Begleitung notwendig. Zum Beispiel muß die Patientin lernen, ohne Gebärmutter oder ohne Brüste, bzw nur noch mit einer Brust zu leben und neues Selbstbewusstsein aufbauen. Dies kann durch Gesprächstherapie oder andere Methoden geschehen.
- Bei anhaltenden Schmerzen nach der Operation hilft Hypericum (Johanniskraut) in niedrigen Potenzen.
- Johanniskraut kann auch als Öl eingerieben werden.

Anregungen zur Paar-Arbeit

Männer sind anders – Frauen auch

Thesen aus dem Bestseller von Dr. John Gray, ISBN 3-442-16107-X, Goldmann Verlag

Sehr viele Menschen sind von ihren Beziehungen enttäuscht, obwohl sie ihre Partner lieben. Durch ein neues, weitgehendes Verständnis der Unterschiede zwischen Männern und Frauen wird vielen Frustrationen im Umgang mit dem anderen Geschlecht der Boden entzogen. Denn Männer sind vom Mars und Frauen von der Venus (nach Dr. John Gray).
Die Probleme, mit denen Mann und Frau heute konfrontiert sind, nehmen ihren Anfang, sobald sie jeweils vergessen, dass sie in ihrem Wesen verschieden sind!

Klage Nr. 1 der Frauen:
Männer können nicht zuhören! Sie reduzieren entweder die Gefühle der Frau, oder sie bieten sofort Lösungen (im Sinne vom Heimwerker – Kappe aufsetzen und "do it yourself").
Stattdessen will sie eigentlich Mitgefühl.

Klage Nr. 1 der Männer:
Die Frauen versuchen ihre Männer zu ändern! Sie wollen ständig helfen, oder sagen, was er tun soll. Er fühlt sich kontrolliert.
Stattdessen will er akzeptiert werden, so wie er ist.

Eigenheiten der Frauen (Venus-ianerinnen):
Frauen sind wie Wellen!
Wenn sie sich gut fühlt, erreicht ihre Welle einen Höhepunkt. Aber plötzlich kann sich ihre Stimmung ändern und die Welle stürzt in sich zusammen. In dieser Zeit, in der sie sich niedergeschlagen fühlt, ist es für sie besonders wichtig, mit jemandem über ihre Probleme zu reden, angehört und verstanden zu werden.

Eigenheiten der Männer (Mars-ianer):
Männer sind wie Gummibänder!
Wenn sie sich entfernen, gehen sie nur eine bestimmte Strecke weit und kommen dann mit Schwung wieder zurück. Ein Mann zieht sich zurück, um sein Bedürfnis nach Unabhängigkeit und Autonomie zu befriedigen. John Gray nennt es den Rückzug des Mannes in seine Höhle.

Fatal ist es, wenn sie sich im "Wellental" befindet und er in seiner "Höhle" ist!

Grundbedürfnisse von Männern und Frauen

      Die Frau braucht vom Mann: Der Mann braucht von der Frau:

                          < Bedingt sich gegenseitig >

Die Frau braucht vom Mann:		Der Mann braucht von der Frau:
Fürsorge	....	Vertrauen
Verständnis	....	Akzeptanz
Respekt	....	Anerkennung
Hingabe	....	Bewunderung
Wertschätzung	....	Zustimmung
Sicherheit	....	Ermutigung

Die verschiedenen Arten von "Liebesbeweisen" bedingen sich gegenseitig!
Als Beispiel: Wenn sie ihm Vertrauen beweist, wird er daraufhin automatisch Fürsorge entgegen bringen, und umgekehrt.

Die 5 Sprachen der Liebe

Gary Chapman, Francke Buchhandlung, ISBN: 3-86122-621-9

Um die Grundbedürfnisse auch wirklich befriedigen zu können, ist es wichtig, herauszufinden, welche "Sprache der Liebe" meine und welche die des Partners ist, um die Botschaft der Liebe überhaupt erfolgreich übermitteln und empfangen zu können.
So kann der "Liebestank" immer wieder erfolgreich aufgefüllt werden, die Partner sind zufrieden und es gibt weniger Streit.

      1. Körperkontakt: Ich streichle Dich.
      2. Lob: Ich lobe Dich für …
      3. Zeit: Ich bin gerade jetzt **ganz** für Dich da.
      4. Geschenke: Ich schenke Dir etwas.
      5. Hilfe: Ich helfe Dir bei …

Es gibt auch Mischtypen von 1–5!

Wichtig ist, Bewußtsein dafür zu entwickeln, welche "Sprache" verwende ich vorwiegend und welche empfange ich am liebsten. Und wie ist es bei meinem Partner?

Das Zwiegespräch

Nach dem Buch von Michael Lukas Moeller:
"Die Wahrheit beginnt zu zweit", ISBN 3-499-60379-9, rororo Sachbuch

1. Zeitdauer 90 Minuten, einmal in der Woche.
2. Einen festen Termin vereinbaren, am Besten immer der Gleiche, ohne Unterbrechungen und Störfaktoren.
3. Das Paar sitzt sich gegenüber und schaut sich während des Gespräches an.
4. Keine Nebenaktivitäten wie Essen, Spazieren gehen, Nägel schneiden, Stricken usw.
5. Das Paar sollte sich zu Beginn auf 10 Gespräche verpflichten, bevor Entscheidungen über ein weiteres Vorgehen fallen.
6. Inhalt:

   6a Partner A beginnt zu sprechen, 15 Minuten lang zu dem Thema:
   "Wie geht es **mir** mit **mir**?"
   Partner B hört zu und vermeidet zu unterbrechen.
   Dann wechseln die Partner, mit der gleichen Aufgabe.

   6b Partner A spricht 15 Minuten lang zu dem Thema:
   "Wie geht es **mir** mit **dir**?"
   Partner B hört zu und vermeidet zu unterbrechen.
   Dann wechseln die Partner, mit der gleichen Aufgabe.

   6c Partner A spricht 15 Minuten lang zu dem Thema:
   "Wie geht es **mir** mit **uns**?"
   Partner B hört zu und vermeidet zu unterbrechen.
   Dann wechseln die Partner, mit der gleichen Aufgabe.

   Bei allen drei Schritten darauf achten, dass in „Ich"-Form gesprochen wird!
   z. B.: "...., das hat mich traurig gemacht." oder "Das hat mich verletzt."
   Achtung: Es besteht die Gefahr von verborgenen "Du"-Botschaften.
   z. B.: "Ich kann fühlen, dass Du eifersüchtig bist."

7. Es geht darum, Gefühle so auszudrücken, dass sie der andere verstehen kann:
   z. B. Metaphern verwenden, Umschreibungen, blumige Sprache.
8. Warnung: Es geht nicht darum den Partner zu verletzen, mit ihm abzurechnen oder ihn niederzuwalzen. Auch hier ist gegenseitiger Respekt und die Achtung der Grundbedürfnisse zu empfehlen, siehe Mars/Venus-Prinzip.

Erfahrungswert:
Die Kultur des Zwiegesprächs sollte ein Paar einüben, solange die Partnerschaft unbelastet ist, um in "Notzeiten" darauf zurückgreifen zu können.
Frauen sind in der Regel viel schneller bereit, das Zwiegespräch zu führen. Es liegt in der Natur der Sache, dass Frauen ihre Männer dazu "überreden" müssen. Dazu ist Einfühlungsvermögen und Fingerspitzengefühl notwendig. Manchmal ist es hilfreich, wenn der Mann erst einmal das Buch liest, bevor das Zwiegespräch stattfindet (es ist von einem **Mann** geschrieben).

Der "Erfolg" von jeder Form der Paar-Arbeit hängt davon ab, inwieweit beide Partner bereit sind auch schmerzhafte Gefühle zuzulassen.

Remothering: Das Auflösen von mütterlichem Stress

Nach Dr. John Diamond

Dr. Diamond sagt: "Die Art, in der wir geboren werden, bestimmt die Beziehung zur Mutter für den Rest des Lebens. Der Keim aller Liebe für sie entsteht in der Zeitspanne, die wir gleich nach der Geburt auf ihrem Bauch verbringen. Hier entstehen die Gefühle für sie und – durch sie – für die ganze Welt. Den meisten von uns wurde diese göttliche und vollkommene Vereinigung nicht gewährt, und wir leiden unser ganzes Leben lang darunter. Wir wurden niemals wahrhaft wieder mit der Mutter vereint und können deshalb die Geburtsangst nie überwinden. Wir erfahren nie den vollkommenen Trost und die Liebe, die eigentlich unser Geburtsrecht sind."
Dadurch ist auch unser Urvertrauen verkümmert oder stark gestört.

Hinweis: Für die Durchführung der Remothering-Arbeit sind Kenntnisse aus der Kinesiologie notwendig!

Eine Reihe ganz einfacher Tests hilft herauszufinden, ob der betroffenen Frau diese elementare Liebesbeziehung zur Mutter gewährt oder, wie das so häufig der Fall ist, vorenthalten wurde. Diese Tests müssen einmal als einfache Muskeltests und danach als Nabeltests (Therapeutin hat die flache Hand auf dem Nabel der Patientin) durchgeführt werden. Ein schwacher Nabeltest weist darauf hin, dass die Fähigkeit, die Mutter vollkommen zu lieben, besonders tief gestört ist.

Remothering Test:
Das Arbeitsblatt zum Herauskopieren und Testen finden Sie auf Seite 271.

1. Für den Muskeltest schaut die Patientin zuerst das Bild mit den 3 Figuren an (Arbeitsblatt verwenden). Wenn der Testmuskel schwach wird, bedeutet das Stress. In diesem Fall die Figuren einzeln prüfen, von links nach rechts. Die Ergebnisse notieren.

2. Anschließend soll die Patientin für den kinesiologischen Test auf das Kreissymbol schauen.
   Alternativ kann man der Frau eine Puppe auf den Unterbauch legen und dann testen.

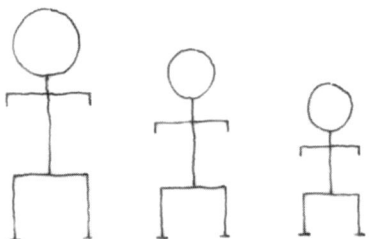 

von links nach rechts: Vater, Mutter, Kind   Symbol für Mutter

3. (Visualisierung):
   Die Frau soll sich vorstellen, einen/ihren Mann oder Kind(er) im Arm zu halten und zu trösten, also die Frau ist die Trösterin.

Falls man den ganzen Remothering-Prozess mit einem Mann durchführt, lässt man ihn sich vorstellen, dass er seinen Kopf im Schoß einer Frau liegen hat und sich trösten lässt.

Testaussage: "Ich liebe meine Mutter" sagen lassen und mit dem Testmuskel prüfen.

4. (Meridian):

Den Alarmpunkt des Lungenmeridians testen:
Lu 1 (*Zhong Fu* = Residenz der Mitte): Der Punkt liegt zwischen Oberarm und Brustkorb vorne, auf der Höhe des 1. ICR, 6 Daumen breit (*cun*) seitlich der Brustbeinmitte und 1 Daumen breit unterhalb des Schlüsselbeins (auf beiden Seiten). Im Zweifelsfall einen Akupunkturatlas zu Rate ziehen.

Schaltet der Testmuskel an einer oder mehreren Stellen ab, wäre eine "Remothering-Balance" sinnvoll.

Korrektur - Remothering nach Dr. John Diamond

Für die Korrektur benötigt man folgendes:
- Plazenta-Extrakt (z. B. Plazenta (Bovis) Globuli in niedriger Potenz von Wala) oder Rosenwasser aus dem Reformhaus, Apotheke oder Bioladen,
- eventuell eine Puppe,
- die Testbilder von Seite 271

<u>Die einzelnen Schritte der Remothering-Balance</u>

1. Schritt:
Die Patientin liegt in seitlicher Embryo- oder in Rückenlage auf der Behandlungsliege. Die Therapeutin träufelt Rosenwasser oder Plazentaextrakt auf die Zunge der Patientin. Nun hüllt man die Patientin in eine Decke ein. Entspannungsmusik im Hintergrund unterstützt den Prozess.
An dieser Stelle sollte eine Trance-Induktion durchgeführt werden.
Bei gleichzeitigem Stirn-Hinterkopf-Kontakt lässt man nun die Testperson visualisieren, dass sie vor einem Eingang zu einer Höhle steht, dann durch diesen Eingang hindurch geht, weiter durch einen engen Gang/Tunnel geht, bis sie in eine Höhle kommt, in der sie sich wohl fühlen kann. Dabei bleibt die Therapeutin im ständigen Dialog. Die Patientin soll sich bei den einzelnen Schritten umsehen und beschreiben, was sie wahrnimmt und fühlt, wie z. B. ihre persönliche Höhle aussieht. Sie sollte sich dort einen Platz suchen, wo sie sich niederlegt, ausruht und einschläft. (Eventuell auftretende Schwierigkeiten werden mit den Stressabbautechniken verarbeitet., siehe unten.)

2. Schritt:
Die Testperson stellt sich nun vor, wie sie als Säugling direkt nach der Entbindung auf dem Bauch der Mutter liegt und sich eins mit der Mutter fühlt. Falls diese Vorstellung nicht möglich ist, müssen erst mit Hilfe der Stressabbautechniken die verschiedenen Faktoren, die diese Vorstellung verhindern, herausgefunden und aufgelöst werden.

3. Schritt:
Man lässt nun in Gedanken die Patientin in einzelnen Schritten die Höhle wieder verlassen und sich vorstellen, wie sie ans Tageslicht zurückkehrt, sich aufrichtet und gerade steht.

4. Schritt:
Alle Remothering-Vortests 1 - 4 noch einmal überprüfen, ob sie jetzt balanciert sind.

Falls noch ungelöster Stress vorhanden ist, muß die Behandlerin mit anderen Techniken aus ihrem Repertoire arbeiten.

Stressabbau:

Im Folgenden kommen Vorschläge und Impulse. Hier ist die Kreativität und die Intuition.der Behandlerin gefordert!

1. Schritt:
Während die Therapeutin die Stirnbeinhöcker der Betroffenen berührt, durchläuft diese in Gedanken immer wieder die Stresssituation.
Man kann diesen Vorgang effektiver gestalten, indem die Patientin der Stresssituation oder den Gefühlen, die in dieser Situation auftreten, bestimmte Farben zuordnet.
a) Sie kann die Farben, die mit dieser Situation in Verbindung stehen, in ihrer Vorstellung verändern.
Oder:
b) Die Betroffene kann sich ein imaginäres Seil vorstellen. das den unteren Rücken mit dem Boden verbindet. Die Farbe der Stresssituation und die damit in Verbindung stehenden unangenehmen Erinnerungen läßt sie aus dem Körper über das Seil in den Erdboden abfließen und dort versickern.
Die Patientin stellt sich nun vor, dass an dieser Stelle bunte Blumen wachsen. Sie sucht sich die schönste dieser Blumen aus und färbt sich in Gedanken mit deren Farbe ein.

2. Schritt:
Man fordert die Patientin nun auf, sich nochmals an die Stresssituation zu erinnern und sie in ihrer Phantasie so zu verändern, dass die "Geschichte" für sie angenehm ist.
Alternativ kann sie ümhüllt und geschützt mit der Blumenfarbe ihrer Wahl (siehe Schritt 1b)., die gleiche Situation noch einmal durchgehen.

Beispiele zu Schritt 2:
Die Betroffene nimmt eine imaginäre Säge und sägt die Stahlfesseln durch, die in der Visualisierung aufgetaucht sind.
Oder bei Kältegefühl visualisiert die Testperson die Sonne, die mit ihren warmen Strahlen auf der Haut zu spüren ist.
Wichtig hierbei ist, dass die Begleiterin die Person auf der Liege durch Fragestellungen so führt, dass sie phantasievolle Antworten finden kann.
Zum Beispiel: "Was brauchst Du, um die Stahlseile zu lösen?. oder "Was könnte Dich wärmen?"

3. Schritt:
Man überprüft nochmals mit dem Muskeltest ob der Stress noch anzeigt. Der 3. Schritt kann auch weggelassen werden, wenn für die Therapeutin klar und deutlich ist, dass die "Reise" weiter gehen kann. Denn es ist nicht so angenehm, während dem Remothering den Muskeltest durchzuführen.

Arbeitsblatt "Remothering", zum Herauskopieren

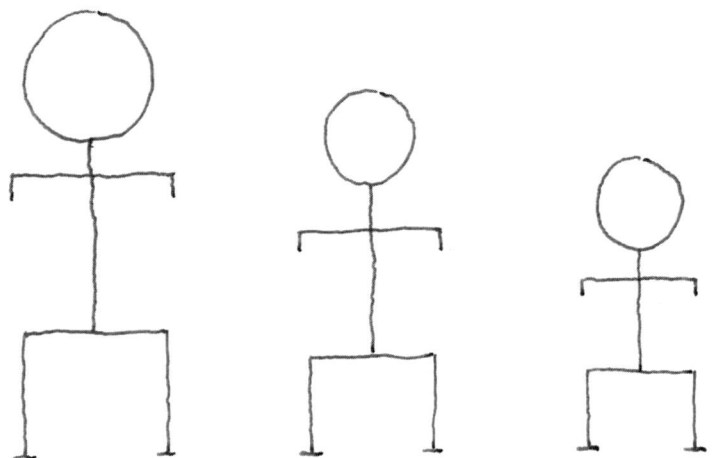

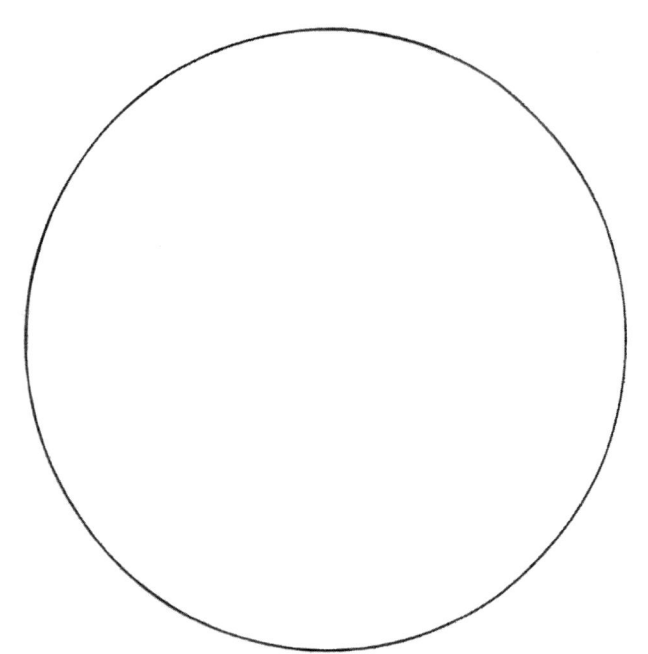

Die "Rizol"-Therapie

Die Therapie nach Dr. Steidl: Alternative Phytotherapie mit Aktivsauerstoff
nach Dr. Gerhard Steidl

Der "Erfinder" der Therapie, Dr. Gerhard Steidl war Wissenschaftler an der Universität Erlangen. Er beschäftigt sich seit Jahren mit dem Wirkstoff Ozonid auf den Organismus. Die Forschung von Dr. Steidl und Prof. Dr. Adaling Ogilvi, beide Universität Erlangen-Nürnberg, wurde über 4 Jahre von der Karl und Veronica Carstens-Stiftung gefördert ("Untersuchungen zur Wirkung langkettiger Ozonide auf menschliche Zellen, Pilz- und Tumorzellen"). Ozonide sind sauerstoffreiche Substanzen, die aus natürlichen fetten Ölen (z.B. Olivenöl) durch eine Synthese mit Ozon entstehen.

Aktiver Sauerstoff in Form des Ozonids wurde bereits von 1915 bis 1947 in der Medizin bei Mensch und Tier gegen Infektionen und zur Wunddesinfektion bei Operationen verwendet, geriet jedoch durch die massive Produktion von Antibiotika in Vergessenheit. Berichte über schädliche Wirkungen der Rezepturen gibt es nicht. Die In-Vitro-Versuche zeigten, dass ab einer gewissen Konzentration das Ozonid eine Wirkung auf zellbiologische und biochemische Leistungen von Humanzellen, Pilzzellen und Tumorzellen entfaltet. Hervorzuheben ist die abtötende Wirkung auf Tumorzellen durch Apoptose, aber auch die Tatsache, dass gesunde Zellen und die Mitochondrien, deren "Kraftwerke", nicht geschädigt werden.

Die Anwendung in der Praxis zeigt seit vielen Jahren, dass diese hemmende oder abtötende Wirkung insbesondere auf anaerobe Keime, Pilze und Parasiten bei zahlreichen Erkrankungen von Nutzen ist. Anaerobier besitzen keine Entgiftungsmöglichkeiten für Sauerstoff und sterben daher bei Kontakt mit Sauerstoff. Ozonide können äußerlich bei Hautkrankheiten wie Haut- und Nagelpilz sowie im Schleimhautbereich, z.B. Mund- und Rachenraum, speziell auch bei Vaginalinfektionen (Achtung: Behandlungsverbot für HP!) Anwendung finden. Die innere Anwendung wird in Verbindung mit veganer Ernährung, d.h. frei von tierischem Eiweiß, erfolgreich eingesetzt bei Pilz- und Parasitenbefall im Darm aber auch bei pathologischen Wachstumsprozessen wie Myomen und Zysten und vielen anderen Krankheitsbildern. Nach Hulda Clark befindet sich im pathologischen Gewebe immer eine große Menge an winzigsten Parasiten. Diese werden ins Blut frei gesetzt wenn man tierisches Eiweiß weg lässt. Durch das Abtöten und Ausleiten dieser Parasiten kann der Heilungsprozess effektiv unterstützt werden.

> Aus wikipedia:
> Die nach Hulda Regehr Clark (*18. 10 1928, †3. 9 2009) benannte Clark-Therapie lehrt, dass es nur zwei Ursachen für chronische Krankheiten gebe: den Parasiten Fasciolopsis buski und Umweltgifte. Entsprechend seien diese Krankheiten durch die Abtötung der Parasiten sowie die Vermeidung von Umweltgiften heilbar.

Die in Zusammenarbeit mit Ärzten, Heilpraktikern und Apothekern entwickelten Rezepturen enthalten eine Kombination von Ozoniden mit Bitterstoffen und ätherischen Ölen wie Nelken-, Wermut-, Walnuss-, Beifussöl und anderen.

Die Austestung der Rezeptur, die Anwendung und Dosis muss vom Therapeuten individuell bestimmt werden. Auf Unverträglichkeiten, Allergien und in bestimmten Situationen (Schwangerschaft, Stillzeit etc.) muss geachtet werden. Weiterhin ist eine Betreuung durch einen versierten Therapeuten obligatorisch. Da die Rezepturen ätherische Öle enthalten, dürfen diese nicht in Kontakt mit den Augen kommen. Auch einige Stoffe (Kunststoffe etc.) können von ätherischen Ölen angegriffen werden.

Alle Kenntnisse der Wirkungsweise der Therapie nach Dr. Steidl, Grundlagen, Historie ab 1916, Forschungsergebnisse und Anwendungsbeobachtungen hat der Autor und Chemiker Dr. Gerhard Steidl in 2 Schriften zusammengefasst, die bei ihm bestellt werden können: "Alternative Heilverfahren" und "Publikationen". Therapeuten wenden sich bitte mit Therapeutennachweis per Email an Dr. Steidl.

Dr. Gerhard Steidl
Flurstrasse 4
D – 90584 Allersberg
Tel: 09176 – 7397
Fax: 09176 – 5533
eMail: therapie.steidl@gmx.ch

Symbolarbeit – Ritual zum Verabschieden von Organen

Dafür sollte die Patientin u.a. ein Symbol für ihr entferntes Organ finden oder selbst gestalten. Der Ablauf des Rituals kann derselbe sein wie beim Wechseljahres-ritual (siehe Kapitel 8, S. 234).

Sinn und Zweck:

Dieses Ritual hilft der betroffenen Frau, die neue Lebensphase mit dem entfernten Organ und die Zeit nach der Operation als sinnvoll und stimmig in ihr Leben zu integrieren. Das betreffende Organ wird verabschiedet, neue Qualitäten und Chancen werden erkannt und willkommen geheißen. Dabei werden alte Muster und Glaubensprogramme aus der Kindheit bewusst gemacht und neu definiert.
Es entsteht ein Raum, der es möglich macht, den Verlust leichter zu überwinden.
Wer wirklich Abschied nimmt, dem geht es nach einer solchen OP deutlich besser!

Vorbereitung:

Die Frau soll 4 Symbole für das Ritual mitbringen:
1. ein Symbol für ihren Neubeginn
2. ein Symbol für ihre Kindheit
3. ein Symbol für das zu verabschiedende Organ (eventuell selbst gestaltet aus FIMO, Knetmasse oder ähnlichem)
4. ein Foto einer verstorbenen Person mit Vorbildcharakter

Wenn sie möchte, kann sie zusätzlich noch Lieblingsmusik zum Mitsingen oder Tanzen, evtl. Instrumente, Düfte, Blumen, Heilsteine und andere ihr wichtige Dinge mitbringen.

Durchführung in der Einzeltherapie:

Zunächst sollte für das Ritual ein harmonisches Zentrum geschaffen werden. Als Unterlage empfiehlt sich ein unifarbiges Tuch. Die Mitte des Zentrum kann z. B. mit einem Blumenstrauß oder einer Kerze gschmückt werden.
Die vier Himmelsrichtungen eventuell mittels eines Kompasses bestimmen.

Die Frau legt ihre mitgebrachten Symbole auf dem Tuch aus. Den Gegenstand für den Neubeginn in den Osten, den für die Kindheit im Süden, den für das Organ in den Westen und das Foto in den Norden (siehe Grafik, S. 276).

Anschließend beginnt das Ritual am Startpunkt, nämlich im Osten:
Die Frau nimmt ihren Gegenstand für den Neubeginn zur Hand und erklärt, wie ihr persönlicher Neubeginn ohne das Organ aussieht und ihren Bezug zum Symbol. Die begleitende Person hört still und aufmerksam zu.

Es empfiehlt sich, die Frau aus dem Unterbewusstsein sprechen zu lassen. Unterstützend kann die Technik der "Kokosnuss" aus der Kinesiologie eingesetzt werden. Sie ist eine allgemeine Methode zur Entstressung. Dabei hält die Therapeutin der Betroffenen Stirn und Hinterhaupt mit den Händen. Die Frau kann die Augen schließen. Sie beendet ihre Aussage mit den Worten "So sei es!". Dieser Satz wird zur Bekräftigung gemeinsam wiederholt (Patientin und Begleitung).
Die Betroffene begibt sich nun zur nächsten Station, in den Süden. Dort wird mit dem gleichen

Vorgehen die Kindheit angeschaut. Dabei können Prägungen und Lebensthemen der Frau ins Bewusstsein kommen, die bis zum heutigen Tag noch nicht gelöst sind. An dieser Stelle fliessen oft Tränen, die willkommen sind.
Weiter geht es dann in den Westen, in den "Herbst". Dort setzt sich die Frau mit derselben Methode damit auseinander, was sie hinter sich läßt, was für sie zu Ende geht ohne das Organ. Es geht um Abschiednehmen und Loslassen. Dadurch kann der Verlust besser angenommen werden.

Der Ritualkreis schließt sich im Norden, im "Winter", mit demselben Vorgehen wie bisher. Das Foto der verstorbenen Person kann einerseits daran erinnern, dass die verstorbenen Ahnen und "aufgestiegenen Meister", sprich die "Geistige Welt" als Kraftquelle auch für diese neue Lebensphase zur Verfügung stehen. Andererseits regt diese Arbeit dazu an, selbst zum Vorbild zu werden im Umgang mit Verlusten und ganz speziell diesem Verlust.

Ziel ist es, in diesem Schicksalsschlag eine Sinnhaftigkeit zu finden.

Zum Abschluss kann noch ein Lied oder ein Mantra gesungen oder einer schönen Melodie gelauscht werden.

Die Tempelgruppe nach Chameli Ardagh

Die "Tempelgruppe" ist eine Wohlfühl- und Lernoase für Frauen jeden Alters. Die Idee dazu kommt von **Chameli Ardagh** (www.awakeningwoman.de), einer norwegischen spirituellen Lehrerin, die ich zwei Mal persönlich auf ihren Seminaren in Deutschland erleben durfte. Zusammen mit ihrem Mann Arjuna Ardagh lebt sie in Nordkalifornien. Sie ist die Mitgründerin und Leiterin des weltweit wachsenden *Tempel-Gruppen-Frauennetzwerkes*.
Über die Homepage (siehe oben) sind lokale Tempelgruppen gut zu finden.
Chameli Ardagh sagt, dass weibliche Spiritualität vor allem über den Körper und über Emotionen gelebt werden will. Das Wort "Tempel" ist hier weniger im religiösen Sinn zu verstehen, sondern viel mehr in dem Sinne davon, dass unser Körper unser Tempel ist.

Die deutsche Übersetzung des ersten Buches von Chameli Gad Ardagh mit dem Titel "Komm dir näher....und l(i)ebe deine tiefste Sehnsucht" ist im Kamphausen-Verlag erschienen. In diesem Buch sind viele ihrer Übungen und Anregungen zu finden, die ich regelmäßig in meiner Tempelgruppe in Filderstadt anwende. Meinen Patientinnen empfehle ich die Teilnahme an diesen Abenden, wenn deren Beschwerdebild etwas mit mangelnder Weiblichkeit zu tun hat. Beispiele hierzu wären das PCO-Syndrom oder ein unerfüllter Kinderwunsch u.a. Natürlich muß man nicht krank sein um aus einem Tempelabend viele Impulse zu bekommen und Kraft zu schöpfen. Alle Interessierten sind herzlich willkommen.

Oft ist zu beobachten, dass Frauen sich selbst und ihren Körper ablehnen, dass sie einsam sind und wenig Kontakt zu anderen Frauen haben oder dass sie Schwierigkeiten haben sich durchzusetzen und abzugrenzen usw. All diese Themen finden in der Tempelgruppe genügend Raum um erforscht, thematisiert und transformiert zu werden. Ich arbeite hierbei mit Elementen wie Tanz, Bewegung, Ausdruck, Meditation, Berührung, Gespräch, Gesang und vielem mehr. Ich selbst sehe mich dabei mehr als Teilnehmende wie als Gruppenleiterin.
Denn im Frauenkreis können wir gemeinsam lernen, uns gegenseitig zuzuhören, uns zu stärken, **das Weibliche in uns und anderen zu ehren und zu achten**. Das Ziel ist, dass jede Frau sich in ihrer Einzigartigkeit und Besonderheit kennen und lieben lernt, was jeden Heilungsprozess enorm unterstützt. Ich möchte die Tempelgruppe als wichtigen Baustein meiner Arbeit mit Frauen nicht missen.

Arbeitsblatt zum Herauskopieren

Symbolarbeit - Ritual zum Verabschieden von Organen

Foto von verstorbener Person mit Vorbildcharakter

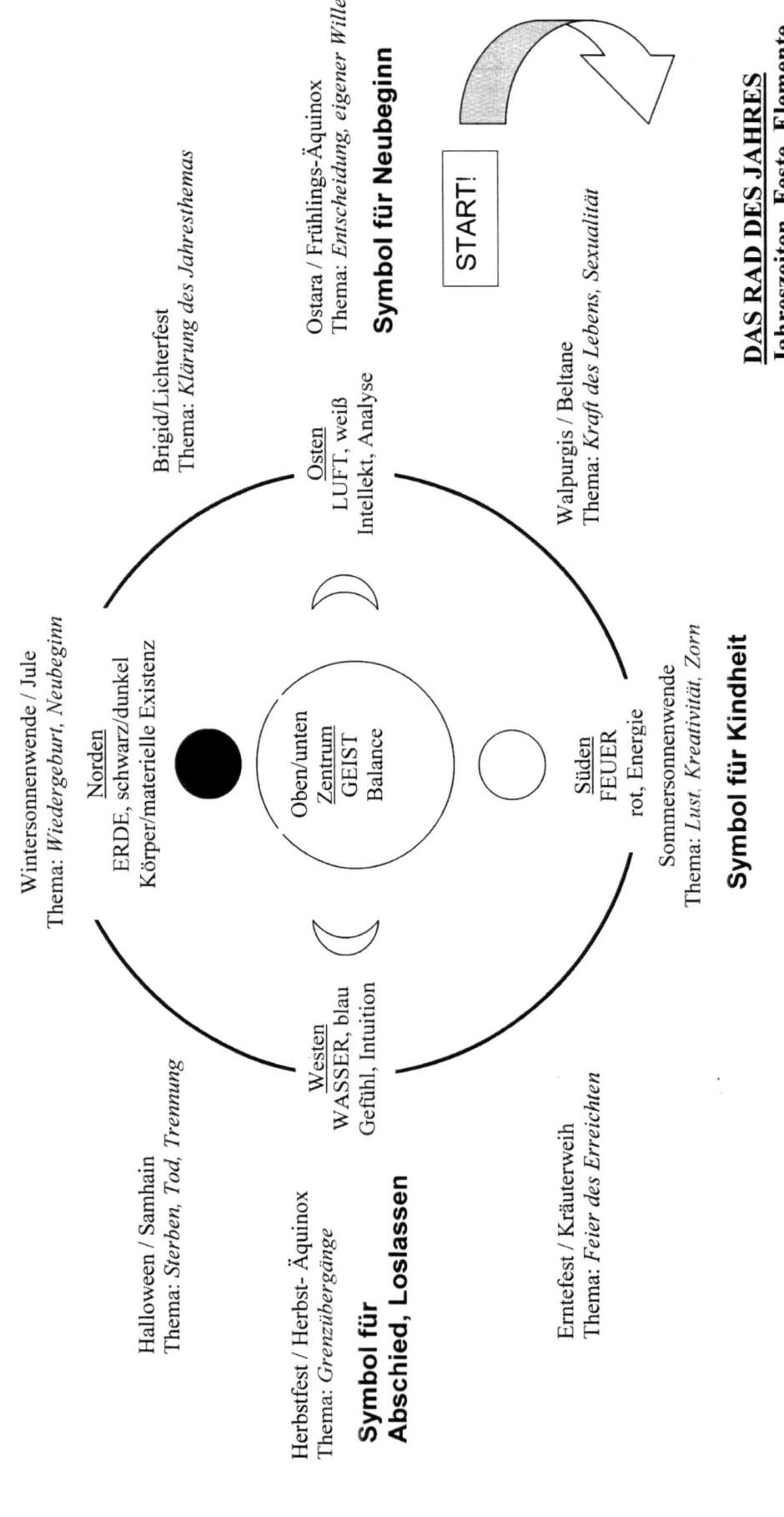

Wintersonnenwende / Jule
Thema: *Wiedergeburt, Neubeginn*

Norden
ERDE, schwarz/dunkel
Körper/materielle Existenz

Brigid/Lichterfest
Thema: *Klärung des Jahresthemas*

Osten
LUFT, weiß
Intellekt, Analyse

Ostara / Frühlings-Äquinox
Thema: *Entscheidung, eigener Wille*

Symbol für Neubeginn

START!

Oben/unten
Zentrum
GEIST
Balance

Walpurgis / Beltane
Thema: *Kraft des Lebens, Sexualität*

Süden
FEUER
rot, Energie

Sommersonnenwende
Thema: *Lust, Kreativität, Zorn*

Symbol für Kindheit

Westen
WASSER, blau
Gefühl, Intuition

Halloween / Samhain
Thema: *Sterben, Tod, Trennung*

Herbstfest / Herbst- Äquinox
Thema: *Grenzübergänge*

Symbol für Abschied, Loslassen

Erntefest / Kräuterweih
Thema: *Feier des Erreichten*

DAS RAD DES JAHRES
Jahreszeiten, Feste, Elemente, symbolische Zuordnungen

Anhang

Schriftverkehr zwischen der Buchautorin und dem RKI (Robert-Koch-Institut) sowie dem Gesundheitsamt Esslingen bzgl. Behandlungsverbot für Heilpraktiker bei Cervix-Karzinom

Bezug:
Kapitel 3 "Die Gebärmutter", Thema **Cervix-Karzinom**, grauer Kasten S. 97.

Das Behandlungsverbot des Cervix-Karzinoms unter dem Gesichtspunkt der sexuellen Übertragbarkeit der Krankheit (§24 IfSG) ist eine schwierige Rechtsfrage und es ist für mich als Autorin nach gewissenhaftem Nachfragen beim Robert-Koch-Institut und dem Gesundheitsamt Esslingen immer noch nicht eindeutig geklärt!

Folgende Anfrage habe ich am 01.04.09 über die Internetseite des RKI und am 03.04.09 per E-mail an das Gesundheitsamt Esslingen gestellt. Das RKI hat lange nicht geantwortet, deshalb habe ich am 30.04.09 per E-mail nachgehakt und die Antwort kam erst am 13.05.09.

Siehe folgender Schriftverkehr in chronologischer Abfolge:

```
Sehr geehrte Damen und Herren,

ich habe eine rechtliche Frage im Zusammenhang mit dem Infektionsschutzgesetz.
Und zwar in Bezug auf das Cervix- Karzinom.

Als Auslöser für das Cervix-Karzinom werden ja Herpesviren und auch
Papillomaviren diskutiert.

Besteht insofern Behandlungsverbot für den HP, da diese Erreger sexuell
übertragbar sind ??

Ich habe mich mit Fachkollegen unterhalten, und bei meinem zuständigen
Gesundheitsamt in

Esslingen nachgefragt. Bisher habe ich noch keine eindeutige Antwort erhalten.
Diese brauche ich aber dringend, da ich an einem Fachbuch für
Heilpraktikerkolleg/innen schreibe.


Ich danke für Ihre Antwort !!


Mit freundlichen Grüßen, Elisabeth Jagfeld




Naturheilpraxis

Elisabeth Jagfeld, Heilpraktikerin

Rosenstr.4 (im "Schlössle")

70794 Filderstadt-Bernhausen

Tel: 0711/ 87 24 51

Fax:0711/ 45 99 72 33

eli-jagfeld@t-online.de

www.frauenheilkunde-natuerlich.de
```

01 Meine Anfrage ans Gesundheitsamt und RKI.txt

Von: Lindenthal Brigitte [mailto:Lindenthal.Brigitte@lra-es.de]
Gesendet: Donnerstag, 9. April 2009 14:04
An: eli-jagfeld@t-online.de
Betreff: Ihre Anfrage

Im Anhang die Antwort auf Ihre Anfrage per E-Mail.

Mit freundlichen Grüßen

Lindenthal

Landratsamt Esslingen

Landratsamt Esslingen - 73726 Esslingen a. N.

Per E-Mail!
Frau
Elisabeth Jagfeld

Gesundheitsamt
Pulverwiesen 11
73726 Esslingen am Neckar

Telefon: 0711 3902-1600
Telefax: 0711 35154070

Internet:
www.landkreis-esslingen.de

E-Mail-Adresse:
gesundheitsamt@lra-es.de

Unsere Zeichen Bitte bei Antwort angeben	Sachbearbeitung	Telefon 0711 3902-1684	Datum
Dr. Schü/lin	Herr Dr. Schütze	Gesundheitsamt@lra-es.de	09.04.2009

Ihre E-Mail-Anfrage vom 03.04.2009

Sehr geehrte Frau Jagfeld,

vielen Dank für Ihre Anfrage, zu der wir folgendermaßen Stellung nehmen:

Nach § 24 Infektionsschutzgesetz (IfSG) dürfen sexuell übertragbare Krankheiten nur von Ärzten behandelt werden. Hier lautet es:

„Die Behandlung von Personen, die an einer der in § 6 Abs. 1 Satz 1 Nr. 1, 2 und 5 oder § 34 Abs. 1 genannten übertragbaren Krankheiten erkrankt oder dessen verdächtig sind oder die mit einem Krankheitserreger nach § 7 infiziert sind, ist insoweit im Rahmen der berufsmäßigen Ausübung der Heilkunde nur Ärzten gestattet. Satz 1 gilt entsprechend bei sexuell übertragbaren Krankheiten und für Krankheiten oder Krankheitserreger, die durch eine Rechtsverordnung auf Grund des § 15 Abs. 1 in die Meldepflicht einbezogen sind".

Herpesviren und Papilomaviren sind als Erreger von sexuell übertragbaren Erkrankung anzusehen (siehe amtliche Begründung zum § 24 in: Bales/Baumann, Infektionsschutzgesetz, Kommentar und Vorschriftensammlung, Kohlhammer Verlag).

Eine Behandlung von Herpesviren und Papilomaviren sowie den daraus resultierenden Erkrankungen ist daher Heilpraktikern nicht gestattet. Wir hoffen, Ihnen mit diesen Ausführungen weitergeholfen zu haben.

Mit freundlichen Grüßen

Dr. Schütze

Allgemeine Sprechzeiten:	Ärztliche Sprechzeit bis	Girokonto 900 021	S-Bahn S 1
Montag - Freitag 8:00 - 12:00 Uhr	1 Stunde vor Öffnungsende	Kreissparkasse Esslingen-Nürtingen	Haltestelle Esslingen Bahnhof
Montag - Mittwoch 13:30 - 15:00 Uhr		BLZ 611 500 20	Bus 104 und 113

03 Nachhaken Gesundheitsamt.txt
Ihre AnfrageVon: Elisabeth P. Jagfeld [eli-jagfeld@t-online.de]
Gesendet: Donnerstag, 16. April 2009 10:55
An: 'Lindenthal.Brigitte@lra-es.de'
Betreff: Antwort: Ihre Anfrage

Kennzeichnung: Zur Nachverfolgung
Kennzeichnungsstatus: Orange

Sehr geehrte Frau Lindenthal !!

Vielen Dank für Ihre Antwort. Kann ich daraus schließen, dass für den Heilpraktiker/in ein Behandlungsverbot für das Cervix- Carzinom besteht ??

Darüber wird in dem Anlagetext nichts explizit ausgesagt.

Hier nochmals der Originaltext meiner Anfrage :

Sehr geehrte Damen und Herren,

ich habe eine rechtliche Frage im Zusammenhang mit dem Infektionsschutzgesetz. Und zwar in Bezug auf das Cervix- Karzinom.

Als Auslöser für das Cervix-Karzinom werden ja Herpesviren und auch Papillomaviren diskutiert.

Besteht insofern Behandlungsverbot für den HP, da diese Erreger sexuell übertragbar sind ??

Ich habe mich mit Fachkollegen unterhalten, und sogar beim Robert- Koch- Institut angerufen.

Bisher konnte mir noch niemand definitv eine Atwort geben.

Das Robert- Koch- Institut arbeitet aber daran.

Ich danke für Ihre Antwort !!

Mit freundlichen Grüßen, Elisabeth Jagfeld

Naturheilpraxis

Elisabeth Jagfeld, Heilpraktikerin

Rosenstr.4 (im "Schlössle")

70794 Filderstadt-Bernhausen

Tel: 0711/ 87 24 51

Fax:0711/ 45 99 72 33

Seite 1

Von: Lindenthal Brigitte [mailto:Lindenthal.Brigitte@lra-es.de]
Gesendet: Donnerstag, 9. April 2009 14:04
An: eli-jagfeld@t-online.de
Betreff: Ihre Anfrage

Im Anhang die Antwort auf Ihre Anfrage per E-Mail.

Mit freundlichen Grüßen

Lindenthal

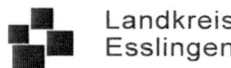

| Landkreis Esslingen | Landratsamt Esslingen |

Landratsamt Esslingen - 73726 Esslingen a. N.

Per E-Mail!
Frau
Elisabeth Jagfeld

Gesundheitsamt
Pulverwiesen 11
73726 Esslingen am Neckar

Telefon: 0711 3902-1600
Telefax: 0711 35154070

Internet:
www.landkreis-esslingen.de

E-Mail-Adresse:
gesundheitsamt@lra-es.de

Unsere Zeichen
Bitte bei Antwort angeben
Dr. Schü/lin

Sachbearbeitung
Herr Dr. Schütze

Telefon 0711 3902-1684
Gesundheitsamt@lra-es.de

Datum
23.04.2009

Ihre E-Mail-Anfrage vom 03.04.2009 und 16.04.2009

Sehr geehrte Frau Jagfeld,

in unserem Schreiben vom 09.04.2009 haben wir dargelegt, dass sexuell übertragbare Krankheiten nicht von Heilpraktikern behandelt werden dürfen. Hierzu gehören beispielsweise durch Humane Papillomviren (HPV) verursachte Erkrankungen. Das Cervix-Carcinom wird sehr häufig durch Humane Papillomviren ausgelöst, die Erkrankung tritt aber in der Regel erst Jahre nach der Infektion auf, nachdem mehrere Zwischenstadien (Zelldysplasien) durchlaufen wurden. Insofern ist das Cervix-Carcinom an sich eher als Folgeerkrankung und weniger als sexuell übertragbare Krankheit im eigentlichen Sinne zu sehen. Unter diesem Gesichtspunkt würde das Behandlungsverbot nach dem Infektionsschutzgesetz §24 keine Anwendung finden. Auch in der Therapie steht nicht die Behandlung der humanen Papillomviren, sondern die Behandlung des Tumors im Vordergrund.

Ziel des Infektionsschutzgesetzes ist, Infektionsketten bei übertragbaren Erkrankungen zu unterbrechen und Dritte vor Infektionen zu schützen. Da häufig beim Cervix-Carcinom Humane Papillomviren im Gewebe nachweisbar sind, muss sichergestellt sein, dass bei einer Behandlung (z. B. durch Manipulation, Geräte u. ä.) eine Übertragung auf andere Personen ausgeschlossen ist. In diesem Zusammenhang weisen wir ausdrücklich auf die Strafvorschriften in § 74 Infektionsschutzgesetz hin. Außerdem sind Patienten mit Cervix-Carcinom auf die häufig zugrunde liegenden Humanen Papillomviren und deren Übertragbarkeit hinzuweisen.

Aufgrund der Komplexität des Sachverhaltes und aufgrund der Tatsache, dass es sich um eine schwere lebensbedrohliche Erkrankung handelt, empfiehlt das Gesundheitsamt dringend, die Behandlung des Cervix-Carcinoms durch einen Facharzt durchführen zu lassen.

Wir hoffen Ihnen mit diesen Ausführungen weitergeholfen zu haben

Mit freundlichen Grüßen

Dr. Schütze

ROBERT KOCH INSTITUT

Leitungsstab
- Grundsatzangelegenheiten und Recht -

Robert Koch-Institut | Postfach 65 02 61 | 13302 Berlin

Frau
Elisabeth Jagfeld
Heilpraktikerin
Rosenstraße 4
70794 Filderstadt

13.05.2009

Behandlungsverbot für Heilpraktiker in Bezug auf das Cervix-Karzinom
Ihre E-Mail Anfragen an das RKI vom 01.04.2009 und 30.04.2009

Robert Koch-Institut
zentrale@rki.de
Tel. 01888.754-0
030.18.754-0
Fax 01888.754-2328
030.18.754-2328
www.rki.de

Sehr geehrte Frau Jagfeld,

bei Ihrer Anfrage handelt es sich um eine schwierige Rechtsfrage, zu der die Auffassungen durchaus geteilt sein können und für deren Auslegung und Umsetzung das RKI letztlich nicht amtlich zuständig ist.
Aus diesem Grund bitten wir auch um Verständnis, dass wir uns als nicht zuständige Behörde nicht äußern möchten.

Berichterstattung/
Bearbeitung von
Verfasser Claudia Lerch
lerchc@rki.de
Tel. 01888.754-2669
030.18.754-2669
Fax 01888.754-2672
030.18.754-2672

Wir haben allerdings das Thema mit dem für Sie zuständigen Gesundheitsamt Esslingen erörtert, möglicherweise ist es sinnvoll, sich mit diesem direkt in Verbindung zu setzen.

Liegenschaft: NU

Mit freundlichen Grüßen
im Auftrag

Besucheranschriften

Nordufer 20 (NU)
13353 Berlin

Seestraße 10 (SE)
13353 Berlin

Claudia Lerch

G.-Pape-Str. 62-66 (GP)
12101 Berlin

Burgstr. 37 (WR)
38855 Wernigerode

Das Robert Koch-Institut
ist ein Bundesinstitut
im Geschäftsbereich des
Bundesministeriums für
Gesundheit

Ein Nachwort von der Herausgeberin Barbara C. Heuschkel:

Ein paar Worte zum Schluß, da man sich vielleicht wundert, was eine Innenarchitektin mit einem Frauenheilkundebuch zu tun hat.

Grundsätzlich sei gesagt, dass ich schon durch den Umstand, weiblichen Geschlechts zu sein, ein Fach"mann" auf diesem Gebiet bin. Frauen haben im Allgemeinen einen viel besseren Zugang zu ihrem Körper als Männer. Des weiteren arbeite ich sehr viel mit Feng Shui und eine der ersten und wichtigsten Maßnahmen im Feng Shui ist Entmüllen – ansonsten braucht man gar nicht erst mit Feng-Shui-Maßnahmen anzufangen.

Seit ich angefangen habe, mich mit Feng Shui zu beschäftigen, stellte ich fest, dass sich das auch auf den Körper anwenden läßt. Alte Gewohnheiten abstreifen, sich neue, gesündere zulegen, die Denkweise von Verkrustungen befreien, individueller werden. Ich habe für mich die Erfahrung gemacht, dass man damit viel gesünder als die an ihren Gewohnheiten festhängenden Mitmenschen lebt, sich wohler fühlt, fitter ist, freier und unabhängiger.

Somit hatte ich zunächst einmal einen grundsätzlichen Zugang zu diesen Themen. Da ich in den Bereichen (Bezug auf Kapitel 1) Umwelt – Wohnumfeld, Baubiologie, Geomantie – berufsbedingt große Erfahrung und auch die Ausbildung in astrologischer Psychologie gemacht habe, wachse ich immer mehr in die Thematik rund um das Verbessern der Lebensumstände hinein. So konnte ich die eine oder andere selbstgemachte Erfahrung beisteuern.

Als meine Heilpraktikerin und Freundin Elisabeth Jagfeld mich fragte, ob ich Lust hätte an ihrem Plan, ein Buch über natürliche Frauenheilkunde herauszubringen, mitzuwirken, sagte ich spontan "Ja!". Da ich u. a. auch als Künstlerin arbeite (ich mache vorwiegend Wandmalerei), sollten meine Bilder ihren Teil zur Ästhetik des Buches beitragen. Doch nicht nur: Zwischenzeitlich habe ich mich der Herausforderung gestellt, das Ganze auch grafisch in eine gute Form zu bringen.

Wir fertigten die Zeichnungen, erklärenden Skizzen usw. selber an, was großen Spaß gemacht hat. Es freut mich zu sehen, dass meine zeichnerischen und gestalterischen Qualitäten auch außerhalb der Innenarchitektur geschätzt werden.

Unsere vielen Tee-Päuschen mit literweise grünem Tee, unsere gemeinsamen "Ayurvedischen" Entschlackungskuren, unser Ausflug nach Tübingen um die Skulptur vor der Virologie trotz strömendem Regen zu fotografieren – all das wird uns immer in guter Erinnerung bleiben, als eine sehr, sehr fruchtbare, gute Zeit.

Ich wünsche allen, die dieses Buch zur Hand nehmen, viel Freude daran, dass es eine praktische Hilfe sei und dass es sich einfach "gut anfühlt".

Barbara C. Heuschkel
freie Innenarchitektin AKBW, BDIA

Im Anschluß finden Sie hier eine farbige Zusammenfassung der im Buch abgebildeten Gemälde und Erläuterungen dazu:

Die Bilder waren alle schon da, bevor wir das Buch begonnen haben, stammen alle aus meinem (Barbara C. Heuschkel) Fundus und haben alle ihre eigene Geschichte.

Die im Text verteilten Bilder sind z. T. aus den 80er Jahren. Es handelt sich zumeist um Öl- und Acrylbilder. Aber auch die Technik der Radierung habe ich damals eingesetzt, Ätzradierungen auf Aluminiumplatten, gedruckt auf Kupferdruckpapier.
Diese Bilder sind in einer Zeit entstanden, als ich eine tiefe persönliche Krise durchzustehen hatte. Im Sommer 89 starb meine Mutter nach dem "üblichen" Leidensweg an Brustkrebs (Diagnose–OP–Bestrahlung–Chemo–Tod), damals kaum älter als ich jetzt bin. Mein Vater, jahrzehntelanger Alkoholiker, hat sich daraufhin binnen 4 ½ Monaten buchstäblich vollends totgesoffen. Ich habe mich anschließend, 29jährig, gegen die sofort einsetzende Angstmache seitens der Schulmedizin (und der eigenen Familie!) wehren müssen und habe von da an jeden alternativen Gesundungsweg beschritten, der sich mir zeigte, falls ich doch mal krank geworden bin, was aber sehr, sehr selten passierte. Ich lernte, dass man, so wie über Ernährung auf die körperliche Gesundheit, über kreative Tätigkeit auf das psychische Wohlbefinden Einfluss nehmen kann, und das gänzlich ohne therapeutische Hilfe in Anspruch zu nehmen. Es war ein ganz persönlicher Weg.
Diese Bilder passen sehr gut zu den hier angesprochenen Themen.

Die Bilder auf den Kapiteldeckseiten haben eine andere Geschichte, sind auch wesentlich jünger. Diese farbenfrohen Bilder sind zumeist in Anlehnung an den sog. Farbdialog entstanden. Der "Farbdialog" ist von Bruno Huber entwickelt worden, dem Begründer des Astrologisch-Psychologischen-Institutes (API) in der Schweiz. Der Farbdialog nach Bruno Huber wird mit ganz speziellen Wachskreiden auf recht glattem Papier gemalt. Dabei ist sehr viel Krafteinsatz notwendig, was einen aus dem Kopf "wegbringt", ins Gefühl. Das ist ja zumeist auch Sinn der Sache, dass nicht Ausgesprochenes ans Tageslicht kommen kann. Wir haben den Farbdialog jedoch abgewandelt und mit Pastellkreiden gemalt. Das ist allerdings nur möglich, wenn man schon diverse Materialsicherheit hat, d. h. sich ganz auf die Farbe konzentrieren kann und nicht noch mit "der Technik" kämpfen muß. Die "Technik" muß dabei Nebensache bleiben.
An den meisten dieser Pastellbilder ist mein Mann Ralf Mauch mit beteiligt. Einige sind "Farbmonologe" von mir alleine.
Die Farbdialoge sind die Ergebnisse einer guten Beziehung und haben deshalb auch eine ganz andere, ausgewogene Aussage. Aus diesem Grund haben wir sie für die Kapitel als Deckblätter eingesetzt.
Das Bild auf dem Cover (Titelbild von Kapitel 3, "Die Gebärmutter") ist übrigens das erste Bild dieser Beziehung.

Zu den anderen Bildern gibt es nicht allzuviel Allgemeines zu sagen, jedes ist ein Individuum. Vereinfacht kann man sagen, dass die Bilder in meinem Kopf entstehen, ich sehe sie sozusagen vor meinem inneren Auge und muß sie dann "nur noch abmalen". Radierungen entstehen natürlich nicht so spontan. Oft gehen denen aber gemalte Bilder voraus.
Ich bin ein durch und durch kreativer Mensch, kreativ im allerwahrsten Sinne des Wortes: schöpferisch tätig sein, Gedanken in die Materie bringend.

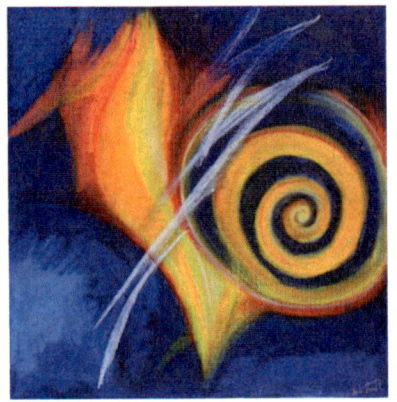
Kapitel 1, S. 23
60 x 60 cm

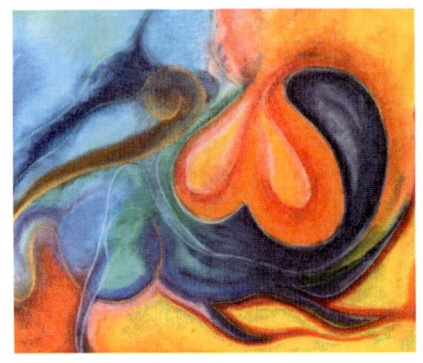
Kapitel 2, S. 39
70 x 60 cm

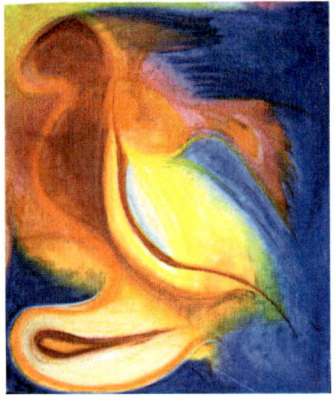
Kapitel 3, S. 61
50 x 60 cm

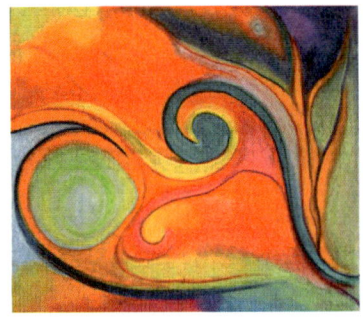
Kapitel 4, S. 105
60 x 50 cm

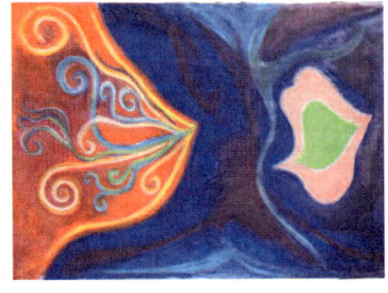
Kapitel 5, S. 129
70 x 50 cm

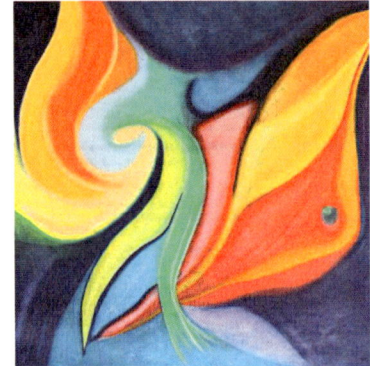
Kapitel 6, S. 153
50 x 60 cm

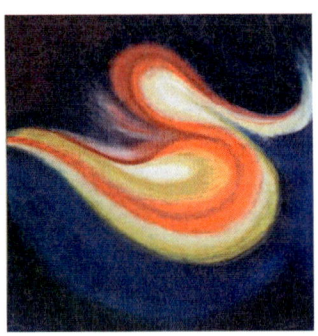
Kapitel 7, S. 181
60 x 60 cm

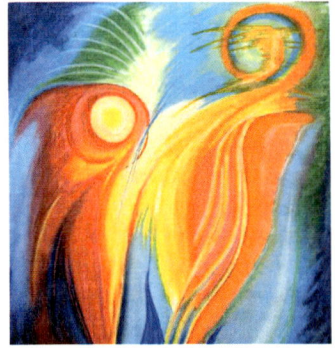
Kapitel 8, S. 209
50 x 60 cm

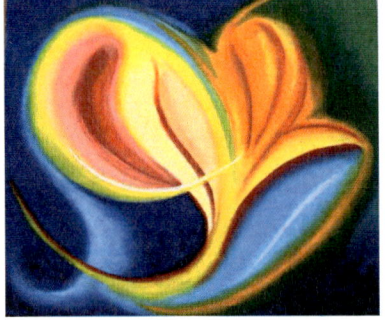
Kapitel 9, S. 237
60 x 50 cm

Die Bilder, die für die Kapiteldeckseiten verwendet wurden, sind alle mit Pastellkreiden auf Malkarton gemalt. Die meisten sind als sog. "Farbdialog" entstanden, d. h. zwei Menschen malen abwechselnd mit je einer Farbe, solange und so viel man jeweils mag, alles schweigend. Man kommuniziert nur über die Farben, denn die machen mit einem ja etwas, sie berühren einen auf der emotionalen Ebene. Sprache wäre der Verstand und der sollte dabei ausgeschaltet sein. Man malt aus dem Bauch heraus.
Die Ergebnisse sind sehr berührend, der Vorgang ebenfalls.
Der "Farbdialog" kann auch als Monolog gemalt werden. Die Vorgehensweise ist (fast) dieselbe. Man lässt sich von einer Farbe inspirieren, verlässt dann kurz den Malplatz um dann erneut eine andere Farbe zur Hand zu nehmen. Das ist dann so etwas wie ein Selbstgespräch.

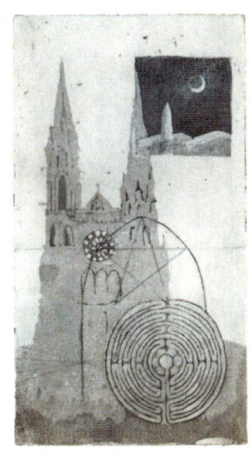

"Chartres", S. 12
14 x 25,4 cm

Diese ersten 3 Bilder sind im Ursprung Radierungen - Ätzradierungen auf Aluminiumplatten, gedruckt auf Kupferdruckbüttenpapier, z. T. mehrfarbig. Die Radierung "Chartres" ist nach einem 4-tägigen intensiven Aufenthalt in Chartres und der Kathedrale dort entstanden. Die Vorlage für die Radierung "Hände mit Efeu" sind die

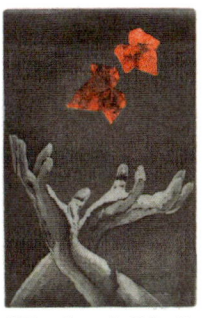

"Hände mit Efeu", S. 196, 12 x 17,6 cm

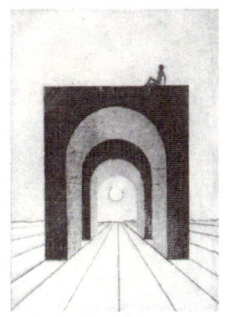

"Tor", S. 235, 13 x 17,7 cm

Hände einer spanischen Tänzerin und die dritte ist nach einem meiner Bilder entstanden. Die Maßangaben beziehen sich auf die Platte, also auf die gedruckte Fläche.

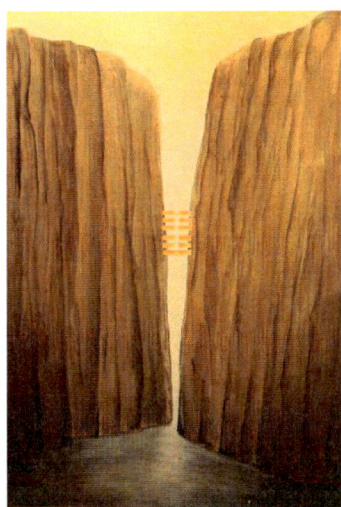

"Fu – die Wiederkehr", S. 18
80 x 130 cm

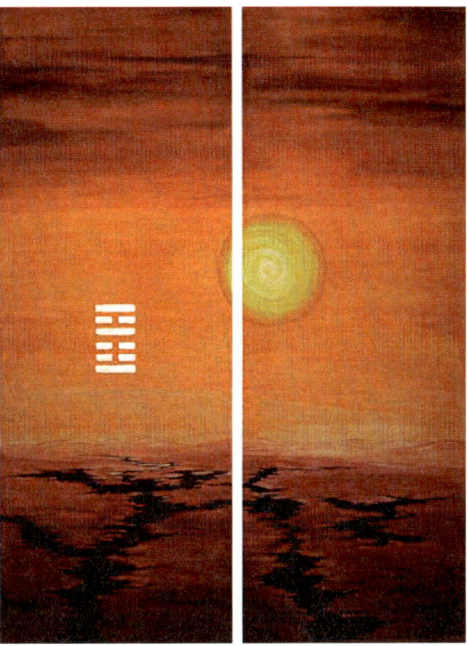

"Schi Ho – die Gerechtigkeit", S. 20
160 x 200 cm, 2-tlg.

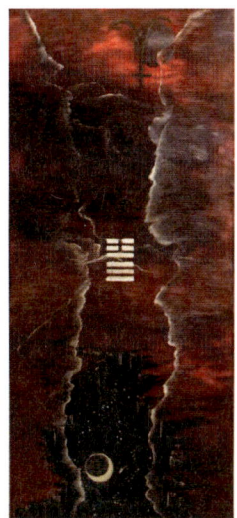

"Da Dschuang – die Macht"
S. 262, 55 x 66 cm

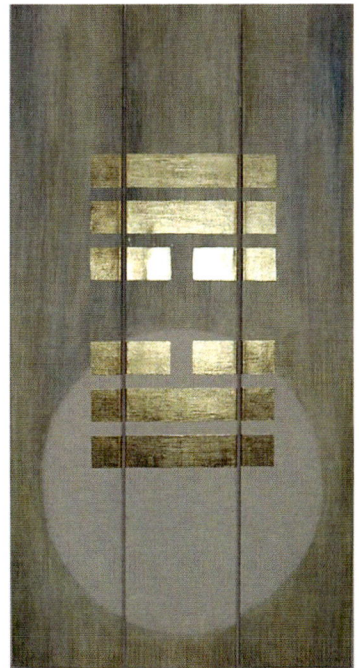

"Dschung Fu – die innere Wahrheit", S. 38, 60 x 145 cm

Ein großer Teil meiner Bilder, die seit 2000 entstanden sind hat aufgrund dessen, dass ich mich intensiv mit Feng Shui auseinandergesetzt habe, Themen aus dem *I Ging* zugrunde. Die vielschichtigen Hexagramme haben einen mannigfaltigen Hintergrund und Inhalt. Dadurch regen sie mich zu Bildern an. Die Bilder sind alle Acrylbilder auf Leinwand, mit Blattmetallauflage (das Zeichen selbst). Als Textvorlage dient mir der *I Ging*-Klassiker mit den Originalüber-setzungen von Richard Wilhem, aber auch die neueren, mehr spirituell-westlich ausgerichteten Texte (und Titel) von Kurt Ananda Pilz.

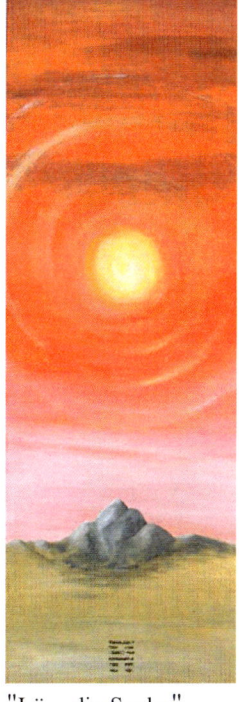

"Lü – die Suche"
S. 128, 30 x 90 cm

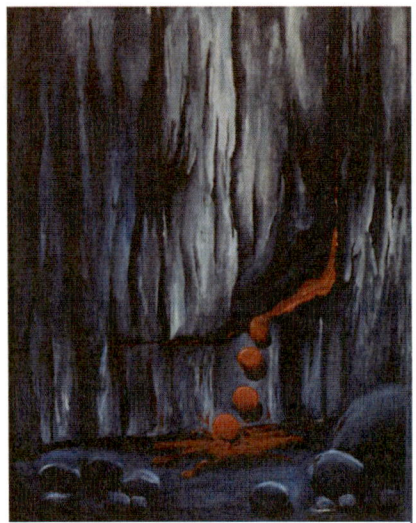
"Lange nach Mamas Tod"
S. 152, 100 x 125 cm, Öl

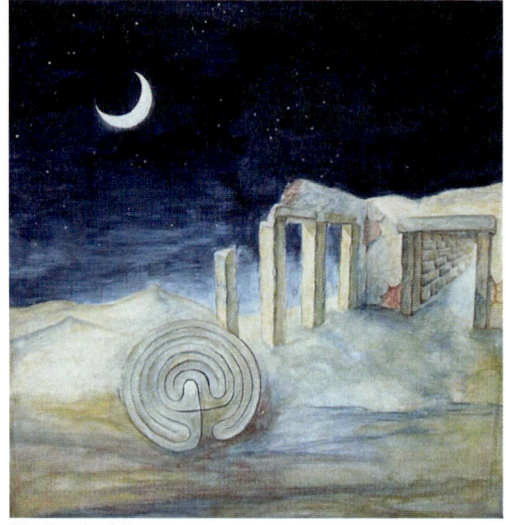
"Labyrinth"
S. 208, 100 x 100 cm, Acryl

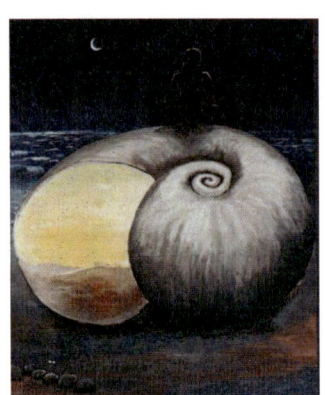
"Meditation"
S. 233, 68 x 85 cm, Acryl

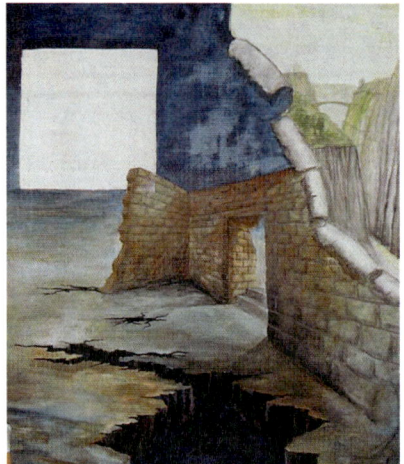
"Zeitenende"
S. 25, 90 x 100 cm, Acryl

Diese Bilder stammen zum Großteil aus den 80er Jahren und ich bezeichne sie als meine "Therapie-Bilder". Sie sind in Phasen entstanden, als es mir psychisch sehr schlecht ging, was weder geschönt noch verleugnet werden soll. Diese Bilder werden z. T. deshalb als so "schwierig" empfunden. Sie sprechen nur Menschen positiv an, die solche Tiefen, die "dunkle Nacht der Seele", kennen.

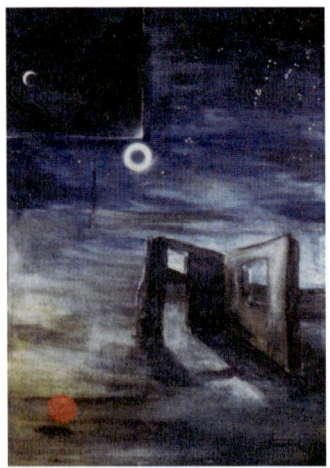
"Ich seh etwas, was Du nicht siehst", S. 254, 90 x 100 cm, Öl

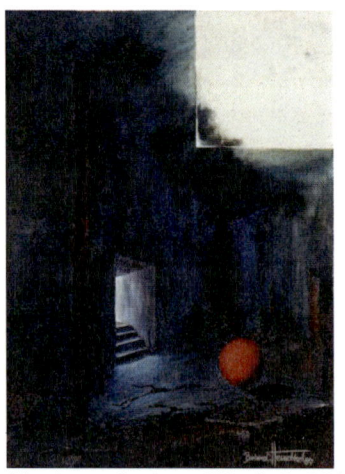
"Suche nach einem Weg", S. 256, 90 x 100 cm, Öl

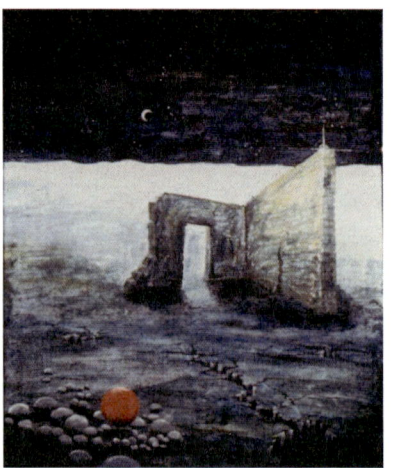
"Verborgenes Land"
S. 101, 90 x 100 cm, Öl

Ich kann jedem Menschen nur ans Herz legen, früh genug seine kreativen Fähigkeiten zu üben und zu schulen, nämlich dann, wenn es einem gut geht. Es ist vollkommen egal, ob es sich um Malen, Schreiben, Musizieren, Tanzen, Töpfern, Handarbeiten handelt. Möglichst überall machbar, ohne viel technisches Equipment. Das ist sozusagen "Psycho-Hygiene": Wenn man geübt ist in einer Tätigkeit, dann fällt es einem in Extremsituationen leichter, sich und seinen Schmerz auszudrücken – und das erhält einen letztendlich gesund. Und natürlich sollte man auf Ernährung, Entgiftung und Ausleitung achten – davon steht hier im Buch ja genügend drin.

Danksagung/Schlußwort der Autorin Elisabeth P. Jagfeld

An dieser Stelle möchte ich mich bei all den Menschen, die mitgeholfen haben, dass dieses Buch Wirklichkeit wurde, herzlich bedanken. Ich kann sicherlich nicht alle hier mit Namen erwähnen. Aber die wichtigsten Personen seien hier genannt:

Mein besonderer Dank gilt der Innenarchitektin Barbara Heuschkel, meiner Mitarbeiterin und "Co-Autorin" des Buches. Sie hat mich durch Höhen und Tiefen seit über 2007 begleitet. Ohne sie gäbe es das Werk nicht in dieser Form.

Vielen Dank auch an Dr. med. Jörg D. Plauschin, meinem lieben Freund. Er hat die medizinische Seite aller Texte genauestens geprüft und uns viel zum Nachdenken und Reflektieren gebracht. Auch bei Stil und Form hat er uns bei der vorliegenden Neuauflage tatktäftig unterstützt.

Mein Dank gilt meinem Kinesiologielehrer Günter Dobler, Heilpraktiker und Buchautor, von dem ich viele inhaltliche Impulse für mein Buch bekommen habe – und ein schönes Vorwort.

Petra Rachel und Miriam Wöll, beides Heilpraktikerinnen unterstützten durch Korrekturlesen in Bezug auf Verständlichkeit. Meinen herzlichen Dank an Petra Rachel im speziellen durch ihren Beitrag zum Thema Hormon-Yoga.
Mein besonderer Dank geht an Inari Hanel, Gesundheistpraktikerin, die den Text zur Yonimassage im Kapitel 6, Vulva und Vagina, verfasst hat.
Meinen herzlichen Dank auch an meinen Bruder Thomas Betz aus Berlin, der die Zeichensetzung korrigierte.
Peter Horvat, Parapsychologe und "Emesthos", eine geistige Wesenheit, gechannelt durch die Heilpraktikerin Andrea Stetzuhn begleiteten mich auf der Ebene der "geistigen Welt" mit Rat und Tat. Herzlichen Dank!
Heilpraktiker und Buchautor Ewald Kliegel inspirierte und unterstützte uns bezüglich der Verlagssuche, der Werbung und des Buchtitels.
Frau Pröller von der Firma Soluna danke ich für ihre gute Unterstützung.

Weitere "Geburtshelferinnen" waren für mich Heide Häcker, Supervisorin und Sylvia Hiener, Heilpraktikerin. Sie waren für mich vor allen Dingen in den Anfangszeiten da.
Mein besonderer Dank gilt auch meinem Ex-Mann HP Martin Jagfeld, der mich mit Texten und Informationen zum Thema Ausleitung und Entgiftung bereicherte.
Schließlich danke ich Wolfgang Wölfl-Munkert, Heilpraktiker und Leiter der Thalamus-Schule in Stuttgart, dass er meinen Herzenswunsch erfüllte, an der Heilpraktiker-Schule eine Frauenheilkunde-Ausbildung anzubieten. Ohne Maren Unger (HP) wären die Manuskripte und Zeichnungen dafür viel langsamer entstanden.
Nicht zu vergessen ist hier der praktische Beitrag meiner Mutter Renate Betz, die für mich immer noch Frauenmanteltee aus dem eigenen Garten sammelt. Ich kann seine wohltuende Wirkung am eigenen Leib spüren.

Und zu guter Letzt möchte ich noch Leonie Gaul, Heilpraktikerin, danken für ihren inspirierenden Unterricht in Frauenheilkunde in den Jahren 2003/2004 in München.

Mögen all die guten Taten und Hilfen vielfältig zu euch zurückkommen!

Literaturliste Frauenheilkunde
Stand: Oktober 2010 - überarbeitet Juni 2014

Schulmedizinische Fachbücher:

- H. K. Brehm, "Frauenheilkunde und Geburtshilfe für Krankenpflegeberufe", Thieme-Verlag 1995, ISBN-13: 978-3134659078
- Frank H. Netter, "Gynäkologie", Thieme-Verlag 2005, ISBN-13: 978-3131410115
- Kay Goerke, Ulrike Bazlen, "Gynäkologie Geburtshilfe", Urban & Fischer 1998, ISBN-13: 978-3437255908
  als Taschenbuch: Urban & Fischer bei Elsevier, 2002, ISBN-13: 978-3437255915

Schulmedizin und Naturheilkunde gemischt:

- Ingrid Gerhard, Marion Kiechle, "Gynäkologie integrativ", Urban & Fischer (Elsevier) 2005, ISBN-13: 978-3437565106

Frauenheilkunde in Geschichte und Gesellschaft:

- Ulrike Schweikert, "Die Hexe und die Heilige", Roman, Droemer 2001, ISBN-13: 978-3426660799
- B. Ehrenreich, D. English, "Hexen, Hebammen und Krankenschwestern", Frauenoffensive 1975, ISBN-13:978-3881040310
- Ingrid Olbricht, "Was Frauen krank macht", Kösel-Verlag 2002, ISBN-13: 978-3466344536
- Sylvia Schneider, "Goldgrube Gynäkologie", Überreuter 2004, ISBN-13: 978-3800070206
- Julia Onken, "Herrin im eigenen Haus", Goldmann 2001, ISBN-13: 3442151332
- Eya Friedmann, "Vom weiblichen Ungehorsam", Königsfurtverlag 2001, ISBN-13: 978-3933939777
- Natalie Angier, "Frau – Eine intime Geographie des weiblichen Körpers", Bertelsmann Verlag 2000, ISBN-13: 978-3570003817
- Mithu M. Sanyal, "Vulva – die Enthüllung des unsichtbaren Geschlechts", Wagenbach-Verlag, 2009, ISBN-13: 978-3803136299
- Rufus Camphausen, "Yoni – Die Vulva", Diederichs, 1999, ISBN-13: 978-3424014822
- Naomi Wolf, "Vagina: Eine Geschichte der Weiblichkeit", Rowohlt-Verlag 2013, ISBN-13: 978-3498073756

Naturheilkunde in der Frauenheilkunde:

- Dr. med. Christiane Northrup, "Frauenkörper Frauenweisheit", Zabert Sandmann, 2007, ISBN-13: 978-3932023224
- Claus Schulte-Uebbing, "Umweltbedingte Frauenkrankheiten", Sonntag Verlag, 1995, ISBN-13: 978-3877580943
- Luise Weidel, "Strahlungsfelder", Verlag AstroSpiegel, 2002, ISBN-13: 978-3928830065
- Barbara Simonsohn, "Stevia - sündhaft süß und urgesund", Windpferd, 2010, ISBN-13: 978-3893856114

- Margaret Minker, "Naturheilkunde - Das Handbuch für Frauen", dtv 1995, ISBN-13: 978-3423360111
- Birgit Laue, "Heilpflanzen für Frauen", rororo, 2005, ISBN-13: 978-3499616167
- Margaret Minker, "Hormone und Psyche", Kunstmannverlag, 1998, ISBN-13: 978-3888970399
- Angelika Koppe, "Mut zur Selbstheilung - Innere Körperreisen", Diametric Verlag, 2010, ISBN-13: 978-3938580158
- Norbert Treutwein, "Übersäuerung – Krank ohne Grund?", Südwest-Verlag, 2009, ISBN-13: 978-3517086002
- Margit und Rüdiger Dahlke, "Frauen-Heil-Kunde", Goldmann, 2003, ISBN-13: 978-3442152049
- Andrea A. Kaffka, "Zu den Quellen weiblicher Kraft – Frauenheilkunde im Spiegel der Fünf Elemente", Joy-Verlag, 2007, ISBN-13: 978-3928554589
- Donna Eden, "Energiemedizin für Frauen", VAK-Verlag, 2009, mit Vorwort von Christiane Northrup, ISBN-13: 978-3867310376
- Margret Madejsky, "Alchemilla", Goldmann Verlag, 2000, ISBN-13: 978-3442141913

Boschüren zum Thema Naturheilkunde:

- Karin Schönig, "Myome", Frauengesundheitszentrum München, www.fgz-muc.de, Tel: 089/1291195
- "Gebärmutterentfernung, häufig ein vermeidbarer Eingriff",FFGZ Berlin, Feministisches Frauengesundheitszentrum e.V. Berlin, www.ffgz.de, Tel: 030/2139597
- "Brustkrebs – Informationen, Naturheilkunde, Homöopathie, Selbsthilfetipps", FFGZ Stuttgart, Feministisches Frauengesundheitszentrum Stuttgart, 2005, www.ffgzstuttgart.de

Ritualarbeit:

- Amy Sophia Marashinsky, Hrana Janto u. Cora Zöller, "Magische Welt der Kelten", Badewannen Meditationen, Gondolino GmbH, 2005, ISBN-13: 978-3811224689
- Edain McCoy, "Die Keltische Zauberin", Sphinx-Verlag, 2000, ISBN-13: 978-3896313218
- Karuna Holzapfel, "Keltische Jahreskreisfeste", Smaragd-Verlag, 2001, ISBN-10: 3934254244
- Karten: "Göttinnengeflüster" – Karten und Buch, Schirmer Verlag, 1999, ISBN-13: 978-3930944897

Bücher zum Thema Partnerschaft, Sexualität:

- John Gray, "Männer sind anders, Frauen auch", Goldmann, 1998, ISBN-13: 978-3442161072
- Michael Lukas Moeller, "Die Wahrheit beginnt zu zweit", Rowohlt-Verlag, 2009, ISBN-13: 978-3499624568
- Diana Richardson, "Zeit für Weiblichkeit", Verlag Innenwelt, 2004, ISBN-13: 978-3936360127
- Diana Richardson, "Zeit für Liebe", Verlag Innenwelt, 2004, ISBN-13: 978-3936360110

- Anita Kraut, "Venusfrauen", Siegani-Verlag, 2006, ISBN-13: 978-3981006216
- Norbert Neuburger, "Mythos Paar. Was Paare verbindet", Walter Verlag, 1999, ISBN-13: 978-3530300376
- David Schnarch, "Die Psychologie sexueller Leidenschaft", Klett-Cotta-Verlag, 2007, ISBN-13: 978-3608941616
- David Schnarch, "Intimität und Verlangen", Klett-Cotta-Verlag, 5. Auflage März 2014, ISBN-13: 978-3608947984
- Deborah Sundahl, "Weibliche Ejakulation und der G-Punkt", Hans-Nietsch-Verlag 2006, ISBN-13: 978-3934647954
- Sabine zur Nieden, "Weibliche Ejakulation", Psychsozial Verlag, 2004, ISBN-13: 978-3898062671
- "Verzaubern und Verführen – Die kleine Hexenküche für zwei", Verlag Christian Brandstätter, 1998, ISBN-13: 978-3854478157
- Michaela Riedl, "Yonimassage", Hans-Nietsch-Verlag, 2006, ISBN-13: 978-3934647053
- Doris Christinger, "Auf den Schwingen weiblicher Sexualität", Piper-Verlag, 2009, ISBN-13: 978-3492257459
- Claudia Haarmann "Unten rum: Die Scham ist nicht vorbei", Knaur-Taschenbuch, 2008, ISBN-13: 978-3426780244

Bücher zum Thema Menstruation:

- Claudia Reuße, Martina Holler, "Menstruation", Rowohlt-Verlag, 1994, ISBN-13: 978-3499184017
- Stella Weller, "Schmerzfreie Regel", Trias Verlag, 1995, ISBN-13: 978-3893730353
- Jutta Voss, "Das Schwarzmondtabu", Kreuzverlag, 2006 ISBN-13: 978-3783125948
- Dr. Rosemary L. Rodewald, "Magie, Heilen, Menstruation", Frauenoffensive München, 1984, ASIN: B002MFYKOC
- Shuttle, Redgrove, "Die weise Wunde Menstruation", Fischer TB, 1999, ISBN-13: 978-3596237289
- Adelheid Ohlig, "Luna Yoga: Der sanfte Weg zu Fruchtbarkeit und Lebenskraft" Goldmann, 1991, ISBN-13: 978-3442135356
- Luisa Francia und Inea Gukema, "Mond, Tanz, Magie", Frauenoffensive, 1986, ISBN-13: 978-3881041522
- Helga Föger, "Das Mond Praxisbuch", Wilhelm Heyne Verlag München, 2007, (mit Mondkalender bis 2020), ISBN-13: 978-3453600522

Bücher zum Thema Brustgesundheit:

- Ingrid Olbricht, "Die Brust", Rowohlt TB, 1995, ISBN-13: 978-3499185250
- Dr. Susan Love und Karen Lindsey, "Das Brustbuch", DTV, 1997, ISBN-13: 978-3828919200
- Susun S. Weed, "Brustgesundheit, Naturheilkundliche Prävention und Begleittherapien bei Brustkrebs", Orlanda 2005, ISBN-13: 978-3936937282
- Anemone Sandkorn, "Das Signal oder die Entfernung eines Knotens" (Autobiographie), Fischer 1986, ISBN-13: 978-3596232987
- Lilo Berg, "Brustkrebs, Wissen gegen die Angst. Ein Handbuch", München, Goldmann 2002, ISBN-13: 978-3442151684

- Ingrid Olbricht, "Brustansichten. Selbstverständnis und Symbolik eines weiblichen Organs", Orlanda, 2002, ISBN-13: 978-3929823936
- Ursula Goldmann-Posch, "Der Knoten über meinem Herzen", München Goldmann, 2001, ISBN-13: 978-3442151288
- Carl O. Simonton, "Wieder gesund werden. Eine Anleitung zur Aktivierung der Selbstheilungskräfte für Krebspatienten" (mit CD-Rom), rororo, 2001, ISBN-13: 978-3499611520
- Dorisa Schadow, "Krebs verstehen, neue Wege gehen", Berlin, Orlanda 1997, ISBN-13: 978-3929823417

Bücher zum Thema Empfängnis, Schwangerschaft und Stillzeit:

- Professor Dr. med. Ingrid Gerhard, Christine Wolfrum, "Kinderwunsch, natürliche Wege zum Baby", Gräfe und Unzer-Verlag, ISBN-13: 978-3774237322
- Uta König, "Wir wollen ein Baby – von Mönchspfeffer bis In-vitro", rororo ISBN-13: 978-3499615610
- Shalia Sharamon, Bodo J. Baginski, "Kosmobiologische Empfängnisplanung", Windpferd-Verlag, ISBN-13: 978-3893850259
- Michel Odent, "Es ist nicht egal, wie wir geboren werden, Risiko Kaiserschnitt", Walter-Verlag, 2005, ISBN-13: 978-3530421958

Bücher zum Thema Wechseljahre:

- Rina Nissim, "Wechseljahre Wechselzeit", Orlanda, Überarbeitete Neuauflage 8/1999 ISBN-13: 978-3929823639
- Angelika Aliti, "Der weise Leichtsinn – Frauen auf der Höhe ihres Lebens", Piper, 1998, ISBN-13: 978-3492224406
- Dr. Christiane Northrup, "Wechseljahre", Zabert Sandmann 2001, ISBN-13: 978-389880126
- Dr. Christiane Northrup, "Weisheit der Wechseljahre", Goldmann, 2010, ISBN-13: 978-3442219070
- Gertrud Ennulat, "Im Zeichen des Feuermondes", Herder, 2000, ISBN-13: 978-3451049897
- Godula Kosack, Ulrike Krasberg "Regel-lose Frauen, Wechseljahre im Kulturvergleich", Ulrike Helmer Verlag, 2002, ISBN-13: 978-3897410992
- Susan Perry, Katherine O´Hanlan "Menopause – Der natürliche Weg", Krueger, 1998, ISBN-13: 978-3810515117
- Ingrid Kraaz von Rohr, "Die neue Weiblichkeit, Naturheilkunde und Spiritualität in den Wechseljahren", Heyne 1996, ISBN-13: 978-3453077348
- Berd Kleine-Gunk, "Phyto-Östrogene: Die sanfte Alternative während der Wechseljahre", Trias, 2003, ISBN-13: 978-3830430889
- Julia Onken, "Feuerzeichenfrau – in Bericht über die Wechseljahre", Verlag C. H. Beck, ISBN-13: 978-3406459962
- Judy Hall, Robert Jacobs, "Wechseljahre, ein ganzheitlicher Wandlungsprozeß", Verlag J. Kamphausen, 1998, ISBN-13: 978-3591084338
- Renate Daimler, "Lust auf 50 – Frauen am Wendepunkt", Piper Verlag, 2010, ISBN-13: 978-3492232708

Bücher zum Thema Co-Abhängigkeit:

- Robin Norwood und Sabine Hedinger, "Wenn Frauen zu sehr lieben (Die heimliche Sucht, gebraucht zu werden)", Verlag: Rowohlt TB., ISBN-13: 978-3499625367
- Janet G. Woititz, "Um die Kindheit betrogen, Hoffnung und Heilung für erwachsene Kinder von Suchtkranken", Kösel-Verlag, ISBN-13: 978-34663005032
- Erika J. Chopich und Margaret Paul, "Aussöhnung mit dem inneren Kind", Ullstein Verlag, ISBN-13: 978-3548357317 – es gibt auch ein Arbeitsbuch zum Thema: Erika J. Chopich, Margaret Paul, Tatjana Krause, "Das Arbeitsbuch: Zur Aussöhnung mit dem inneren Kind", Ullstein Verlag, ISBN-13: 978-3548367026

Bücher zu sonstigen gesundheitlichen Themen:

- Lothar Hirneise, "Chemotherapie heilt Krebs und die Erde ist eine Scheibe – Enzyklopädie der unkonventionellen Krebstherapien", Sensei Verlag, 6. Aufl. 08/2007, ISBN-13: 978-3932576676
- Yougsuk Huh, Felicitas Kermarrec, "Naturerzeugnis Bambussalz, ein uraltes Heilmittel neu entdeckt", Spurbuch-Verlag, ISBN-13: 978-3887783068
- Prof. Dr. med Lothar Wendt, "Gesund durch Abbau von Eiweiss-Überschüssen", Schnitzer-Verlag, 1999, ISBN-13: 978-3922894445
und "Die Wendt-Therapie – Eiweissspeicherkrankheiten", Verlag Harper & Row, 1982 - antiquarisch
- Dr. O. Carl. Simonton, Stephanie M. Simonton, James Creighton, "Wieder gesund werden", Wunderlich-Verlag, 2002, ISBN-13: 978-3499264061
- Marc I. Barasch, "Ich suchte meine Seele und wurde gesund - Heilung als Reise nach innen", Fischer Scherz-Verlag, 1996, ISBN-13: 978-3502150381
- David Servan-Schreiber, "Die neue Medizin der Emotionen", Goldmann 2006, ISBN-13: 978-3442153534
- Giulia Enders, "Darm mit Charme", Ullstein-Verlag 2014, ISBN-13: 978-3550080418

Sonstige Bücher:

- Kunstband: Frannie Adams, "Pussy Portraits", Edition Reuss, ISBN-13: 978-3934020696
- Grit Scholz, "Das Tor ins Leben", Lebensgut-Verlag, 2007, ISBN-13: 978-3981180510
- Roman: Ruth Maria Kubitschek, "Im Fluss des Lebens", Langen-Müller-Verlag, ISBN-13: 978-3784431543
- Zukunftsroman: Inaqiawa, "Die Rückkehr des weiblichen Prinzips – die stille Sehnsucht der Menschheit", Verlag Lebensgut, 2012, ISBN-13: 978-3981180558

Fachzeitschrift zu gesundheitlichen Frauenthemen:

- "Clio", 10777 Berlin-Schöneberg, Bamberger Str. 51
Tel: 030/2139597, Fax: 030/2141927, monatliche Ausgaben 3,60 Euro

Bezugsadressen

Apotheke an der Weleda
Möhlerstr. 1
73525 Schwäbisch Gmünd
Tel: 07171-87444-0
www.apotheke-weleda.de

Arkeo-Immun UG (haftungsbeshränkt) & Co KG
Am Brand 2
90602 Pyrbaum
Tel: 09180-9669000
Fax: 09180-9669001
eMail: info@arkeo-immun.de

(Asche) Chiesi GmbH
Gasstr. 6
22761 Hamburg
Tel: 040-89724-0
Fax: 040-89724-212
eMail: info@chiesi.de
www.chiesi.de

Barlach-Apotheke
Hauptstr. 80
73087 Bad Boll
Tel: 07164-6041
Fax: 07164-12644
eMail: info@barlach-apotheke-boll.de
www.barlach-apotheke-boll.de

Bergbauers Apotheke am Johannesplatz
Johannesplatz 10
77815 Bühl
Tel: 07223-27681
eMail: johannesplatz@bergbauers-apotheke.de
www.bergbauers-apotheke.de

Biomed – Oswald Bartel e. K.
Inhaberin Julia Krekeler
Schleswiger Str. 28
27568 Bremerhaven
Tel: 0471-42821
Fax: 0471-413220
eMail: biomed@gmx.de

Bromberg-Apotheke
Talstr. 22
79102 Freiburg
Tel: 0761-700000
Fax: 0761-72808
eMail: bromberg-apotheke-freiburg@web.de

Calendula-Kräutergarten
Storchshalde 200
70378 Stuttgart-Mühlhausen
Tel: 0711-53069473
Fax: 0711-5302942
eMail: info@calendula-kraeutergarten.de
kontakt@calendula-kraeutergarten.de
www.calendula-kraeutergarten.de

Cosmochema
(siehe Heel GmbH)

Energetix GmbH & Co. KG
Franz-Kirsten-Str. 1
55411 Bingen
Tel: 06721-1823-0
Fax: 06721-182329
eMail: info@energetix.tv
www.energetix.tv

Eversbusch-Apotheke
Eversbuschstr. 92
80999 München
Tel: 089-8122159
Fax: 089-8123328
www.eversbusch-apotheke.de

Heel GmbH (auch Cosmochema)
Dr. Reckeweg-Str. 2-4
76532 Baden-Baden
Tel: 07221-50100
Fax: 07221-501210
eMail: info@heel.de
www.heel.de

Homeda Pharma GmbH
PF 6238
52239 Eschweiler
Tel: 02403-504000
Fax: 02403-800242
eMail: info@homeda.de
www.homeda.de

ISO-Arzneimittel GmbH & Co KG
Bunsenstraße 6-10
76275 Ettlingen
Tel: 07243-106-03
Fax: 07243-106-169
EMail: info@iso-arznei.de
www.iso-arznei.de
Der Begriff JSO-Komplexmittel ist auf den Namen des Firmengründers Johannes Sonntag zurückzuführen.

Dr. Jacob`s Medical GmbH
Platter Str. 92
65232 Taunusstein
Tel: 06128-48770
Fax: 06128-41098
eMail: info@drjacobsmedical.de
www.drjacobs.info

Jentschura-Produkte
Jentschura International GmbH
Dülmener Str. 33
48163 Münster
Tel: 02536-3310-0
Fax: 02536-3310-10
eMail: info@p-jentschura.de
www.p-jentschura.de

Moorbad-Konzentrate:

Original Altteich-Moorbad:
Händleradressen übers Internet suchen oder SonnenMoor (weitaus preisgünstiger):
Händleradressen Deutschland:
www.lebenswerte.biz
Zum Beispiel:
Oase der Gesundheit
Vordere Str. 18
78083 Dauchingen
Tel: 07720-64461
Fax: 07720-64436

Nestmann Pharma GmbH
Weiherweg 17
96199 Zapfendorf
Tel: 09547-92210
Fax: 09547-215
eMail: pharma@nestmann.de
www.nestmann.de

Dr. Niedermaier Pharma GmbH
Taufkirchner Str. 59
85662 Hohenbrunn
Tel: 089-660797-0
Fax:089-660797-50
eMail: info@niedermaier-pharma.de
www.niedermaier-pharma.de

Novartis Deutschland GmbH
Roonstr. 25
90429 Nürnberg
Tel: 0911-273-0
Fax: 0911-273-12317
eMail: über „Kontakt" auf der homepage
www.novartis.de

Nuhrovia GmbH
Birkenweg 9
A-5145 Neukirchen
Tel: (0043) 07729 202 36
Fax: (0043) 07729 202 364
eMail: nuhrovia@aon.at
www.nuhrovia.com

Oase der Gesundheit
Vordere Str. 18
78083 Dauchingen
Tel: 07720-64461
Fax: 07720-64436

Overmann Kosmetik GmbH (Ovimed)
Jahnstr. 12
70597 Stuttgart
Tel: 0711-2805910
Fax: 0711-2805908
eMail: info@ovimed.com
www.ovimed.com

Phönix Laboratorium GmbH
Benzstr. 10
71149 Bondorf
Tel: 07457-95606-0
Fax: 07457-95606-50
eMail: kontakt@phoenix-lab.de
www.phoenix-lab.de

"Rizol"-Öle:
Dr. Gerhard Steidl
Flurstraße 4
90584 Allersberg
Tel: 09176-7397
Fax: 09176-5533
eMail: therapie.steidl@gmx.ch

Rosenapotheke
Ludwigstraße 3
86316 Friedberg
Tel: 0821-34 32 990
Fax: 0821-34 32 991
eMail: info@rosenapo24.de
www.rosenapo24.de

Sabona Naturarzneimittel
Flutstrasse 74
47533 Kleve
Tel: 02821-72 77 0
Fax: 02821-72 77 40
eMail: info@mit-gesundheit.com

Sanum-Kehlbeck GmbH & Co. KG
Hasseler Steinweg 9-12
27318 Hoya
Tel: 04251-9352-0
Fax: 04251-9352-290
eMail: info@sanum.com
www.sanum.com

Savoy-Naturhaus
Ehemals Savoy-Apotheke
Tel (Ansage): 089-2717135
www.savoy-apotheke.de

Soluna Heilmittel GmbH
Artur-Proeller-Str. 9
86609 Donauwörth
Tel: 0906-70606-10
Fax: 0906-70606-78
eMail: info@soluna.de
www.soluna.de

Staufen-Pharma GmbH & Co. KG
Bahnhofstrasse 35
73033 Göppingen
Tel: 07161-676-0
Fax: 07161-676-298
eMail: info@staufen-pharma.de
www.staufen-pharma.de

Taurus Pharma GmbH
Benzstr. 11
61352 Bad Homburg
Tel: 06172-139683
Fax: 06172-171550
eMail: info@tauruspharma.de
www.tauruspharma.de

vitOrgan Arzneimittel GmbH
Postfach 4240
70745 Ostfildern (Ruit)
Tel: 0711-44812-0
Fax: 0711-44812-41
eMail: info@vitorgan.de
www.vitorgan.de

WALA Heilmittel GmbH
Dorfstraße 1
73087 Bad Boll/Eckwälden
Tel: 07164-930-0
Fax: 07164-930-297
eMail: info@wala.de
www.wala.de

Weleda AG
Möhlerstraße 3-5
73525 Schwäbisch Gmünd
Tel: 07171-919-0
Fax: 07171-919-362
eMail: med-wiss@weleda.de
www.weleda.de

Wierich Vertriebsgesellschaft mbH
Wohltorfer Str. 18b
21465 Reinbek
Tel: 040-71001823
Fax: 040-71001824
eMail: kontakt@reu-rella.de
www.reu-rella.de

Stichwortverzeichnis

A

Abrasio
90
Adnexe
95, **107**, 109f, 155
Adnexitis, siehe Eierstockentzündung
86, **110ff**, 116
Amalgam
36f, 190
Amenorrhoe
58ff, 121f, 146, 199, 249
Aminkolpitis
170
Anämie, siehe Eisenmangel
67
Anamnesefragebogen
21
Angst
9, 13, 47, 54, 59, 72, 79, 94, 98, 100, 109, 119f, 135, 148, 151, 163, 166, 196, 214, 219, 222f, 260, 263
Anorexie, siehe Magersucht
58
Antibiotika
34, 65, 86, 111ff, 114ff, 140f, 162, 169, 175
Aphrodisiakum
196, 232
Ausfluss
25, 27, 89, 102, 113, 145f, 171ff
Ausleitung
18, 25, 27, 32, 36ff, 59f, 71, 84, 89, 94, 115f, 138, 142ff, 149f, 223, 229f, **239ff**, 256
Ausschabung, siehe Abrasio
58, 74, 90
Ayurvedische Entschlackungskur
30, 35f, 38, 48, 81, 89, 95, 118, 137, 149, 193, 228f, **239ff**
Azidose, siehe Übersäuerung
33

B

Bachblüten
29, 57, 60, 135, 196f, 219, 261, 264
Bartholinitis
164, 167, **168**,
Basaltemperatur
205f
Bauchschmerzen, (Unterbauch-)
47, 55, 80, 110, 117, 124, 126, 170
Bauchspiegelung, siehe Laparoskopie
73f, 77, 79, 111, 123
Beckenbodenmuskulatur, (Schwäche der)
102

Behandlungsverbot (für Heilpraktiker)
14, **86, 92, 97, 112, 114, 167**, 272, 277
Bindegewebsschwäche
102
Biopsie
139, 179
Blasenentzündung, siehe Zystitis
111, 158, 215
Blutarmut, siehe Anämie
50
Brustdrüsenentzündung, siehe Mastitis
139
Brustknoten, siehe Knoten in der Brust
Brustkrebs
17, 25, 32, 80, 95f, 134ff, 141, **146ff**, 214, 220, 224, 227, 251, 263
Brustselbstmassage
135, 137, 144, **245**
Brustspannen, siehe Mastodynie
207, 250f
Bundesseuchengesetz
14

C

Candida albicans
24, 169, 170, 172
Cervix-Ca, Zervix-Ca, Zervix-Karzinom, Cervix-Karzinom, siehe Gebärmutterhals-krebs
66, 94, 96ff, 178, 179, **277**
Chakra
37, 49, 52, 58, 119, 125, 134f, 139, 150, 232, **246f, 257**, 261, 264
Chlamydien, Chlamydieninfektionen
96, 110, 112, 169f, **175**, 859
Corpus-Ca, Korpus-Ca
86, **94f**, 97f

D

Dahlke, Dr. med. Rüdiger
16, 17, 50, 52, 54, 59, 67, 81, 87, 89, 113, 120, 122, 124, 127, 132, 144, 151, 164, 169, 222
Darmflora
82, 115, 162, 216, 229
Darmreinigung
239, 244
Depression
26, **215, 218**, 231, 261
Dermoidzyste
123ff
Diosgenin
71, 83, 118, 122, 137f, 226, 231
Döderleinbakterien
157, 169, 295
Dysmenorrhoe
25, **55**
Dysplasie
27, 90, 96, 179,

E

Eierstockentzündung, siehe Adnexitis
110, 113f

Eierstockkrebs, siehe Ovarialkarzinom
127f

Eileiterentzündung, siehe Salpingitis
110, **114**, 175

Eileiterverklebung
112

Eisenmangel, siehe Anämie
52

Eisprung
17, 41, 43, **44** (Grafik), 47, 50, 80, **108**, 136, **198f**, 204f, **212ff**, 231

Ejakulation, weibliche
158ff

Empfängnisverhütung: siehe Verhütung

Endometriose
14, 25, 27, 36, 50, 52, 55, 66, **79ff**, 83ff, 116, 189, 212, 251

Endometritis
66, **85f**

Endometrium, siehe Gebärmutterschleimhaut
41, **43**, **63**, 75, 79f, 86, 94, 110,

Entgiftung
25ff, 59, 85, 89, 94, 98, 117, 137, 138, 149f, 189, 199, 223, 227ff, **239ff**, 251, 264, 272

Entsäuerung
35f, 132, 150, 218, 228

Ernährung, siehe "Ayurvedische" Entschlak-kungskur, Fruchtbarkeitsdiät, Krebsdiät, Power-Ernährung
25ff, 69, 81, **92**, 94, 126, 128, 37, 149, **193f**, 213, 229ff, **239f, 241f**

F

Feigwarzen, siehe Genitalwarzen
176ff

Fruchtbarkeit
45, 54, 59, 68, 109, 113, 120f, 125, 133, **188ff, 191ff, 221ff**

Fruchtbarkeitsdiät
193 (Grafik)

FSH, Follikelstimulierendes Hormon
41ff, **44** (Grafik), 121f, 212f

Fußbad, -bäder
36, 54, 194, 232

Fußmassage
60, 133, **249**

G

Gardnerella
96, 169f

Gebärmutter-Ca, Gebärmutterkrebs
94ff, 128

Gebärmutterentfernung
65, **75ff**, 120

Gebärmutterhalskrebs
25, 65, **96, 100**, 176, 251

Gebärmutterschleimhaut, siehe Endometrium
41, 43, 51, 58f, 63, 75, 79, 85

Gebärmuttersenkung
102

Gelbkörper
41f, 44 (Grafik), 117, 132, 196

Gelbkörperhormon, siehe Progesteron
41

Genitalwarzen, siehe Feigwarzen
100, 164, 179

Geschlechtsverkehr, Schmerzen beim
79, 80, 168ff, 172

Gestagen
85, 117, 147, 207, 224

Ghee
240, 241f, **243**, 255

Gn-RH
41, 43

G-Punkt
158ff, 260

H

Hamer, Dr. med. Geerd Ryke
96, 99, 128, 151

Heilpraktiker-Gesetz
14

Herpes genitalis
14, **177ff**

Herz-Chakra
135, 150, 246 (Grafik), 257 (Grafik)

HET, siehe Hormonersatztherapie
224f

Hirsutismus
59, 121

Hitzewallungen
27, 212, 222f, **229**

Hormonersatztherapie, siehe HET
32, **224**

Hormon-Yoga
29, 31, 49, 60, 70, 84, 122, 195, **248**

HPV, siehe Humanes-Papilloma-Virus
25, 90, 100, **178f**

HPV-Impfung
100f, 179

Humanes-Papilloma-Virus, siehe HPV
25, **178**

Hypermenorrhoe
51, 71, 82, 211

Hyperprolaktinämie
146

Hypomenorrhoe
53

Hypophyse
42f, 82, 122f, 132f, 136, 139, 145, 188f, 185, 197, 199, 212, 228, 250

I

IfSG, Infektionsschutzgesetz
14, **86**, **92, 97**, 111, 112, **114**, 131, **167**, 277
Involutionsdepression
218

J

Juckreiz, siehe Pruritus
168, 172f, 177, 180, 215f

K

Kaffee-Einlauf
244ff
Kalzium
30, 35, 218, 228, 230
Kinderwunsch
22, 25, 27, 29, 54, 67f, 81, 88, 121ff, **187f**, 208, 251, 253, 275
Kinesiologie
12, 29, 124, 164, 191, 198, 225, 234, 248, 261, 263, 268, 274
Klimakterium
116, **211ff**
Knoten in der Brust
138, 139, 141ff, 147f, **248**
Kolpitis
167ff, **170f**, 216
Konisation
58, 90, 97
Kontaktblutung
89
Kontrazeption: Siehe Verhütung
Krebsdiät
30, 95, 99, 149, **255f**

L

Laparoskopie
77f, 111, 117, 122f
Leber
48, 59, 70f, 80, 83, 94, 126, 136, 138f, 146f, 175, 193, 229, 240f, 244
Leberschwäche
136, 143
LH, Luteinisierendes Hormon
41, **42** (Grafik), **44** (Grafiken), 47, 121, 207, 212f
Libido
41, 166, 197, 216, 232
Libidostörungen
232
Lymphknoten
126, **132** (Grafik), 148, 177, 180

M

Magersucht
58, 60, 261
Magnesium
35f, 47, 56, 230
Mamille
131, 140, **145**, 148
Mamma-Ca
146
Mastitis, siehe Brustdrüsenentzündung
135, **139**, 146
Mastodynie, siehe Brustspannen
47f, **136**, 138
Mastopathie, siehe auch: Knoten in der Brust
26, 135, **137f**, 142f
Menarche
43, 45, 58, 60, 80, 125, 259
Menopause
43, 50, 58, 71, 94f, 121, 125, 138, 142, 169, **211ff**, 217, 220, **224**
Menorrhagie
51, 54, 82
Menstruationsbeschwerden
258
Menstruationskrämpfe, siehe Dysmenorrhoe
Menstruationszyklus
43f, 46f, 107, 159
Migräne
37, 49, 229, 251
Milchsäurebakterien
157, 162, 171, 173
Missbrauch
20, 60, 68, 101, 119, 161, 162, 246f, **260f**
Myom
14, 32, 36, 50, 52, 55, 63, **67ff**, 86, 89, 189, 212, 214, 239, 251, **253f**, 272
Myomembolisation
78
Myomentfernung
66, **73f**

N

Narbenöl
245, 264
Nieren
36, 59, 60, 68, 107, 119, 138, 146, 197, 241, 249

O

OP-Vorbereitung
79, 96, 98, 128, 150, **263f**
Orgasmus
65, 133, 158, 161, 183, 222
Osteoporose
32, 59, 85, 212, 215, **217f**, 224, 230, 251

Östrogen
32, 37, **41f**, 50f, 52, 55, 67, 69, 80, 95, **107**, 132, 136, 138, 140, 146ff, 165, 167f, 204 212ff, 224ff, 251

Östrogendominanz
213f, 226, 231

Östrogenmangel
53, 86, 165, 167, 212, **214ff**, 225, 227

Östrogenüberschuss, relativer
32, 47, 80, 138, **213ff**

Ovarialkarzinom
116, **125f**,

Ovarialzysten
82, 109, **116f**, 122f

Oxytocin
42, 132f

P

Paar-Arbeit
110, 164, 261, **265**

Papanicolaou
90

Papilloma-Virus
90, 92, 176

PAP-Werte
91ff, **96f**

PCO, Polyzystisches Ovarialsyndrom
58, 109, **121f**, 275

Phytoöstrogene
217, **226**

Pille
32, 45f, 50, 58, 67f, 92, 136, 146f, 163, 189, 199, 197, 200, 202, 207

PMS
46ff, 52, 54, 56, 59, 174, 251, 259

Postmenopause
211ff, **216ff**, 228, 230

Power-Ernährung
193

Prämenopause
211, 228

Prämenstruelles Syndrom, siehe PMS
43, **47**, 251

Progesteron
41ff, 49ff, 67, **71**, 80, 83, 107, 118, 122, 132, 137ff, 206, 212f, **226ff**

Prolaktin
42, 121, 132, 136, 139, 145f, 189

Prostaglandine
43

Prostata, weibliche
158ff

Pruritus, siehe Juckreiz
170, 216f

R

Remothering
191, **268f**

Rizol(-therapie, -öle)
38, 86, 93, 113, 140, 172, 175f, 229, 239f, **272ff**

Rosenzäpfchen
171, 173, 231

S

Salpingitis
109f, **114**, 175f

Säure-Basen-Haushalt
32ff

Scheidenentzündung, siehe Vaginitis
96, **165ff**, 172, 215

Scheidenpilz
25, 27, **165**, 172ff, 216

Scheidentrockenheit
166, 222

Schilddrüsenunterfunktion
146, 189, 215

Schlafstörungen
197, 214, **223**, **232f**, 260f

Schmierblutung
53, 89, 215

Schokoladenzysten
80

Schwermetallausleitung
36f, 84

Schwermetalle
29, 36ff, 80, 96, 190

Selbstwert, mangelnder
15, 133, 219

Sitzbad
70, 93, 115, 171, 175f, 178

Soorkolpitis/-vulvitis
170, 172

Steidl, Dr. Gerhard
86, 176, 272f

Sterilität
27, 79, 112, 114, 120, 175, **188**, **198f**

Stevia
193, 240f

Stimmungsschwankungen
47f, 214, **231**, 251f

Streptokokken
169

Stress
34, 43, 47, 52, 60, 96, 108, 136, 138, 143, 145, 177, 191, 197, 215f, 261, 268ff

Symbolarbeit
98, 128, 150, 262, **274**

T

Tampons
 52, 57, 93, 112, 162, 166, 171ff
Tempelgruppe
 16, 29, 32, 84, 122, 150, 259, **275**
Trichomonaden
 165, 169f, **174f**
Trockene Schleimhaut, siehe Scheidentrockenheit
 227
Tuben (Eileiter)
 107ff, 116f, 126, 155

U

Übersäuerung, siehe Azidose
 33ff, 92, 163, 216, 218
Umweltschadstoffe
 25
Unfruchtbarkeit
 37, 54, 59, 81, 113, 121, 146, 175, **188ff**

V

Vaginal-Ca, siehe Vaginalkarzinom
Vaginalkarzinom
 180
Vaginalsoor, siehe Soorkolpitis/-vulvitis
Vaginalspülung
 173f, 178f
Vaginalzäpfchen
 93, 171, 231
Vaginismus
 166f
Vaginitis
 167ff
Verhütung
 46, 162, **200ff**
Vulva-Ca/Vulvakarzinom
 180, 217
Vulvitis
 167ff

W

Wasser/Trinkwasser
 29f, 31, 56, 239, **256**
Wechseljahre
 51, 75, 85, 107, 136, 160, 164,
 200, 206, **211ff**, 272
Wechseljahresbeschwerden
 37, 85, **211ff**
Wechseljahres-Ritual
 75, **234f**
Weise Frau
 13f, 219, 234f

X

Xeno-Östrogene
 32, 37, 80, 134, 136f, **214**

Y

Yamswurzel(-präparate)
 48, 51, 71, 83, 118, 122, 137f, **226f**, 230f
Yoni
 72, 182ff
Yonimassage
 72, 163, 181, 270

Z

Zapper
 172ff
Zwiegespräch
 267
Zwischenblutung
 50, 89, 211ff, 251
Zyklus, unregelmässiger / Zyklusstörungen /
Zyklusschwankungen
 17, 26, **44ff** (Grafik), 54, 117, 146
Zysten
 14, 26, 36, 54, 80, 82, 109, **116ff**, 120, 122ff,
 134ff, **142ff**, 164, 168, 180, 248
Zysten an den Eierstöcken
 14, 26, 54, 82, 109, **116ff**
Zysten in der Brust
 26, 134ff, **142ff**, 164, 169, **248**
Zystitis
 111, 158

Anzeigen

EVERSBUSCH APOTHEKE

Inhaberin:
Alexandra Nemeth, Apothekerin e.K.

Unsere Spezialitäten:

Homöopathie
Vaginalzäpfchen
versch. Teemischungen
Spagyrika-Mischungen

und vieles mehr

Eversbuschstr. 92   80999 München
T 089-812 21 59   F 089-812 33 28
eMail: info@eversbusch-apotheke.de
www.eversbusch-apotheke.de

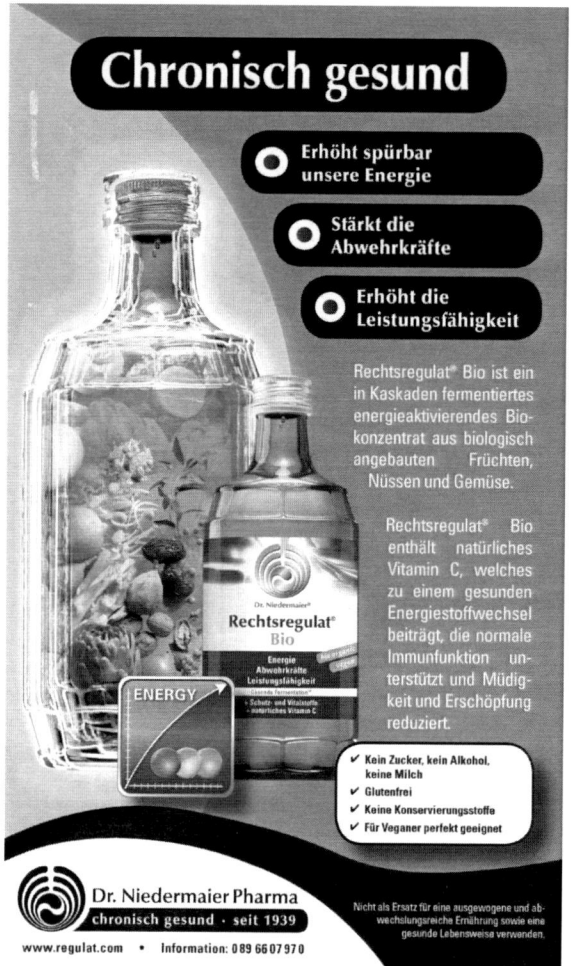

Das Perlentor
Ausbildung für Frauen
in Frauenmassage & Sexualcoaching

Nhanga Ch. Grunow · Tel: 0171-14 19 484
Mail: nhanga@web.de · www.Perlentor.com

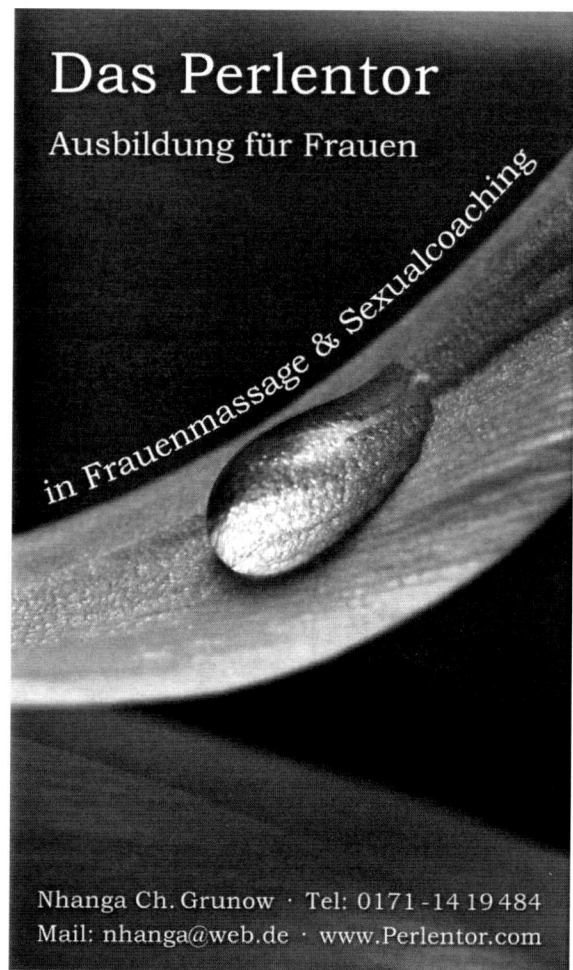

FACHZEITSCHRIFT DES BERUFSVERBANDES FÜR
HEILPRAKTIKERINNEN LACHESIS e.V.

NR. 42 **RESSOURCENORIENTIERTE TRAUMATHERAPIE**

TCM und Phonophorese
Biodanca und Somatic Experiencing
Heilungsrituale im Labyrinth
Psychokinesiologie

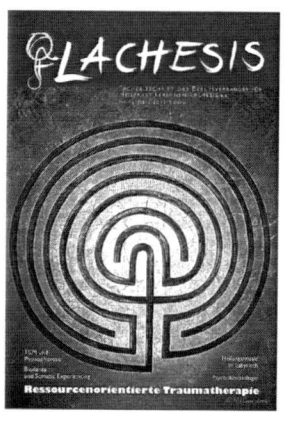

Vertrieb:
Gudula Willing
Pliestermark 3, 46284 Dorsten
Fon (02362) 20 29 190, vertrieb@lachesis.de

www.lachesis.de

Anzeigen

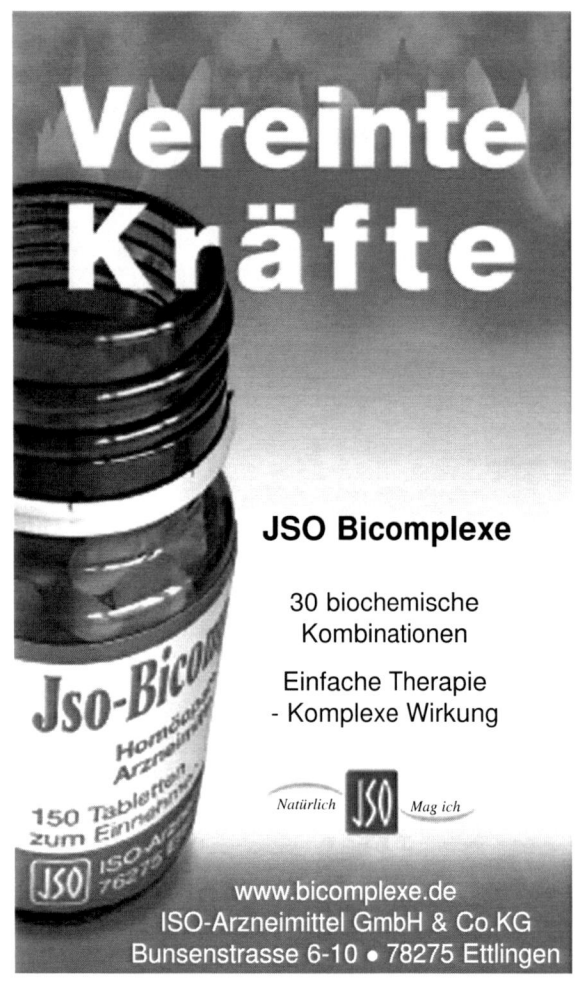

JSO Bicomplexe

30 biochemische Kombinationen

Einfache Therapie
- Komplexe Wirkung

Natürlich JSO *Mag ich*

www.bicomplexe.de
ISO-Arzneimittel GmbH & Co.KG
Bunsenstrasse 6-10 • 78275 Ettlingen

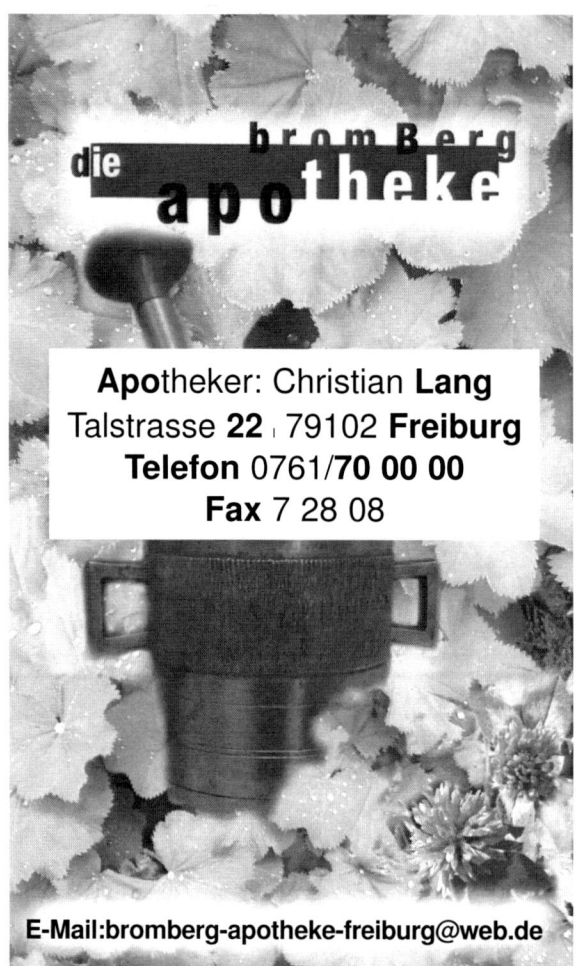

Apotheker: Christian **Lang**
Talstrasse **22** ı 79102 **Freiburg**
Telefon 0761/**70 00 00**
Fax 7 28 08

E-Mail:bromberg-apotheke-freiburg@web.de

Dr. h. c. Peter Jentschura · Josef Lohkämper

Gesundheit durch Entschlackung

Eine saubere Zelle wird nicht krank!

Seit mehr als 30 Jahren erforscht Dr. h. c. Peter Jentschura den menschlichen Stoffwechsel! Das von ihm entwickelte dreistufige Entschlackungssystem ist einfach und für jedermann zu Hause leicht durchzuführen: Schlackenlösung, Neutralisierung und Ausleitung der gelösten Säuren und Gifte aus dem Organismus über die Haut und über die Nieren.

Unser Körper macht nichts falsch!

Die Autoren betrachten die Entstehung von Krankheit aus einer ganz neuen Perspektive. Sie zeigen auf, wie wir die Sprache unseres Körpers besser verstehen, und ihm durch kluge Ernährung und richtige Körperpflege helfen, dauerhaft gesund zu bleiben. Egal, wie alt Sie sind: Fangen Sie an! Ihr Körper wird es Ihnen danken!

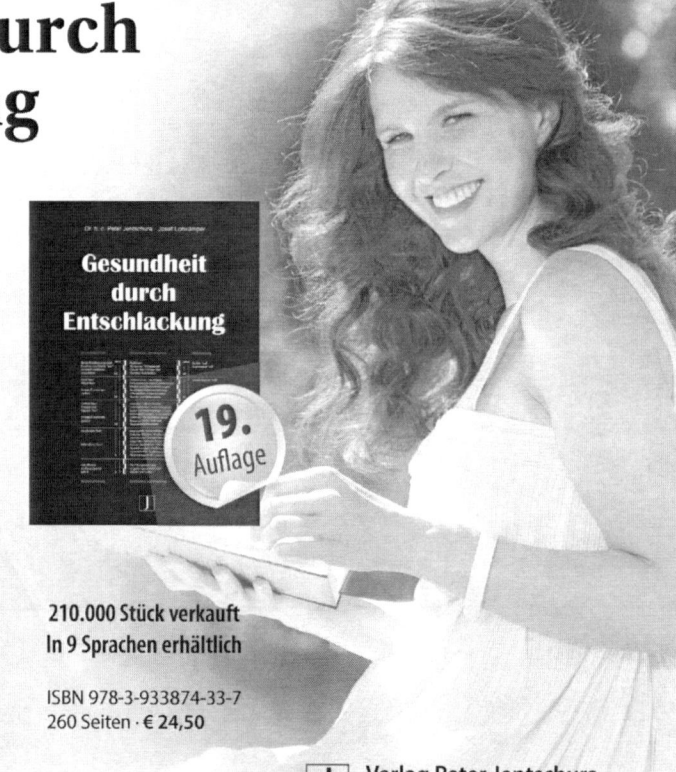

210.000 Stück verkauft
In 9 Sprachen erhältlich

ISBN 978-3-933874-33-7
260 Seiten · € 24,50

Leseproben: www.verlag-jentschura.de

Verlag Peter Jentschura
Telefon +49 (0) 25 36 - 34 29 90

Anzeigen

Bella Donna
„45 qm Frauenglück"

verführerische Dessous   *prickelnde Love Toys*   *sündige Corsagen*

Partnertoys   *stimulierende Aphrodisiaka*   *Liebeskugeln*

erotische Literatur   *und vieles mehr...!*

einen Hauch von Luxus erleben mit Topmarken wie...

Swan Vibratoren
We Vibe 3 und 4
Fun Factory
Le Reve
Lelo
VibeTherapie
Leg Avenue
Alberta Fina Dessous

Bella Donna
Milchstr. 6 in 73728 Esslingen
Mo.-Fr.: 10:00 - 19:00   Sa.: 11:00 - 19:00

Tel.: 0711 / 35 37 28
www.bella-donna-erotik.de
diana@bella-donna-aktuell.de

Lassen Sie sich freundlich und kompetent beraten, erleben Sie Erotik mit allen Sinnen!

Wir freuen uns auf Ihren Besuch!

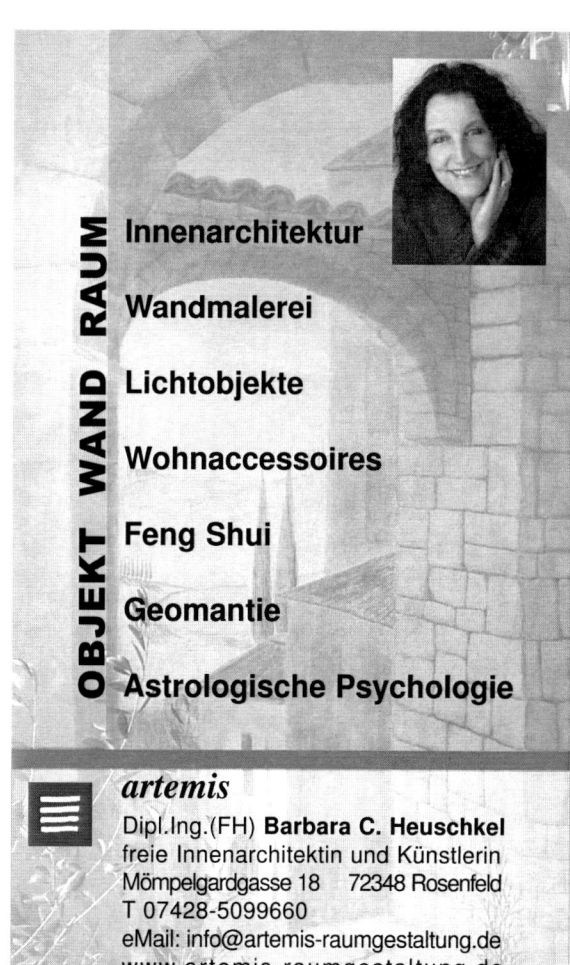

OBJEKT WAND RAUM

- Innenarchitektur
- Wandmalerei
- Lichtobjekte
- Wohnaccessoires
- Feng Shui
- Geomantie
- Astrologische Psychologie

artemis
Dipl.Ing.(FH) **Barbara C. Heuschkel**
freie Innenarchitektin und Künstlerin
Mömpelgardgasse 18   72348 Rosenfeld
T 07428-5099660
eMail: info@artemis-raumgestaltung.de
www.artemis-raumgestaltung.de

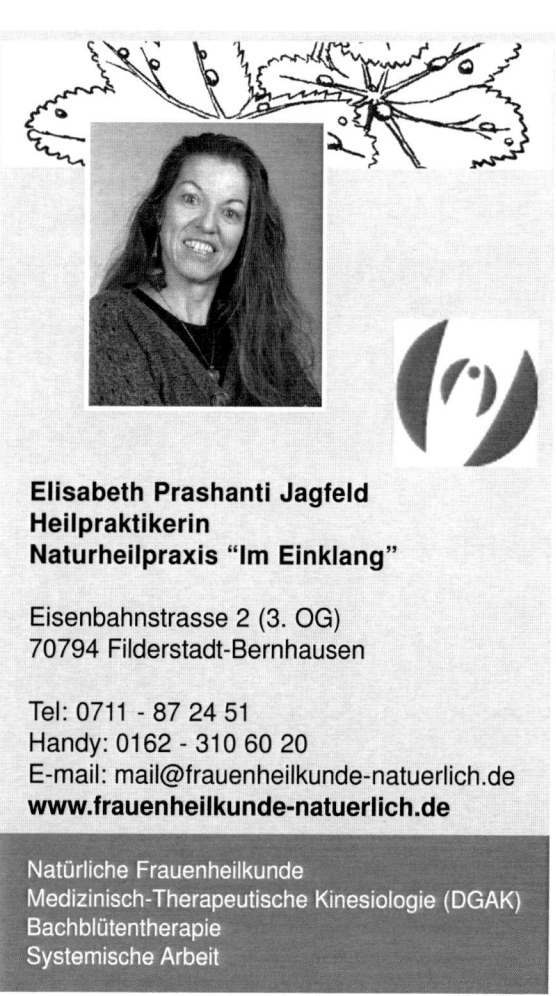

Elisabeth Prashanti Jagfeld
Heilpraktikerin
Naturheilpraxis "Im Einklang"

Eisenbahnstrasse 2 (3. OG)
70794 Filderstadt-Bernhausen

Tel: 0711 - 87 24 51
Handy: 0162 - 310 60 20
E-mail: mail@frauenheilkunde-natuerlich.de
www.frauenheilkunde-natuerlich.de

Natürliche Frauenheilkunde
Medizinisch-Therapeutische Kinesiologie (DGAK)
Bachblütentherapie
Systemische Arbeit

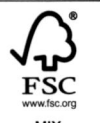